Krafttraining

Für meine Enkel – Anastasiya, James, Yana, Ellen, Irene and Jaclyn – in Liebe.

V. M. Z.

Für meine Frau Joan und meine Kinder – Daniel, Anna und Maria – für ihre Liebe und Unterstützung.

W. J. K.

Aus Gründen der besseren Lesbarkeit haben wir uns entschlossen, durchgängig die männliche (neutrale) Anredeform zu nutzen, die selbstverständlich die weibliche mit einschließt.

Vladimir M. Zatsiorsky & William J. Kraemer

Krafttraining

Praxis und Wissenschaft

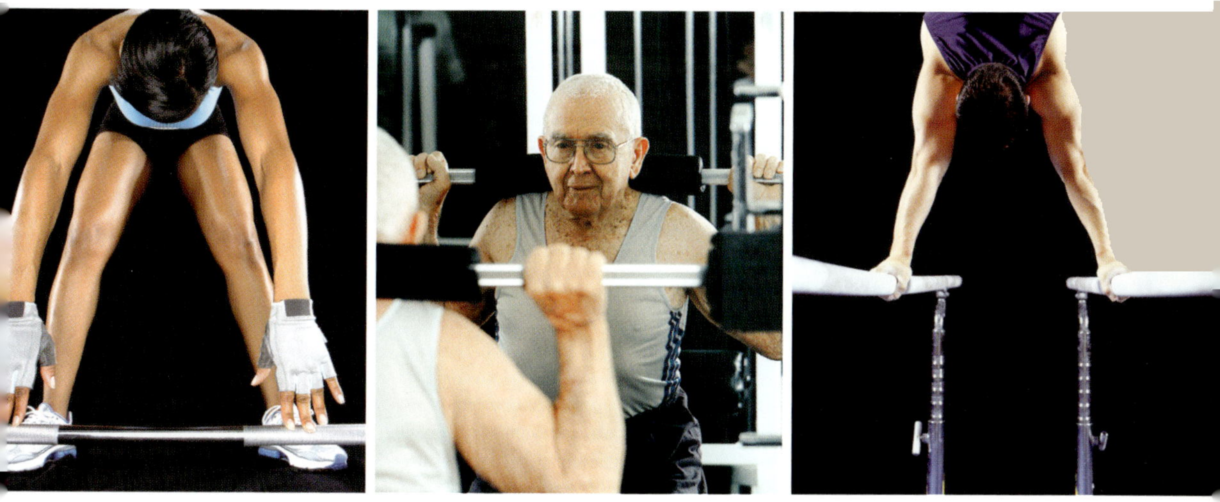

Meyer & Meyer Verlag

Originaltitel: Science and Practice of Strength Training, (2. Auflage)

Human Kinetics, Champaign-IL, USA
Übersetzer 1. Auflage: Klaus Bartonietz,
Übersetzung der Ergänzungen zur 2. Auflage: Dr. Jürgen Schiffer

Papier aus nachweislich umweltverträglicher Forstwirtschaft.
Garantiert nicht aus abgeholzten Urwäldern!

Krafttraining – Praxis und Wissenschaft

Bibliografische Information der Deutschen Nationalbibliothek
Die Deutsche Nationalbibliothek verzeichnet diese Publikation in der Deutschen Nationalbibliografie; detaillierte bibliografische Details sind im Internet über <http://dnb.d-nb.de> abrufbar.

2. Auflage 2000
3., überarbeitete und ergänzte Auflage 2008
Adelaide, Auckland, Cape Town, Budapest, Graz, Indianapolis, Maidenhead,
New York, Olten (CH), Singapore, Toronto
Member of the World
Sport Publishers' Association (WSPA)
Druck: B.O.S.S Druck und Medien GmbH
ISBN 978-3-89899-358-6
www.dersportverlag.de
E-Mail: verlag@m-m-sports.com

Inhalt

Vorwort

Bei den beiden Autoren der dritten überarbeiteten Auflage des Buches *Krafttraining – Praxis und Wissenschaft* handelt es sich um Kollegen, die sich, wie ich selbst, mit der Erforschung und Praxis des Krafttrainings beschäftigen. Mehr noch, im Verlaufe ihrer beruflichen Laufbahn haben sie sich geradezu als Krafttrainingsexperten und -praktiker ausgezeichnet. So sammelte Dr. Zatsiorsky umfangreiche Erfahrungen mit dem Krafttraining in den Ländern der ehemaligen Sowjetunion und des Ostblocks, während Dr. Kraemer über ebenso umfangreiche Erfahrungen mit dem Krafttraining in Amerika verfügt. Bei dem vorliegenden Buch, das zum Teil das Ergebnis ihrer gemeinsamen Lehrtätigkeit in einem Fortgeschrittenenkurs zur Praxis und Theorie des Krafttrainings an der Pennsylvania State University ist, handelt es sich um eine einzigartige Mischung der Kenntnisse dieser beiden Autoren zum Kraft- und Konditionstraining. Die glückliche Gelegenheit, gemeinsam einen Kurs zum Krafttraining durchzuführen, ermöglichte den Austausch von Ideen und Informationen zum Krafttraining aus zwei erfolgreichen Perspektiven. Beide Autoren sind nicht nur mit der wissenschaftlichen Erforschung des Krafttrainings bestens vertraut, sondern sie haben auch große Erfahrungen als Trainer und Praktiker gesammelt. Das Buch ist daher eine einzigartige Kombination aus Wissenschaft und der Kunst, erfolgreiche Krafttrainingsprogramme unter Berücksichtigung aller Aspekte praktisch zu gestalten.

Dieses Buch ist für ernsthafte Krafttrainer und -sportler sowie Fitnesssportler bestimmt, die lernen möchten, wie man ein individuelles Krafttrainingsprogramm entwickelt, das zu langfristigen Kraft-, Fitness- und Leistungsfortschritten führt. Das Buch ist nicht für Leser gedacht, die scheibchenweise und ganz detailliert erfahren möchten, welche Übungen, wie viele Sätze und Wiederholungen pro Satz sie in ihrem Trainingsprogramm absolvieren müssen. Alle Aspekte des Krafttrainings, einschließlich der Programmgestaltung, der Periodisierung, spezifischer Übungen sowie spezielle Trainingsgruppen, wie Frauen, Jugendliche und ältere Sportler, werden ausführlich berücksichtigt. Unabhängig davon, über wie viel Erfahrung mit Krafttraining Sie verfügen, werden Sie in diesem Buch neue und anregende Konzepte kennen lernen, die Ihre Vorstellungen über die Planung eines Krafttrainingsprogramms beeinflussen werden. Ich möchte dieses Buch allen Lesern, die sich ernsthaft mit dem Krafttraining beschäftigen wollen, nachdrücklich empfehlen.

Steven J. Fleck, PhD
Colorado College

Einleitung

Es bereitet uns große Freude, die dritten überarbeiteten Auflage des Buches *Krafttraining – Praxis und Wissenschaft* vorzustellen. Als Kollegen haben wir nahezu 10 Jahre lang die Theorie des Krafttrainings an der Pennsylvania State University vermittelt und unsere Zusammenarbeit bei der vorliegenden Auflage hat unser beidseitiges Interesse an diesem Thema erneuert. Das Ergebnis ist eine Neuauflage, die, aufbauend auf der vorangegangenen Auflage, die Prinzipien und Konzepte des Trainings von Sportlern erweitert. Der Text der Neuauflage enthält aktualisierte Informationen sowie zusätzliche Kapitel zum Training spezieller Personengruppen.

Wie die erste Auflage richtet sich auch dieses Lehrbuch an Leser, die an der Muskelkraft und Methoden ihrer Entwicklung interessiert sind. Das Buch ist folglich für Trainer, Trainerstudenten und Sportler, die ihr eigener Trainer sein wollen, bestimmt. Das vorliegende Lehrbuch basiert nicht nur auf der großen Erfahrung, die wir beide einbringen, sondern auch auf den dokumentierten Erfahrungen von über 1.000 Elitesportlern, zu denen Olympiasieger, Welt-, Kontinental- und nationale Meister ebenso gehören wie Weltrekordler. Darüber hinaus bringt Dr. Kraemer Trainingserfahrungen aus der Junior-High-School und dem College ein. Seine Arbeit im Bereich von Trainingsstudien an College- und Profisportlern ergänzt das Lehrbuch nicht nur um eine zusätzliche Dimension, sondern erweitert auch seine konzeptionelle Relevanz.

Krafttraining – Praxis und Wissenschaft ist für engagierte Leser bestimmt, die nicht nur willens sind, sich an den Lehrstoff zu erinnern und ihn zu wiederholen, sondern ihn auch verstehen und in die Praxis umsetzen wollen. Mehr als einmal haben uns Trainer oder Sportler nach der besten Übung, Methode oder dem besten Trainingsprogramm zur Kraftentwicklung gefragt. Antworten auf derartige Fragen fallen schwer, da es kein Programm gibt, das für alle Sportler zu allen Zeiten und unter allen Bedingungen gleich gut geeignet ist. Die individuellen Bedürfnisse jedes Sportlers variieren und was zu einem Zeitpunkt funktioniert hat, muss zu einem anderen Zeitpunkt nicht mehr unbedingt funktionieren. Demnach gibt es kein Programm, das den Anspruch erheben kann, das einzige und das beste Programm zu sein. Die besten Programme sind vielmehr diejenigen, die auf soliden Prinzipien und Konzepten basieren und von der Voraussetzung ausgehen, dass Änderungen unvermeidlich sind.

Da das vorliegende Lehrbuch für Praktiker geschrieben wurde, widmen wir uns unmittelbar der Untersuchung der Konzepte und Prinzipien, die notwendig sind, um Entscheidungen hinsichtlich der geeigneten Programmgestaltung für Sportler zu treffen. Obwohl immer wieder versucht wird, das Thema Krafttraining zu sehr zu vereinfachen, handelt es sich von Natur aus um ein komplexes, aber dennoch verständliches Thema. Unabhängig davon, dass sich diese Komplexität in vielen Aspekten dieses Buches widerspiegelt, werden einfache, unter spezifischen Umständen anwendbare Methoden vorgestellt. Die Tatsache, dass mehrere Programmbeispiele vorgestellt werden, bedeutet nicht, dass dieses Buch als ein „Kochbuch" zu verstehen ist, denn eine derartige Vorgehensweise würde Fallstricke in sich bergen. Die Programmbeispiele dienen lediglich dazu, einige der in diesem Buch diskutierten Prinzipien und Konzepte zu veranschaulichen.

Die Erforschung des Krafttrainings hat von Jahr zu Jahr deutliche Fortschritte erzielt, wodurch Konzepte, für die jahrelang nur anekdotische Belege existierten, wissenschaftlich untermauert wurden. Dennoch wird die praktische Gestaltung des Krafttrainings stets in gewissem Sinne von der Wissenschaft unabhängig bleiben. Optimale Kenntnisse zur Entwicklung eines Programms für einen spezifischen Sportler basieren sowohl auf einer Kombination von soliden Prinzipien, praktischen Einsichten, Coachingerfahrungen und Anleitungen als auch auf wissenschaftlichen Untersuchungen.

Dieses Buch ist zweifelsohne sehr stark durch subjektive Erfahrungen beeinflusst. So sind insbesondere die Erfahrungen eingeflossen, die Dr. Zatsiorsky in Osteuropa, vor allem in der ehemaligen Sowjetunion, der ehemaligen DDR (Deutsche Demokratische Republik) und in Bulgarien, gesammelt hat. Dr. Kraemer hat Konzepte und Vorstellungen aus der amerikanischen Perspektive als Krafttrainer an High Schools und Colleges in das Buch eingebracht. Diese Integration unterschiedlicher Sichtweisen hat sich während der letzten 20 Jahre als sehr erfolgreich erwiesen und zur Entwicklung einer hybridartigen Trainingstheorie beigetragen.

Vom Konzept her handelt es sich bei diesem Buch um eine umfassende Darstellung. Dies bedeutet, dass das Buch Sonderkapitel zum Training spezieller Personengruppen (Frauen, junge und ältere Sportler) enthält sowie erweiterte Abschnitte in jedem der vorangehenden Kapitel. Konzepte, die sich als nicht mehr zeitgemäß oder auf Grund von Forschungsergebnissen als ineffektiv herausgestellt haben, wurden modifiziert oder ganz gestrichen, um einen aktuellen Überblick über Trainingskonzepte und Theorien zu geben, die sich auf der Schnittstelle zwischen Praxis und Wissenschaft befinden.

Das Buch besteht aus drei Teilen. In Teil I werden die Grundlagen des Krafttrainings in drei Kapiteln dargestellt. Kapitel 1 behandelt die grundlegenden Konzepte der Trainingstheorie, wie z. B. die Rolle der Anpassung im Training und generelle Trainingstheorien. Das aufgabenspezifische Krafttraining wird in Kapitel 2 beschrieben und die sportlerspezifische Kraft in Kapitel 3. Teil II ist den Methoden des Kraftkonditionstrainings gewidmet. Die Trainingsintensität und Trainingsmethoden werden in Kapitel 4 diskutiert. Das Thema des 5. Kapitels ist das Timing im Krafttraining. Kraftübungen, einschließlich der Auswahl von Krafttrainingsdrills für Anfänger und qualifizierte Sportler, werden in Kapitel 6 behandelt. Kapitel 7 behandelt die Verletzungsprophylaxe im Krafttraining. Das zielspezifische Krafttraining ist Thema des 8. Kapitels. Teil III befasst sich mit dem Training spezieller Personengruppen. In Kapitel 9 werden Geschlechtsunterschiede und wichtige Aspekte des Frauentrainings behandelt. Kapitel 10 ermöglicht es dem Leser, die richtigen Entscheidungen zu treffen, wenn es darum geht, junge Sportler zu trainieren und ihre körperliche Entwicklung zu optimieren. In Kapitel 11 wird der Alternsprozess diskutiert und es werden notwendige Überlegungen zur Entwicklung optimaler Krafttrainingsprogramme für ältere Sportler angestellt.

Der Einsatz von leistungssteigernde Substanzen im Sport wird nicht behandelt, obwohl das Doping während des Verfassens dieses Buches nach wie vor im Zentrum der weltweiten Aufmerksamkeit stand. Wir sind der Auffassung, dass Doping im Sport gesundheitsschädlich, unmoralisch und illegal ist. Wir glauben, dass der verbreitete Einsatz anaboler Steroide durch Sportler den Wunsch nach Optimierung der Trainingsmethoden unter Einsatz der körpereigenen natürlichen anabolen Mechanismen (z. B. des endokrinen Systems) verringert hat. Dieses Buch soll einen Beitrag dazu leisten, dass der Leser ohne Doping trainiert und die Fähigkeit seines Körpers, eine natürliche Leistungssteigerung allein durch die Optimierung der eingesetzten Krafttrainingsprogramme zu erreichen, optimiert.

Dieses Buch greift nur beschränkt auf bereits vorhandene Literatur zurück. Dadurch soll der praktische Ansatz, den wir beim Schreiben dieser Auflage verfolgt haben, unterstrichen werden. Da sich jedoch die Wissensgrundlage zum Krafttraining jedes Jahr erweitert, verweisen wir auf Bücher, Überblicksartikel und Positionspapiere, um dem Leser die Möglichkeit zu geben, durch die Lektüre zusätzlicher Hintergrundliteratur sein Verständnis der unterschiedlichen Konzepte und Prinzipien zu vertiefen. Wären wir jedoch auf die gesamte zum Krafttraining vorliegende Literatur eingegangen, hätte der bloße Umfang des Buches seine praktische Ausrichtung zunichte gemacht. Der Einbezug der Trainingstheorie und wissenschaftlicher Untermauerungen in diesen Text soll lediglich eine durchdachtere Praxis des Krafttrainings fördern.

Danksagungen

Zahlreiche Menschen haben uns bei der Erstellung des Manuskripts für dieses Buch geholfen. Hinsichtlich der Erstellung der ersten Auflage dieses Buches ist Vladimir Zatsiorsky Dr. Richard C. Nelson zu größtem Dank verpflichtet. Die erste Auflage dieses Buches wäre ohne seine wertvolle Unterstützung und Hilfe nicht geschrieben worden. Besonderer Dank gebührt auch Dr. Robert J. Gregor (derzeit an der Georgia Tech, Atlanta) und Dr. Benno M. Nigg (University of Calgary), dafür, dass sie Vladimir Zatsiorsky als Gastwissenschaftler in ihre Forschungsinstitute eingeladen haben. Die erste Auflage dieses Buches wurde zum Teil während dieser Zeit erstellt.

Hinsichtlich der Entstehung dieser Auflage des Buches sind wir den Experten beim Verlag Human Kinetics zu großem Dank verpflichtet, denn sie haben bei der Fertigstellung dieses Buches großen Einsatz geleistet. Besonders erwähnenswert ist die entscheidende Rolle von Dr. Mike Bahrke, denn er war maßgeblich dafür verantwortlich, dass zwei ehemalige Kollegen wieder zu einer erneuten Zusammenarbeit an einem Thema gefunden haben, das im Zentrum ihres beiderseitigen Interesses steht und bei dem sie synergistische Perspektiven einbringen konnten. Die Autoren möchten weiterhin Ms. Maggie Schwarzentraub, unserer Entwicklungsredakteurin, für ihr professionelles Vorgehen und ihren Einsatz bei der Fertigstellung dieses Buches danken. Wir danken auch unseren ehemaligen und derzeitigen Kollegen sowie Studenten an der Pennsylvania State University und der University of Connecticut, die unser Interesse und Engagement für diesen Forschungsbereich bis zum heutigen Tag gefördert haben. William J. Kraemer ist Dr. Steven J. Fleck (Colorado College) für seine Unterstützung dieses Projekts und seine kontinuierliche Mitarbeit an der wissenschaftlichen Untersuchung des Krafttrainings zu großem Dank verpflichtet. Schließlich möchten wir die zahlreichen Krafttrainingsexperten und Fitnessenthusiasten erwähnen, die unsere Arbeit unterstützt und uns motiviert haben, die Entwicklung unserer wissenschaftlichen Theorien und Konzepte zum Krafttraining, von denen viele ihren Niederschlag in diesem Buch finden, weiterzuführen. Ihnen allen gebührt Dank.

Symbole und Abkürzungen

BW	Körpergewicht
CF_{mm}	Maximale Wettkampflast
DF_{m}	Veränderung der Maximalkraft
EMG	Elektromyografie
EMS	Elektromyostimulation
ESD	Explosivkraftdefizit
F	Kraft
F_{m}	Kraftmaximum, das erreicht ist, wenn die Größe eines Bewegungsparameters festgelegt ist
F_{mm}	Maximum maximorum der Kraft, das erreicht ist, wenn sich die Größe eines Bewegungsparameters verändert (größter Wert unter den Maximalwerten)
FT	Fast-twitch-Muskelfasern (schnell kontrahierend)
g	Erdbeschleunigung
GH	Wachstumshormon (Somatotropinhormon)
IAP	Bauchrauminnendruck
IES	Explosivkraft-Index
IGF	Insulinähnlicher Wachstumsfaktor
LBPS	Lendenwirbelsäulen-Schmerzsyndrom
MSD	Muskelkraftdefizit
mE	Motorische Einheit
N	Newton, Maßeinheit der Kraft
P_{m}	Maximale Leistung, die erreicht wird, wenn die Größe eines Bewegungsparameters festgelegt ist
P_{mm}	Maximum maximorum der Leistung, die erreicht wird, wenn sich die Größe des Bewegungsparameters verändert (höchster Leistungswert unter den Leistungsmaxima)
RC	Reaktivitätskoeffizient
RFD	Kraftzuwachsrate
RM	Wiederholungsmaximum
ST	Slow-twitch-Muskelfasern (langsam kontrahierend)
T_{m}	Zeit bis zum Erreichen des Kraftmaximums
TF_{mm}	Maximales Trainingsgewicht
V_{m}	Maximalgeschwindigkeit, die erreicht wird, wenn die Größe eines Bewegungsparameters festgelegt ist
V_{mm}	Maximum maximorum der Geschwindigkeit, das erreicht wird, wenn sich die Größe eines Bewegungsparameters ändert (höchster Geschwindigkeitswert unter den Geschwindigkeitsmaxima)

TEIL 1
Grundlagen der Kraftentwicklung

Die vordergründige Zielstellung für dieses Buch besteht darin, Leser mit praktisch orientierten Empfehlungen auszustatten und eine Vorlage für das Training von Sportlern zu geben. Der praktische Ratschlag kann allerdings nicht gegeben werden, ohne zunächst eine Beschreibung dessen vorzunehmen, was trainiert werden soll, und ohne zu erklären, warum bestimmte Methoden besser sind als andere.

Teil 1 des Buches beschreibt daher die Theorie, während Teil II Methoden des Krafttrainings behandelt. Teil III stellt das Krafttraining spezieller Zielgruppen in den Mittelpunkt. Der erste Teil, der vollständig deskriptiv ist, entwickelt verschiedene Konzepte in einer natürlichen Aufeinanderfolge. Kapitel 1 hat einen einführenden Charakter und vermittelt einen Überblick über die Prinzipien der Trainingstheorie: Die Besonderheiten der Adaptation an eine körperliche Belastung werden beschrieben und die beiden vorherrschenden Trainingstheorien – die Superkompensationstheorie und die Leistungsfähigkeits-Ermüdungs-Theorie diskutiert. Beide Theorien wurden in breitem Umfang und enthusiastisch als effektive Methoden angenommen, ungeachtet ihrer Einfachheit. Auch vermittelt Kapitel 1 eine Terminologie der Trainingswirkungen. Obwohl die Konzepte und die Terminologie, die in diesem Kapitel eingeführt werden, durchgehend im Buch zu finden sind, besitzt dieses Kapitel einen selbstständigen Charakter und setzt beim Leser keine wissenschaftlichen Vorkenntnisse voraus.

Kapitel 2 und 3 sind auf die Faktoren gerichtet, die die Muskelkraft bestimmen. Es wird davon ausgegangen, dass die Leser gewisse Kenntnisse in Bewegungsphysiologie und Sportbiomechanik besitzen, zumindest sollten sie mit den Grundlagen der Muskelphysiologie vertraut sein. Leser, die über derartige Kenntnisse nicht verfügen, sollten sich nicht entmutigen lassen, dieses Buch zu lesen. Die wichtigsten Konzepte werden in einer Weise erklärt, durch die auch Leser mit minimalem Hintergrundwissen in Bewegungs- und Sportwissenschaft Zugang finden. Leser, die auf Verständnisschwierigkeiten in Kapitel 2 und 3 stoßen, sollten diese nicht auf einmal lesen, sondern zu einem späteren Zeitpunkt darauf zurückkommen und sie zum Schluss lesen.

Kapitel 2 vermittelt die Grundlagen zur Bestimmung des umfassenden Begriffs der Muskelkraft, klassifiziert und erläutert die Ergebnisse von Muskelkraftmessungen. Es führt in das Konzept der maximalen muskulären Leistungsfähigkeit ein, ebenso wie in die zwei grundlegenden Beziehungen parametrischer und nichtparametrischer Art und definiert den Begriff der Muskelkraft. Darauf folgt eine ausführliche Diskussion der verschiedenen Faktoren, die auf Bewegungshandlungen Einfluss haben, wie Widerstand, verfügbare Zeit zur Kraftentwicklung, Bewegungsgeschwindigkeit, Bewegungsrichtung, Körperhaltung. Die übergreifende Idee für diese verschiedenartigen Einflussfaktoren ist ziemlich einfach und gänzlich unkompliziert: Bewegungsspezifik. Um effektiv zu trainieren, sollten die Trainingsübungen der angestrebten sportlichen Aktivität entsprechen (in den meisten Fällen die Wettkampfübung). Die Übungsähnlichkeit sollte nach den Kriterien hergestellt werden, die in diesem Kapitel diskutiert werden.

Kapitel 3 nähert sich dem Problem der Muskelkraft von einem anderen Standpunkt: vordergründig vom Sportler und weniger von der Bewegungsaufgabe. Manche Menschen sind stärker als andere. Warum? Welches Vermögen haben Spitzenathleten, das es ihnen erlaubt, so hervorragend zu sein? Die inneren Faktoren, die die Muskelkraft bestimmen, liegen im Verborgenen. Folglich können sie nur durch physiologische Untersuchungen bestimmt werden. Wenn es uns möglich wird, diese zu ermitteln, ebnen wir den Weg für ein zielgerichtetes Training dieser leistungsbestimmenden Faktoren. Daher sind die Übungen und Methoden, denen sich an dieser Stelle zugewandt wird, mehr auf die spezifischen Zielstellungen gerichtet und weniger auf das Krafttraining im Allgemeinen. Dieses Kapitel stützt sich hauptsächlich auf Fakten und Theorien von Bewegungsphysiologen. Es werden zwei Hauptgruppen von inneren Faktoren diskutiert: muskuläre und neurale. Bei den muskulären Faktoren wird der Schwerpunkt auf den Muskelquerschnitt und dessen Gegenpol, das Körpergewicht, gelegt. Andere Faktoren, einschließlich Ernährung und Hormonstatus, werden ebenfalls kurz angerissen. Die intra- und intermuskuläre Koordination als neurale Mechanismen werden in späteren Abschnitten besprochen. Kapitel 3 ist unerlässlich für das Verständnis der Trainingsmethoden.

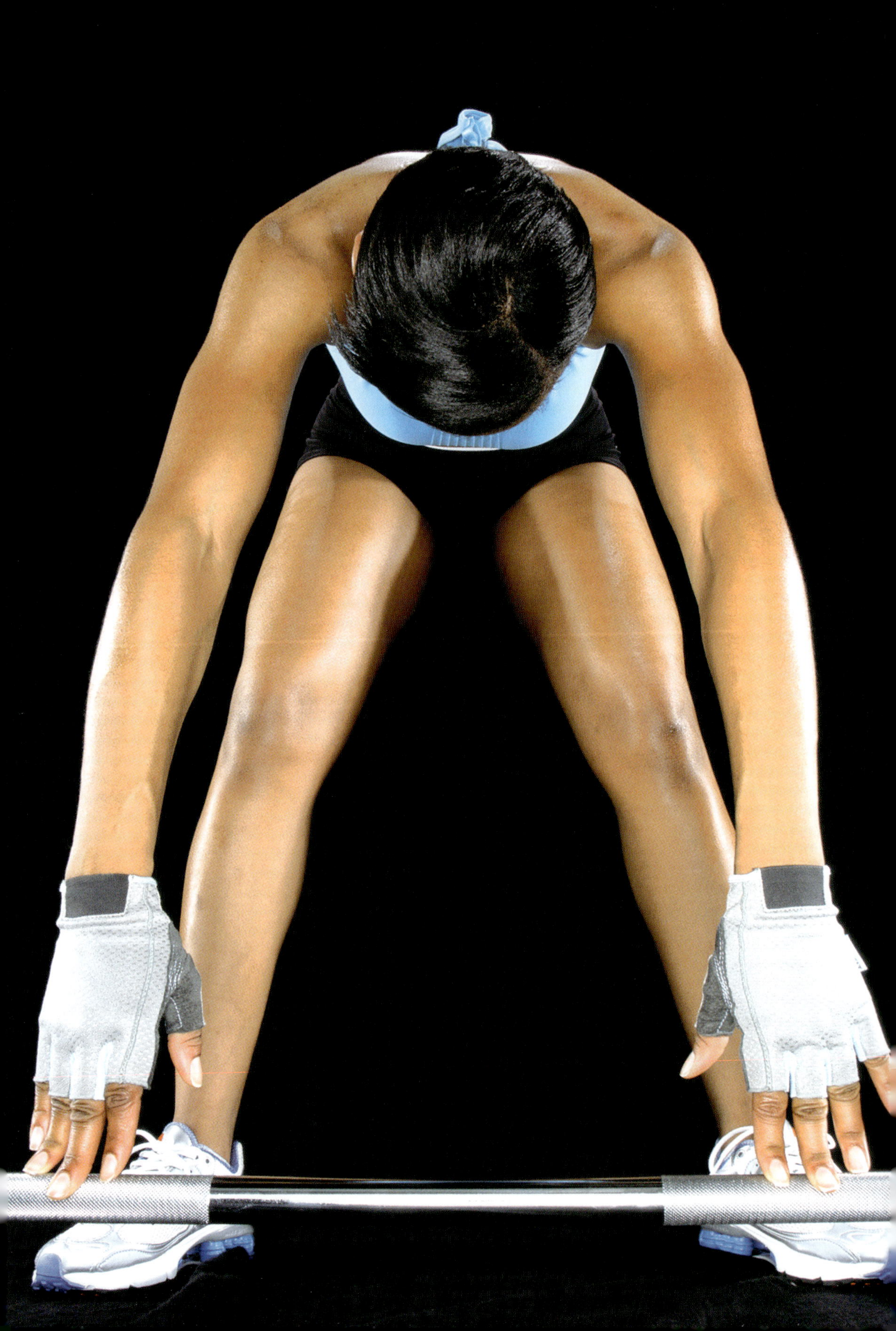

1 Basiskonzepte der Trainingstheorie

Die Theorie des Krafttrainings ist Teil eines breiteren Wissensgebietes, der *Trainingswissenschaft*, auch *Theorie des sportlichen Trainings* genannt. Die Trainingswissenschaft beinhaltet die Hauptkomponenten der sportlichen Vorbereitung, einschließlich der Konditionierung (nicht nur von Kraft, sondern auch von Schnelligkeit, Beweglichkeit und anderen motorischen Eigenschaften), des Erlernens sportlicher Techniken und der Periodisierung. Überall in diesem Buch wird auf die Konzepte und Vorgehensweisen, die zum Grundbestand der Trainingswissenschaft gehören, ausführlich hingewiesen. Dieses Kapitel führt grundsätzlich in die Probleme des Trainings ein. Die Ideen und die Terminologie, die Sie hier vorfinden, werden auch im folgenden Text verwendet.

1.1 Adaptation als Grundgesetz des Trainings

Wenn eine Trainingsmaßnahme korrekt geplant und realisiert wurde, so ist das Ergebnis des systematischen Übens die Verbesserung der körperlichen Leistungsfähigkeit, unter anderem auch der Kraft, da sich der Körper an die physische Belastung anpasst. In einem weiteren Sinn kann man unter dem Begriff **Adaptation** die Anpassung des Organismus an seine Umwelt verstehen. Wenn sich die Umwelt verändert, verändert sich auch der Organismus, um unter diesen neuen Bedingungen überleben zu können. In der Biologie bildet die Adaptationsfähigkeit eines der Hauptmerkmale von Lebewesen.

UNMITTELBARE UND VERZÖGERTE TRAININGSEFFEKTE
Unmittelbar nach einer Trainingseinheit kommt es in der Regel auf Grund der Ermüdung zu einem Leistungsabfall. Niemand erwartet, nach einem Übungssatz oder einer einzigen Trainingseinheit besser zu werden. Warum führen also mehrfache Trainingseinheiten zu einer Leistungsverbesserung? Es kommt zu einer Verbesserung, weil der Körper sich an die Trainingsbelastung anpasst.

Sportliche Übungen oder regelmäßige körperliche **Tätigkeit** sind ein sehr starker Adaptationsreiz. Beim Training besteht die Hauptzielstellung darin, spezifische Adaptationen auszulösen, um die Wettkampfleistung zu steigern. Das erfordert die Einhaltung eines sorgfältig geplanten und ebenso realisierten Trainingsprogramms. Von der praktischen Seite her sind während des sportlichen Trainings die vier folgenden Merkmale von erstrangiger Bedeutung für den Adaptationsprozess:

1. die Reizgröße (Überlast),
2. die Akkommodation,
3. die Spezifik und
4. die Individualität.

Überlast

Um positive Veränderungen im Zustand eines Sportlers hervorzurufen, muss beim Einsatz einer Übung eine **Überlast** zur Wirkung kommen. Anpassungen an das Training erfolgen nur, wenn die Größe der **Trainingsbelastung** das gewohnte Maß überschreitet. Im Trainingsprozess existieren zwei Wege, um Adaptationen auszulösen. Einer besteht in der Erhöhung der Trainingsbelastung (Intensität, Umfang) bei Beibehaltung der eingesetzten Übung, z. B. im Ausdauerlauf. Der andere Weg beinhaltet den Wechsel der Übung, vorausgesetzt, dass der Sportler an die neue Übung noch nicht gewöhnt ist. Wenn ein Sportler eine Standardübung mit unveränderter Trainingsbelastung über eine sehr lange Zeit ausübt, treten keine zusätzlichen Anpassungen ein, und das Niveau der körperlichen Leistungsfähigkeit ändert sich nicht wesentlich (s. Abb. 1.1).

Wenn die Trainingslast zu gering ist, kommt ein Abtrainieren zustande. Bei Spitzensportlern gehen viele Trainingsfortschritte von einigen Wochen sogar innerhalb von Tagen verloren, wenn der Sportler das Trainieren unterbricht. Während der Wettkampfperiode können Spitzensportler nicht mehr als drei vollständige Ruhetage hintereinander einlegen (typisch sind höchstens ein oder zwei Tage).

Trainingsbelastungen können hinsichtlich ihrer Größe grob wie folgt klassifiziert werden:
- **stimulierend** – die Größe der Trainingsbelastung liegt über dem neutralen Niveau und positive Anpassungen werden eingeleitet;
- **stabilisierend** – die Belastungsgröße entspricht der neutralen Zone, in der das erreichte Niveau der körperlichen Leistungsfähigkeit aufrechterhalten werden kann; und
- **abtrainierend** – die Größe der Belastung führt zu einer Verringerung der Leistungswerte und/oder der funktionalen Möglichkeiten.

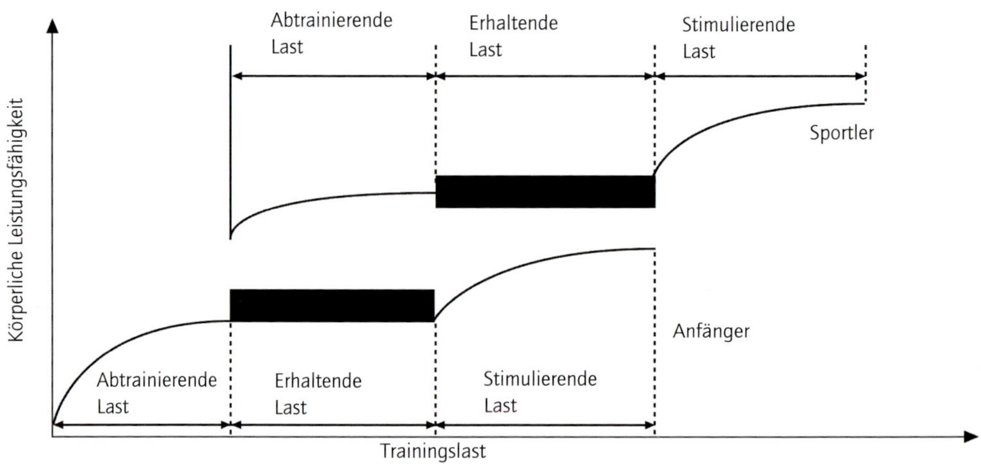

Abb. 1.1: Abhängigkeit zwischen Trainingslast (Abtrainieren, Stabilisieren, Stimulieren) und dem Grad an körperlicher Leistungsfähigkeit. Die Rechtecke stellen die neutralen Zonen dar (Stabilisierungslast), denen nur geringe Veränderungen der Trainingslast entsprechen und bei denen sich das Leistungsniveau nicht grundlegend ändert. Beachten Sie den „Treppeneffekt", der Veränderungen der Adaptationskurve bei Änderung des Trainingsstimulus anzeigt. Eine Trainingslast, die bei Spitzensportlern zum Abtrainieren führt, kann für Anfänger extrem hoch sein.

Da die Vorbereitung von Spitzensportlern 8-12 Jahre in Anspruch nimmt, erfordert die ständige Zunahme der Trainingsbelastung, die für eine positive Adaptation notwendig ist, extrem anspruchsvolle Trainingsprogramme. Die Trainingsbelastung von Spitzenathleten ist ungefähr 10 x größer als die von Anfängern nach einem halben Trainingsjahr. So erreicht zum Beispiel der Jahresumfang von Spitzenskilangläufern 8.000-12.000 km. Anfänger dagegen bringen es auf 1.000 km. Gewichtheber bringen jährlich ungefähr 5.000 t zur Hochstrecke, Anfänger dagegen nur ein Zehntel bis ein Zwölftel davon.

ÜBERLAST

Eineiige Drillinge besaßen das gleiche Kraftniveau, jeder war in der Lage, eine 57,5-kg-Hantel einmal zu heben. Sie begannen, mit einer 50-kg-Last zu trainieren und hoben in einer Serie diese Last 5 x fehlerfrei. Nach einem Zeitabschnitt hatten sich die Sportler an die Trainingsbelastung angepasst, ihr Leistungsvermögen verbesserte sich und sie konnten die 60-kg-Hantel einmal heben. Ungeachtet des fortgesetzten Trainings erzielten sie allerdings keinen weiteren Leistungsfortschritt, weil sie sich an das Trainingsprogramm gewöhnt hatten.

In dieser Situation trafen die drei Sportler unterschiedliche Entscheidungen. Sportler A entschloss sich, die Trainingsbelastung zu erhöhen (Hantellast, Anzahl der **Wiederholungen** in den Serien und Anzahl der Serien) oder die Übung zu wechseln. Die neue Last wirkte stimulierend für diesen Sportler und die Leistung entwickelte sich, Sportler B fuhr mit seiner Trainingsvariante fort und die Leistung veränderte sich nicht (stabilisierende Belastung). Sportler C verringerte die Trainingslast und seine Kraftleistung sank ab (Belastung für ein Abtrainieren).

Akkommodation

Wenn Sportler ein und dieselbe Übung mit unveränderter Trainingsbelastung über einen längeren Zeitraum einsetzen, dann nehmen die Leistungsfortschritte ab (s. Abb. 1.2).

Dies ist eine Auswirkung des biologischen Gesetzes der Akkommodation, das oft als grundlegendes Gesetz der Biologie angesehen wird. Entsprechend diesem Gesetz nimmt die Reaktion eines biologischen Objekts bei gegebenem konstanten Reiz mit der Zeit ab. Akkommodation ist damit die Verringerung der Reaktion eines biologischen Objekts auf einen kontinuierlichen Reiz hin.

Im Training stellen körperliche Übungen diesen Reiz dar, und die Antwort ist eine Leistungsverbesserung als Ergebnis der Anpassung. Mit zunehmendem Trainingsumfang oder zunehmender Dauer nimmt das Ausmaß der Anpassung ab – es handelt sich hierbei um das **Prinzip des abnehmenden Ertrags**. Bei Sportanfängern können bereits relativ geringe Trainingsbelastungen zu erheblichen Leistungsverbesserungen führen, während bei Sportlern mit mehrjähriger Erfahrung selbst gravierende Trainingsbelastungen nicht mehr unbedingt zu Leistungsveränderungen führen müssen.

EINE BIZARRE BANKMETAPHER

Banken gewähren Kunden, die ihr Geld längerfristig anlegen oder die höhere Summen investieren, normalerweise einen höheren Zinssatz. Stellen Sie sich einmal eine Bank – die bizarre Bank – vor, die nach der folgenden Strategie verfährt: Je länger Sie Ihr Geld anlegen und je höher die angelegte Summe ist, desto geringer ist der Zinssatz. Mit großer Wahrscheinlichkeit wäre eine Bank, die nach dieser Strategie verfährt, sehr bald von der Bildfläche verschwunden. Exakt nach diesem Muster arbeitet jedoch Ihr Körper. Über lange Trainingsperioden oder wenn Sportler ihre Trainingsbelastung erhöhen, ist eine Abnahme der Leistungsverbesserung pro Trainingseinheit bzw. der „Zinseinnahmen" zu verzeichnen.

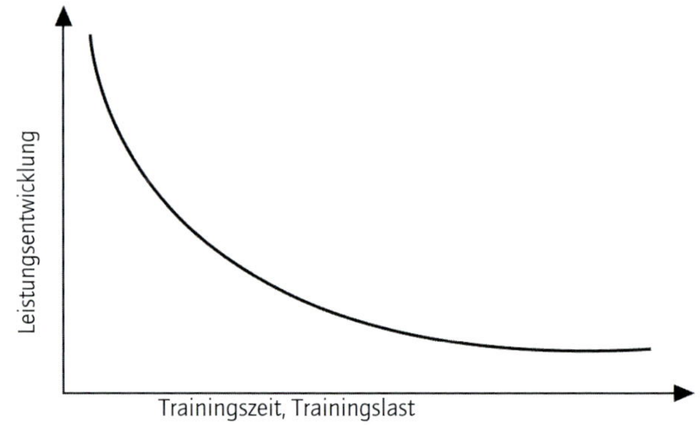

Abb. 1.2: Abhängigkeit der Leistungsentwicklung von der Trainingszeit oder der Trainingslast. Als Ergebnis der Anpassung verringert sich die Zuwachsrate.

VERMEIDUNG DER AKKOMMODATION WÄHREND OLYMPISCHER ZYKLEN

Mehrere Eliteleichtathleten, die bei drei Olympischen Spielen hintereinander erfolgreich waren, vermieden die Akkommodation. Wie ist ihnen dies gelungen? Keiner von ihnen trainierte in jedem Jahr nach dem gleichen Trainingsprogramm; stattdessen variierten sie die Trainingsroutinen. Einige der Sportler verwendeten die Drills, die sie für die effektivsten hielten (z. B. im Speerwurf Überkopfwürfe mit einer 3 kg schweren Kugel) nur während einer olympischen Saison oder einmal während einer Vierjahresperiode. Diese Vorgehensweise wurde gewählt, um eine Akkommodation zu vermeiden.

Infolge der Akkommodation ist es ineffektiv, Standardübungen oder Standardbelastungen über eine lange Zeit zu nutzen. Trainingsprogramme müssen variieren. Gleichzeitig müssen die angewandten Trainingsübungen infolge der Spezifik der Trainingsadaptationen so weit wie möglich der Wettkampfübung hinsichtlich der muskulären Koordination und der physiologischen Anforderungen entsprechen. Die größte Trainingswirkung wird mit dem Einsatz **sportspezifischer Übungen** erreicht. Diese beiden Anforderungen führen zu einem der Hauptkonflikte im Training von Spitzensportlern: Die Trainingsprogramme sollten beides sein – variabel, um der Akkommodation vorzubeugen, und stabil, um der Forderung nach Spezifik gerecht zu werden.

Um den negativen Einfluss der Akkommodation vorzubeugen oder um diesen zu verringern, werden Trainingsprogramme periodisch modifiziert. Prinzipiell gibt es zwei Wege, um dies zu erreichen:

- quantitativ – durch die Veränderung der Trainingsbelastungen (zum Beispiel der Gesamtumfang der gehobenen Last) und
- qualitativ – durch das Austauschen von Übungen.

Qualitative Veränderungen werden häufig im Training von Spitzensportlern eingesetzt, nicht zuletzt auch von denen, die am kreativsten sind.

Spezifik

Trainingsadaptationen sind hochspezifisch. Es ist allgemein bekannt, dass Krafttraining Muskelmasse und Muskelkraft vergrößert, während Ausdauertraining positive Veränderungen in der aeroben Leistungsfähigkeit bewirkt. Infolge der Adaptations**spezifik** sind Übungen und Training in verschiedenen Sportarten auch unterschiedlich.

Spezifik kann auch andersartig beschrieben werden, als ein Problem der **Übertragung von Trainingswirkungen.** Stellen wir uns zum Beispiel eine Gruppe junger Sportler vor, die über einen bestimmten Zeitraum mit der Kniebeuge als Übung A trainiert hat. Deren Leistung hat sich dabei verbessert, angenommen, für alle Sportler beträgt der Leistungszuwachs 20 kg. Was passiert mit der Leistungsfähigkeit dieser Sportler bei anderen Übungen, z. B. dem vertikalen Strecksprung, dem Sprint oder dem Freistilschwimmen (Übungen B, C, D)? Wir können davon ausgehen, dass sich die Leistungen in diesen Übungen in unterschiedlichem Maße verbessern. Die Leistungsverbesserung kann beim Strecksprung bedeutend sein, relativ gering beim Sprint und nahe null beim Schwimmen. Mit anderen Worten, die Übertragung der Trainingswirkung von Übung A auf Übung B, C und D ist unterschiedlich.

ÜBERTRAGUNG VON TRAININGSWIRKUNGEN: WAS IST VON BEDEUTUNG?

Es ist auch heute noch von Interesse, die ersten Bücher über die Vorbereitung von Sportlern zu lesen, die im 19. Jahrhundert veröffentlicht wurden. Die Wettkampfvorbereitung bestand ausschließlich in der eigentlichen Wettkampfübung. Wenn ein Sportler am Lauf über eine Meile teilnahm, dann wurde in den Trainingseinheiten nur diese Strecke gelaufen. Dieses Vorgehen wurde „Training" genannt. Allerdings haben Trainer und Sportler sehr bald verstanden, dass eine solche Vorbereitung nicht ausreicht. Um erfolgreich eine Meile zu laufen, benötigt ein Sportler nicht nur Stehvermögen, sondern muss auch über Sprinteigenschaften verfügen, braucht eine gute Lauftechnik sowie starke und bewegliche Muskeln und Gelenke. Nur durch wiederholtes Laufen ein und derselben Strecke ist es nicht möglich, diese Eigenschaften zu entwickeln. Als Konsequenz dieser Erkenntnis wurden die Trainingsstrategien geändert. Anstelle vielfacher Wiederholungen einer einzigen Übung wurden viele Hilfsübungen in die Trainingsprogramme aufgenommen, um die sportartspezifischen Eigenschaften zu entwickeln. Das Trainingskonzept wurde grundsätzlich verändert.

Die Frage, die dann auftrat, lautete: Wie können immer effektivere Übungen gefunden werden, um eine bessere Übertragung der Trainingswirkung von der Hilfs- zur Wettkampfübung zu erreichen? Folgende Probleme sind dabei in Betracht zu ziehen:

1. Ist der Langstreckenlauf eine nutzbringende Übung für Langstreckenschwimmer, für Skilangläufer, Geher, Radsportler oder Ringer?
2. Um die Ballgeschwindigkeit für scharfe Abwürfe zu erhöhen, empfiehlt ein Trainer dem Werfer im Baseball, Bälle mit unterschiedlichem Gewicht, einschließlich schwerer Bälle, zu werfen. Wie hoch ist das optimale Ballgewicht für das Training?
3. Ein Konditionstrainer, der das Vorbereitungstraining für eine weit gefächerte Gruppe plant, muss eine Übungsauswahl zur Beinkraftentwicklung treffen. Dabei muss er zwischen verschiedenen Übungsgruppen oder Übungskombinationen wählen. Die Übungsgruppen bestehen aus:

- eingelenkigen, isokinetischen Kniebeugungen und -streckungen am Übungsgerät,
- entsprechenden eingelenkigen Übungen mit freien Gewichten,
- Kniebeugen mit der Scheibenhantel,
- isometrischen Beinstreckungen,
- Vertikalsprüngen mit Zusatzgewichten (schwere Gewichtsgürtel),
- Bergaufläufen und
- Läufen mit Bremsschirm.

Welche Übungen sind die effektiveren? Mit anderen Worten, wann ist die Übertragung der Trainingswirkung am größten?

Die Übertragung der Trainingsfortschritte kann auch bei sehr ähnlichen Übungen sehr weit differieren. In einem Experiment führten zwei Gruppen isometrische Kniestreckungen bei unterschiedlichen Gelenkwinkeln von 70° und 130° durch (vollständige Kniestreckung 180°). Der maximale Kraftwert F_m war ebenso wie der Kraftzuwachs ΔF_m bei den verschiedenen Gelenkwinkeln unterschiedlich (Abb. 1.3 a und b).

Der Kraftzuwachs war auch bei den verschiedenen Gelenkpositionen der beiden Gruppen unterschiedlich. Für die Probanden der ersten Gruppe, die bei einem Kniegelenkwinkel von 70° trainierten (s. Abb. 1.3 a), war die Kraftzunahme in allen Gelenkpositionen etwa gleich groß. Die Übertragung der Trainingswirkung von der trainierten Körperhaltung (70°) auf die untrainierten Positionen (andere Gelenkwinkel) war groß. Bei den Probanden der zweiten Gruppe, die bei einem Kniegelenkwinkel von 130° trainierten (s. Abb. 1.3 b), war die Übertragung der Leistungszunahme auf die benachbarten Gelenkwinkel begrenzt: Die Kraftzunahme war bei niedrigen Gelenkwinkeln gering (vergleiche die Kraftzunahmen bei 130° und 90°). Dasselbe traf auf die Kniebeugen zu. In der ersten Gruppe betrug der Kraftzuwachs in der trainierten Körperstellung 410 ± 170 N und bei der Kniebeuge 11,5 ± 5,4 kg. Bei der zweiten Gruppe wurde ein Kraftzuwachs in der trainierten Körperstellung von 560 ± 230 N festgestellt, allerdings verbesserte sich, ungeachtet dieser großen Zunahme, die Kniebeugeleistung nur um 7,5 ± 4,7 kg. Die Kraftzunahme war in der zweiten Gruppe in der trainierten Körperstellung größer (560 ± 230 N gegenüber 410 ± 170 N), aber die Leistungsverbesserung in der Kniebeuge war geringer (7,5 ± 4,7 kg gegenüber 11,5 ± 5,4 kg), verursacht durch einen minimalen Transfer der Trainingswirkung.

Da Leistungen in verschiedenen Übungen unterschiedlichen Modalitäten unterliegen (Kraft, Zeit, Weg) und damit nicht direkt vergleichbar sind, sollte eine dimensionslose Einheit benutzt werden, um die Übertragung der Trainingswirkung beurteilen zu können. Solch eine Einheit stellt der Leistungszuwachs dar, ausgedrückt in Standardabweichungen:

$$\text{Ergebnisverbesserung} = \frac{\text{Leistungszuwachs}}{\text{Standardabweichung der Leistung}}$$

Wenn beispielsweise die mittlere Leistung einer Gruppe 60 ± 10 kg beträgt (Mittelwert ± Standardabweichung), und ein Sportler hat durch das Training einen Leistungszuwachs von 15 kg zu verzeichnen, so beträgt dessen Energieverbesserung 15/10 oder 1,5 Standardabweichungen.

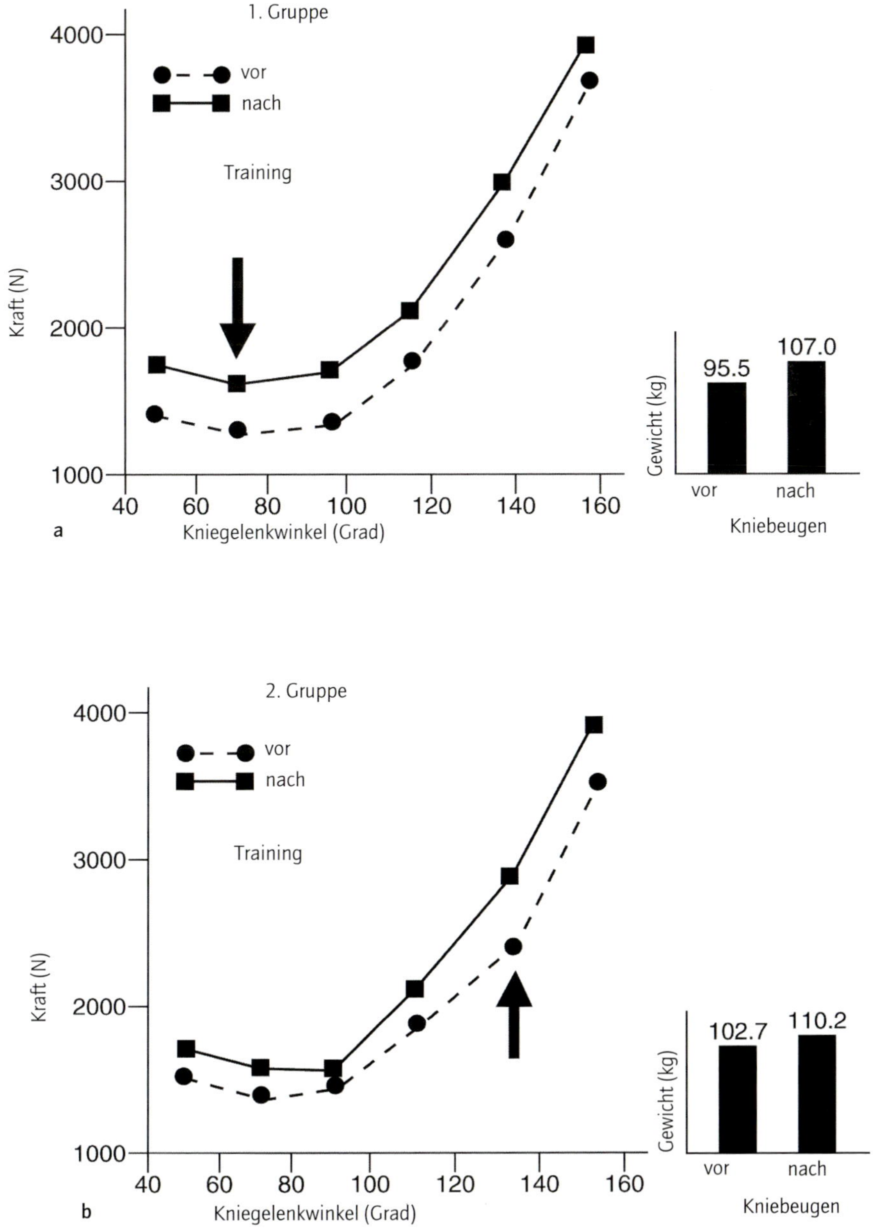

Abb. 1.3: Veränderungen durch Krafttraining in zwei Trainingsgruppen. Die vertikalen Pfeile zeigen die Gelenkwinkel an, in denen unter isometrischen Bedingungen trainiert wurde. Die Kraft wurde sowohl bei isometrischen Kniestrecktests wie auch bei Kniebeugen mit der Scheibenhantel gemessen. Aus: Zatsiorsky, W. M & Raitsin, L. M (1974). Transfer of culmulative training effects in strength exercises. Theory and Practice of Physical Culture, 6, 7-14.

In der wissenschaftlichen Literatur wird der erzielte Kraftzuwachs (Belastung vor Trainingsbeginn/Belastung nach Trainingsbeginn – erzielte Standartabweichung) als **effektive Größe** bezeichnet.

Für die Beurteilung des Transfers wird das Verhältnis zwischen den Leistungsverbesserungen in den nichttrainierten Übungen (Übung B, C, D) und der trainierten Übung (Übung A) herangezogen. Der Koeffizient für die Übertragung der Trainingswirkung ist dann so definiert:

$$\text{Transfer} = \frac{\text{Leistungszuwachs in der nichttrainierten Übung}}{\text{Leistungszuwachs in der trainierten Übung}}$$

Beide Leistungsverbesserungen werden in Standardabweichungen gemessen. Je größer das Verhältnis, desto größer die Übertragung des Trainingseffekts. Bei geringer Übertragung kann von einer spezifischen Trainingswirkung ausgegangen werden. In dem in Abb. 1.3 angeführten Beispiel ist die Trainingswirkung spezifischer für die Gruppe, die bei einem Kniegelenkwinkel von 130° trainierte.

Die Spezifik der Adaptation nimmt mit steigender sportlicher Leistungsstärke zu. Je höher das Niveau der körperlichen Leistungsfähigkeit eines Sportlers, desto spezifischer erfolgt die Adaptation. Die Übertragbarkeit von Trainingswirkungen ist geringer bei Spitzensportlern: Für Anfänger sind nahezu alle Übungen wirkungsvoll. Es ist möglich, Kraft, Schnelligkeit, **Ausdauer** und Beweglichkeit bei Menschen mit extrem niedriger körperlicher Leistungsfähigkeit durch einfache gymnastische Übungen zu entwickeln. Die Leistungsfähigkeit bei Radsportanfängern kann durch Kniebeugen mit einer Scheibenhantel entwickelt werden, Spitzensportler sollten spezifischere Übungen und Trainingsmethoden nutzen, um ihre Wettkampfleistungsfähigkeit zu verbessern.

Individualisierung

Alle Menschen sind verschieden. Ein und dieselbe Trainingsmethode ruft bei verschiedenen Sportlern einen größeren oder geringeren Trainingseffekt hervor. Unzählige Versuche, Trainingsprogramme von Spitzensportlern zu kopieren, verliefen erfolglos. Die Grundidee, auf der erfolgreiche Trainingsprogramme aufbauen, sollte verstanden und schöpferisch genutzt werden. Ein Nachvollziehen des kompletten Trainingsablaufs ist nicht angebracht. Das trifft auch auf Mittelwerte von Trainingsbelastungen und von Ergebnissen wissenschaftlicher Untersuchungen zu. Trainer und Sportler sollten vorsichtig bei der Verwendung derartiger gemittelter Daten sein. Mit mittelmäßigen Methoden können nur mittelmäßige Sportler, die weit entfernt vom Spitzenniveau sind, vorbereitet werden.

Champions sind exzeptionelle Sportler, sie sind kein Mittelmaß. Daher optimieren nur auf ihre Bedürfnisse und **Individualität** zugeschnittene Trainingsprogramme ihre Leistungen und bringen die gewünschte Trainingsadaptionen.

Tab. 1.1: Zur Berechnung der Übertragung des Trainingseffekts

Im Experiment wurden die folgenden Daten ermittelt (s. a. Abb. 1.3):

Test	Vorher	Nachher	Leistungszuwachs	Ergebnisverbesserung	Transfer
Gruppe 1 (isometrisches Training bei einem Winkel von 70°)					
Kraft bei einem Winkel von 70°, N	1310 ± 340	1720 ± 270	410 ± 170	410/340 = 1,2	
Kniebeuge, kg	95,5 ± 23	107 ± 21	11,5 ± 5,4	11,5/23 = 0,5	0,5/1,2=0,42
Gruppe 2 (isometrisches Training bei einem Winkel von 130°)					
Kraft bei einem Winkel von 130°, N	2710 ± 618	3270 ± 642	560 ± 230	560/618 = 0,91	
Kniebeuge, kg	102 ± 28	110 ± 23	7,5 ± 4,7	7,5/28 = 0,27	0,27/0,91=0,30

Folgende Ergebnisse sind festzustellen:

Charakteristika	Führende Gruppe	Vergleich
Leistungszuwachs in der trainierten Übung	Zweite	560 ggü. 410 N
Ergebnisverbesserung in der trainierten Übung	Erste	1,2 ggü. 0,91 SD
Trainingstransfer	Erste	0,42 ggü. 0,30
Leistungszuwachs in der nichttrainierten Übung	Erste	11,5 ± 5,4 ggü. 7,5 ± 4,7

Infolge des größeren Trainingstransfers hat die Trainingsmethode der ersten Gruppe die Kniebeugeleistung besser entwickelt.

1.2 Verallgemeinerte Trainingstheorien

Verallgemeinerte Trainingstheorien sind stark vereinfachte Modelle, die Trainer und Experten zur Lösung praktischer Probleme nutzen. Diese Modelle beinhalten nur die wichtigsten Merkmale des sportlichen Trainings und lassen zahlreiche andere Merkmale unberücksichtigt. Diese verallgemeinerten Theorien (Modelle) dienen als das grundlegendste Konzept für den Trainingsaufbau. Trainer und Sportler nutzen diese insbesondere für die Konditionierung und für die Planung von Trainingsprogrammen.

Ein-Faktor-Theorie (Superkompensationstheorie)

Bei der **Ein-Faktor-Theorie** wird die unmittelbare Trainingswirkung auf eine Belastung als weitgehender Abbau bestimmter biochemischer Substanzen betrachtet. Es wird angenommen, dass sich die Disposition eines Sportlers für einen bevorstehenden Wettkampf oder für das Training (als **Vorbereitungszustand** bezeichnet), in klarer Übereinstimmung mit der Menge an chemischen Stoffen befindet, die unmittelbar verfügbar sind. Es liegen Beweise in der sport- und bewegungswissenschaftlichen Literatur vor, dass als Ergebnis anstrengender Trainingsbelastungen bestimmte Substanzen völlig abgebaut werden. Das bekannteste Beispiel ist die Glykogenerschöpfung nach hartem **anaeroben Training**.

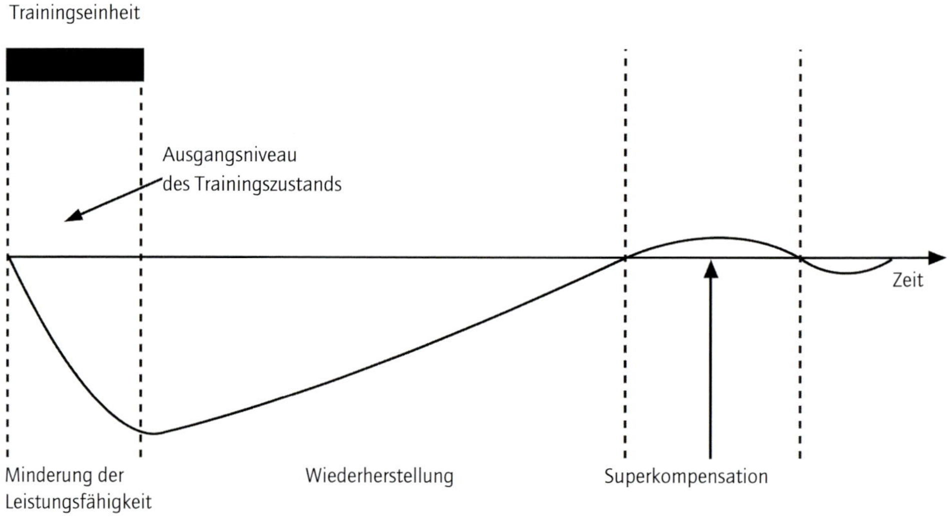

Abb. 1.4: Zeitlicher Verlauf des Wiederherstellungsprozesses und des Trainingszustandes des Sportlers entsprechend der Superkompensationstheorie. Die vertikale Achse steht für die Substanzmenge und den Grad der Belastungsbereitschaft. Entsprechend diesem Modell decken sich beide Kurven.

Nach einer Wiederherstellungsperiode steigt das Niveau dieser biochemischen Substanz über das Ausgangsniveau an. Dieser Vorgang wird Superkompensation genannt, und den Zeitraum, in dem dieses erhöhte Niveau vorhanden ist, bezeichnet man als **Superkompensationsphase** (s. Abb. 1.4).

Wenn die **Pausenzeiträume** zwischen den Belastungen zu kurz sind, verringert sich das Niveau des Vorbereitungszustandes des Sportlers (s. Abb. 1.5 a). Sind die Pausenintervalle zwischen aufeinanderfolgenden Belastungen von richtiger Dauer und fällt die folgende Trainingseinheit mit der Superkompensationsphase zusammen, verbessert sich die Leistungsfähigkeit des Sportlers (s. Abb. 1.5 b). Im Falle von sehr langen Zeiträumen zwischen den Trainingseinheiten bleiben die physischen Fähigkeiten des Sportlers unverändert (s. Abb. 1.5 c). Trainer und Sportler sollten vermeiden, dass die Zeiträume zwischen den Trainingseinheiten entweder zu kurz oder zu lang sind, stattdessen sollten sie nach

- optimalen Pausenintervallen zwischen aufeinanderfolgenden Trainingseinheiten und
- optimalen Trainingsbelastungen in jeder Einheit suchen.

Das Ziel beim Suchen dieser Zeiträume und Belastungen besteht darin, zu gewährleisten, dass die nachfolgende Trainingseinheit mit der Superkompensationsphase zusammenfällt.

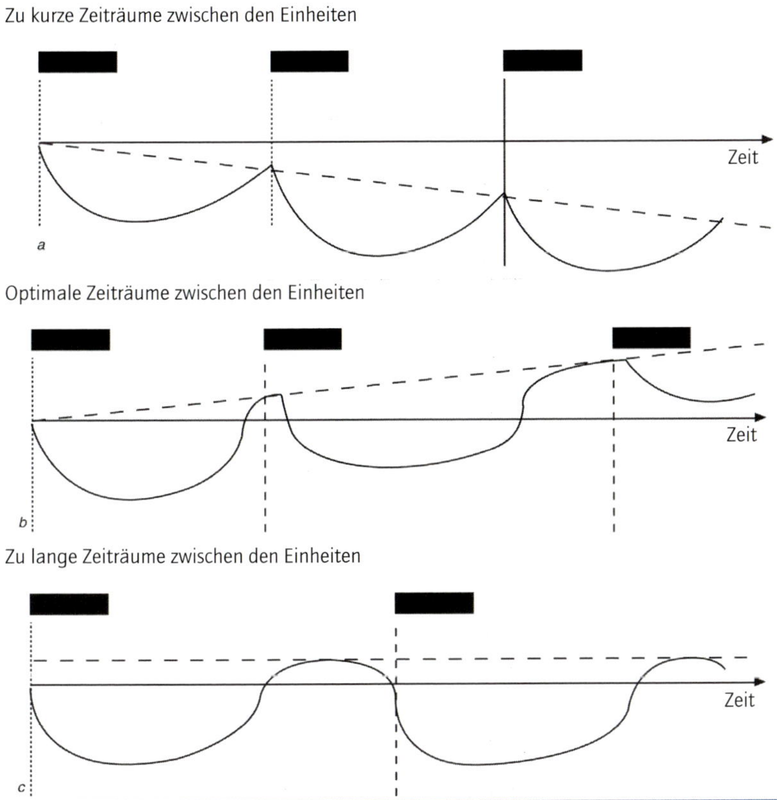

Abb. 1.5: Die Superkompensationstheorie. Die vertikale Achse steht für die Menge biochemischer Substanzen und den Grad der Leistungsfähigkeit. Hier sind drei grundlegende Situationen mit Erholungsintervallen zwischen den einzelnen Trainingsbelastungen festzustellen: (a) Die Intervalle sind zu kurz und das Niveau der Leistungsfähigkeit verringert sich infolge der noch vorhandenen Ermüdung. (b) Die Intervalle sind optimal und die nachfolgenden Belastungen sind der Superkompensationsphase angepasst. (c) Die Intervalle sind zu lang und es kommt keine stabile Trainingswirkung zustande.

Im Rahmen dieses Theoriesystems sind weiterentwickelte Trainingsabläufe ebenfalls akzeptabel. Unter Trainern ist der Mikrozyklus mit Überbelastung (auch als Stoß-Mikrozyklus bezeichnet) populär, wie er in Abbildung 1.6 zu sehen ist. In diesem Fall erfolgt nach mehreren Trainingseinheiten mit hohen Belastungen und kurzen Zeiträumen zwischen den Einheiten eine relativ lange Erholungsperiode. Die allgemeine Annahme besteht darin, dass bei einem solchen Trainingsablauf letztlich eine Superkompensation erreicht wird, die größer als unter Normalbedingungen ist (vgl. Abb. 1.5 b und 1.6).

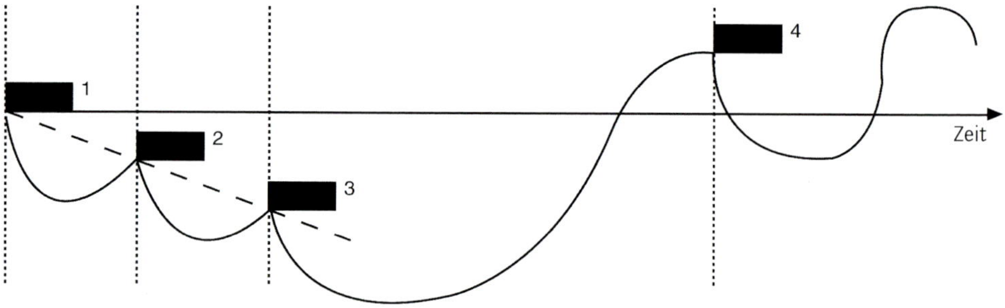

Abb. 1.6: Der „überbelastete Mikrozyklus" aus Sicht der Superkompensationstheorie. Die Erholungsintervalle zwischen den ersten drei Trainingseinheiten sind beabsichtigt zu kurz, sodass eine vollständige Wiederherstellung nach der akkumulierten Ermüdung nicht möglich ist. Das Intervall zwischen der dritten und vierten Trainingsbelastung ist länger als üblich und optimal für diese Situation. Die folgende Belastung fällt mit der Superkompensationsphase nach den ersten drei Trainingseinheiten zusammen.

Über mehrere Jahrzehnte war das Superkompensationsmodell die populärste Trainingstheorie. Sie wurde in vielen Lehrbüchern beschrieben und hat unter Trainern breite Akzeptanz gefunden. Ungeachtet ihrer Popularität verdient sie eine kritische Überprüfung.

Gerade die Existenz der Superkompensationsphase konnte für die Mehrheit der metabolischen Substanzen nicht experimentell nachgewiesen werden. Für einige der Metaboliten, wie das Glykogen, konnte nach Belastung ein Substanzverlust sicher nachgewiesen werden. Es ist möglich, eine Glykogen-Superkompensation zu erzeugen, indem ein geeignetes Trainingsprogramm mit Kohlenhydratzufuhr kombiniert wird. Diese Vorgehensweise kann allerdings nicht regelmäßig wiederholt werden und wird nur vor wichtigen Wettkämpfen angewandt, nicht im Training. Die Konzentrationen anderer biochemischer Substrate, deren Bedeutung für die Muskelaktivität unumstritten ist, wie zum Beispiel das **Adenosintriphosphat** (ATP), verändern sich auch nach sehr harten Belastungen nicht wesentlich. Die Wiederherstellung des Ausgangsniveaus der verschiedenen metabolischen Substanzen benötigt Zeiträume von unterschiedlicher Dauer. Es ist völlig unklar, nach welchen Kriterien (Substanzen) die optimalen Zeiträume zwischen aufeinanderfolgenden Belastungen zu bestimmen sind. Grundsätzlich ist die Superkompensationstheorie zu einfach, um richtig zu sein. In den letzten Jahren hat sie viel von ihrer Popularität verloren.

Die Zwei-Faktoren-Theorie (Leistungsfähigkeits-Ermüdungs-Theorie)

Die **Zwei-Faktoren-Trainingstheorie** ist anspruchsvoller als die Superkompensationstheorie. Sie basiert auf der Idee, dass der Vorbereitungszustand, der durch die potenzielle sportliche Leistungsfähigkeit charakterisiert ist, nicht stabil ist und im Verlaufe der Zeit Schwankungen unterliegt. Dabei sind zwei Komponentenbereiche des Vorbereitungszustandes festzustellen. Komponenten, die sich langsam ändern, und Komponenten, die sich schnell ändern. Die Bezeichnung **körperliche Leistungsfähigkeit** wird für die sich langsam ändernden motorischen Komponenten des Vorbereitungszustandes des Sportlers benutzt. Die körperliche Leistungsfähigkeit ändert sich nicht wesentlich innerhalb weniger Minuten, Stunden oder sogar Tage. Allerdings kann sich als Ergebnis von Ermüdung, psychologischem Stress oder plötzlicher Erkrankung wie Grippe die Disposition eines Sportlers für einen bevorstehenden Wettkampf schnell ändern. Den Vorbereitungszustand eines Sportlers stellt man sich oft als eine Anzahl von latenten Merkmalen vor, die zu jedem Zeitpunkt existieren, die aber nur von Zeit zu Zeit gemessen werden können. Entsprechend dem Zwei-Faktoren-Modell stellt der unmittelbare Trainingseffekt nach einer Belastung die Kombination von zwei Prozessen dar:

1. Steigerung der körperlichen Leistungsfähigkeit unmittelbar nach der Belastung und
2. Ermüdung.

Nach einer Belastung verbessert sich der Vorbereitungszustand eines Sportlers

- durch den Leistungsfähigkeitszuwachs, aber
- er verschlechtert sich infolge der Ermüdung.

Die summarische Wirkung wird von der Überlagerung der positiven und negativen Veränderungen bestimmt (s. Abb. 1.7).

Es kann aber davon ausgegangen werden, dass die Leistungsverbesserung durch eine Trainingseinheit mäßig ist, aber lang anhaltend. Die Ermüdungswirkung ist größer, aber von relativ kurzer Dauer. In grober Näherung gilt, dass sich bei einer mittleren Trainingsbelastung die Dauer der Leistungszunahme und der Ermüdungseffekt um den Faktor 3 unterscheiden: Die Ermüdung dauert nur ein Drittel der Zeit. Daraus ergibt sich bei einer negativen Einwirkung der Ermüdung von beispielsweise 24 Stunden, dass die positiven Spuren dieser Belastung über 72 Stunden bestehen bleiben. Der zeitliche Verlauf der unmittelbaren Trainingswirkung nach einer einzelnen Belastung kann mit folgender Gleichung beschrieben werden:

$$\text{Vorbereitungszustand} = P + (F_1 e^{-k_1 t}) - (F_2 e^{-k_2 t})$$

P	Ausgangsniveau des Vorbereitungszustandes vor Trainingsbelastung;
F_1	Zuwachs an Leistungsfähigkeit;
F_2	Ermüdungswirkung unmittelbar nach der Belastung;
t	Zeit;
k_1; k_2	Zeitkonstanten;
e	Basis des natürlichen Logarithmus, annähernd 2,718.

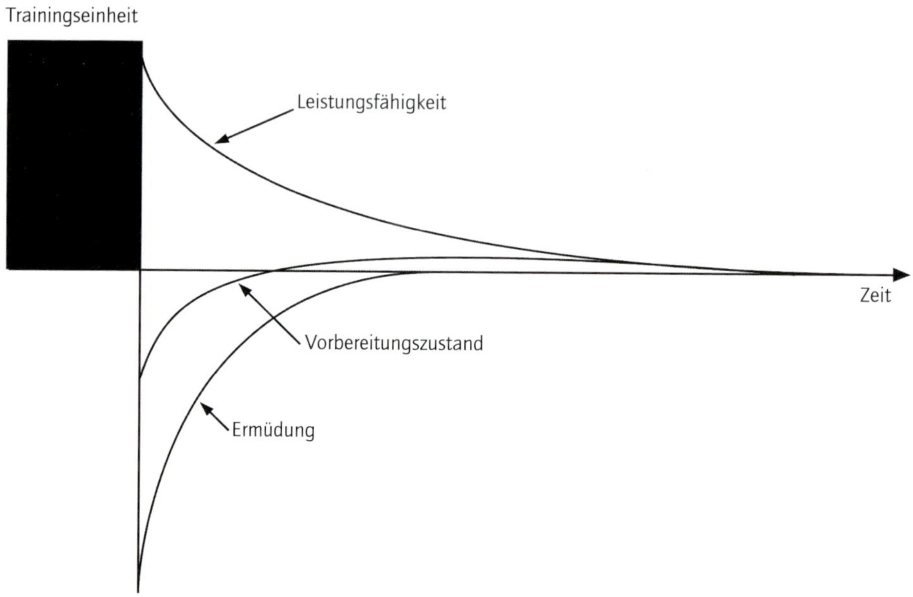

Abb. 1.7: Zwei-Faktoren-Theorie (Modell) des Trainings. Die unmittelbare Trainingswirkung einer Trainingseinheit wird charakterisiert durch das gemeinsame Wirken von zwei Prozessen, der Verbesserung der Leistungsfähigkeit und der Ermüdung. Der Trainingszustand verbessert sich infolge der Zunahme der Leistungsfähigkeit und verschlechtert sich infolge der Ermüdung.

EIN- UND ZWEI-FAKTOREN-TRAININGSMODELLE

Diese Modelle sind für Trainer eine Hilfe, den zeitlichen Ablauf von Belastung und Erholung in der Vorbereitung von Sportlern zu begreifen und zu veranschaulichen. Sie stellen das Training als einen organisierten Prozess dar und nicht als chaotische Aufeinanderfolge von Drilleinheiten und Ruhepausen.

Stellen wir uns zwei Trainer mit unterschiedlichen Trainingsphilosophien vor. Trainer A hält eisern an der Ein-Faktor-Trainingstheorie fest und ist bemüht, einen Trainingsplan zu erstellen, bei dem (nach seiner Meinung) eine Superkompensation stattfindet. Trainer B gibt der Zwei-Faktoren-Trainingstheorie den Vorzug und ist bemüht, die Erholungsintervalle für eine ausreichende Wiederherstellung lang genug zu gestalten, andererseits aber wiederum kurz genug, um das erreichte Leistungsniveau zu erhalten. Zeitweise können die Trainingspläne beider Trainer vergleichbar aussehen, obwohl die zugrunde liegenden Philosophien nicht dieselben sind. Die größten Unterschiede zwischen den Plänen würden sich in den **„Spitzenbelastungsperioden"** unmittelbar vor wichtigen Wettkämpfen feststellen lassen. Trainer A würde wahrscheinlich empfehlen, dass sein Sportler die Anzahl der Trainingseinheiten verringert (aber nicht die Belastung in diesen Einheiten), um auf dem Maximum der Superkompensation den Wettkampf absolvieren zu können. Beispielsweise trainiert er in Übereinstimmung mit der Ein-Faktor-Theorie den Sportler nur 2 x oder 3 x in der letzten Woche vor dem Hauptwettkampf. Dabei stellt jede Einheit eine relativ große Belastung dar.

1.3 Trainingswirkungen

Unter **Trainingswirkungen** werden die körperlichen Veränderungen verstanden, die infolge des Trainings eingetreten sind. Sie können wie folgt klassifiziert werden:

- **Akute Wirkungen** betreffen die Veränderungen, die während der Übungsausführung eintreten.
- **Unmittelbare Wirkungen** treten als Ergebnis einer einzelnen Trainingseinheit ein und manifestieren sich unmittelbar nach der Belastung.
- **Kumulative Wirkungen** ergeben sich bei aufeinanderfolgenden Trainingseinheiten oder auch von Trainingsabschnitten.
- **Verzögerte Wirkungen** lassen sich nach bestimmten Zeitabschnitten nach einem absolvierten Trainingsablauf feststellen.
- **Teilwirkungen** betreffen Veränderungen durch einzelne Trainingsbestandteile (z. B. Bankdrücken).
- **Restwirkungen** werden als die zurückgebliebenen Veränderungen nach Trainingsabschluss außerhalb der Zeiträume, in denen eine Adaptation stattfinden kann, definiert.

Trainer B andererseits geht davon aus, dass sein Sportler einen entsprechenden Vorbereitungszustand erreicht hat, um gegen Ermüdungserscheinungen gewappnet zu sein, und führt mehrere Trainingseinheiten mit Aufwärmcharakter durch. Dabei ist beabsichtigt, eher die Trainingsbelastung in jeder Einheit zu verringern als die Anzahl der Einheiten.

Entsprechend der Zwei-Faktoren-Trainingstheorie sollten die Zeiträume zwischen aufeinanderfolgenden Trainingseinheiten so ausgewählt werden, dass alle unerwünschten Nachwirkungen der vorangegangenen Belastung eliminiert werden können, die Verbesserungen der Leistungsfähigkeit jedoch weiter bestehen bleiben. Dieses Modell ist sehr populär bei Trainern geworden und wird vorrangig genutzt, um das Training insbesondere für die letzten Tage vor einem Wettkampf zu planen.

1.4 Zusammenfassung

Die Hauptzielstellung für das Training besteht im Herbeiführen von spezifischen Adaptationen, um die sportliche Leistungsfähigkeit zu erhöhen. Im Krafttraining bedeutet Adaptation die Anpassung eines Organismus an eine Übung (körperliche Belastung). Wenn ein Trainingsprogramm korrekt geplant und durchgeführt wurde, erhöht sich die Kraft des Sportlers als Folge der Adaptation.

Trainingsadaptationen treten ein, wenn die Trainingsbelastung über dem Normalniveau liegt oder wenn der Sportler noch nicht an eine Übung gewöhnt ist. Trainingsbelastungen lassen sich grob einteilen in stimulierende, stabilisierende und leistungsmindernde Belastungen. Folgende Bedingungen müssen für das Auslösen einer Adaptation gegeben sein:

1. Es muss eine Übung mit Überlastung angewandt werden.
2. Die Übungen und der Trainingsplan müssen spezifisch sein (mit Bezug zur Wettkampfübung).
3. Übungen und Trainingsbelastung (Intensität, Volumen) sollten beide nach bestimmten Zeitabschnitten variiert werden. Wenn eine Übung mit unveränderter Belastung über einen längeren Zeitraum eingesetzt wird, verringert sich der Leistungszuwachs. Dieser Vorgang wird Akkommodation genannt.
4. Trainingsprogramme müssen individuell an jeden Sportler angepasst werden. Es sollte daran erinnert werden, dass alle Menschen verschieden sind.

Um Trainingsprogramme aufzustellen, benutzen Trainer einfache Modelle, die nur die allerwichtigsten Einflussgrößen berücksichtigen. Diese Modelle werden als verallgemeinerte Trainingstheorien bezeichnet.

Die Superkompensationstheorie oder Ein-Faktor-Theorie baut auf dem Gedanken auf, dass biochemische Substanzen als Ergebnis der Trainingsbelastungen abgebaut werden. Nach einer Wiederherstellungsperiode steigt das Niveau dieser Substanz über das Ausgangsniveau an (Superkompensation). Wenn die nächste Belastung während der Superkompensationsphase erfolgt, erhöht sich der Vorbereitungszustand des Sportlers.

Bei der Leistungsfähigkeits-Ermüdungs-Theorie (Zwei-Faktor-Theorie) wird der unmittelbare Trainingseffekt nach einer Belastung durch die Kombination von (a) der Verbesserung der Leistungsfähigkeit unmittelbar nach der Belastung und (b) der Ermüdung bestimmt. Die Summierung der positiven und negativen Veränderungen bestimmt das Endergebnis.

Es kann eine Klassifikation in akute, unmittelbare, kumulative, verzögerte sowie in Teil- und Restwirkung vorgenommen werden.

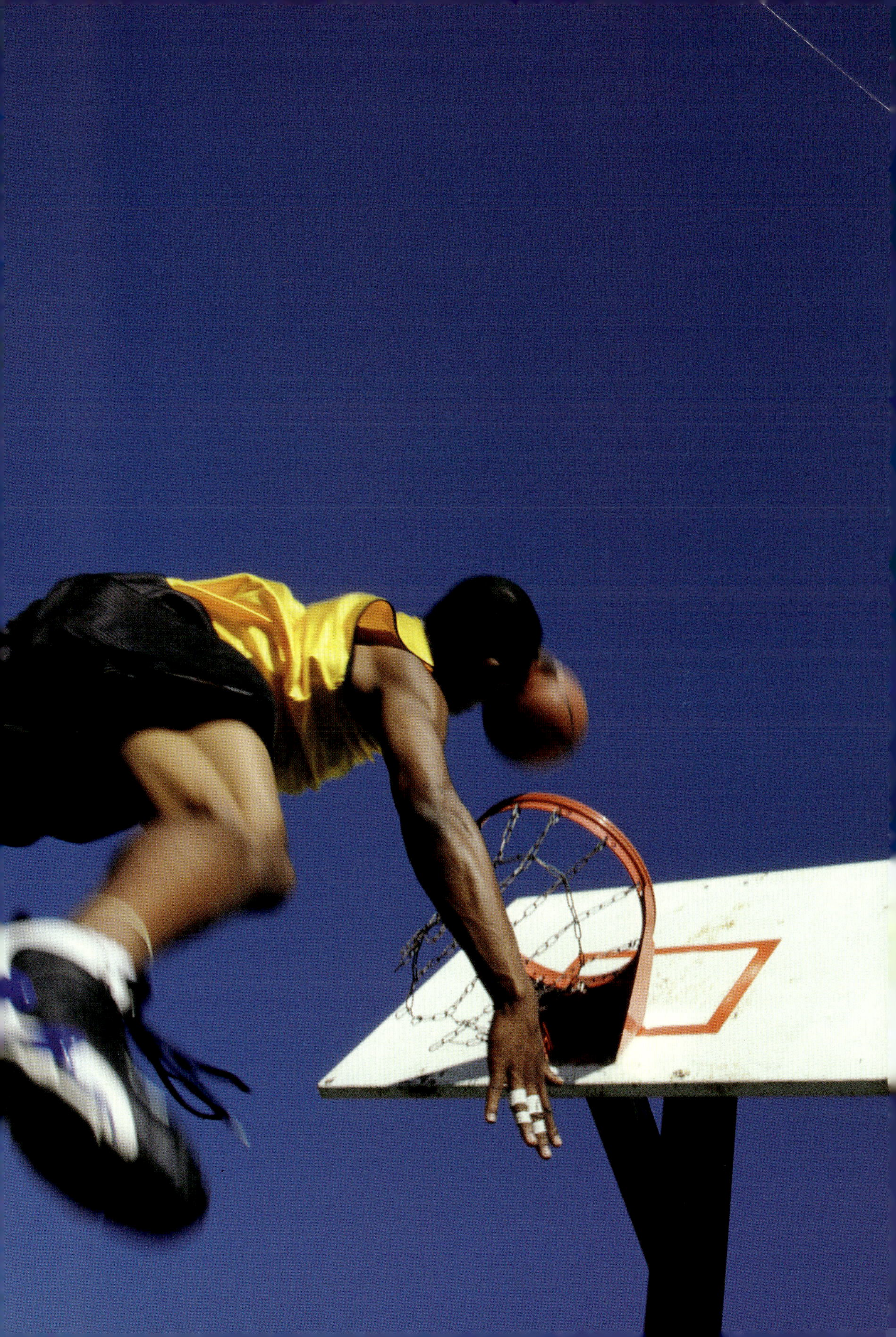

2 Aufgabenspezifische Kraft

Wenn das Ziel darin besteht, herauszufinden, *wie* ein Sportler trainieren soll, um beste Ergebnisse zu erreichen, so ist als erster Schritt das *Trainingsziel* zu definieren. Weiterhin sollte verstanden werden, *warum* das Training in der beschriebenen Weise zu absolvieren ist. Um das Training richtig zu verstehen, muss man zuerst eine klare Vorstellung von der Bedeutung der Muskelkraft per se erlangen.

In diesem Kapitel wird eine Definition der Muskelkraft gegeben, und der Leser lernt die Hauptfaktoren für deren Entwicklung kennen. Wenn ein Sportler mit hohem Einsatz einen maximalen Versuch ausführt, hängt die aufgebrachte Kraft sowohl von der Bewegungsaufgabe als auch von den Fähigkeiten des Sportlers ab. Daher sollten die leistungsbestimmenden Faktoren betrachtet und die Bewegungsaufgaben verglichen werden. In Kapitel 3 werden dann die Leistungsfaktoren im Sportlervergleich untersucht. Die Übernahme der Übungen aus dem Kraftraum in die sportlichen Fähigkeiten spielt eine große Rolle im Konzept der aufgabenspezifischen Kraft.

2.1 Elemente der Kraft

Wenn von einem Sportler verlangt wird, eine große Kraft gegen eine Pennymünze zu entwickeln, wird der Erfolg ausbleiben. Ungeachtet des bestmöglichen Ergebnisses wird die Größe der Kraft eher gering ausfallen. Wir können schlussfolgern, dass die Größe der Muskelkraft vom anliegenden äußeren Widerstand abhängt. Der Widerstand ist einer der Faktoren, der Einfluss auf die vom Sportler aufgebrachte Kraft hat, aber nur einer. Andere Faktoren sind ebenfalls von Bedeutung. Sie werden im Folgenden detailliert erörtert.

Maximale muskuläre Leistung

Stellen wir uns einen Sportler vor, der gebeten wird, mehrmals eine Kugel mit unterschiedlichem Anstrengungsgrad zu stoßen. Entsprechend den Gesetzen der Mechanik wird die Stoßweite durch die Lage der Kugel beim Ausstoß und durch Größe und Richtung ihrer Geschwindigkeit zum Ausstoßzeitpunkt bestimmt. Es wird angenommen, dass sich Ausstoßhöhe und Ausstoßwinkel bei den verschiedenen Versuchen nicht verändern. Unter dieser Bedingung wird die Stoßweite (die sportliche Leistung) nur von der Anfangsgeschwindigkeit der Kugel bestimmt. Entsprechend der Aufgabe, die Kugel mehrfach mit unterschiedlichem Krafteinsatz zu stoßen, wird nur einmal eine maximale Weite erreicht werden. Das ist die individuelle **maximale muskuläre Leistung** (maximale Stoßweite, maximale Abfluggeschwindigkeit). Das Symbol P_m (oder V_m für maximale Geschwindigkeit, F_m für maximale Kraft) wird weiterhin in diesem Buch genutzt, um die *maximale muskuläre Leistung* zu kennzeichnen.

Parametrische Beziehungen

Im nächsten Stadium des Experiments stößt der Sportler die Kugel mit maximalem Krafteinsatz, um das bestmögliche Ergebnis zu erzielen. Allerdings nutzt er anstelle der Männerkugel (7,257 kg) das Frauengerät (4,000 kg). Die Kugelgeschwindigkeit ist beim Stoß des leichten

Geräts deutlich höher. Im Ergebnis dieses Experiments werden zwei Werte für V_m registriert, einer beim Stoß mit der Männerkugel und einer beim Stoß mit der Frauenkugel.

In der Wissenschaft wird eine Variable, die das Ergebnis eines Experiments bestimmt (wie Masse oder Weite) oder eine spezifische Form eines mathematischen Ausdrucks als **Parameter** bezeichnet. Mit anderen Worten, ein Parameter ist eine abhängige Variable, die durch ein Experiment beeinflusst wird. Wir können sagen, dass im letztgenannten Beispiel der Experimentalparameter (Kugelmasse) variiert wurde. Wenn die Kugelmasse (Parameter) in systematischer Weise verändert wird, beispielsweise von 0,5 kg bis 20 kg, so wird auch die maximale muskuläre Leistung (P_m, V_m, F_m) für jede genutzte Kugel unterschiedlich sein.

Die abhängigen Variablen, in diesem Fall V_m und F_m, stehen untereinander in Beziehung. Die Beziehung zwischen V_m und F_m wird ***maximale parametrische Beziehung*** genannt. Der Begriff *parametrisch* wird hierbei genutzt, um zu betonen, dass sich V_m und F_m geändert haben, weil der Wert eines Parameters für diese Bewegungsaufgabe (die Kugelmasse) variiert wurde. Die parametrische Beziehung zwischen V_m und F_m ist typisch negativ. Beim Stoß der schweren Kugel ist die auf das Gerät wirkende Kraft größer und die Geschwindigkeit ist geringer als beim Stoß der leichteren Kugel. Je größer die Kraft F_m, desto geringer die Geschwindigkeit V_m. Bei anderen motorischen Aufgaben bestehen vergleichbare Beziehungen (s. Abb. 2.1).

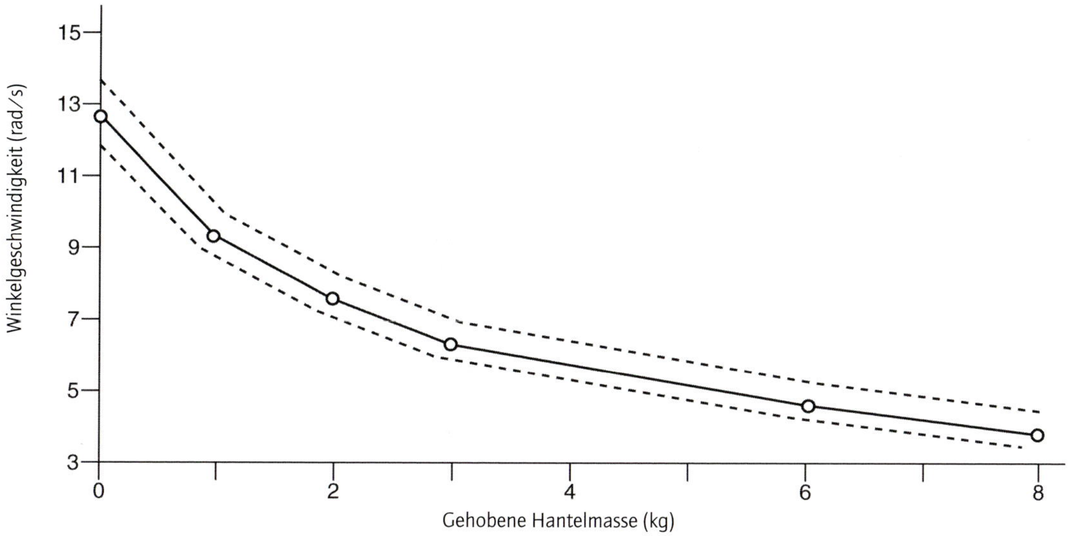

Abb. 2.1: Die Beziehung zwischen einer bei Schulterflexion mit gestreckten Armen bewältigten Last und der maximalen Hebegeschwindigkeit V_m. 100 Probanden; Mittelwerte und Standardabweichungen. Aus Zatsiorsky V. M., Smirnov Ju. I. & N. G. Kulik (1969). Die Beziehung zwischen den körperlichen Eigenschaften, Teil 1. Theorie und Praxis der Körperkultur, 31 (2), 35-48 (in Russisch).

PARAMETRISCHE BEZIEHUNGEN

Radsportler ändern während des Trainings ihre Übersetzungsverhältnisse am Rad. Je höher die Übersetzung, desto größer ist die auf die Pedale wirkende Kraft und desto geringer ist die Trittfrequenz. Die (inverse) Beziehung zwischen Kraft und Frequenz (die Geschwindigkeit der Fußbewegung) ist ein Beispiel für eine parametrische Beziehung. Im Folgenden sind einige weitere Beispiele aus verschiedenen Aktivitätsbereichen angeführt:

Aktivität	Parameter	Kraft	Geschwindigkeit	Beziehung
Radfahren	Gangschaltung	Kraft, die auf die Pedale wirkt	Trittfrequemz	Invers (negativ)
Rudern Kajak Kanu	Blattfläche des Ruders oder Paddels	Auf das Ruder oder Paddel	Blatt in Relation zum Wasser	Invers (negativ)
Fortbewegung bergauf bergab	Anstieg Neigung	Beim Lösen des Fußes	Fortbewegung	Wie oben
Werfen	Gerätegewicht	Am Gerät	Gerät beim Abwurf	Wie oben
Vertikaler Strecksprung	Körpergewicht Zusatzlasten (Gewichtsgürtel) o. Entlastung (mittels Seilzugvorrichtung)	Beim Lösen der Füße	Körper beim Lösen	Wie oben

Es ist festzuhalten, dass alle aufgeführten Beziehungen negativ (invers) sind – je größer die Kraft, desto geringer die Geschwindigkeit.

Nichtparametrische Beziehungen

Jeder Punkt auf einer Parameterkurve V_m-F_m bezieht sich auf die maximale sportliche Leistung bei einem gegebenen Wert des Parameters der Bewegungsaufgabe (so wie Gerätegewicht, äußerer Widerstand, Weite). Unter diesen Leistungen befinden sich Maximalwerte, solche wie die größte F_m oder V_m. Diese Werte, die größten unter den maximalen, werden als **maximum-maximorum-Leistung** (Geschwindigkeit) bezeichnet. Sie wird durch die Symbole P_{mm}, V_{mm} und F_{mm} gekennzeichnet. Ein derartiges Niveau kann nur unter besonders günstigen Bedingungen erreicht werden. Beispielsweise kann V_{mm} nur bei minimalem äußeren mechanischen Widerstand und geringer Bewegungszeit erreicht werden (z. B. beim Wurf leichter Geräte oder im Sprint). F_{mm} dagegen wird erreicht, wenn der äußere Widerstand ausgesprochen groß ist.

Die Beziehung zwischen P_{mm} (V_{mm}, F_{mm}) auf der einen und P_{mm} (V_m, F_m, T_m) auf der anderen Seite wird als maximale nichtparametrische Beziehung, oder einfach nur **nichtparametrische Beziehung**, bezeichnet. Die folgenden Leistungspaare sind Beispiel für nichtparametrische Beziehungen:

- die maximale Leistung im Bankdrücken F_{mm} und die Stoßweite mit der 7- oder 4-kg-Kugel (P_m oder V_m);
- die maximum-maximorum-Kraft bei einer Beinstreckung und die Strecksprunghöhe.

Im Gegensatz zu parametrischen Beziehungen sind nichtparametrische Beziehungen typisch positiv. Je größer der Wert für F_{mm}, desto größer ist der Wert für V_m. Die Stärke dieser Korrelation hängt vom Parameterwert der Bewegungsaufgabe ab (s. Abb. 2.2). Die Korrelation zwischen dem maximum-maximorum-Werten F_{mm} und V_{mm} liegt nahe null. In Bezug auf das Training der Muskelkraft sollte zwischen F_{mm} und F_m unterschieden werden.

Diese Schlussfolgerung gilt nur dann, wenn der vom Sportler überwundene Widerstand, wie z. B. das Gerätegewicht, groß genug ist (Abb. 2.2). So ist z. B. im Allgemeinen bei Aktivitäten, bei denen Sportler ihren eigenen Körper beschleunigen, z. B. beim Vertikalsprung aus dem Stand, eine positive Korrelation zwischen F_{mm} und V_m zu beobachten: Stärkere Sportler springen höher. Dies gilt vor allem für Sportanfänger. Wenn der Widerstand (der Parameter der Aufgabe) niedrig ist, ist die Korrelation zwischen F_{mm} und V_m gering. Bei solchen Aufgaben, z. B. bei Tischtennisschlägern, haben stärkere Sportler keinen Vorteil. Der Zusammenhang zwischen den Maximum-maximorum-Werten von F_{mm} und V_{mm} beträgt 0: Stärkere Sportler sind nicht notwendigerweise die schnellsten.

Wenn es um das Training der maximalen Muskelkraft geht, sollte man zwischen F_{mm} und F_m unterscheiden.

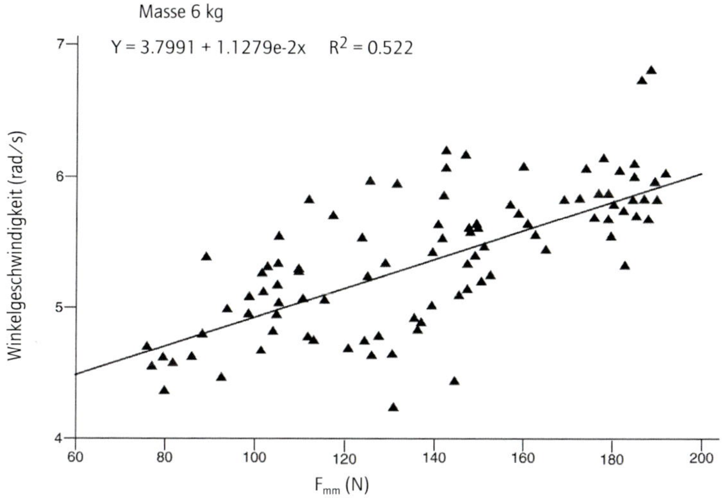

Abb. 2.2: Nichtparametrische Beziehung zwischen der maximum-maximorum-Kraft F_{mm} und der Geschwindigkeit der Schulterflexion mit gestreckten Armen V_m. Belastung: 6-kg-Hantel in der Hand; 100 Probanden: vgl. Abb. 2.1. Werte aus: Motorische Eigenschaften von Sportlern (S. 46) von V. M. Zatsiorsky (1969). Unveröffentlichte Habilitationsschrift, Zentralinstitut für Körperkultur, Moskau.

NICHTPARAMETISCHE BEZIEHUNGEN

Eine Schwimmtrainerin möchte die Bedeutung eines Krafttrainings an Land für ihre Sportler feststellen. Um diese Fragestellung zu beantworten, misst sie (a) die Maximalkraft F_{mm}, die von den Sportlern bei einer speziellen Zugübung gegen einen hohen Widerstand aufgebracht wird, und (b) die Schwimmgeschwindigkeit.

Sie nimmt an, dass die Korrelation zwischen diesen beiden Variablen hoch ist, denn der F_{mm}-Wert ist von Wichtigkeit und es erscheint angebracht, Mühe und Zeit für die maximale Kraftentwicklung aufzuwenden. Wenn die Korrelation gering sein sollte (z. B. wenn die stärksten Sportler nicht die schnellsten sind), dann würde es keinen Sinn ergeben, Maximalkraft zu trainieren. Andere Eigenschaften, wie **muskuläre Ausdauer** und Beweglichkeit, wären dann wichtiger.

Die Trainerin stellt fest, dass eine signifikante Korrelation zwischen F_{mm} und Schwimmgeschwindigkeit besteht. Die besseren Schwimmer entwickeln größere Kraft bei spezifischen Bewegungen. Das ist ein Beispiel für eine nichtparametrische Beziehung.

Definition der Muskelkraft

Kraft oder Muskelkraft ist die Fähigkeit, die maximum-maximorum-Kraft F_{mm} zu entwickeln. Erinnern wir uns, dass in der Mechanik und Physik **Kraft** als eine Größe zur Beurteilung der Wechselwirkung zwischen zwei Körpern definiert wird. Kraft äußert sich auf zwei Wegen: Entweder ändert sich die Bewegung eines Körpers oder der Körper wird deformiert, oder beides tritt ein. Kraft hat die Eigenschaften eines Vektors. Sie ist gekennzeichnet durch (a) Größe, (b) Richtung und (c) Angriffspunkt. Wenn Kraft ein Momentanmaß ist und alle menschlichen Bewegungen in einer bestimmten Zeitspanne ablaufen, dann ist das ganze Kraft-Zeit-Kontinuum, nicht aber nur die Kraft zu einem bestimmten Zeitpunkt, das Typische, was Trainer und Sportler interessieren sollte.

Bei sportlichen Bewegungen existieren viele verschiedene Kräfte. Die Biomechanik unterteilt diese in zwei Gruppen: innere Kräfte und äußere Kräfte. Eine Kraft, die von einem Teil des menschlichen Körpers auf einen anderen wirkt, wird als **innere Kraft** bezeichnet. Zu den inneren Kräften gehören unter anderem Kräfte zwischen Knochen und Sehne-Knochen-Kräfte. Die Kräfte, die zwischen dem Körper des Sportlers und der Umwelt wirken, werden als **äußere Kräfte** bezeichnet. Entsprechend dieser Kraftdefinition werden nur äußere Kräfte als Maß für die Kraft eines Sportlers genutzt.

Es ist allgemein bekannt, dass ein Muskel Kräfte auf den Knochen überträgt während

- der Verkürzung (konzentrische oder miometrische Aktion),
- der Dehnung (exzentrisch oder plyometrisch) oder
- der Beibehaltung der Länge (statisch oder isometrisch).

Dabei bezieht sich ***metrisch*** auf die Länge, ***mio*** bedeutet weniger, ***pleio (plio-)*** mehr und ***iso*** gleich oder konstant. In den USA wird neben ***pliometric*** noch die Schreibweise ***plyometric*** verwendet. Abgesehen von den Unterschieden zwischen Muskelkraft (die von einem Muskel entwickelte Kraft) und muskulärer Kraft (die maximale Kraft, die auf einen äußeren Körper ausgeübt wird), kann diese einfache Klassifikation zur Unterscheidung von Varianten der Muskelkraft dienen.

In einem anderen Sinn kann Kraft als die Fähigkeit zur Überwindung oder zum Zusammenwirken mit äußeren Widerständen durch muskuläre Anstrengung definiert werden. Im Falle konzentrischer Muskelaktionen wirkt die Widerstandskraft gegen die **Bewegungsrichtung**. Bei einer exzentrischen Aktion wirkt die äußere Kraft in Bewegungsrichtung.

WAS IST MUSKELKRAFT?

Ein Proband wird gebeten, das Ellbogengelenk mit maximaler Anstrengung zu beugen, um die größtmögliche Kraft und Geschwindigkeit mit verschiedenen Geräten zu erzielen. Diese Geräte bestehen in einem Zehncentstück, einem Baseball, einer 7-kg-Kugel und in unterschiedlich schweren Hanteln einschließlich einer Hantel, die so schwer ist, dass sie nicht gehoben werden kann. Die maximalen Kräfte F_m, die auf diese Geräte wirken, wurden gemessen. Es wurde festgestellt, dass sie ungleich sind.

Die Frage lautet: Welcher der F_m-Werte repräsentiert die Muskelkraft?

Die Antwort: Entsprechend der gegebenen Definition der höchste Wert. F_{mm} und nicht F_m ist ein Maß für die Muskelkraft.

2.2 Leistungsbestimmende Faktoren: Ein Vergleich zwischen den Bewegungsaufgaben

Wenn sich bei verschiedenen Versuchen alle Körperteile auf derselben oder einer sehr ähnlichen Bewegungsbahn bewegen, dann sagen wir, dass das dieselben Bewegungen sind, ungeachtet von Differenzen in solchen Elementen wie Zeit und Geschwindigkeit. Nach dieser Definition wird eine Bewegung nur durch ihre Geometrie bestimmt, nicht durch ihre Kinematik oder Kinetik. Zum Beispiel stellt das **Reißen** (eine der olympischen Gewichtheber-Wettkampfübungen, bei der die Hantel in einer ununterbrochenen Bewegung vom Boden über den Kopf gehoben wird) mit unterschiedlich schweren Hanteln eine Bewegung dar. Demgegenüber bildet der Absprung beim Vertikalsprung mit oder ohne Zusatzbelastung eine andere Bewegung.

Die maximalen Kräfte, die der Sportler bei derartigen Bewegungen aufbringt, beispielsweise bei der Beinstreckung in den genannten Fällen, sind bei veränderten Bedingungen ebenfalls andere. Zwei Bereiche von Faktoren, extrinsische (äußere) und intrinsische (innere), bestimmen diese Unterschiede.

Extrinsische Faktoren und die Bedeutung des Widerstands

Die Kraft ist eine Größe zur Beurteilung der Wirkung eines Körpers auf einen anderen, und ihre Größe wird von den Eigenschaften und den Bewegungen beider sich in Aktion befindender Körper bestimmt. Die Kraft, die ein Sportler auf einen äußeren Körper ausübt (z. B. freies Gewicht, Griffstelle an einem Krafttrainingsgerät, das Wasser beim Schwimmen oder Rudern) hängt nicht nur vom Sportler selbst, sondern auch noch von äußeren Faktoren ab.

Um den Einfluss des äußeren Widerstandes beurteilen zu können, stellen wir uns einen Sportler vor, der seine maximale Kraft (F_m) bei einer Beinstreckung wie bei der Kniebeuge entwickelt. Zwei Wege wurden experimentell eingeschlagen, um den äußeren Widerstand zu messen. Im ersten Fall wurde die maximale isometrische Kraft (F_m) bei unterschiedlichen Kniegelenkwinkeln gemessen. In mehreren Untersuchungen wurde eine positive Korrelation zwischen der Kraft F_m und der Beinlänge (z. B. anhand der Entfernung Becken-Fuß) festgestellt: Mit Streckung der Beine steigt die aufgebrachte Kraft (s. Abb. 2.3, Kurve A; s. a. Abb. 1.3). Die maximum-maximorum-Kraft F_{mm} ist nahe der vollständigen Beinstreckung erreicht. Das stimmt mit den täglichen Beobachtungen überein – die größte Last kann in der Halbkniebeuge bewältigt werden, nicht in der Tiefkniebeuge.

Wenn allerdings die Beinstreckung bei einer dynamischen Bewegung ausgemessen wird, wie zum Beispiel bei Absprüngen, sind die Verhältnisse genau umgekehrt (s. Abb. 2.3, Kurve B). In diesem Fall wird die größte Kraft in der tiefsten Position erreicht. Die Korrelation zwischen F_m und der Beinlänge ist negativ. Hier ähnelt das mechanische Verhalten des Stützbeins dem Verhalten einer Feder: je größer die Deformation (hier: Kniebeugung), desto größer ist die Kraft.

Es soll daran erinnert werden, dass unter beiden experimentellen Bedingungen (Isometrie und Absprung) vom Sportler maximale Krafteinsätze verlangt wurden. Dementsprechend änderten sich sowohl die Größe von F_m und die Korrelation von F_m mit der Beinkraft (positiv oder negativ), weil sich die Art des Widerstands änderte. Im ersten Fall wird der Widerstand vom unüberwindbaren Hindernis gebildet (Isometrie), im zweiten Fall von der Körpermasse des Sportlers und deren Trägheit.

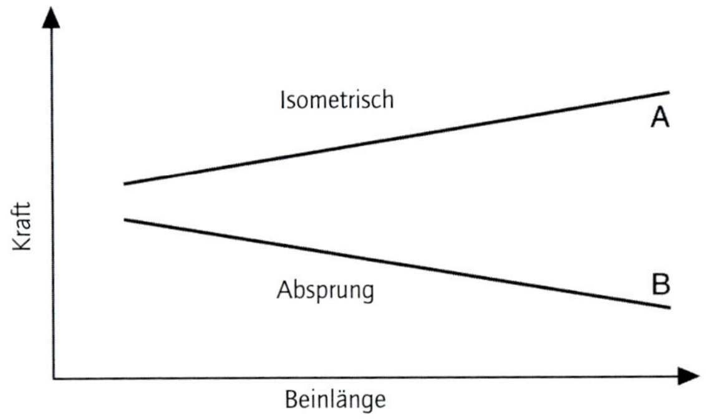

Abb. 2.3: Beziehung zwischen der Maximalkraft bei Beinstreckung und der Körperposition („Beinlänge"). (A) Test unter isometrischen Bedingungen. (B) Kraft, die von den Beinen beim Absprung entwickelt wird. Siehe auch Abbildung 1.3.

Mechanische Rückkopplung

Alle Krafttrainingsübungen können in Abhängigkeit von der Art des Widerstands in solche mit und in solche ohne **mechanische Rückkopplung** eingeteilt werden. Es soll beispielsweise eine Paddelbewegung im Wasser angenommen werden. In der Hydrodynamik ist die Wasserwiderstandskraft dem Quadrat der Bewegungsgeschwindigkeit proportional ($F = kV^2$). Dabei ist die Rudergeschwindigkeit das Ergebnis der äußeren Muskelkräfte, die der Sportler aufgebracht hat. In Abbildung 2.4 ist die entsprechende Ereigniskette abgebildet. Die aktive Muskelkraft führt zu einer höheren Geschwindigkeit des Ruders, wodurch der Wasserwiderstand zunimmt. Um den gestiegenen Wasserwiderstand zu überwinden, muss die Muskelkraft erhöht werden. Daher kann die Erhöhung des Wasserwiderstands als eine Wirkung der aufgebrachten Muskelkraft angesehen werden (mechanische Rückkopplung).

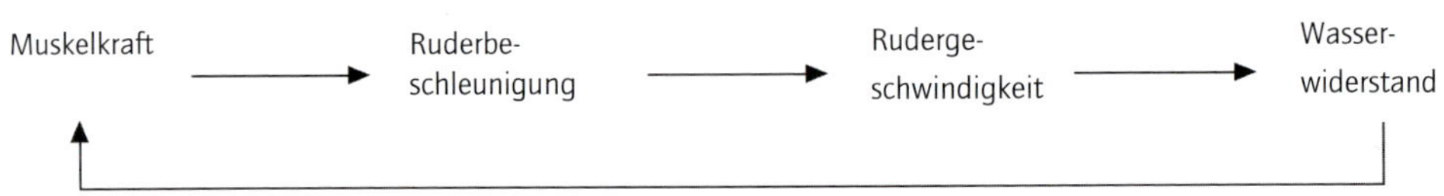

Abb. 2.4: Mechanische Feedbackschleife

Stellen wir uns ein davon abweichendes Beispiel vor: Eine Person schiebt einen bereits in Bewegung befindlichen schweren Lastwagen. Ungeachtet all der Kräfte, die diese Person entwickelt, bewegt sich der Lastwagen mit der gleichen Geschwindigkeit. Die menschliche Muskelkraft hat zu keiner Änderung der Bewegung des Lastwagens geführt (keine mechanische Rückkopplung).

Sportliche Bewegungen sind gewöhnlich mit einer mechanischen Rückkopplung verbunden. Die Bewegung und der Widerstand verändern sich als Folge der vom Sportler eingeleiteten Kraft. Eine mechanische Rückkopplung fehlt nur bei isometrischen Übungen und bei der Arbeit an isokinetischen Systemen.

An isokinetischen Systemen bleibt die Geschwindigkeit der Bewegung eines Körperglieds um ein Gelenk konstant. Der Widerstand des Systems entspricht der Muskelkraft über den gesamten Bewegungsbereich. Die maximale Kraft F_m wird unter dynamischen Bedingungen gemessen, vorausgesetzt, dass die vorgegebene Geschwindigkeit vom bewegten Körperglied erreicht wurde.

Widerstandsarten

Im Hinblick auf die spezifischen Anforderungen von Krafttrainingsübungen hat die Auswahl der richtigen Art der mechanischen Widerstandserzeugung große Bedeutung für das Training.

Die typischen Geräte für Krafttrainingsprogramme können entsprechend der Art des angewandten Widerstandes kategorisiert werden.

Beim Widerstand, der auf der **Elastizität** beruht, hängt die Größe der Kraft vom Ausmaß der Ortsveränderung ab. Die Länge eines Gegenstands mit idealer Elastizität vergrößert sich proportional zur aufgebrachten Kraft. Die Gleichung dafür lautet:
$\mathbf{F = k_1 D}$ mit F – Kraft, k_1 – Steifheitskoeffizient, D – Orstveränderung (Deformation).

Mit anderen Worten – je größer die Ortsveränderung ausfällt (z. B. die Deformation einer Feder, eines elastischen Bands oder eines Gummibands), desto größer war die aufgebrachte Kraft.

In solchen Übungen wächst der Widerstand un die Kraft, die von Athleten ausgeübt wird, während der Bewegung und erreicht ihren Maximalwert gegen Ende der Bewegung (die Spannung des Bandes ist am größten, wenn es maximal gespannt ist)

Eine andere Art des Widerstands beruht auf der **Trägheit**. Jede Bewegung verläuft nach Newtons zweitem Bewegungsgesetz:

$\mathbf{F = m \cdot a}$ mit m – Masse, a – Beschleunigung.

Die Kraft ist der Masse (Trägheit) und der Beschleunigung eines Körpers proportional. Da die Körpermasse häufig als Bewegungsparameter ausgewählt wird, bestimmt die Kraft die Beschleunigung. Infolge von Gravitations- und Reibungseinflüssen ist es allerdings schwierig, Bewegungen zu finden, bei denen der Widerstand nur durch die Massenträgheit gebildet wird. Die Bewegung einer Billardkugel ist ein Beispiel dafür.

In der Wissenschaft werden Bewegungen gegen Trägheitswiderstände mithilfe von **Trägheitsdynamografen** untersucht. Diese drehen sich frei um eine Achse rechtwinklig zur Drehebene.

Durch das Ausziehen eines mehrfach um den Zugmechanismus gewickelten Seils versetzt der Proband den Dynamografen in Drehbewegung und verrichtet mechanische Arbeit. Bei Nutzung eines derartigen Geräts bleibt die potenzielle **Energie** des Systems konstant und die gesamte mechanische Arbeit wird als kinetische Energie verrichtet (ausgenommen die geringen Reibungsverluste). Durch Veränderung der Masse (oder des Massenträgheitsmoments) an den Dreharmen kann die Abhängigkeit der aufgebrachten Muskelkraft, insbesondere F_m, von der bewegten Masse untersucht werden. Ergebnisse sind in Abbildung 2.5 zu sehen.

Bei relativ geringen zu beschleunigenden Massen wird die Größe der aufgebrachten Maximalkraft von der Massenverteilung bestimmt (siehe Bereich A in Abbildung 2.5). Es ist unmöglich, eine große Kraft F_m gegen einen Körper von nur geringer Masse aufzubringen. Beispielsweise ist es unrealistisch, eine große Kraft auf eine Münze zu übertragen. Ist die Masse eines Objektes demgegenüber groß, wird F_m nicht von der Masse des Körpers bestimmt, sondern nur von der Kraft des Sportlers (Abbildung 2.5, Bereich B).

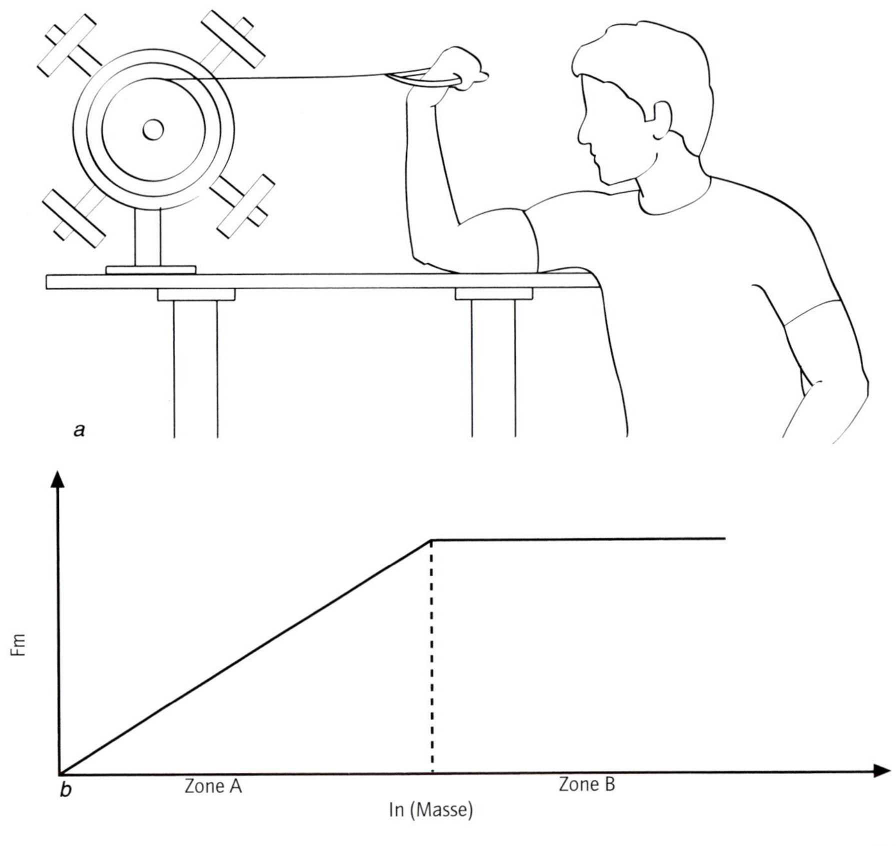

Abb. 2.5: Trägheitsdynamograf (oben) und die Abhängigkeit der aufgebrachten Maximalkraft F_m von der Masse des bewegten Objektes (unten Abszisse mit logarithmischer Einteilung). Aus: Zatsiorsky, V. M. (1966). Motorische Eigenschaften von Sportlern. Moskau: Fizkultura i Sport.

Ein Beispiel aus der Trainingspraxis verdeutlicht die Beziehungen zwischen Masse und Kraft. Wenn Geräte unterschiedlicher Massen geworfen oder gestoßen werden (Kugeln von 1,0-20 kg werden im Training genutzt), so ist die bei leichten Kugeln aufgebrachte Kraft relativ gering und wird in hohem Maße von der Kugelmasse beeinflusst (Bereich A). Die auf schwere Kugeln einwirkende Kraft wird demgegenüber nur von der Kraft des Sportlers bestimmt (Bereich B). Widerstand kann also auf Gewicht beruhen. Die Gleichung dafür lautet:

F = W + m • a, wobei W – Gewicht, a – Vertikalbeschleunigung ist. Wenn a gleich null wird (das Objekt befindet sich in Ruhe oder gleichförmiger Bewegung), entspricht die Kraft dem Gewicht des jeweiligen Körpers. Beim Üben mit freien Gewichten muss ein Sportler die Hantel in einer statischen Position fixieren. Es ist typisch, dass es nicht möglich ist, sich unmittelbar vor und nach den Krafteinsätzen zu entspannen, so wie es bei Bewegungen gegen andere Widerstandsarten möglich ist (beispielsweise bei einem Schwimmzug). Alle Bewegungen, in denen die Sportler ihren eigenen Körper bewegen (turnerische Kraftübungen), können diesem Widerstandstyp zugeordnet werden.

Wird ein Körper durch Muskelkraft beschleunigt, fällt die Beschleunigungsrichtung nicht mit der Kraftrichtung zusammen, mit Ausnahme einer Vertikalbewegung. Vielmehr entspricht sie der Richtung der resultierenden Kraft, die aus der vektoriellen Addition von Muskelkraft und Schwerkraft gebildet wird. Da die Erdbeschleunigung stets nach unten wirkt, muss der Sportler diese kompensieren, indem sein Krafteinsatz steiler als die gewünschte Bewegungsrichtung erfolgt. Das trifft beispielsweise auf das Kugelstoßen zu. Die Richtung der Kugelbeschleunigung fällt nicht mit der Richtung des Krafteinsatzes des Sportlers auf die Kugel zusammen (s. Abb. 2.6). Das Gleiche trifft auch auf Absprungvorgänge zu.

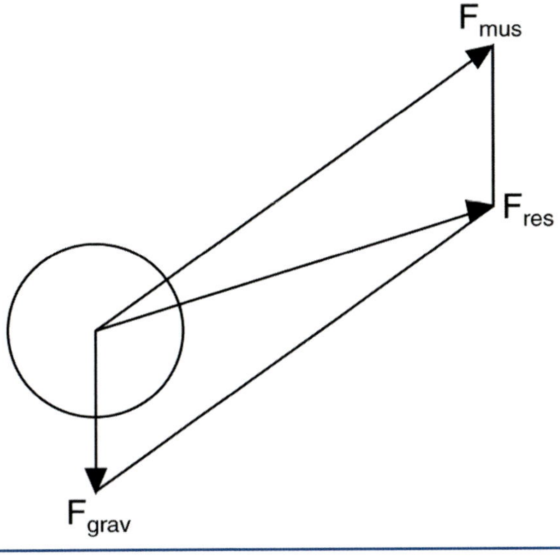

Abb. 2.6: Muskelkraft (F_{mus}) und Gravitationskraft (F_{grav}) an der Kugel. Die Richtung der Kugelbeschleunigung fällt mit der Richtung der resultierenden Kraft (F_{res}) zusammen, nicht aber mit der Muskelkraft (F_{mus}).

WARUM IST KRAFTTRAINING VON ENTSCHEIDENDER BEDEUTUNG FÜR SPRINTER UND SPRINGER?
Körpergewicht (während der aufwärts gerichteten Absprungbewegung) und Körpermasse (während des horizontalen und vertikalen Abdrucks) stellen einen hohen Widerstand dar. Wenn eine Beinstreckung ohne Zusatzlast trainiert wird, hat das Krafttraining nur geringen Wert, denn es existiert keine positive Beziehung zwischen der maximum-maximorum-Kraft F_{mm} und der maximum-maximorum-Geschwindigkeit V_{mm}.

Der **hydrodynamische Widerstand** überwiegt in den Wassersportarten wie Schwimmen, Rudern und Kajak. Die Kraft hängt in diesem Fall vom Quadrat der Geschwindigkeit ab:

$\mathbf{F = k_2 V^2}$ mit V^2 – Geschwindigkeit relativ zum Wasser, k_2 – hydrodynamischer Widerstandkoeffizient.

Es ist schwierig, diese Widerstandsart an Land zu simulieren. Dadurch bildet die Auswahl von effektiven Krafttrainingsübungen und das Landtraining in Wassersportarten ein spezielles Problem. Der Einsatz von Gewichten oder die Nutzung der elastischen Deformation bietet keine befriedigenden Lösungen. Während des Zuges im Wasser entspannt sich der Sportler unmittelbar vor und nach dem Zug und realisiert maximale Kräfte gegen den Wasserwiderstand beim Erreichen der maximalen Geschwindigkeit. Diese zwei Merkmale sind mit Federn und freien Gewichten unerreichbar.

Bei einigen Trainingsgeräten wird der Widerstand durch Viskosität erzeugt. In diesem Fall ist die aufgebrachte Kraft proportional zur Bewegungsgeschwindigkeit $F = k_3V$. Derartige Trainingsmaschinen werden hauptsächlich als Ersatz für natürliche Wasserbedingungen beim Trockentraining in Wassersportarten genutzt.

Mischwiderstände werden ebenfalls im Training eingesetzt. So kann z. B. ein Ende eines Gummibandes am Boden befestigt werden, während das andere Ende mit einer Hantel verbunden wird. In diesem Fall überwindet der Sportler beim Anheben der Hantel das (konstante) Gewicht der Hantel, die Trägheit der Hantel (die der Beschleunigung der Hantel proportional ist) und die elastische Kraft (die umso größer wird, je höher die Hantel gehoben wird).

Intrinsische Faktoren

Die Kraft, die ein Sportler bei derselben Bewegung aufbringen kann, hängt von verschiedenen Faktoren ab: Geschwindigkeit, Körperposition und Bewegungsrichtung. Die Ursache der Muskelkraft ist ganz offensichtlich die Aktivität einzelner Muskeln. Die angeführten Variablen bestimmen ebenfalls die Kraftentwicklung dieser einzelnen Muskeln. Allerdings besteht keine direkte Beziehung zwischen der Aktivität spezifischer Muskeln und der Muskelkraft (z. B. beim Heben einer Hantel). Die Muskelkraft wird durch das Zusammenwirken vieler Muskeln bestimmt. Aktivierte Muskeln erzeugen eine geradlinige Zugwirkung auf die Knochen. Die translatorische Wirkung der Muskelkraft bedingt auch eine Drehbewegung in den Gelenken.

AUSWAHL VON TROCKENÜBUNGEN IM SCHWIMMEN
Ein Schwimmtrainer nutzte verschiedene Geräte für das Trockentraining. In Bauchlage auf einer Bank liegend führten die Sportler Zugübungen gegen einen Widerstand aus. Zuerst nutzen sie dehnbare, gummiähnliche Bänder. Allerdings nimmt bei dieser Übung die Zugkraft unvermeidlich vom Beginn bis zum Ende des Zuges zu. Dieses Bewegungsmuster entspricht nicht der gewohnten Zugbewegung.. Dann nutzten die Schwimmer eine Gewichtheber-Trainingsmaschine mit einer Zugvorrichtung.

Der Widerstand war hierbei über die gesamte Amplitude der Zugbewegung konstant und sie konnten nicht ihre Muskeln gegen Bewegungsende entspannen. Ihre Arme wurden stark in die Gegenrichtung gezogen. Schließlich wandten die Sportler Trainingsgeräte an, die den Reibungswiderstand nutzen (oder den hydrodynamischen Widerstand). Dabei gelangte entweder ein konstanter Widerstand zur Wirkung (Reibungswiderstand) oder der Widerstand war proportional zur Zuggeschwindigkeit (hydrodynamische Trainingsmaschinen), die den Wasserwiderstand imitierten. Die erreichte Annäherung an das Ideal war jedoch gering, da sich bei einem realen Schwimmzug die Widerstandskraft proportional zum Quadrat der Geschwindigkeit verhält.

Da die Abstände verschieden sind, mit denen die Muskeln auf ihre Drehachsen wirken, sind deren Drehwirkungen (Drehmomente) nicht direkt proportional zur entwickelten Muskelkraft. Die Drehbewegungen in den verschiedenen Gelenken sind so koordiniert, um nach außen eine maximale Kraft in gewünschter Richtung zu entwickeln, zum Beispiel die Vertikalbewegung, um eine Hantel zu heben. Daher bestehen komplizierte Beziehungen zwischen der muskulären Kraft (die Kraft, die von einem bestimmten Muskel entwickelt wird) und der Muskelkraft (maximale äußere Kraft). Ungeachtet dieser Unterschiede lassen sich viele Phänomene der Muskelbiomechanik und der Physiologie isolierter Muskeln auch bei komplexen Bewegungen feststellen, in die zahlreiche Muskeln einbezogen sind.

Zeit

Um bei einer bestimmten Bewegung die maximale Kraft zu entwickeln, wird Zeit benötigt (s. Abb. 2.7).

Die Zeit, um das Kraftmaximum T_m zu erreichen, variiert von Proband zu Proband und auch bei verschiedenen Bewegungen. Wird diese Zeitdauer unter isometrischen Bedingungen gemessen, beträgt sie im Mittel 0,3-0,4 s. (Gewöhnlich ist die Zeit, um das Kraftmaximum zu entwickeln, länger als 0,4 s. Jedoch ist danach der finale Kraftzuwachs sehr gering (< 2-3 % von F_m) und der Kraftwert beginnt zu schwanken. Dadurch wird ein genaues Erfassen der Zeit zum Erreichen des Kraftmaximums erschwert, sodass in der Praxis das Endteil des Kraft-Zeit-Verlaufs gewöhnlich unberücksichtigt gelassen wird.) Die Zeit zum Erreichen des Kraftmaximums kann mit der Zeit verglichen werden, die Spitzensportler gewöhnlich für bestimmte Bewegungen benötigen:

	Bewegung	Zeit (s)
Abdruck mit den Füßen	Sprint	0,08-0,10
	Weitsprung	0,11-0,12
	Hochsprung	0,17-0,18
Ausstoß, Abwurf	Speerwerfen	0,16-0,18
	Kugelstoßen	0,15-0,18
Abdruck mit den Händen	Sprungpferd	0,18-0,21

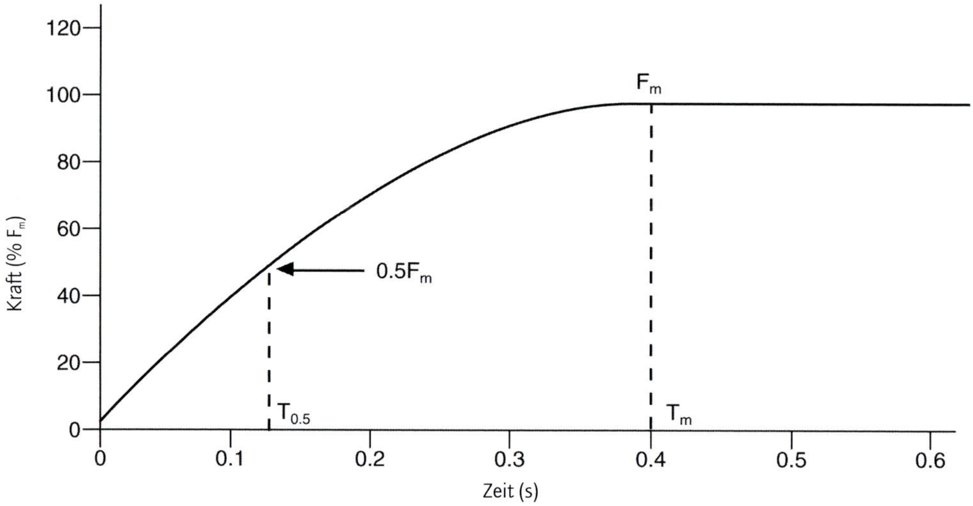

Abb. 2.7: Entwicklung der maximalen Muskelkraft über die Zeit. T_m ist die Zeit bei F_m, $T_{0,5}$ ist die Zeit bei 0,5 F_m.

Es ist zu erkennen, dass die Bewegungszeiten in allen Beispielen kürzer als die Zeit T_m sind. Infolge dieser geringen Zeitdauer kann die maximal mögliche Kraft F_{mm} bei diesen Bewegungen nicht erreicht werden.

Wenn der Widerstand verringert wird und sich dabei die Bewegungszeit verkürzt, vergrößert sich die Differenz zwischen F_m (dem Kraftmaximum unter den gegebenen Bedingungen) und F_{mm} (dem höchsten Wert unter den Kraftmaxima innerhalb des ausgetesteten Bereichs) – (s. Abb. 2.8).

Die Differenz zwischen F_{mm} und F_m wird als **Explosivkraftdefizit** (ESD) bezeichnet. Es wird berechnet

$$\mathbf{ESD\ (\%) = 100\ (F_{mm} - F_m)/F_{mm}}$$

Das ESD gibt prozentual das Kraftpotenzial an, das bei einem Versuch nicht ausgenutzt wurde. Während der Absprung- und Abwurfphasen beträgt ESD etwas 50 %. Zum Beispiel erreicht bei 21-m-Kugelstoßern das Kraftmaximum an der Kugel 500 bis 600 N. Als beste Leistung erreichen diese Sportler bei Armstreckbewegungen (F_{mm} beim Bankdrücken) 220-240 kg, oder 110-120 kg für jeden Arm. Das heißt, Werfer können ungefähr 50 % von F_{mm} nutzen.

Grundsätzlich gibt es zwei Wege, um den Kraftoutput bei explosiven Bewegungen zu erhöhen – F_{mm} zu steigern oder das ESD zu verringern. Die erste Methode zeigt gute Ergebnisse zu Beginn der sportlichen Vorbereitung. Wenn ein junger Kugelstoßer seine Leistung im Bankdrücken von 50 auf 150 kg verbessert und auch Augenmerk auf die Kräftigung der anderen Muskelgruppen legt, dann hat er eine sehr gute Grundlage für bessere Kugelstoßleistungen. Das ist nicht unbedingt zutreffend für die Leistungsentwicklung im Bankdrücken von 200 auf 300 kg. Ungeachtet der Anstrengungen, eine derartige, deutliche Verbesserung zu erreichen, kann die Kugelstoßleistung stagnieren. Der Grund dafür ist in der Kurzzeitigkeit der Hauptbeschleunigungsphase zu suchen. Der Sportler hat einfach nicht genug Zeit, um die maximale Kraft F_{mm} zu entwickeln. Unter diesen Bedingungen ist der zweite Faktor, die Explosivkraft, nicht die Maximalkraft F_{mm} des Sportlers, der kritische Faktor. Entsprechend der Definition verstehen wir unter **Explosivkraft** die Eigenschaft, maximale Kraft in minimaler Zeit zu entwickeln.

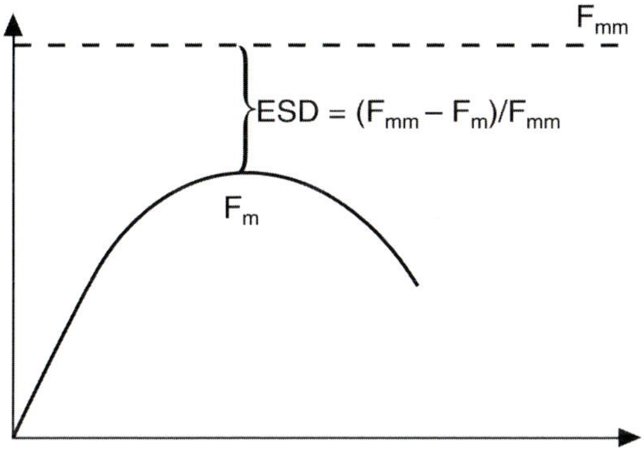

Abb. 2.8: Kraft-Zeit-Kurve für einen explosiven, isometrischen Krafteinsatz

WARUM IST DAS SCHNIPPEN EINES FINGERS SCHNELLER UND KRÄFTIGER ALS DAS UNGEHINDERTE STRECKEN EINES FINGERS?

Erinnern Sie sich an Ihre Grundschulzeit: Platzieren Sie die Spitze Ihres Zeigefingers gegen die Spitze Ihres Daumens, wie in der Abbildung gezeigt, und bauen Sie eine maximale Streckkraft auf. Halten Sie den Finger kurze Zeit unter Spannung und lassen Sie ihn dann frei. Schnippen Sie gegen die Handfläche Ihrer anderen Hand. Beim zweiten Versuch strecken Sie einfach den Zeigefinger. Sie werden feststellen, dass das Schnippen des Fingers wesentlich schneller und kräftiger erfolgt. Warum ist das so?

Die Erklärung ist wie folgt: Die Zeit der Fingerstreckung beträgt etwa 0,1 s. Diese Zeit ist zu kurz, um eine maximale Kraft zu entfalten. Im Gegensatz dazu ist die während der ersten Phase des Schnippmanövers zur Verfügung stehende Zeit nicht begrenzt und es wird eine maximale Spannung erzeugt. Dann wird der Zeigefinger freigesetzt und die akkumulierte Spannung entfaltet sich während der Bewegung. Dieses Experiment erinnert zwar an einen Kinderspaß, aber eine ähnliche Technik wird von Wissenschaftlern eingesetzt, um die Effekte der Kraftanstiegsrate auf die Kraftmanifestation zu unterbinden. Diese Technik wird die **Quick-Release-Technik** genannt (siehe S. 49).

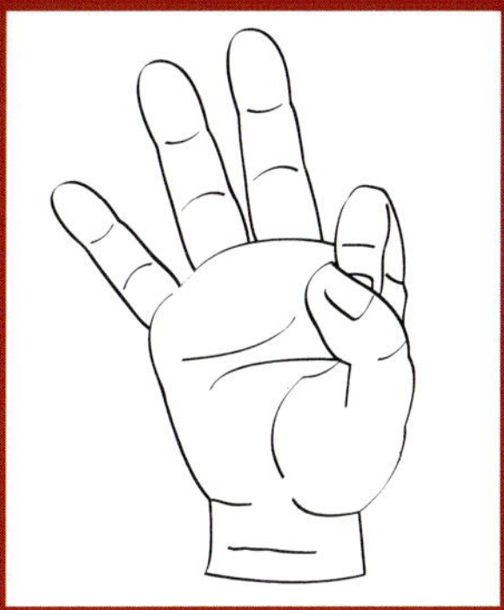

Zwei Sportler A und B mit unterschiedlichen Kraft-Zeit-Charakteristika (s. Abb. 2.9) sollen miteinander verglichen werden. Wenn die Bewegungsdauer kurz ist (z. B. im Zeitdefizitbereich), dann ist A stärker als B. Die Verhältnisse liegen genau umgekehrt, wenn die Bewegungsdauer lang genug ist, um die maximale Muskelkraft zu entwickeln. Ein Training der Maximalkraft kann Sportler B nicht helfen, seine Leistung zu verbessern, solange die Bewegung im Zeitdefizitbereich abläuft.

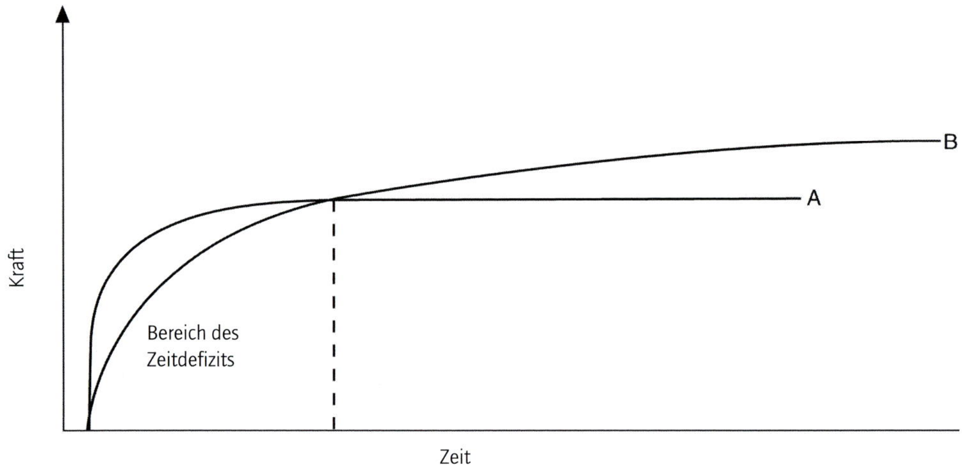

Abb. 2.9: Die Kraft-Zeit-Verläufe von zwei Sportlern A und B. Innerhalb des Zeitdefizitbereichs ist A stärker als B.

Wenn sich die sportliche Leistungsfähigkeit entwickelt, verkürzt sich die Bewegungsdauer. Je höher die sportliche Leistungsfähigkeit eines Sportlers, desto größere Bedeutung erlangt die **Kraftentwicklung** beim Erreichen der Topleistung.

Es werden verschiedene Kennziffern verwendet, um die Explosivkraft und den Kraftanstieg zu beurteilen (s. Abb. 2.7 als Schlüssel zu den verwendeten Symbolen). Solche Kennziffern sind:

a) Explosivkraftkennziffer (IES)

$$IES = F_m/T_m$$

mit F_m – Kraftmaximum, T_m – Zeitdauer zum Erreichen des Kraftmaximums.

b) Reaktivitätskoeffizient (RC)

$$RC = \frac{Fm}{T_m \cdot W}$$

mit W – Körpergewicht des Sportlers (oder äußere Last). RC steht in engem korrelativen Zusammenhang mit Sprungleistungen, insbesondere mit der Absprunggeschwindigkeit.

c) **Kraftgradient**, auch **S-Gradient** genannt („S" kommt von „Start")

$$\text{S-Gradient} = F_{0,5}/T_{0,5}$$

wobei $F_{0,5}$ – Hälfte der Maximalkraft F_m, $T_{0,5}$ – Zeitdauer, um $F_{0,5}$ zu erreichen. Der S-Gradient kennzeichnet die Kraftentwicklung zu Beginn des Muskelkrafteinsatzes.

d) **A-Gradient** („A" kommt von engl. „acceleration" – Beschleunigung)

$$\text{A-Gradient} = F_{0,5}/(T_{max} - T_{0,5})$$

Der A-Gradient wird herangezogen, um die Kraftentwicklung im Bereich zwischen F_0 und F_m bei explosiven Krafteinsätzen auszudrücken.

F_m und der Kraftanstieg, insbesondere der S-Gradient, korrelieren nicht miteinander. Kräftige Personen besitzen nicht notwendigerweise einen steilen Kraftanstieg.

Geschwindigkeit

Die Kraft-Geschwindigkeits-Beziehung ist ein typisches Beispiel für die eingangs bei der Diskussion der maximalen Muskelkraft beschriebenen parametrischen Beziehungen. Die Bewegungsgeschwindigkeit verringert sich mit Zunahme des äußeren Widerstands (Last). Wenn ein Sportler beispielsweise unterschiedlich schwere Kugeln stößt, nimmt die Stoßweite (und damit die Abfluggeschwindigkeit der Kugel) mit Verringerung der Kugelmasse zu. Das Kraftmaximum F_{mm} wird bei geringeren Geschwindigkeiten erreicht. Umgekehrt wird die maximale Geschwindigkeit V_{mm} möglich, wenn der äußere Widerstand Werte nahe null erreicht (S. Abb. 2.10, s. auch Abb. 2.1).

Experimente an einzelnen Muskeln zeigen unter Laborbedingungen die allgemein bekannte Kraft-Geschwindigkeits-Beziehung (s. Abb. 2.11), die mit einer hyperbolischen Gleichung beschrieben werden kann:

$$(F + a)(V + b) = (F_{mm} + a)\,b = C$$

mit

F	Kraft,
V	Geschwindigkeit der Muskelkontraktion,
$\mathbf{F_{mm}}$	maximale isometrische Muskelkraft,
a	Konstante (Dimension: N),
b	Konstante (Dimension: m/s),
C	Konstante (Dimension: W).

DIE BESTIMMUNG DES TRAININGSZIELS: KRAFT ODER KRAFTANSTIEG?

Ein junger Sportler fing an, mit hohen Hantelgewichten Kniebeugen zu trainieren. Zu Beginn bewältigte er ein Hantelgewicht, das seinem Körpergewicht (BW) entsprach. Im vertikalen Strecksprung erreichte er 40 cm. Nach zwei Jahren konnte er eine Last bewältigen, die 2 BW entsprach und seine Leistung im vertikalen Strecksprung betrug 60 cm. Er fuhr fort, in der gleichen Weise zu trainieren und nach weiteren zwei Jahren konnte er Kniebeugen mit dem Dreifachen seines Körpergewichts ausführen. Allerdings entwickelte sich seine Sprungleistung nicht weiter, weil die geringe Absprungdauer (der Kraftanstieg) gegenüber der Maximalkraft immer mehr zum limitierenden Faktor wurde.

Manche Trainer und Sportler begehen die gleichen Fehler. Sie trainieren weiterhin die maximale Muskelkraft, wenn die Verbesserung des Kraftgradienten erforderlich ist.

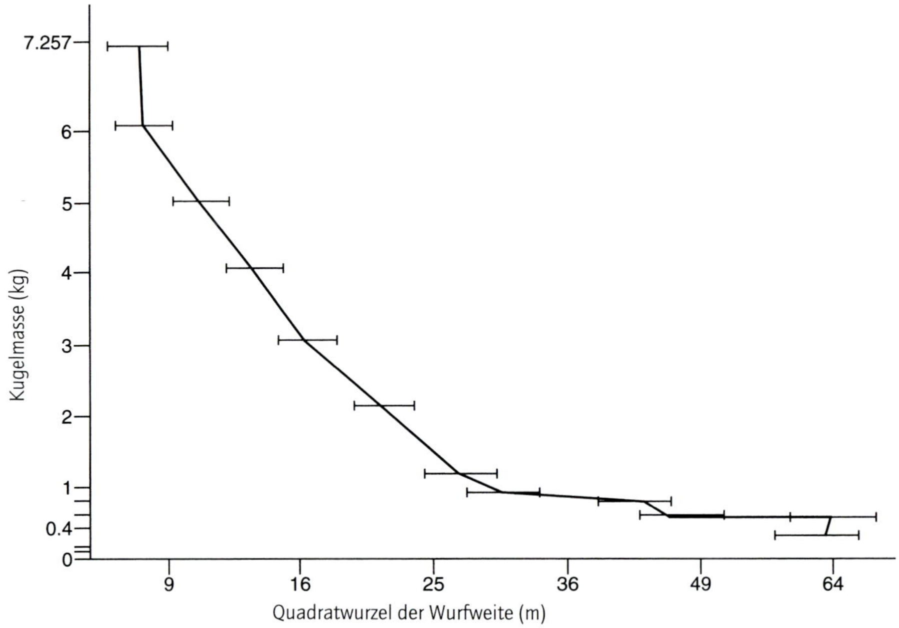

Abb. 2.10: Beziehung zwischen dem Gerätegewicht und der Wurfweite (Abfluggeschwindigkeit). Die Sportler (n = 24) führen im Stand Schlagwürfe mit Kugeln verschiedener Massen aus. Ordinate: Kugelmasse (kg), Abszisse: Quadratwurzel der Wurfweite (m). Aus: Zatsiorsky, V. M. & E. M. Mateev (1964). Kraft-Geschwindigkeits-Beziehung beim Werfen (mit Bezug zur Übungsauswahl). Theorie und Praxis der Körperkultur, 27 (8), 24-28.

Die Kraft-Geschwindigkeits-Beziehung kann einer hyperbolischen Funktion, wie in Abbildung 2.11 dargestellt, angenähert werden. Die Krümmung des Kraft-Geschwindigkeits-Verlaufs wird von der Beziehung a:F_{mm} bestimmt. Je geringer das Verhältnis, desto größer ist die Krümmung und desto mehr nähert sich die Kraft-Geschwindigkeits-Beziehung einer asymptotischen Hyperbel an. Die Krümmung verringert sich, wenn sich das Verhältnis a:F_{mm} vergrößert. Verschiedene grundlegende sportliche Bewegungen lassen sich bestimmten Teilen der Kraft-Geschwindigkeits-Kurve zuordnen.

Die Kraft-Geschwindigkeits-Beziehung bei menschlichen Bewegungen ist ebenso wie die Drehmoment-Geschwindigkeits-Beziehung nicht identisch mit entsprechenden Beziehungen einzelner Muskeln, da die Kraftäußerung im ersten Fall das Ergebnis des Zusammenwirkens verschiedener Muskeln mit unterschiedlichen Charakteristika ist. Dessen ungeachtet kann die bei natürlichen menschlichen Bewegungen registrierte Kraft-Geschwindigkeits-Kurve als hyperbolisch angenähert werden. Diese Annahme ist nicht völlig korrekt, aber die erreichte Genauigkeit ist für die meisten praktischen Probleme des sportlichen Trainings akzeptabel. Das Verhältnis a:F_{mm} variiert von 0,10-0,60. Sportler in Schnellkraftsportarten haben gewöhnlich ein Verhältnis über 0,30, während Ausdauersportler und Anfänger ein geringeres Verhältnis aufweisen.

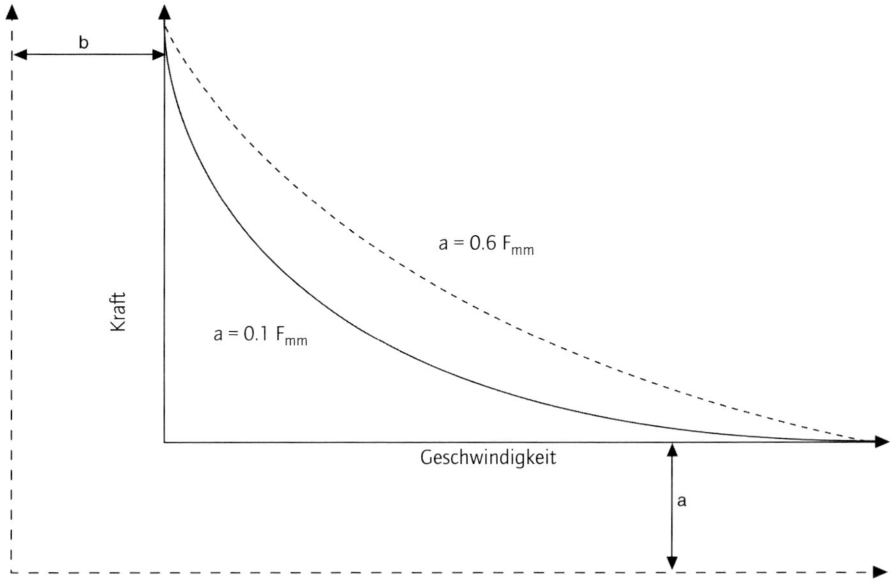

Abb. 2.11: Kraft-Geschwindigkeits-Beziehung. Beachte die Konstanten a und b.
Daten aus: Zatsiorsky, V. M. (1969). Motorische Fähigkeiten von Athleten. Dissertation: Moskau, Zentralinstitut für Körperkultur.

Der zweite Faktor, der Einfluss auf die hyperbolische Form der Kraft-Zeit-Kurve bei natürlichen sportlichen Bewegungen hat, ist die Zeit, die für die Kraftentwicklung benötigt wird. Bei schnellen Bewegungen kann die Zeit zu kurz sein, um die maximale Kraft aufzubauen. Dadurch wird der „reale" Kraft-Zeit-Verlauf verzerrt. Um den Einfluss der verfügbaren Zeit für die Kraftentwicklung auszuschließen, nutzen Experimentatoren die **Quick-Release-Technik**. Bei dieser Methode entwickeln die Probanden unter isometrischen Bedingungen Kraft, wobei der entsprechende Körperteil mechanisch in seiner Position fixiert ist. Die Blockierung wird dann plötzlich gelöst, sodass der Proband aus dieser Position heraus gegen den vorhandenen Widerstand die Streckbewegung ausführen kann. In diesem Fall werden die Anfangsbedingungen für die Muskelkontraktion durch die Größe der Kraft bestimmt und nicht durch den Kraftanstieg oder die Zeit für die Kraftentwicklung.

Kraft-Geschwindigkeits-Beziehungen können ebenfalls an isokinetischen Systemen ermittelt werden, die die Beziehungsgeschwindigkeit konstant halten. Allerdings ist der Geschwindigkeitsbereich bei modernen Systemen relativ gering, sodass sehr schnelle Bewegungen nicht untersucht werden können.

Mehrere Konsequenzen, die sich aus der Kraft-Geschwindigkeits-Gleichung ergeben, sind für die Sportpraxis von Bedeutung:

1. Es ist nicht möglich, eine hohe Kraft bei sehr schnellen Bewegungen aufzubringen. Wenn ein Sportler den Anfangsteil einer Bewegung zu schnell ausführt, kann die Fähigkeit, im folgenden Abschnitt große Kräfte zu entwickeln, eingeschränkt sein. Zum Beispiel kann beim Gewichtheben eine zu schnelle Startbewegung verhindern, dass der Sportler in der vorteilhaftesten Körperhaltung – wenn sich die Hantelstange in Knienähe befindet – seine maximale Kraft aufbringt.
2. Die Größe von Kraft und Geschwindigkeit, die im Mittelteil der Kraft-Geschwindigkeits-Kurve aufgebracht werden, wird von der maximalen isometrischen Kraft F_{mm} bestimmt. Mit anderen Worten, die Maximalkraft F_{mm} eines Sportlers bestimmt die Kraftwerte, die unter dynamischen Bedingungen aufgebracht werden können. Die Abhängigkeit von Kraft und Geschwindigkeit unter dynamischen Bedingungen von der Maximalkraft F_{mm} ist bei Bewegungen mit relativ hohem Widerstand und geringer Geschwindigkeit größer (s. Abb. 2.12 a und b). Andererseits besteht keine Korrelation zwischen Maximalkraft F_{mm} und maximaler Geschwindigkeit V_{mm}. Die Fähigkeit, maximale Kräfte aufzubringen (d. h. die Muskelkraft) und die Fähigkeit, bei derselben Bewegung eine hohe Geschwindigkeit zu entwickeln, sind unterschiedliche motorische Eigenschaften. Das trifft für den oberen Bereich der Kraft-Geschwindigkeits-Kurve zu, währenddessen die Werte im Mittelbereich von F_{mm} abhängen.

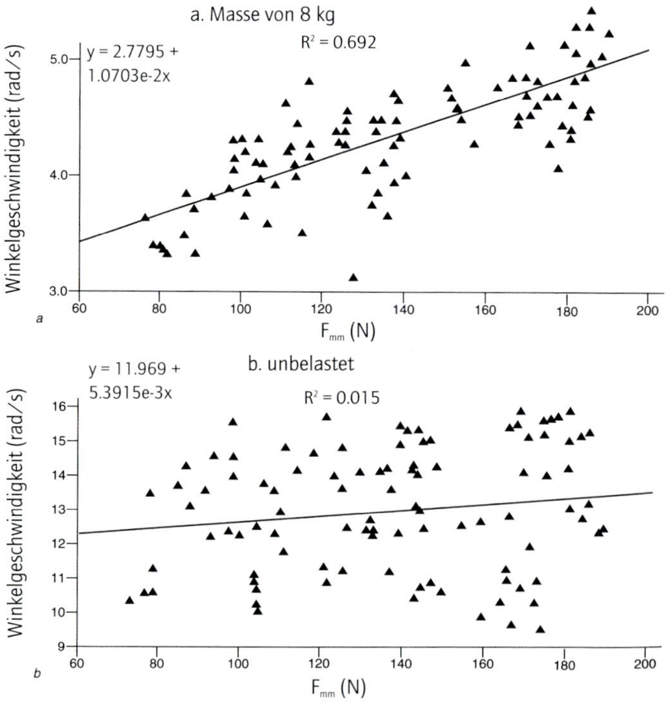

Abb. 2.12: Nichtparametrische Beziehung zwischen der maximum-maximorum-Kraft F_{mm} und der Geschwindigkeit der Schulterflexion mit gestreckten Armen V_m. Es sind die Streufelder von F_{mm} über V_m (a) und V_{mm} (b) dargestellt, vgl. Abb. 2.2 (a) mit 8-kg-Hantel in der Hand. Es besteht eine enge Korrelation zwischen F_{mm} und der Winkelgeschwindigkeit V_m (b) unbelastet; es besteht keine signifikante Korrelation zwischen F_{mm} und V_{mm}. Daten aus: Zatsiorsky, V. M. (1969). Motorische Fähigkeiten von Athleten. Dissertation: Moskau, Zentralinstitut für Körperkultur. Abdruck mit Genehmigung des Autors.

3. Die maximale mechanische **Leistung** P_{mm} wird bei mittleren Kräften und Geschwindigkeit erreicht. Wenn sich die Bewegungsgeschwindigkeit vergrößert, verringert sich die aufgebrachte Kraft und die aufgewandte Energie (Arbeit + Wärme) nimmt zu. Der Wirkungsgrad (das heißt das Verhältnis von Arbeit zu Energie) erreicht seinen größten Wert bei ungefähr 80 % der Maximalgeschwindigkeit V_{mm}. Die mechanische Leistung wird bei etwa einem Drittel der Maximalgeschwindigkeit am größten (s. Abb. 2.13).

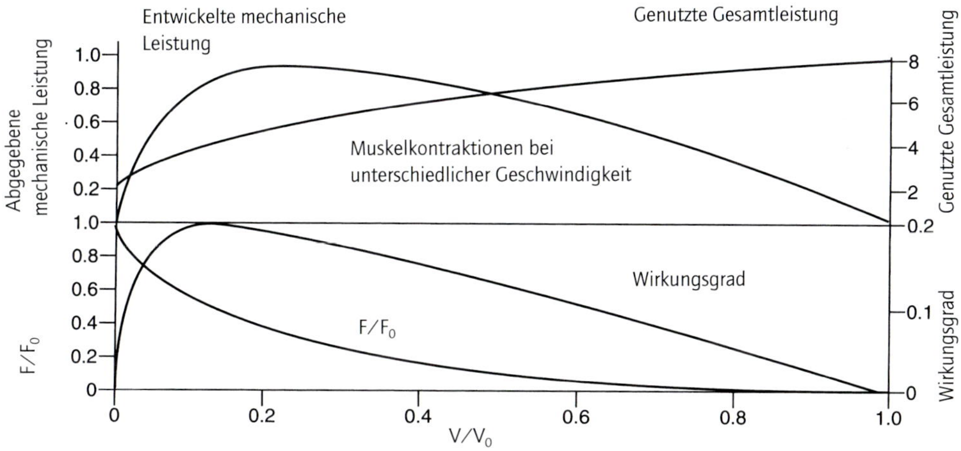

Abb. 2.13: Abhängigkeit verschiedener Bewegungsparameter von der Bewegungsgeschwindigkeit. Abszisse: Geschwindigkeit V, bezogen auf die Maximalgeschwindigkeit V_0 ohne Last (für diesen Ausdruck wird im Buch durchgängig das Symbol V_{mm} benutzt). Ordinate: (a) Kraft F, bezogen auf die maximale Kraft F_0 bei Geschwindigkeit gleich null; (b) Wirkungsgrad = (verrichtete mechanische Arbeit)/(aufgewandte Gesamtenergie; (c) mechanische Leistung = F_V, (d) aufgewandte Gesamtleistung = F_V/(Wirkungsgrad). Ergebnisse experimenteller Untersuchungen an isolierten Muskeln und Menschen. Aus: Hill, A. V. (1950): The dimension of animals and their muscular dynamics. Science Progress, 38, 209-230. Abdruck mit Genehmigung von Blackwell Scientific Publications.

Es mag überraschend sein, dass das Leistungsmaximum bei einem Drittel der Maximalgeschwindigkeit V_{mm} festzustellen ist. Dabei sollte nicht vergessen werden, dass sich im einfachsten Fall die Leistung aus dem Produkt aus Kraft und Geschwindigkeit ergibt:

$$P = W/t = F \cdot S/t = F \cdot (S/t) = F \cdot V$$

mit P – Leistung, W – Arbeit, F – Kraft, S – Weg, t – Zeit, V – Geschwindigkeit. Da F_m und V_m umgekehrt proportional zueinander sind, erreicht die Leistung bei optimalen Kraft- und Geschwindigkeitswerten ihr Maximum – etwas bei einem Drittel der maximalen Geschwindigkeit V_{mm} und etwa bei der Hälfte der maximalen Kraft F_{mm}. Dementsprechend beträgt die maximale Leistung etwa ein Sechstel des Wertes, der erreicht werden könnte, wenn die Maxima von Kraft F_{mm} und Geschwindigkeit V_{mm} gleichzeitig auftreten können:

$$P_{mm} = 1/3V_{mm}(1/2F_{mm}) = 1/6\ (V_{mm}\ F_{mm})$$

Darum ist das Leistungsverhältnis höher, wenn eine relativ leichte Kugel gestoßen wird, als beim Heben der Scheibenhantel. So erreicht beispielsweise die Leistung 5,075 kW (6,9 PS) bei einem 18,19-m-Stoß mit der 7,25-kg-Kugel, aber nur 3,163 kW (4,3 PS) beim Reißen einer 150-kg-Hantel. Dabei beträgt das Kraftmaximum F_m an der Kugel 513 N und 2.000 N beim Reißen. Obwohl im Kugelstoßen die aufgebrachte Kraft gering ist, erreicht die entwickelte Leistung in diesem Fall größere Werte infolge der deutlich höheren Bewegungsgeschwindigkeit.

In einigen Sportarten ist es möglich, die Größe des äußeren Widerstands zu verändern (z. B. durch das Übersetzungsverhältnis am Rad, die Fläche der Ruderblätter). Wenn letztlich das Ziel darin besteht, eine maximale Leistung P_{mm} aufzubringen, dann kann das mit einer optimalen Kombination von Widerstand (äußere Kraft) und Frequenz (Geschwindigkeit) erreicht werden.

Bewegungsrichtung (plyometrische Übungen, Dehnungs-Verkürzungs-Zyklen)
In den nachgebenden Bewegungsabschnitten kann bei auferzwungener Muskeldehnung (exzentrische oder plyometrische Muskelarbeit) der unter isometrischen Bedingungen mögliche Kraftwert leicht um 50-100 % überschritten werden. Das trifft auch auf isolierte Muskeln zu. Die exzentrische Kraft eines einzelnen Muskels kann bis das Doppelte des Kraftwerts bei Nullgeschwindigkeit (isometrische Bedingungen) betragen.

WARUM MESSEN KUGELSTOSSER UND SPEERWERFER DEM TRAINING MIT HOHEN LASTEN UNTERSCHIEDLICHE BEDEUTUNG BEI?
Bei Wettkampfübungen wie dem Kugelstoßen und Speerwerfen und ebenso beim Baseball- oder Softball besteht dieselbe Bewegungsaufgabe – einem Gerät die maximale Geschwindigkeit zu erteilen. Warum trainieren dann die Sportler in diesen Sportarten so unterschiedlich (und warum ist ihr Körperbau so verschiedenartig)? Spitzenkugelstoßer verwenden bis zu 50 % ihrer Trainingszeit auf das Krafttraining, während Weltklasse-Speerwerfer nur 15-25 % ihrer gesamten Trainingszeit im Kraftraum verbringen. Die Ursache dafür liegt in den unterschiedlichen Gewichten ihrer Wettkampfgeräte. Die Männerkugel hat eine Masse von 7,257 kg und das Frauengerät wiegt 4 kg. Demgegenüber betragen die Speermassen 0,8 und 0,6 kg. Bei Spitzensportlern erreicht die Abfluggeschwindigkeit der Kugel 14 m/s, während die Abfluggeschwindigkeit des Speers 30 m/s überschreitet. Diese Werte entsprechen verschiedenen Abschnitten der (parametrischen) Kraft-Geschwindigkeits-Kurve. Der Kugelstoßer benötigt eine große F_{mm}, weil ein enger (nichtparametrischer) Zusammenhang zwischen der Maximalkraft und der Bewegungsgeschwindigkeit in der Ausstoßphase (und dementsprechend der Kugelgeschwindigkeit) besteht. Diese Korrelation ist im Speerwerfen gering. Sie ist für den Tischtennisschlag noch deutlich geringer, da der Schläger sehr leicht ist. Wenn die Maximalkraft F_{mm} vergleichbar zur Maximalgeschwindigkeit V_{mm} des unbelasteten Arms ist, geht die Korrelation gegen null.

Exzentrische Muskelarbeit
Ein typisches Beispiel für exzentrische Muskelarbeit stellen Landevorgänge dar. Die während der nachgebenden Phase beim Niedersprung aus großer Höhe aufgebrachte Kraft kann deutlich die Kraftwerte beim Absprung oder unter Isometrie überschreiten. Die Bodenreaktionskraft ist in charakteristischer Weise in der ersten Hälfte des Bodenkontakts (während der nachgebenden Phase, wenn Hüft-, Knie- und Sprunggelenke gebeugt werden) größer als in der zweiten Hälfte, wenn die Gelenke geöffnet werden.

Als weiteres Beispiel betrachten wir die aufgebrachte Griffkraft beim Heben einer schweren Hantel. Die maximale isometrische Griffkraft, gemessen mit einem Griffdynamometer, ist gewöhnlich geringer als 1.000 N und liegt damit deutlich unter der auf die Hantel ausgeübten Kraft. Zum Beispiel entwickelt ein Sportler beim Heben der 250-kg-Hantel eine maximale Kraft von reichlich 4.000 N. Diese Kraft von 2.000 N pro Arm ist erforderlich, um die Hantel zu beschleunigen. Obwohl die maximale Griffkraft nur die Hälfte der Kraft an der Hantel beträgt, kann der Sportler diese große Kraft aushalten, ohne dass sich der Griff öffnet.

Exzentrische Kräfte erhöhen sich beträchtlich bei anfänglicher Zunahme der Geschwindigkeit der Gelenkbewegung (und dementsprechend der Geschwindigkeit der Muskeldehnung), um dann bei weiterem Anstieg der Geschwindigkeit im Wesentlichen konstant zu bleiben (s. Abb. 2.14). Das trifft im Großen und Ganzen auf qualifizierte Sportler und auf Bewegungen in mehreren Gelenken, wie beispielsweise Beinstreckungen, zu (entsprechend den gegenwärtig publizierten Untersuchungsergebnissen ist das willkürlich erzeugte maximale Drehmoment bei exzentrischen Kniestreckungen oder -beugungen von untrainierten Personen unabhängig von der Bewegungsgeschwindigkeit und bleibt auf dem isometrischen Niveau).

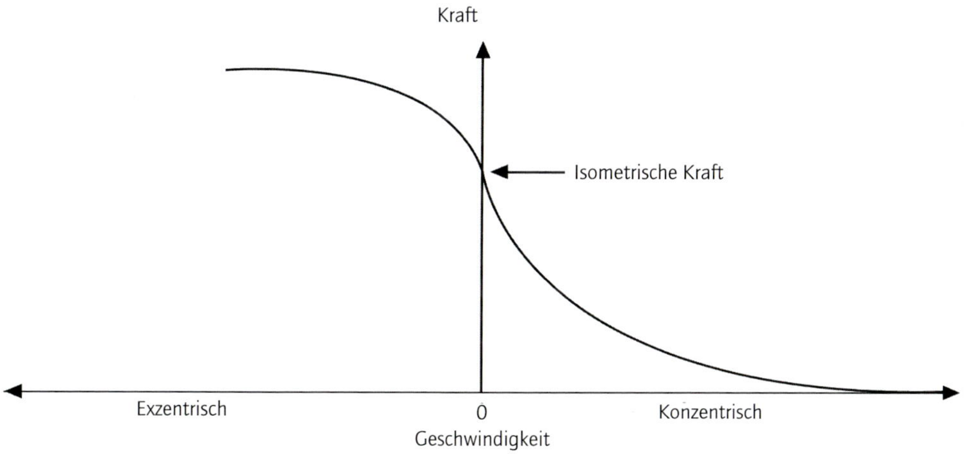

Abb. 2.14: Kraft-Geschwindigkeits-Kurve für konzentrische und exzentrische Muskelarbeit

Wenn eine äußere Kraft konzentrisch und exzentrisch eingeleitet wird, werden weniger **Muskelfasern** bei der Muskeldehnung aktiviert. Daher ist das Niveau der elektrischen Aktivität der Muskeln (EMG) bei exzentrischer Muskelarbeit geringer, wenn eine vergleichbare Kraft zu bewältigen ist. Außerdem ist die Verletzungsgefahr groß, weil für Übungen mit exzentrischer Muskelarbeit eine derart hohe Kraftentwicklung charakteristisch ist. Dieses Verletzungsrisiko sollten Trainer in Betracht ziehen. Auch wenn die exzentrischen Kräfte nicht maximal sind, wie beispielsweise beim Bergablauf, kann leicht Muskelkater auftreten, vor allem bei nicht gut vorbereiteten Sportlern. Die Ursache für den Muskelkater sind geschädigte Muskelfasern. Diese Erscheinung ist oft als Anzeichen einer muskulären Anpassung an einen verstärkten Muskeleinsatz anzusehen. Die Kräftigung der Muskulatur verringert das Verletzungsausmaß.

Reversible (umkehrbare) Muskelarbeit. Exzentrische Muskelarbeit ist bei menschlichen Bewegungen so natürlich wie konzentrische Muskelarbeit. Viele Bewegungen beinhalten exzentrische (Dehnung) und konzentrische (Verkürzung) Phasen. Dieser Dehnungs-Verkürzungs-Zyklus ist ein elementarer Bestandteil vieler sportlicher Bewegungen und wird auch als reversible Muskelarbeit bezeichnet.

Wenn ein Muskel sich unmittelbar nach der Dehnung verkürzt,

- erhöht sich die Kraft- und Leistungsabgabe und
- der Energieaufwand sinkt.

Somit kann die Muskulatur eine größere mechanische Kraft und Leistung bei geringerem Energieverbrauch abgeben. Aktive Muskeln sind in charakteristischer Weise vorgedehnt, um bei sportlichen Bewegungen die Kraftentwicklung (Leistung, Geschwindigkeit) zu vergrößern. Die Aufschwungbewegungen in den Wurfdisziplinen können dafür als Beispiel dienen.

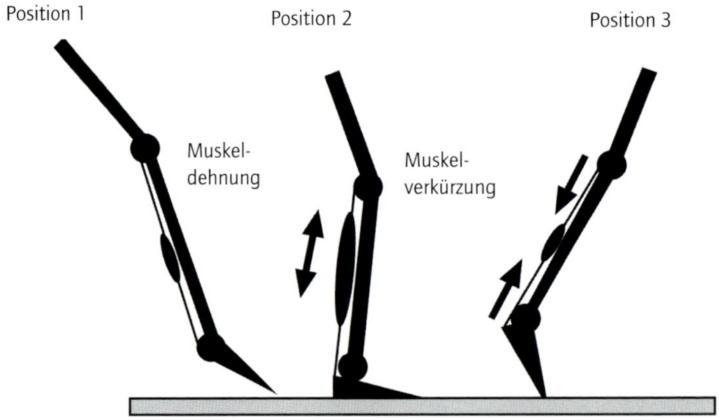

Abbildung 2.15: Dehnungs-Verkürzungs-Zyklus während der Stützphase beim Laufen. Die Plantarbeuger des Fußes werden während des ersten Abschnitts der Stützphase gebeugt (von Position 1 zu Position 2) und verkürzen sich anschließend, von Position 2 zu Position 3.

Reversible Muskelarbeit ist ein untrennbarer Bestandteil von solchen Bewegungen wie Landung und Abdruck beim Lauf („eine Feder in den Beinen haben, s. Abb. 2.15"). Bei anderen Bewegungen müssen derartige Aktionen erst erlernt werden. Da viele sportliche Bewegungsabläufe höchst komplex sind und in sehr kurzer Zeit ablaufen, führen nur wenige Spitzensportler diese reversible Muskelarbeit korrekt aus.

Die Kraftzunahme während der Dehnungsphase innerhalb des Dehnungs-Verkürzungs-Zyklus erfolgt aus verschiedenen Gründen. Im Mittelbereich dieses Zyklus erfolgt der Übergang von der Dehnung zur Verkürzung, die Kraft wird unter isometrischen Bedingungen entwickelt. Damit ist der Einfluss einer hohen Geschwindigkeit ausgeschaltet und unter diesen Bedingungen kann F_{mm} entwickelt werden. Da die Kraftentwicklung bereits in der exzentrischen Phase beginnt, ist die dafür verfügbare Zeit größer. Strecksprünge mit einleitender Gegenbewegung sind ein Beleg für diese Erscheinung (nicht Niedersprünge).

Von diesem Mechanismus müssen zwei weitere Faktoren auseinandergehalten werden, die das Bewegungsergebnis mit reversibler Muskelarbeit beeinflussen: die Muskel- und Sehnenelastizität als peripherer Vorgang und reflektorische Vorgänge als zentrale (neurale) Einflussgrößen.

Muskel- und Sehnenelastizität. Die Elastizität spielt eine wesentliche Rolle, um die Bewegungsleistung im Sport zu vergrößern. Wenn eine Sehne oder ein aktiver Muskel gedehnt sind, wird elastische Energie in diesen biologischen Strukturen gespeichert. Diese Deformationsenergie kann in der konzentrischen Phase im Dehnungs-Verkürzungs-Zyklus zurückgewonnen und genutzt werden. Entsprechend den physikalischen Gesetzen ist die Größe der gespeicherten Energie proportional zur einwirkenden Kraft und ausgelösten Deformation. Da Muskel und Sehne in Serie geschaltet sind, sind sie derselben Krafteinwirkung ausgesetzt und die Verteilung der in ihnen gespeicherten Energie ist unter diesen Bedingungen nur eine Funktion ihrer Deformation. Die Deformation ihrerseits ist eine Funktion der Muskel- oder Sehnensteifheit (oder in umgekehrter Weise, deren **Nachgiebigkeit**, vgl. Abb. 2.16).

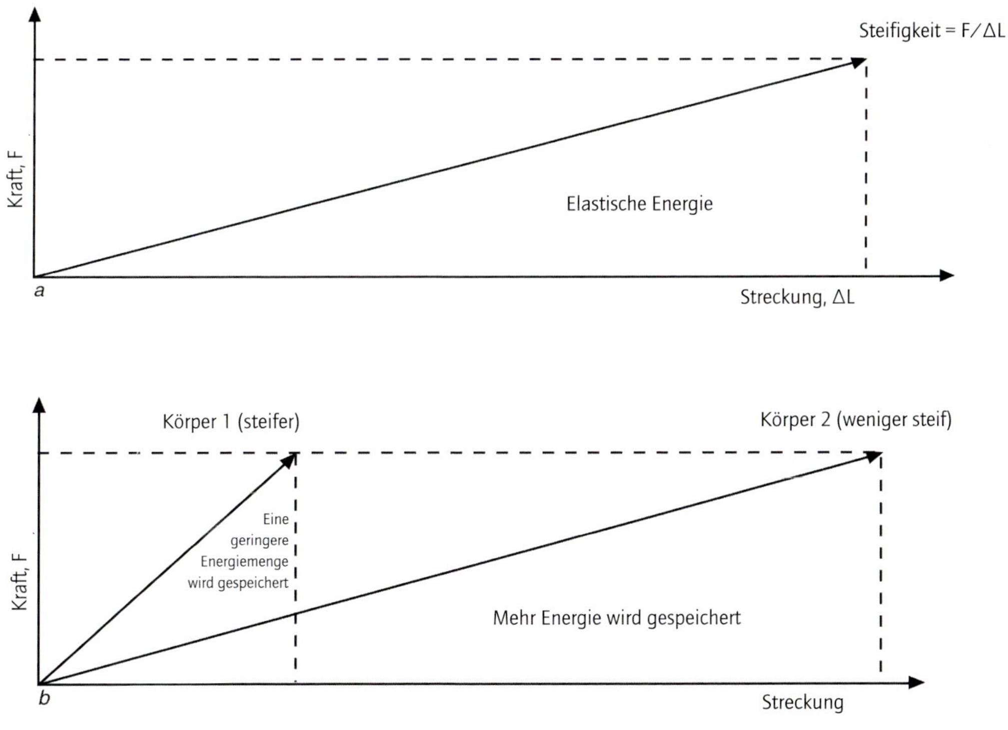

Abbildung 2.16: Ansammlung potenzieller Energie während der Deformation (Streckung) elastischer Körper. (a) Das Ausmaß der gespeicherten Energie entspricht der Fläche eines Dreiecks mit der Deformation (ΔL) und der Kraft (F) als Seiten. Die Steifigkeit entspricht dem Verhältnis F/ΔL. (b) Auswirkung gleicher Kräfte auf die Ansammlung elastischer Energie in zwei Körpern unterschiedlicher Steifigkeit. Körper 1 ist steifer und seine Deformation ist geringer. Körper 2 ist weniger steif (elastischer) und deformiert mehr, wodurch er mehr elastische potenzielle Energie speichert.

Die Steifheit einer Sehne ist konstant, während die Steifheit eines Muskels sich in Abhängigkeit von der eingeleiteten Kraft verändert. Der passive Muskel ist nachgebend, daher kann er gedehnt werden. Der aktive Muskel ist steif: Es muss eine große Kraft aufgebracht werden, um ihn zu dehnen. Je größer die Spannung eines Muskels, desto größer seine Steifheit. Spitzensportler können große Kräfte aufbringen. Die Steifheit ihrer aktiven Muskeln überschreitet die Steifheit der Sehnen (s. Abb. 2.17). Das kommt daher, dass bei Spitzensportlern (beispielsweise bei Absprüngen) die elastische Energie vorrangig in den Sehnen und weniger in den Muskeln gespeichert wird. Die Sehnenelastizität und das spezifische Können, diese Elastizität bei sportlichen Bewegungen (Absprung, Abwurf) zu nutzen, ist wichtig für Spitzensportler.

Es ist interessant, dass Tiere, die schnellere Läufer sind, wie z. B. Pferde, über kurze, kräftige Muskeln und lange, elastische Sehnen verfügen. Derartige Sehnen funktionieren wie Federn; sie ermöglichen bei jedem Schritt die Speicherung und Freisetzung einer hohen mechanischen Energie.

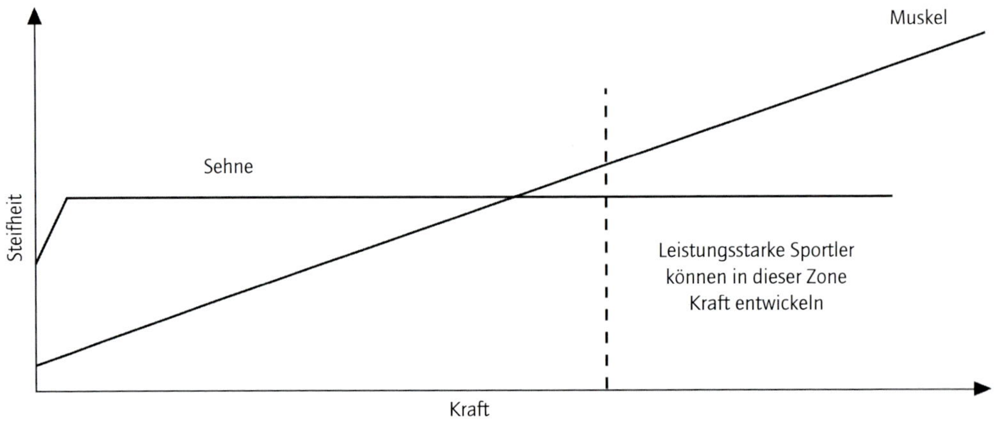

Abb. 2.17: Steifheit eines Muskels und einer Sehne. Wenn Spitzensportler hohe Kräfte entwickeln, übersteigt die Steifheit der aktiven Muskeln die Sehnensteifheit. Die Sehnen werden stärker als die Muskeln deformiert und speichern dadurch mehr elastische Energie.

Neurale Mechanismen. Betrachten wir die neuralen Mechanismen, die die reversible Muskelarbeit bei der Landung nach einem Niedersprung bestimmen. Nach dem Fußaufsatz erfolgt eine rapide Veränderung sowohl in der Muskellänge als auch in der aufgebrachten Kraft. Die Muskeln werden gewaltsam gedehnt und gleichzeitig erhöht sich die Muskelspannung drastisch. Diese Vorgänge werden kontrolliert und teilweise im Gleichgewicht gehalten durch das aufeinander abgestimmte Wirken zweier motorischer Reflexe: des **myotatischen Reflexes** (oder **Dehnungsreflexes**) und des **Golgi-Sehnen-Reflexes**. Diese Reflexe bilden zwei Rückkopplungssysteme, die bewirken:

- dass die Muskellänge nahe einer vorgegebenen Größe eingestellt bleibt (myotatischer Reflex, Längenfeedback) und

- dass ungewöhnlich hohen und potenziell schädigenden Muskelspannungen vorgebeugt wird (Golgi-Sehnen-Reflex, Kraftfeedback).

Die **Muskelspindeln** als Rezeptoren für den myotatischen Reflex sind parallel zu den Muskelfasern angeordnet, die den Muskelbauch bilden. Wenn der Muskel durch eine äußere Kraft gedehnt wird, werden die Muskelspindeln in diese Dehnung einbezogen. Die Dehnung bewirkt eine Zunahme der Muskelspindelentladung. Dadurch wird eine Zunahme der Entladefrequenz der Alpha-**Motoneuronen** bewirkt und diese wiederum veranlassen eine reflektorische Kontraktion des gedehnten Muskels. Diese Reflexkontraktion bringt den Muskel in seine Ausgangslänge zurück, ungeachtet der am Muskel anliegenden Last (Längenfeedback).

Die **Golgi-Sehnen-Organe** sind in Serie mit den Muskelfasern angeordnet. Diese Rezeptoren sind für die vom Muskel entwickelte Kraft empfindlich, weniger für Längenänderungen wie die Muskelspindeln. Wenn die Muskelspannung stark zunimmt, bewirkt der Golgi-Sehnen-Reflex eine Hemmung der Muskelaktivität. Der nachfolgende Abfall der Muskelspannung schützt Muskel und Sehne vor Schädigung (Kraftfeedback).

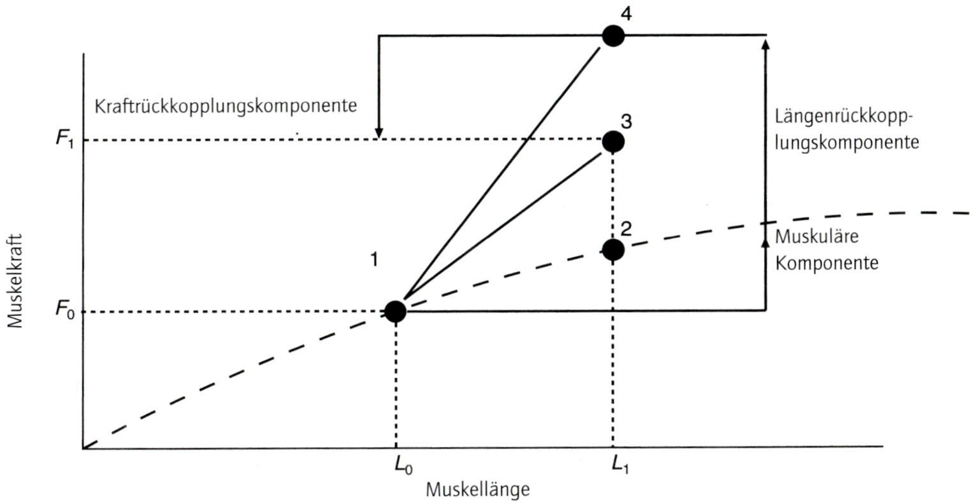

Abb. 2.18: Mechanismus der Steigerung der Kraftentwicklung im Dehnungs-Verkürzungs-Zyklus. Als Ergebnis der Dehnung von L_0 zu L_1 nimmt die Muskelkraft von F_0 auf F_1 zu. Drei funktionale Mechanismen sind für die Kraftvergrößerung verantwortlich: (1) Die muskuläre Komponente – die Kraftzunahme während der Verlängerung ist der Muskel- und Sehnenelastizität (Steifheit) zuzuschreiben. (2) Die Kraftzunahme ist durch die Längenrückkopplungskomponente verursacht. – Dieser Anteil nimmt infolge der Muskelspindelentladung zu (myotatischer Reflex). (3) Die Kraftrückkopplungskomponente, die von den Golgi-Sehnen-Organen herrührt. Die Längenrückkopplungskomponente erhöht die Steifheit, während die Kraftrückkopplungskomponente diese verringert. Das resultierende Ergebnis wird durch den Linienzug von 1 nach 3 veranschaulicht. Die Neigung dieser Linie bestimmt die Steifheit. Diese Theorie war ursprünglich von J. C. Houk entwickelt und publiziert worden in „Feedback control of muscle: A synthesis of the peripheral mechanism" (1974) in W. B. Mountcastle (Eds.), Medical Physiology, 13. Ausgabe, (S. 668-677), St. Louis: Mosby.
Aus: Komi, P. V. (1986). Training of muscle strength and power: Interaction of neuromotoric, hypertonic and mechanical factors. International journal of sport medicine 7 (Suppl.), 10. Abdruck mit Genehmigung des Autors.

Die **efferente** Verringerung der Entladefrequenz zum Muskel während der Dehnphase eines Dehnungs-Verkürzungs-Zyklus erfolgt durch das Zusammenwirken der beiden zuvor genannten Reflexe: die positive (erregende) Wirkung des myotatischen Reflexes und die negative (hemmende) Wirkung des Golgi-Sehnen-Reflexes. Bei Landevorgängen erzeugt die Dehnung der **Beinstrecker** über den myotatischen Reflex eine Kontraktion in diesen Muskeln und gleichzeitig verringert der Golgi-Sehnen-Reflex die Aktivität der Muskulatur (s. Abb. 2.18) Wenn sehr starke Sportler an derartige Übungen nicht angepasst sind, wird bei Absprüngen die Aktivität der Beinstrecker durch den Golgi-Sehnen-Reflex herabgesetzt. Deshalb können Gewichtheber der Weltklasse bei Niedersprüngen nicht die Leistungen von Dreispringern erreichen. Als eine Folge der Trainingsspezifik ist der Golgi-Sehnen-Reflex unterdrückt und der Sportler beantwortet sehr hohe Landekräfte ohne eine Verringerung der entwickelten Muskelkraft. Dadurch kann die Fallhöhe vergrößert werden.

MUSKELN UND SEHNEN ALS IN SERIE GESCHALTETE FEDERN

Um den Dehnungs-Verkürzungs-Zyklus zu veranschaulichen, stellen wir uns zwei in Serie gekoppelte Federn vor. Die erste Feder (die Sehne) besitzt Eigenschaften (Steifheit, Weichheit), die sich während der Bewegung nicht ändern. Die Eigenschaften der zweiten Feder (des Muskels) sind veränderlich und hängen vom Niveau der Muskelaktivität ab.

Wenn der Muskel entspannt ist, ist er sehr nachgiebig. Wenn an solch einem Muskel-Sehnen-Komplex eine äußere Kraft angreift, kann der Muskel sehr leicht gedehnt werden. Der Widerstand gegenüber der Deformation ist gering, und nur der Muskel, nicht aber die Sehne, wird verlängert. Wenn demgegenüber der Muskel aktiviert ist, steigt sein Widerstand gegen die äußere Zugkraft. In diesem Fall wird eher die Sehne als der Muskel deformiert, wenn eine Dehnungskraft angreift.

Das Niveau der Muskelaktivierung ist gerade dann nicht konstant, wenn ein Sportler maximale Muskelkräfte aufbringen will. Zusätzlich zur willkürlichen Kontrolle steht der Muskel unter unbewusster reflektorischer Kontrolle, die vermutlich auf spinalem Niveau ausgeübt wird. Mindestens zwei Reflexe wirken zeitgleich. Der eine Reflex (Dehnung) bewirkt das Einhalten der eingestellten Muskellänge. Wenn der Muskel gedehnt ist, bewirkt eine zusätzliche Aktivierung, der Deformationskraft zu widerstehen und die Ausgangslänge wiederherzustellen. Der zweite Reflex (Golgi-Organ) schützt durch Hemmung der neuralen Impulsgabe vom Rückenmark zum Muskel letzteren vor Verletzungen durch unangemessen hohe Kräfte, wenn die Muskelspannung oder deren Zunahme zu groß sind.

Die erreichte Intensität der Muskelaktivität ist das Ergebnis beider Reflexe (zusätzlich der willkürlichen Muskelaktivierung). Die Intensität jeden Reflexes, die nicht konstant ist, bestimmt das summarische Ergebnis. Wenn Sportler an hartes, kraftvolles Dehnen des Muskel-Sehnen-Apparats gewöhnt sind, beispielsweise bei Niedersprüngen, wird der Golgi-Organ-Reflex unterdrückt und höhere Kräfte können entwickelt werden. Die Zielstellung für den Einsatz von Niedersprungübungen besteht in diesem Fall eher darin, den Sportler an eine schnelle Muskeldehnung zu gewöhnen als unmittelbar an die Entwicklung großer Kräfte.

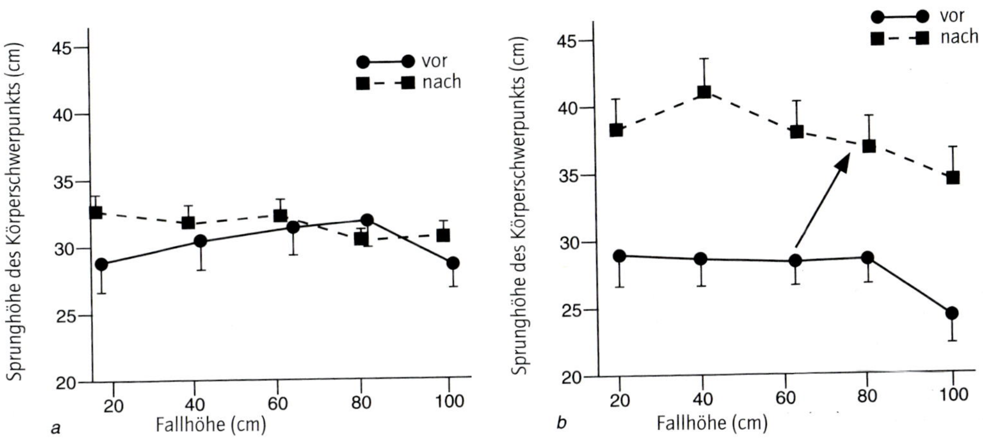

Abb. 2.19: Veränderung in der Niedersprungleistung bei trainierten Sportlern nach 24 Wochen Training (a) mit hohen Lasten (70-100 % von F_m, 11 Probanden) und (b) mit speziellen Sprungübungen (Explosivkrafttraining, 10 Probanden). Nach: Hakkinen, K. & P. V: Komi (1985). Changes in electrical and mechanical behaviour of leg extenso muscles during heavy resistance strength training. Scandinavian Journal of Sport Sciences 7, 55-64 und Dies. (1985) Effect of explosive type strength training on electromyographic and force production characteristics of leg extensor muscles during concentric and various stretch-shortening cycle exercise. Scandinavian Journal of Sport Sciences 7, 65-77. Abdruck mit Erlaubnis der Autoren.

Da reversible Muskelarbeit ein Bestandteil vieler sportlicher Bewegungen ist, muss sie speziell gelernt und trainiert werden. Vor 1960 war ein derartiges Training von untergeordneter Bedeutung und Leistungsverbesserungen in diesem Bereich entstanden als Nebenprodukt anderer Übungen. Erst nach dieser Zeit fanden Übungen mit reversibler Muskelarbeit, wie Niedersprünge, Eingang in das Training. Diese Methode wurde fälschlicherweise als plyometrisches Training bezeichnet. Diese Bezeichnung ist in diesem Fall nicht angebracht, da reversible und nicht exzentrische Muskelarbeit das Trainingsziel bildet. Bei Anfängern kann die Leistungsfähigkeit in Übungen mit reversibler Muskelarbeit auch durch andere Übungen, wie zum Beispiel Gewichtheben, verbessert werden. Bei Spitzensportlern ist diese Fertigkeit sehr spezifisch ausgeprägt. Niedersprungsleistungen beispielsweise verbessern sich nicht nach einem üblichen Krafttraining, selbst nicht mit hohen Lasten (s. Abb. 2.19). Die maximale Muskelkraft F_{mm} und Kräfte, die bei schneller, reversibler Muskelarbeit entwickelt werden F_m, korrelieren bei leistungsstarken Sportlern nicht miteinander und sollten daher als separate motorische Eigenschaften angesehen und trainiert werden.

Körperhaltung, Kraftkurven

Die Kraft, die ein Sportler bei einer bestimmten Bewegung entwickeln kann, wird von der Körperstellung (Gelenkwinkel) bestimmt. Zum Beispiel hängt die Kraft F_m, die beim Heben einer Hantel vom Boden aufgebracht werden kann (bei sauberer Hebetechnik), von der Lage der Hantelstange über dem Boden ab. Die maximale Kraft F_{mm} wird entwickelt, wenn sich die Hantelstange in Kniehöhe befindet (s. Abb. 2.20).

WARUM BEGINNEN LEISTUNGSSTARKE GEWICHTHEBER MIT EINEM RELATIV LANGSAMEN ANHEBEN DER HANTEL?

Ein guter Gewichtheber überträgt die größten Kräfte auf die Hantel während der maximalen Beschleunigung, wenn die Hantel etwa Kniehöhe erreicht hat. Dafür gibt es zwei Gründe. Erstens können genau in dieser Stellung die größten Kräfte entwickelt werden (Abb. 2.20). Zweitens verringert sich die Kraft, wenn die Bewegungsgeschwindigkeit zunimmt (parametrische Kraft-Geschwindigkeits-Beziehung, siehe die Diskussion zur Geschwindigkeit auf S. 47). Die Hantel muss für die Kraftentwicklung bei relativ geringer Geschwindigkeit in die günstigste Stellung zum Körper des Hebers gebracht werden, um die größtmöglichste Kraft auf die Hantel auszuüben. Diese Zwei-Phasen-Technik wird von allen Spitzengewichthebern angewandt, mit Ausnahme der unteren Gewichtsklassen, bei den meisten 52-kg- und bei einigen 56-kg-Hebern. Diese Sportler sind nicht so groß (unter 1,50 m), und die Hantelstange befindet sich auf Kniehöhe, bevor die Hebung beginnt. Das ist ein Beispiel dafür, wie zwei exzentrische Faktoren der Kraftentwicklung (Körperhaltung und Geschwindigkeit) kombiniert werden, um maximale Kraftwerte zu erreichen.

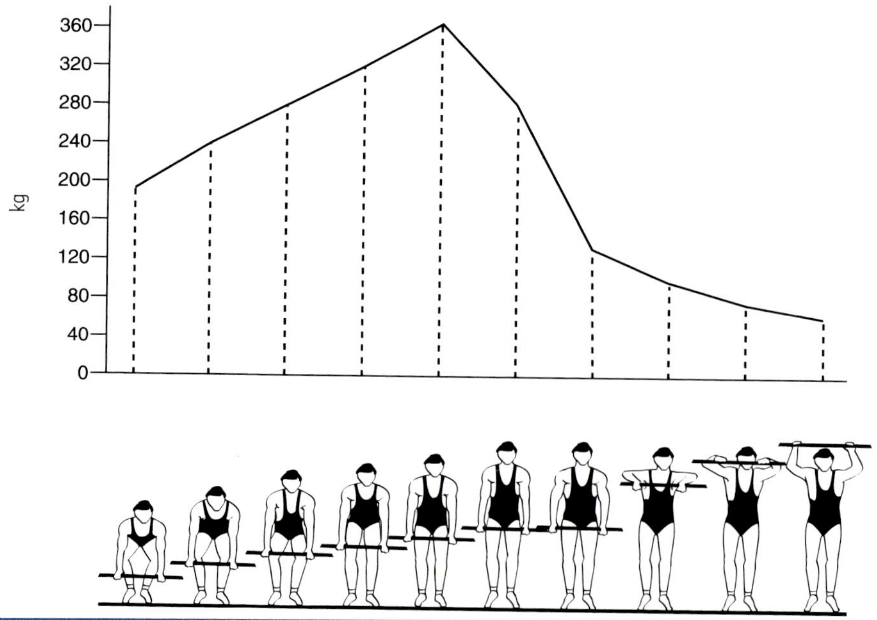

Abb. 2.20: Maximale isometrische Kraft F_m an der Hantelstange bei unterschiedlichen Körperhaltungen (und damit unterschiedlicher Höhe der Hantelstange) als Beispiel für eine Kraftkurve bei einer mehrgelenkigen Bewegung. Aus: Donskoj, D. D. & V. M. Zatsiorsky (1979). Biomechanics. Moskau: Fizkulturia i Sport, S. 203. Abdruck mit Genehmigung des Verlags.

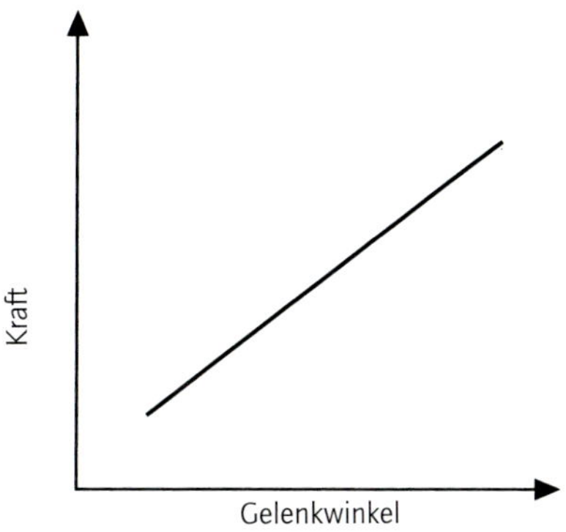

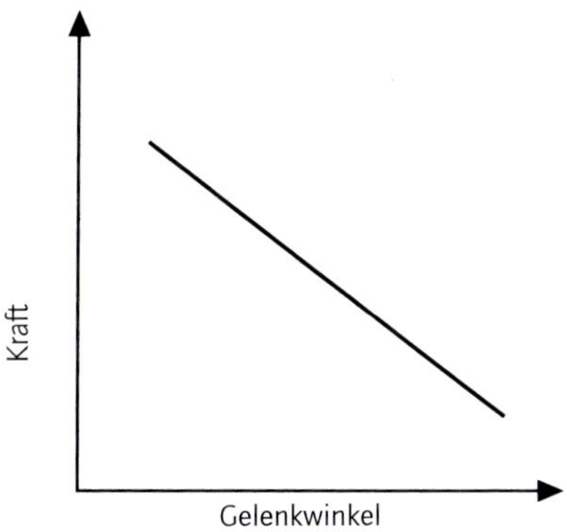

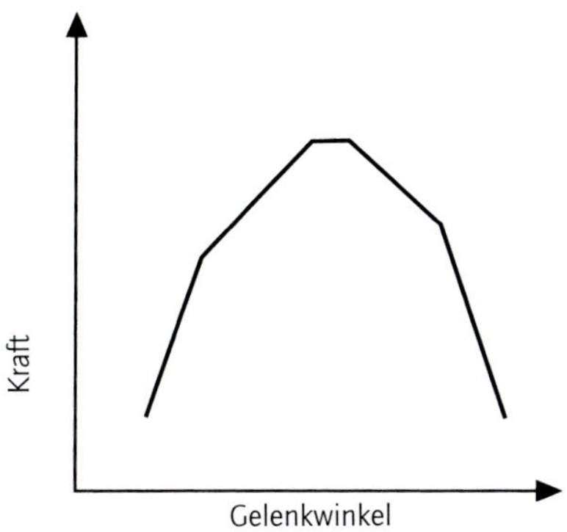

Abb. 2.21: Drei Hauptformen von Gelenkkraftkurven. Modifiziert aus: Hay, J. G. (1992). Mechanical basis of strength expression". In P. V. Komi (Hrsg.,) Strength and power in sport (S. 197-207). Oxford: Blackwell Scientific. Copyright 1992 beim Internationalen Olympischen Komitee. Modifiziert mit Erlaubnis des Herausgebers.

Die Darstellung einer äußeren Kraft (oder eines Kraftmoments), die auf einen Sportler wirkt, wird in Verbindung mit der entsprechenden Körperposition (zum Beispiel dem Gelenkwinkel) **Kraftkurve** genannt. Kraftkurven weisen grundsätzlich drei Formen auf: ansteigend, abfallend oder konkav (s. Abb. 2.21). Beispiele werden in Abbildung 2.22 dargestellt. Beachten Sie den großen Unterschied der Krafterzeugung bei unterschiedlichen Gelenkstellungen.

Für jede Bewegung gibt es Winkelpositionen, bei denen die Maximalwerte von F_m F_{mm} erreicht werden können. Während der Ellbogenbeugung wird F_{mm} bei einem Winkel von 90° erzeugt (Abb. 2.22 a); bei der Ellbogenstreckung werden die F_{mm}-Werte bei einem Winkel von 120° erreicht; bei der Schulterbeugung wird F_{mm} erreicht, wenn der Arm sich geringfügig hinter dem Rumpf befindet (Abb. 2.22 b) usw. Von großer Wichtigkeit sind auch die Kraftwerte in den schwächsten Positionen, die sogenannten **toten Punkte**. Das schwerste Gewicht, das über den vollständigen Umfang einer Gelenkbewegung gehoben wird, kann nicht größer sein als die Kraft im schwächsten Punkt.

Biomechanisch gesehen, ist F_{mm} eine Funktion der Muskelkräfte oder -spannungen, die zwei Transformationen unterliegen. Die Muskelkräfte werden in Gelenkmomente transformiert und diese wiederum in äußere Kräfte: Muskel-Sehnen-Kräfte -> Gelenkmomente -> Kraft (F_{mm} Endpunktkraft). Im Folgenden werden diese Transformationen der Reihe nach betrachtet.

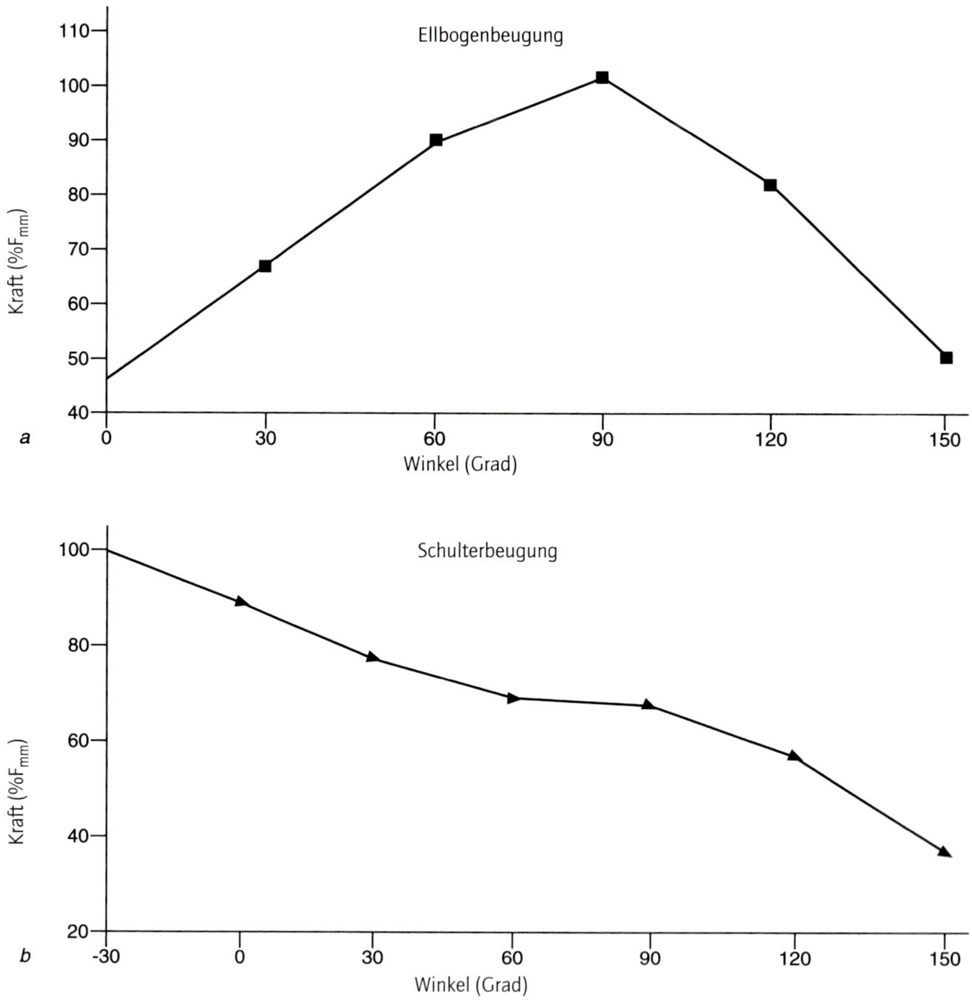

Abbildung 2.22: Beziehungen zwischen Gelenkwinkeln und isometrischer Kraft bei der Ellbogenbeugung (a) und Schulterbeugung (b). Die Winkel wurden auf Basis der Körperposition bestimmt. Als Grundlage dienten Durchschnittswerte von 24 Sportlern. Die Ellbogenbeugekraft wurde bei supinierter Unterarmposition gemessen. Die Messungen der Schulterbeugung wurden an Personen in Rückenlage vorgenommen. Der Unterarm befand sich in mittlerer Position (zwischen supiniert und proniert). Bei -30° befand sich der Arm hinter dem Rumpf.
Aus V. M. Zatsiorsky und L. M. Raitsin, (1973). Kraft-Haltungs-Beziehungen bei sportlichen Bewegungen (Moskau, Russland: Russische Staatsakademie für Körperkultur und Sport). Technischer Bericht. Mit freundlicher Genehmigung der Russischen Staatsakademie für Körperkultur und Sport.

Muskelkräfte in unterschiedlichen Körperpositionen

Die Muskelspannung hängt von der Muskellänge ab. Wenn sich ein Gelenkwinkel verändert, verändert sich ebenfalls die Muskellänge bzw. die Distanz vom Muskelursprung bis zum Muskelansatz. Umgekehrt resultiert die Veränderung der Muskellänge in einer Veränderung der Muskelspannung. Dies geschieht aus zwei Gründen. Erstens verändert sich die Fläche der sich überlappenden Aktin- und Myosinfilamente, wodurch sich die Anzahl der erzeugbaren Querbrückenverbindungen ändert (siehe Kap. 3). Zweitens verändert sich der Beitrag der elastischen Kräfte, insbesondere der Beitrag der parallelelastischen Komponenten. Auf Grund des Zusammenspiels dieser beiden Faktoren stellt sich das Verhältnis zwischen der momentanen Muskellänge und der Krafterzeugung als komplex dar. Diese Komplexität kann jedoch unberücksichtigt bleiben, und als allgemeine Regel lässt sich akzeptieren, dass, von wenigen Ausnahmen abgesehen (z. B. der M. rectus femoris bei einigen Radsportlern), die Muskeln eine geringere Spannung bei geringerer Länge erzeugen. Im Gegensatz dazu werden höhere Kräfte durch gedehnte Muskeln erzeugt.

Wenn ein Gelenk die Grenzen seines Bewegungsumfangs erreicht, nehmen die passiven elastischen Kräfte zu. So erreicht beispielsweise die Außenrotation der Schulter während der Armbeugung beim Pitchen annähernd 180° (Abb. 2.23). Bei dieser Winkelstellung werden die Muskeln und andere weiche anatomische Gewebe der Schulter deformiert. Indem sie dieser Deformation einen Widerstand entgegensetzen, tragen die Gewebe zu den Gelenkdrehmomenten bei, die maximale Werte erreichen.

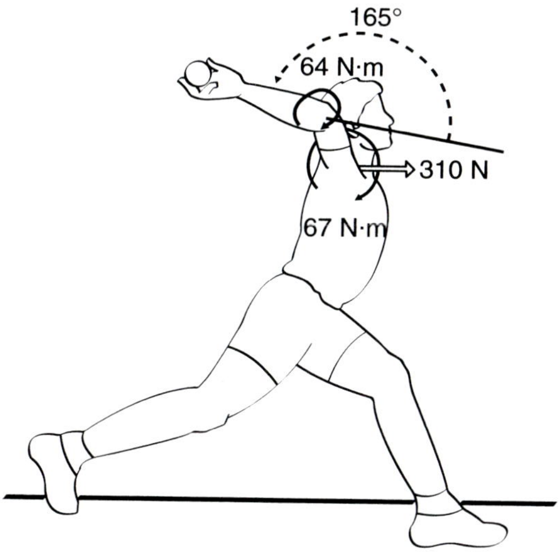

Abbildung 2.23: Kräfte beim Pitchen. In dem dargestellten Beispiel werden die höchsten Kräfte gezeigt.
Abdruck mit freundlicher Genehmigung von Fleisig G. S. et al, (1995). Kinetik des Baseballpitchens mit Konsequenzen hinsichtlich des Verletzungsmechanismus. American Journal of Sports Medicine, 23 (7), 223-239.

Die Länge eines zweigelenkigen Muskels hängt von den Winkelpositionen an den beiden Gelenken ab, die der betreffende Muskel überquert. In derartigen Gelenken hängen die F_{mm}-Werte nicht nur von der Winkelstellung des getesteten Gelenks ab, sondern auch von der Winkelstellung des zweiten Gelenks. So wird z. B. der Beitrag des M. gastrocnemius, bei dem es sich um einen zweigelenkigen Muskel handelt, zum Plantarflexionsdrehmoment im Sprunggelenk reduziert, da das Knie gebeugt wird und der M. gastrocnemius sich konsequenterweise verkürzt. Wenn das Knie maximal gebeugt und das Sprunggelenk plantargebeugt wird, ist der M. gastrocnemius nicht in der Lage, eine aktive Kraft zu erzeugen. Diese Beinstellung empfiehlt sich für das selektive Training des M. soleus.

Die Länge-Spannungs-Kurven werden bei isometrischen Kontraktionen normalerweise bei diskreten Gelenkstellungen oder diskreten Muskellängen bestimmt. Die Kurven repräsentieren nicht genau die bei der Muskeldehnung oder -verkürzung ausgeübte Kraft. Während einer Dehnung ist die Spannung größer. Während der Verkürzung ist die Spannung geringer als die unter statischen Bedingungen entfaltete Kraft.

Transformation der Muskelkräfte zu Gelenkmomenten

Jede Kraft tendiert dazu, den Körper um irgendeine Achse zu drehen, die die Linie der Kraftaktion nicht schneidet. Der Dreheffekt der Kraft wird das Kraftmoment oder **Drehmoment** genannt. Das Kraftmoment F entspricht dem Produkt der Größe von F und der kürzesten Strecke, *d*, vom Drehzentrum zur Linie der Kraftaktion, $M = Fd$. Die Distanz d wird **Momentarm** genannt. Wenn ein Muskel Spannung ausübt, erzeugt die Muskelspannung einen Dreheffekt im Gelenk. Ein vom Muskel erzeugtes Gelenkmoment entspricht dem folgenden Produkt:

$$\text{Gelenkmoment} = \text{Muskelspannung} \cdot \text{Muskelmomentarm}$$

Variiert ein Gelenkwinkel, dann verändert sich der Momentarm eines das betreffende Gelenk überspannenden Muskels. So wurde z. B. ein vierfacher Unterschied des Momentarms des M. biceps brachii (langer Kopf) bei ausgewählten Ellbogenstellungen gemessen: Der Kraftarm hatte bei einer Winkelstellung von 180° (maximale Streckung) eine Länge von 11,5 mm und bei einer Winkelstellung von 90° eine Länge von 45,5 mm. Folglich würde sich das vom Muskel bei der Ellbogenbeugung entwickelte Kraftmoment im Falle einer in jedem Fall identischen Muskelspannung vierfach verändern. Die äußere Kraft (Muskelkraft) wäre auch 4 x so hoch.

Zusammengefasst lässt sich sagen, dass sich bei variierendem Gelenkwinkel die extern registrierte Kraft (Muskelkraft) aus zwei Gründen verändert: (1) Die Muskeln erzeugen unterschiedliche Spannungen und (2) die Muskelkräfte wirken durch unterschiedliche Momentarme (Abb. 2.24).

Viele Muskeln erzeugen Momente um mehr als eine Gelenkachse. Diese Muskeln haben mehrere Funktionen. Zum Beispiel beugt und supiniert der Bizeps den Unterarm im Ellbogengelenk. Im Folgenden sollen kurz zwei für Praktiker wichtige Effekte eines derartigen anatomischen Arrangements diskutiert werden.

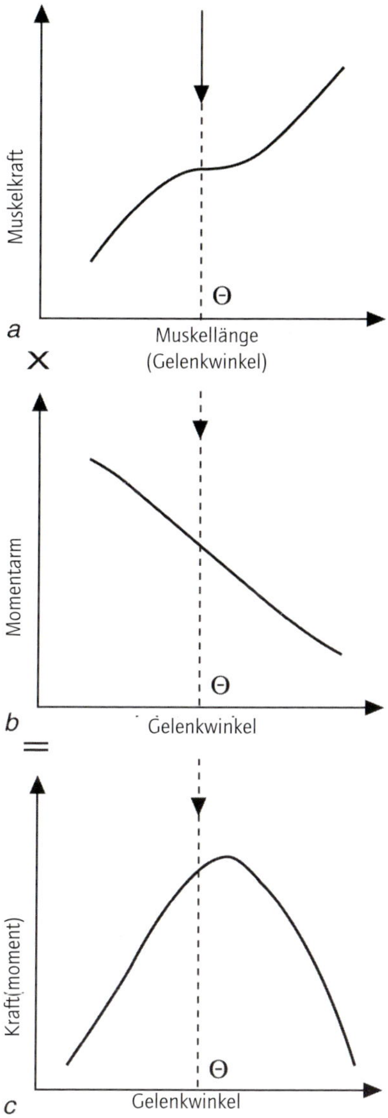

Abbildung 2.24: Das bei einem beliebigen Gelenkwinkel registrierte externe Muskeldrehmoment (Muskelkraft) ist das Produkt der Muskelspannung und des Momentarms bei der betreffenden Gelenkkonfiguration. Die nach unten zeigenden Pfeile und die gepunkteten Linien kennzeichnen einen bestimmten Gelenkwinkel. (c) Die gesamte Gelenkkraftkurve ist das Ergebnis einer Multiplikation von (a) der Muskelspannungs-Winkel-Kurve (a) und (b) der Momentarm-Winkel-Kurve.

Erstens erzeugen Muskeln nicht nur in der gewünschten Richtung Kraftmomente (primäre Momente), sondern auch in andere Richtungen (sekundäre Momente). Als Gegengewicht zu den für den beabsichtigten Zweck nicht notwendigen sekundären Momenten werden zusätzliche Muskeln aktiviert. Obwohl die Anzahl der aktiven Muskeln zunimmt, nimmt die Kraft nicht unbedingt zu. Betrachten Sie z. B. eine kraftvolle Armsupination bei rechtwinkliger Ellbogenstellung, wie beim Drehen einer Schraube mit einem Schraubenzieher. Während des Supinationseinsatzes ist auch der Trizeps, obwohl es sich hierbei nicht um einen Supinator handelt, aktiv. Dies lässt sich durch eine einfache Demonstration beweisen: Üben Sie eine kräftige Supination gegen einen Widerstand aus, indem Sie Ihre zweite Hand auf den Bizeps und Trizeps des arbeitenden Arms legen. Sowohl der Bizeps als auch der Trizeps treten gleichzeitig in Aktion. Die Erklärung hierfür ist einfach. Wenn der Bizeps als Supinator wirkt, erzeugt er auch ein Beugemoment (sekundäres Moment). Das Beugemoment wird durch das vom Trizeps ausgeübte Streckmoment ausgeglichen.

Zweitens tendieren Sportler dazu, kraftvolle Bewegungen auf eine Weise auszuführen, die sekundäre Momente minimiert. So supinieren z. B. Übende beim Hochziehen an den Ringen stets die Arme bei gleichzeitiger Beugung der Ellbogengelenke. Niemand hat ihnen das beigebracht; dieses Bewegungsmuster ist den Übenden einfach angenehmer.

DIE DURCHFÜHRUNG VON KLIMMZÜGEN: GRIFF VON OBEN (RISTGRIFF) VERSUS GRIFF VON UNTEN (KAMMGRIFF)

Bei proniertem Arm kann der Bizeps auf Grund des möglichen Supinationseffekts seine maximale Spannung nicht erzeugen. Daher reduziert die Unterarmpronation bei der Ellbogenbeugung die Kraft des Ellbogencurls. Auf Grund dieser anatomischen Tatsache ist es einfacher, Klimmzüge an einer hohen Reckstange mit dem Kammgriff als mit dem Ristgriff durchzuführen.

Von Gelenkmomenten zur Muskelkraft (Endpunktkraft)

Bei einer eingelenkigen Bewegung entspricht die Muskelkraft (die Kraft, die am Endeffektor ausgeübt wird) dem Verhältnis des Gelenkmoments zum Momentarm der äußeren Kraft. Daher ist die vom Gelenkmoment erzeugbare Kraft umso größer, je dichter die äußere Kraft sich am selben Gelenk befindet oder, anders gesagt, je kleiner der Momentarm der Kraft ist.

Bei mehrgelenkigen Ketten ist die Transformation der Gelenkmomente zur Endpunktkraft viel komplexer. Glücklicherweise ist die Sachlage in einem wichtigen Fall einfach: Die größten Kräfte können bei der Bein- oder Armstreckung ausgeübt werden, wenn die betreffende Extremität nahezu völlig gestreckt ist (Abb. 2.25 und 2.26). Bei dieser Bein- oder Armposition befindet sich die Kraftaktionslinie dicht am Knie- oder Ellbogengelenk, und folglich ist der Momentarm der Kraft klein. Wenn das Bein oder der Arm völlig gestreckt ist, wirkt die Kraft entlang der Extremität und der Momentarm der Kraft ist nahezu null. Als Ergebnis können Personen bei dieser Gelenkkonfiguration extrem große Kräfte aushalten.

Kurz gesagt, beeinflusst die Wahl der geeigneten Körperposition die Maximalwerte der von Sportlern erzeugten äußeren Kraft.

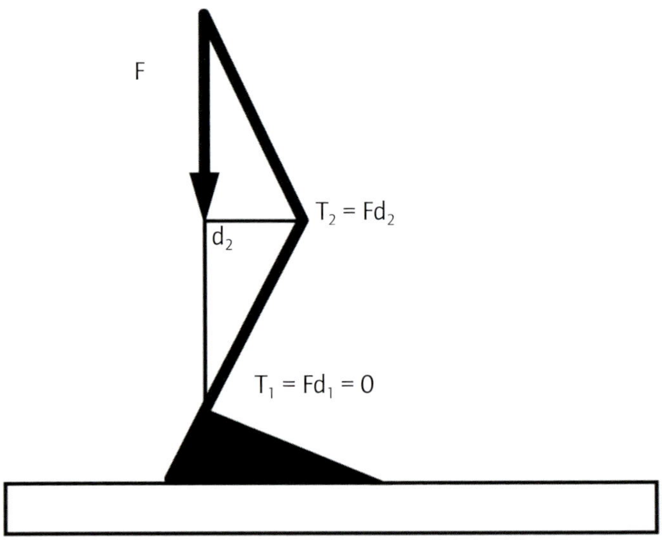

Abbildung 2.25: Je näher sich das Bein an der völligen Streckposition befindet, desto kleiner ist der Momentarm (d_2) der Belastungskraft in Bezug auf das Kniegelenk und desto geringer ist folglich das Kniegelenkmoment (T_2), welches für das Aushalten der Kraft F ($T_2 = Fd_2$) erforderlich ist. Dies erklärt, warum die größten Kräfte dann ausgehalten werden können, wenn die Beine fast völlig gestreckt sind. Wenn die Kraftaktionslinie durch das Gelenkzentrum verläuft, ist das Gelenkmoment gleich null. In der gezeigten Abbildung geschieht dies im Sprunggelenk. Wenn das Bein oder der Arm nahezu ausgestreckt sind, können große äußere Kräfte mit geringen Gelenkmomenten ausgeübt werden.
Nachdruck mit freundlicher Genehmigung von Zatsiorsky V. M., (1992). Kinetics of human motion. (Champaign, IL: Human Kinetics), S. 140.

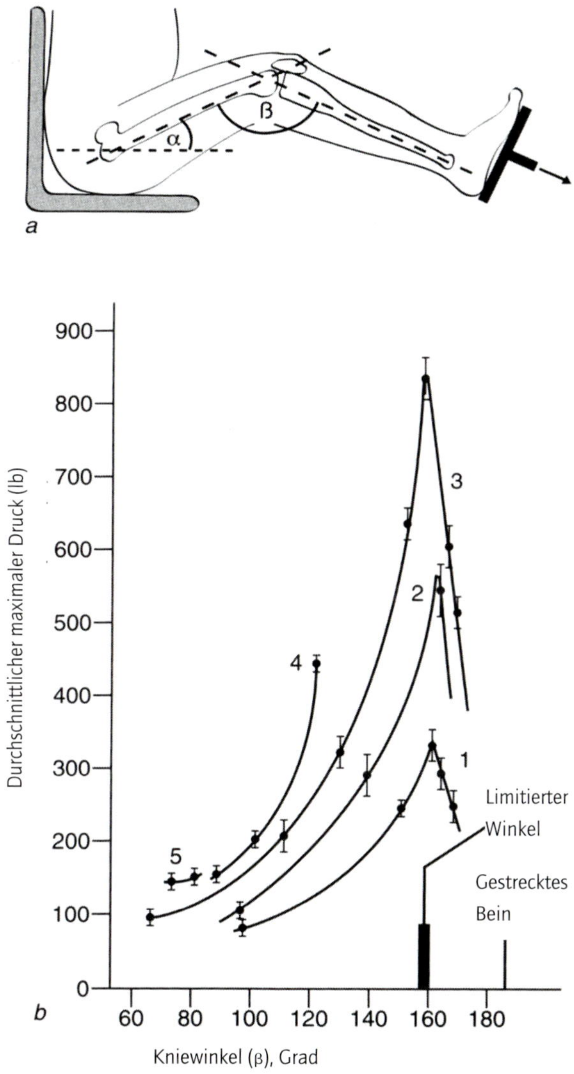

Abb. 2.26: Abhängigkeit der Drückkraft von der Gelenkstellung bei sitzenden Personen. (a) Experimenteller Aufbau. (b) Der durchschnittliche maximale Druck (± 2 Standardabweichungen), der isometrisch von sechs Personen in unterschiedlichen Positionen auf ein Pedal ausgeübt wird. Bei jedem der fünf unterschiedlichen Winkel zwischen Oberschenkel und der Horizontalen (α) variierte der Kniewinkel (β). Kurve 1 stellt die Daten für den Winkel α zwischen -15° und -6° dar; Kurve 2 für α zwischen +5° und +10°; Kurve 3, 15-19°; Kurve 4, 33-36°; und Kurve 5 entspricht dem Oberschenkelwinkel α = 48-49°. Die Kurven 4 und 5 enden, wie dargestellt, weit vor dem Erreichen des limitierenden Winkels. Bei diesen Oberschenkelpositionen kann das Kniegelenk auf Grund der durch die hintere Oberschenkelmuskulatur bewirkten Limitierung nicht weiter gestreckt werden. Beachten Sie den neunfachen Unterschied zwischen den Kraftgrößen bei unterschiedlichen Körperpositionen.
Mit freundlicher Genehmigung übernommen aus Hugh-Jones P., (1947). „The effect of limb position in seated subjects on their ability to utilize the maximum contractile force of the limb muscles". Journal of Physiology, 105, 332-344.

2.3 Zusammenfassung

Ein Sportler kann bestimmte Bewegungshandlungen wie Werfen, Gewichtheben oder Springen mit unterschiedlichem Krafteinsatz ausführen. Bei maximaler Anstrengung erzielt der Sportler bei der entsprechenden Bewegungshandlung eine maximale Muskelleistung. Jede motorische Handlung ist durch bestimmte Variablen gekennzeichnet. Zu diesen Parametern gehören der Widerstand, der Neigungswinkel beim Bergauflauf oder das Gerätegewicht. Darüber hinaus stellen die erreichten Werte in diesen Parametern weitere Variablen dar.

Wenn die Parameter der Bewegungshandlung systematisch verändert werden, kann eine parametrische Beziehung zwischen den abhängigen Variablen der maximalen Muskelkraft festgestellt werden. Die parametrische Beziehung zwischen der maximalen Kraft F_m und der maximalen Geschwindigkeit V_m ist negativ. Je größer die Kraft, desto geringer die Geschwindigkeit. Die größte maximale Kraft wird maximum-maximorum-Kraft genannt F_{mm}. Die Abhängigkeit zwischen den F_{mm}-Werten und der maximalen Geschwindigkeit V_m bildet eine nichtparametrische Beziehung mit charakteristisch positiver Korrelation (das heißt, je größer die Kraft, desto größer die Geschwindigkeit). Die Enge des Zusammenhangs hängt von den Parameterwerten ab: Je höher der Widerstand, desto größer ist der Korrelationskoeffizient.

Muskelkraft ist die Fähigkeit, eine äußere maximum-maximorum-Kraft F_{mm} zu entwickeln. Sie kann nur anhand bestimmter Parameterwerte der Bewegungshandlung, wie die Muskelkraft an einem schweren Gerät, gemessen werden. Wenn ein Sportler bestrebt ist, seine Maximalkraft zu entwickeln, wird der auftretende Kraftwert von der Bewegungsaufgabe bestimmt. Selbst wenn die „Bewegungsgeometrie" feststeht (zum Beispiel die einbezogenen Körperglieder, die Bewegungsbahn), variiert die resultierende Kraft.

Verschiedene Faktoren bestimmen die Unterschiede in den Kraftwerten bei unterschiedlichen Bewegungshandlungen, die in extrinsische (äußere) und intrinsische (innere) Faktoren unterschieden werden. Die Kraft, die ein Sportler auf einen äußeren Körper ausübt, hängt nicht nur vom Sportler selbst ab, sondern auch von äußeren Faktoren, insbesondere von der Widerstandscharakteristik (wie Elastizität, Trägheit, Gravitationskraft, hydrodynamische Kräfte).

Die Art des Widerstands beeinflusst die aufgebrachte Kraftcharakteristik. Stellen wir uns vor, dieselbe Armbewegung (beispielsweise in lateral-medialer Richtung) wird gegen unterschiedliche Widerstände ausgeführt: zunächst gegen Federn, dann gegen Viskosität (wie bei einer Armbewegung in zähem Teig). Im ersten Fall nimmt der Widerstand proportional zur Bewegungsamplitude zu, im zweiten Fall verhält sich der Widerstand proportional zur Bewegungsgeschwindigkeit. Oft ähnelt der Widerstand an Krafttrainingsmaschinen nicht der Widerstandscharakteristik, wie sie bei natürlichen sportlichen Bewegungen auftritt. Das ist von Nachteil für die Effektivität des Krafttrainings.

Um die maximale Kraft zu entwickeln, sind mehrere intrinsische Charakteristika der Bewegungshandlung von Bedeutung. In vielen Sportarten nimmt die verfügbare Zeit zur Kraftentwicklung eine Schlüsselstellung ein. Die Zeitdauer, um die Maximalkraft aufzubringen, ist in charakteristischer Weise länger als die bei realen sportlichen Bewegungen zur Kraftentwicklung verfügbare Zeit. Daher ist die Kraftentwicklungsrate (der Kraftanstieg) ein entscheidender Faktor für die sportliche Leistung und weniger die Absolutkraft an sich. Der relative Anteil der Maximalkraft und der Kraftentwicklungsrate wird vom sportlichen Leistungsvermögen bestimmt. Je höher das Leistungsvermögen, desto geringer ist die Zeitdauer zur Kraftentwicklung und desto größer wird die Bedeutung der Kraftentwicklungsrate. Die Fähigkeit, maximale Kräfte in minimaler Zeit aufzubringen, wird Explosivkraft genannt. Starke Menschen zeichnen sich nicht notwendigerweise durch eine entsprechend hohe Explosivkraft aus.

Die Bewegungsgeschwindigkeit beeinflusst die Größe der entwickelten Kraft. Je höher die Geschwindigkeit, desto geringer die Kraft (parametrische Beziehung). Daher steigt bei geringen Bewegungsgeschwindigkeiten und dementsprechend größeren Kraftwerten bei natürlichen, sportlichen Bewegungen der Anteil an F_{mm} (und damit des Maximalkrafttrainings) an der sportlichen Leistung.

Die Bewegungsrichtung (das heißt, ob ein Muskel sich während der Bewegung verkürzt oder ob er gedehnt wird) ist von vorrangiger Bedeutung. Die größten Kräfte können bei exzentrischer ebenso wie bei reversibler Muskelarbeit entwickelt werden, wenn der Muskel kraftvoll gedehnt und danach zur Verkürzung veranlasst wird. Solch ein Dehnungs-Verkürzungs-Zyklus bildet einen grundlegenden Bestandteil vieler sportlicher Bewegungen. Die Größe der aufgebrachten Kraft und die Größe der gespeicherten und zurückgewonnenen Energie der elastischen Deformation hängen sowohl von den elastischen Eigenschaften von Muskeln und Sehnen ab als auch von der neuralen Kontrolle der Muskelaktivität. Es kann davon ausgegangen werden, dass das Zusammenwirken zweier spinaler Reflexe (des Dehnungsreflexes und des Golgi-Organ-Reflexes) im Dehnungs-Verkürzungs-Zyklus einen Hauptfaktor bezüglich des neuralen Einflusses auf die Muskulatur darstellt.

Weiterhin wird die erreichte Muskelkraft in hohem Maße von der Körperhaltung bestimmt. Für eingelenkige Bewegungen können Kraftkurven ermittelt werden (das heißt Kraft-Gelenkwinkel-Beziehungen). Die beiden wichtigsten Faktoren, die die Kraft-Gelenkwinkel-Kurve beeinflussen, sind Veränderungen der Muskelspannung und des Hebelarms. Bei Multigelenkbewegungen existieren innerhalb der gesamten Bewegungsamplitude Stellen, an denen die größten und die geringsten Kräfte aufgebracht werden.

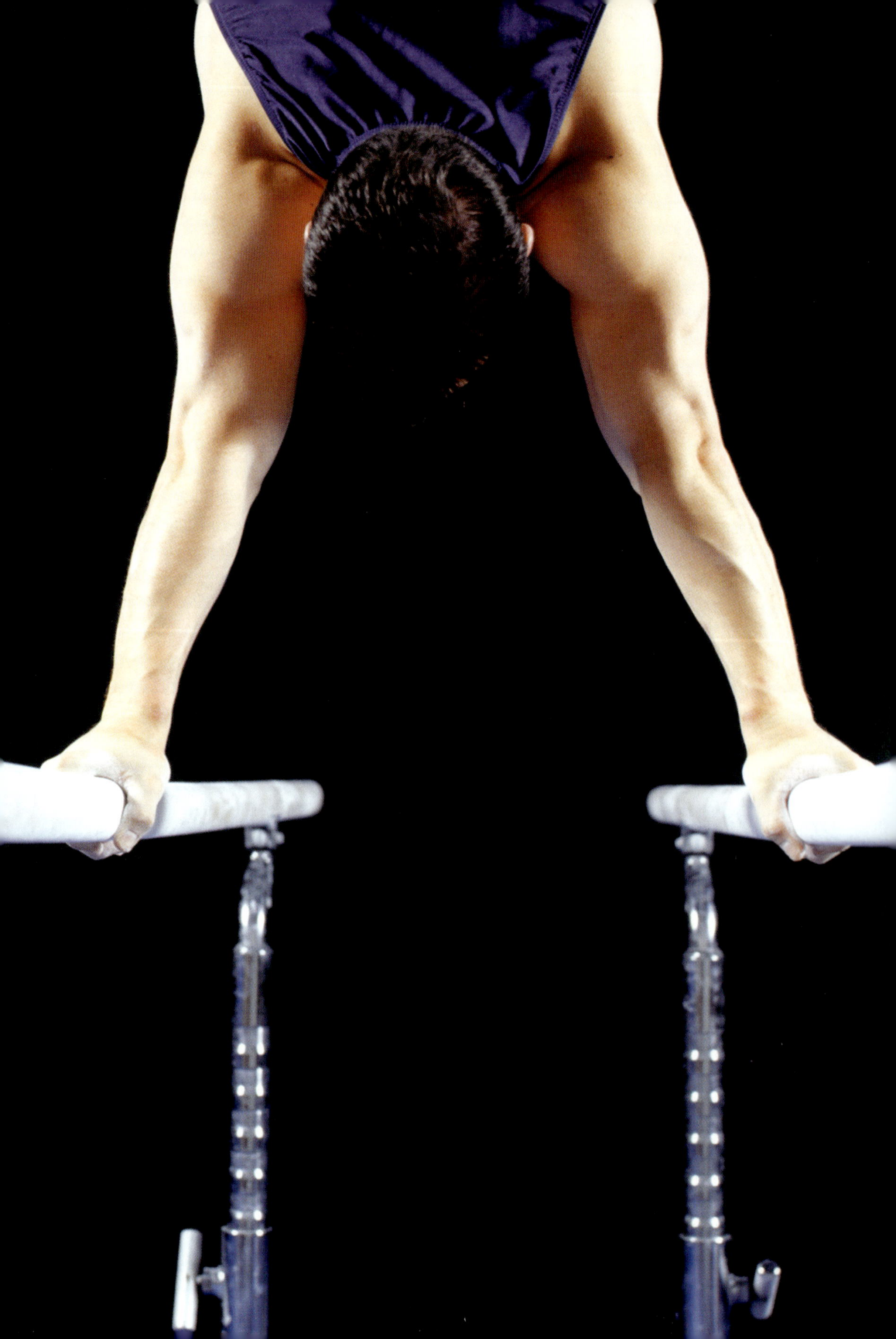

3 Sportlerspezifische Kraft

Im vorangegangenen Kapitel wurde betrachtet, in welchem Maße die Kraft von verschiedenen Faktoren abhängt, die spezifisch für Bewegungshandlungen im Sport oder bei anderen körperlichen Aktivitäten sind. Im Folgenden wenden wir uns den Faktoren zu, die bei den einzelnen Sportlern die maximale Kraftentwicklung beeinflussen. Es wird weiterhin betrachtet, wie diese leistungsbestimmenden Faktoren im interindividuellen Vergleich variieren. Wir beenden die Ausführungen dieses Kapitels über die die Kraft bestimmenden Faktoren mit einer Taxonomie, um dem Leser bei der Systematisierung und Festigung des in den Kapiteln 2 und 3 erworbenen Wissens zu helfen.

Die einzelnen Sportler entwickeln unterschiedliche Maximalkräfte, wenn sie die gleichen Bewegungen ausführen. Diese Unterschiede rühren hauptsächlich von zwei Faktoren her:

- den Maximalkraftfähigkeiten einzelner Muskeln (sogenannte **periphere Faktoren**) und
- der Koordination der Muskelaktivität durch das Zentralnervensystem (**zentrale Faktoren**). Als zwei Aspekte der neuralen Koordination sind die **intramuskuläre** und die **intermuskuläre Koordination** zu betrachten.

Da dies kein Physiologielehrbuch ist, soll nur kurz auf diese Faktoren eingegangen werden, um herauszustellen, was für das Krafttraining von Bedeutung ist.

3.1 Faktoren des Muskelkraftpotenzials (periphere Faktoren)

Unter den peripheren Faktoren, die das Muskelkraftpotenzial betreffen, sind die Muskeldimensionen die wichtigsten. Die Muskelmasse und die -abmessungen werden vom Training und natürlich auch von anderen Faktoren beeinflusst, einschließlich der Ernährung und dem hormonalen Status.

Muskeldimensionen

Es ist allgemein bekannt, dass Muskeln mit einem großen physiologischen **Querschnitt** größere Kräfte entwickeln als vergleichbare Muskeln mit geringerem Querschnitt. Das trifft unabhängig von der Muskellänge zu. Mit der Querschnittsvergrößerung durch das Training mit großen Lasten geht in charakteristischer Weise eine Kraftzunahme einher.

Der Skelettmuskel besteht aus zahlreichen Muskelfasern, das sind lange, zylindrische Muskelzellen. Jede Faser ist aus vielen, parallel zueinander verlaufenden **Myofibrillen** aufgebaut, die aus in Längsrichtung angeordneten Einheiten bestehen. Diese werden **Sarkomere** genannt. Die Sarkomere ihrerseits beinhalten dünne **Filamente**, die aus dem Protein **Aktin** bestehen, und dickere Filamente aus dem Protein **Myosin**. Die Aktin- und Myosinfilamente überlappen sich teilweise. Die Myosinfilamente besitzen kleine, äußere, spiralenförmige Fortsätze, Kreuzbrücken genannt. Diese Kreuzbrücken enden in Myosinköpfen, die den Kontakt mit den dünnen Filamenten während der Kontraktion herstellen (**Kreuzbrückenverbindung** oder -kette). Entsprechend der Filament-Gleit-

Theorie entsteht die Sarkomerverkürzung und folglich die Verkürzung der Muskelfaser im Ergebnis einer aktiven Gleitbewegung der Aktinfilamente zwischen den Myosinfilamenten.

Die von einem Muskel entwickelte Kraft ist das Resultat der Aktivität der Muskeleinheiten (Sarkomere, Myofibrillen, Muskelfasern). Die maximale Kraft, die ein Sarkomer entwickeln kann, hängt in gewissem Grade von der absoluten Anzahl der verfügbaren Myosinköpfe für die Kreuzbrückenbildungen mit den Akitinfilamenten ab. Die absolute Anzahl der Kreuzbrückenverbindungen in einem bestimmten Sarkomer ist offenbar das Ergebnis

- der Anzahl der Aktin- und Myosinfilamente, das heißt der Querschnittsfläche aller Filamente und
- der Anzahl der Myosinköpfe, die mit den Aktinfilamenten zusammenwirken, das heißt der Sarkomerlänge.

Muskeln mit langen Sarkomeren (längere Aktin- und Myosinfilamente) entwickeln pro Querschnittsflächeneinheit größere Kräfte, weil in größerem Maße eine Überlappung möglich ist.

Alle Sakromere einer Myofibrille arbeiten in Serie. Die Kraft, die von einem, oder auf ein Element der linear angeordneten Serie ausgeübt wird (das heißt von einem Sakromer in der Myofibrille), entspricht der Kraft in jedem der anderen Elemente in der Serie, Derhalb entwickeln alle Sakromere der Myofibrille die gleiche Kraft, und sich am Ende der Myofibrille ergebende Kraft hängt nicht von der Länge ab.

Die von einer Muskelfaser produzierte Kraft wird von der Anzahl der Aktin- und Myosinfilamente begrenzt und damit von der Anzahl der parallel arbeitenden Myofibrillen. Die Unterschiede der parallel und in Serie arbeitenden Sarkomere sind in Abbildung 3.1 am Beispiel von zwei „Fasern", die jeweils aus zwei Sarkomeren bestehen, angeführt. Um das Muskelkraftpotenzial abzuschätzen, bestimmen Forscher anstelle der Anzahl der Filamente deren Querschnittsfläche. Das Verhältnis zwischen **Filamentfläche** zur Muskelfaserfläche wird als Filamentdichte bezeichnet. Krafttrainingsübungen können die Anzahl der Myofibrillen pro Muskelfaser und die Filamentdichte vergrößern, indem Größe und Kraft der Muskelzellen zunehmen. Wir wissen wenig über den Einfluss von Krafttraining auf die Sarkomerlänge. Das Vermögen des Muskels zur Kraftentwicklung hängt von seinem physiologischen Querschnitt ab, insbesondere von der Anzahl der im Muskel enthaltenen Muskelfasern und deren Querschnittsoberfläche.

Es ist allgemein bekannt, dass sich durch ein Krafttraining der Muskelumfang vergrößert. Diese Vergrößerung wird **Muskelhypertrophie** genannt und ist in typischer Weise bei Bodybuildern zu beobachten. Muskelhypertrophie wird hervorgerufen

- durch eine Zunahme der Anzahl motorischer Fasern (als **Faserhyperplasie** bezeichnet) oder
- durch eine Verlängerung der Kreuzbrückenfläche einzelner Fasern (Faserhypertrophie).

In neueren Untersuchungen wurde festgestellt, dass sowohl Hyperplasie als auch Hypertrophie zur Muskelquerschnittsvergrößerung beitragen. Allerdings ist der Anteil der Faserhyperplasie ziemlich gering und kann für praktische Belange des Krafttrainings vernachlässigt werden. Die Muskelquerschnittsvergrößerung ist hauptsächlich bedingt durch die Querschnittsvergrößerung der einzelnen Faser und nicht durch Zunahme der Faseranzahl (durch Fasersplitting). Personen mit einer großen Anzahl kleiner (dünner) Muskelfasern haben bessere Voraussetzungen, gute Gewichtheber oder Bodybuilder zu werden als Personen mit einer geringen Faseranzahl in ihren Muskeln. Der Querschnitt der einzelnen Fasern und konsequenterweise der Muskelquerschnitt erhöhen sich infolge des Trainings. Die Faseranzahl verändert sich nicht wesentlich.

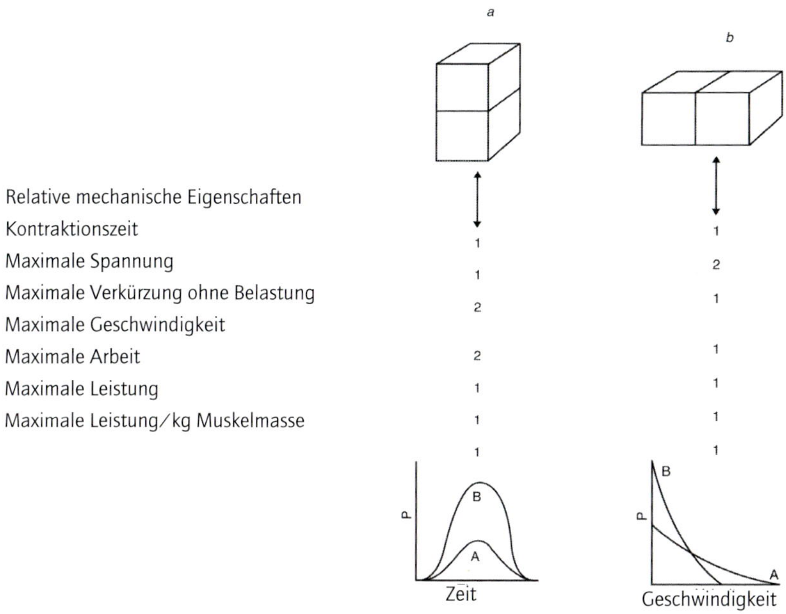

Abb. 3.1: Die relativen Wirkungen einer seriellen und parallelen Sarkomeranordnung auf die mechanischen Eigenschaften einer Muskelfaser. Zusätzlich sind im unteren Teil die relativen, isometrischen und isotonischen Eigenschaften für Fall a und b illustriert.
Aus: Edgerton, V. R., Poy, R. R.; Grgor, R. J. & S. Rugg (1986). Morphological basis of scelettal muscle power output. In Jones, McCartney & McComas (Hrsg). Human muscle power. (S. 44). Champaign: Human Kinetics. Abdruck mit Erlaubnis.

Schematisch können zwei Typen von Muskelfaserhypertrophie beschrieben werden: sarkoplasmatische und myofibrilläre Hypertrophie (s. Abb. 3.2).
Die sarkoplasmatische Muskelhypertrophie ist durch die Zunahme an Sarkomerplasma (halbflüssige, interfibrilläre Substanz) und der nichtkontraktilen Proteine gekennzeichnet, die nicht direkt an der Kraftentwicklung des Muskels beteiligt sind. Kennzeichnend ist, dass sich die Filamentdichte in den Muskelfasern bei einer Querschnittsvergrößerung der Muskelfaser verringert, ohne von einer Muskelkraftzunahme begleitet zu sein. Myofibrilläre Hypertrophie bedeutet eine Vergrößerung der Muskelfaser durch mehr Myofibrillen und dementsprechend mehr Aktin- und Myosinfilamente. Gleichzeitig werden kontraktile Proteine synthetisiert und die Filamentdichte nimmt zu. Dieser Typ der Faserhypertrophie führt zu einer steigenden Kraftentwicklung.

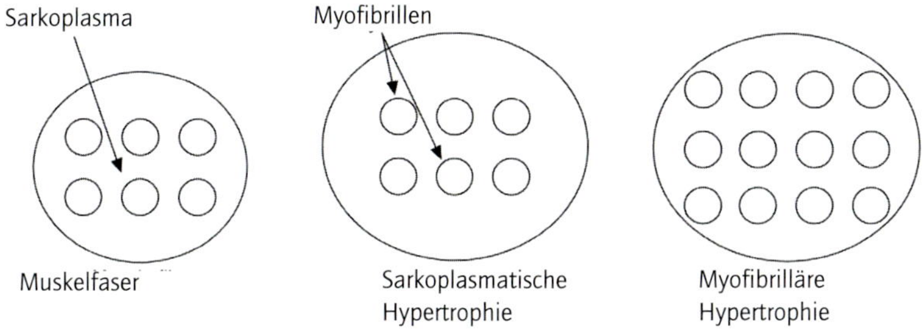

Abb. 3.2: Sarkoplasmatische und myofibrilläre Hypertrophie

Training mit hohen Widerständen kann zu sarkoplasmatischer und myofibrillärer Hypertrophie der Muskelfasern führen. Sie bilden sich in unterschiedlichem Grade in Abhängigkeit vom Trainingsaufbau aus. Myofibrilläre Hypertrophie ist typisch für Spitzengewichtheber (bei einem zweckmäßigen Trainingsprogramm). Sarkoplasmatische Hypertrophie ist demgegenüber für Bodybuilder charakteristisch. In sehr speziellen Fällen, wenn das Ziel des Maximalkrafttrainings in einer Körpergewichtszunahme besteht, sind die Sportler daran interessiert, eine myofibrilläre Hypertrophie auszulösen. Das Training muss darauf ausgerichtet sein, die Synthese von kontraktilen Proteinen zu stimulieren und die Filamentdichte zu erhöhen.

Nach einer verbreiteten Vorstellung vom Krafttraining sollen die Übungen den **Proteinkatabolismus** (Abbau von Muskelproteinen) aktivieren, indem Bedingungen für die Synthese kontraktiler Proteine in der Erholungsphase geschaffen werden (Ab- und Aufbautheorie). Bei der Ausführung von Krafttrainingsübungen werden Muskelproteine forciert in einfachere Substanzen umgewandelt (Abbau, „breaking down"). Während der Erholung (**anabole Phase**) läuft eine verstärkte Muskelproteinsynthese ab. Die Faserhypertrophie wird als eine Superkompensation der Muskelproteine aufgefasst.

Die Mechanismen der Muskelproteinsynthese, zu denen der die verstärkte Muskelproteinsynthese auslösende Anfangsreiz gehört, sind bis zum heutigen Tag nicht vollständig aufgedeckt.
Es ist offensichtlich, dass einige ältere Theorien überarbeitet werden müssen, da mehr und mehr Einzelheiten der im Muskel laufenden Vorgänge bekannt werden und diese Fakten passen nicht mehr zu den alten Theorien.
Einige Hypothesen, die unter Trainern vor 30-40 Jahren im Umlauf wahren, sind inzwischen in Misskredit geraten, dazu gehören auch die folgenden Theorien:

- Die Hypothese der gesteigerten Blutzirkulation geht davon aus, dass eine erhöhte Blutzirkulation in den arbeitenden Muskeln den auslösenden Reiz für das Muskelwachstum bildet. Eine der verbreitetsten Trainingsmethoden der Bodybuilder, *„flushing"* genannt, (s. Kap. 8, Muskelmasse) baut auf dieser Annahme auf. Es hat sich jedoch gezeigt, dass die aktive Muskelhyperämie (das heißt die Vergrößerung des Blutstroms durch einen Muskel), die durch physiotherapeutische Maßnahmen verursacht wird, nicht von allein zu einer Aktivierung der Proteinsynthese führt.

Eine kontinuierliche Blutzirkulation im arbeitenden Muskel ist wichtig für den Transport und Nachschub an essenziellen Nährstoffen und Hormonen, aber die Effekte, die die Fähigkeit des Muskels bewirkt, beruhen auf der Aktivierung der maximal möglichen Anzahl motorischer Einheiten im Muskel.

- Die Muskelhypoxiehypothese setzt im Gegensatz zur Blutzirkulationshypothese voraus, dass kein Überfluss, sondern ein Blut- und Sauerstoffmangel bei der Ausführung von Krafttrainingsübungen die Proteinsynthese auslöst. Die Arterien und Kapillaren sind im Muskel bei Krafttrainingsübungen zusammengepresst und die Blutzufuhr ist im aktiven Muskel begrenzt. Der Blutstrom zum Muskelgewebe wird bei einer Spannung von ungefähr 60 % der maximalen Muskelkraft unterdrückt.

  Allerdings haben Untersuchungen, bei denen auf unterschiedliche Weise in der Muskulatur ein Hypoxiezustand erzeugt wurde, gezeigt, dass Sauerstoffmangel keine Zunahme des Muskelquerschnitts verursacht. Professionelle Perlentaucher, Synchronschwimmerinnen und andere Personen, die regelmäßig Bewegungen mit geringer Intensität unter geringer Sauerstoffzufuhr ausführen, besitzen keine hypertrophierte Muskulatur.

Eine Gewebehypoxie vergrgößert sofort die Anzahl der freien Radikalen und verursacht begrenzte Gewebeschäden. Studien zufolge kann Widerstandstraining diesen Effekt vermindern. Allerdings wirkt eine Hypoxiekontrproduktion auf die Erholung und die Wiederherstellungsabläufe in den Muskeln.

- Die Adenosintriphosphat (ATP)-Mangel-Theorie basiert auf der Annahme, dass die ATP-Konzentration nach einem Maximalkrafttraining verringert ist (ungefähr 15 Wiederholungen in 20 s pro Serie werden für das Training empfohlen). Modernde Untersuchungen belegen jedoch, dass das ATP-Niveau auch im völlig erschöpften Muskel unverändert bleibt.

Eine vierte Theorie, die allerdings noch nicht bis in das letzte Detail bestätigt wurde, erscheint realistischer und für das Training annehmbar zu sein – die **Energietheorie der Muskelhypertrophie**. Entsprechend dieser Hypothese besteht die Schlüsselstelle für die Zunahme des Protein-Katabolismus in einer Verringerung der Energie für die Proteinsynthese in der Muskelzelle während der Ausführung von Maximalkraftübungen.

Die Synthese von Muskelproteinen erfordert eine bedeutende Energiemenge. Die Synthese einer Peptidkette benötigt zum Beispiel die Energie, die durch die Hydrolyse von zwei ATP-Molekülen frei wird. Zu jedem Zeitpunkt ist nur eine begrenzte Energiemenge in der Muskelzelle verfügbar. Diese Energie wird für den Anabolismus der Muskelproteine und für muskuläre Arbeit benötigt. Im Normalfall reicht diese verfügbare Energiemenge aus, um die beiden Anforderungen abzudecken. Während eines Maximalkrafttrainings wird die verfügbare Energie nahezu vollständig für die kontraktilen Elemente eingesetzt , um muskuläre Arbeit zu verrichten (s. Abb. 3.3).

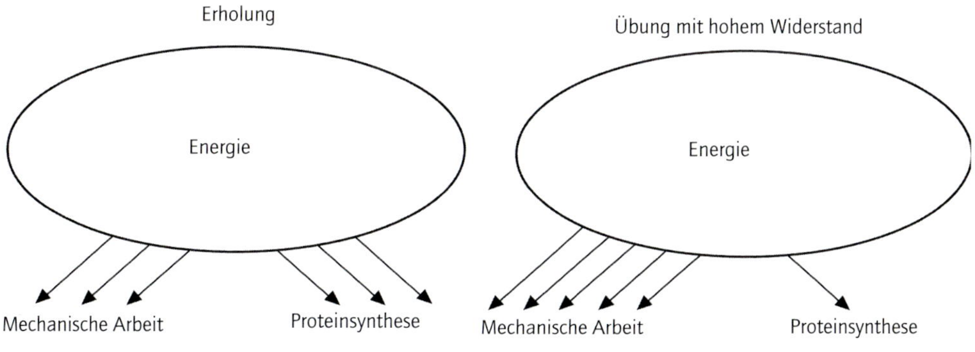

Abb. 3.3: Energiezufluss im Ruhezustand sowie beim Training mit geringen und hohen Widerständen

Wenn sich der Energiestrom für die Proteinsynthese verringert, nimmt die Proteindegradation zu. Das Aufnahmevermögen für die Aminosäuren vom Blut in die Muskulatur ist während der Übungsausführung geringer. Die während der Krafttrainingsübungen katabolisierte Proteinmenge übersteigt die Menge der erneut synthetisierten Proteine. Als Folge davon verringert sich die Muskelproteinmenge in gewissem Maße nach einer Kraftbelastung, währenddessen die Menge der Proteinkataboliten (beispielsweise die Konzentration des Nichtproteins Nitrogen im Blut) über ihr Ruheniveau ansteigt. Zwischen den Trainingseinheiten nimmt die Proteinsynthese zu. Die Aufnahme von Aminosäuren vom Blut in die Muskulatur liegt über dem Ruheniveau. Dieser wiederholte Prozess von gesteigerter Degradation und Synthese kontraktiler Proteine kann zu einer

Proteinsuperkompensation führen (s. Abb. 3.4). Dieses Prinzip entspricht der Überkompensation von Muskelglykogen, die als Antwortreaktion auf ein Ausdauertraining stattfindet.

Typ-I-Fasern, d. h. schnellzuckende Fasern, und Typ-II-Fasern, d. h. langsamzuckende Fasern, hypertrophieren nicht auf dieselbe Weise. Während sich bei Typ-I-Fasern eher das Ausmaß des myofibrillären Eiweißabbaus verringert, kommt es bei Typ-II-Fasern eher zu einer Steigerung der Eiweißsynthese. Beide Funktionen gehören zwar zu den normalen Abläufen in einer Muskelfaser, diese Unterschiede unterstützen aber bestimmte Trainingsaspekte. So reagieren Typ-I-Muskelfasern verstärkt auf ein Abtrainieren und bedürfen daher einer höheren Trainingshäufigkeit zur Beibehaltung des Trainingseffektes als Typ-II-Fasern.

Unabhängig davon, welche Mechanismen die Muskelhypertrophie stimulieren, sind die Belastungsintensität (die ausgeübte Muskelkraft) und der Belastungsumfang (die Gesamtzahl der Wiederholungen, die geleistete mechanische Arbeit) die entscheidenden Hypertrophie auslösenden Trainingsparameter. Die praktischen Aspekte dieser Theorie werden in Kapitel 4 erläutert.

Was auch immer die Auslösemechanismen für die Muskelhypertrophie sind – die entscheidenden Parameter einer Trainingsbelastung, um in deren Ergebnis eine solche herbeizuführen, sind Übungsintensität (die entwickelte Muskelkraft) und Übungsumfang (die Gesamtzahl der Übungen, die verrichtete mechanische Arbeit). Die praktischen Aspekte dieser Theorie werden in Kapitel 4 beschrieben.

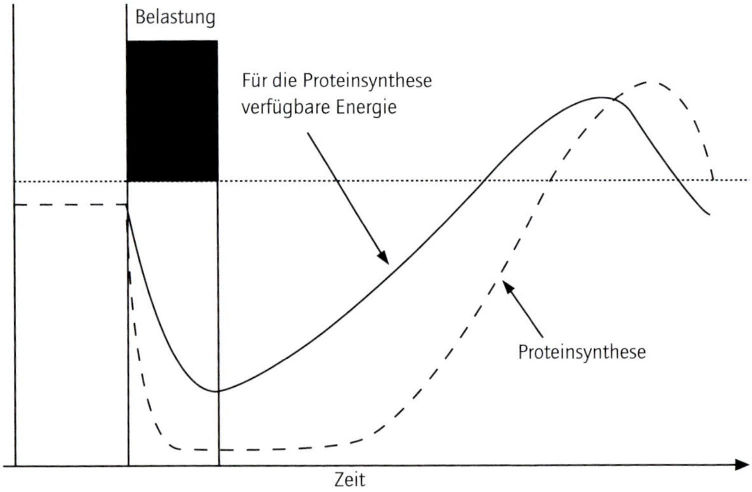

Abb. 3.4: Energiepotenzial einer Muskelzelle und Höhe des Proteinanabolismus. Modifiziert nach: Viru, A. A. (1990). Influence of exercise on protein metabolism. In Ders. (Hrsg.), Lectures in exercise physiology. Tartu: University Press. 123-146. Modifiziert mit Erlaubnis des Autors.

Körpergewicht

Die Muskelmasse macht einen beträchtlichen Teil der Körpermasse oder des Körpergewichts des Menschen aus (bei Spitzengewichthebern erreicht die Muskelmasse 50 % der Körpermasse). Darum können Sportler mit größerem Körpergewicht gegenüber anderen bei vergleichbarem Trainingszustand höhere Kräfte aufbringen.

Die Abhängigkeit der Kraft vom Körpergewicht tritt deutlicher zutage, wenn die getesteten Probanden ein vergleichbar hohes sportliches Leistungsvermögen besitzen. Weltrekordler im

Gewichtheben weisen eine sehr enge Korrelation von 0,93 zwischen der sportlichen Leistung und dem Körpergewicht auf. Unter den Weltmeisterschaftsteilnehmern beträgt der Zusammenhang 0,80. Bei Nichtsporttreibenden ist diese Korrelation gering oder fehlt völlig.

Um die Kraft verschiedener Menschen vergleichen zu können, wird gewöhnlich die Kraft pro Kilogramm Körpermasse (**Relativkraft**) berechnet. Andererseits wird die Muskelkraft, wenn sie nicht auf das Körpergewicht bezogen wird, als **Absolutkraft** bezeichnet. Dazu wird folgende Gleichung benutzt:

Relativkraft = Absolutkraft/Körpermasse

Mit einer Zunahme des Körpergewichts nimmt bei Sportlern unterschiedlicher Gewichtsklassen und vergleichbaren Trainingszustandes die Absolutkraft zu und die Relativkraft verringert sich (s. Abb. 3.5).

Zum Beispiel bringen die international führenden Heber in der 56-kg-Gewichtsklasse im Stoßen Hantelmassen über 168 kg zur Hochstrecke. Ihre Relativkraft erreicht bei dieser Wettkampfübung 3,0 (168 kg Hantelmasse/56 kg Körpermasse = 3,0). In der Klasse des Superschwergewichts erreicht die Körpermasse mehr als 105 kg und beträgt gewöhnlich 130-140 kg. Wenn die besten Sportler dieser Gewichtsklasse eine Relativkraft von 3,0 pro kg Körpermasse aufweisen würden, können sie ungefähr 400 kg umsetzen und stoßen. In Wirklichkeit liegt der Weltrekord in dieser Gewichtsklasse im Bereich von 263,5 kg.

Auf Grund ihrer großen relativen Kraft sind Sportler mit kleinen Körperdimensionen beim Heben ihres eigenen Körpers im Vorteil. Eliteringer der Leichtgewichtklassen sind normalerweise in der Lage, 30 Klimmzüge an der Reckstange auszuführen, während für Sportler der Superschwergewichtsklasse 10 Klimmzüge bereits eine exzellente Leistung darstellen.

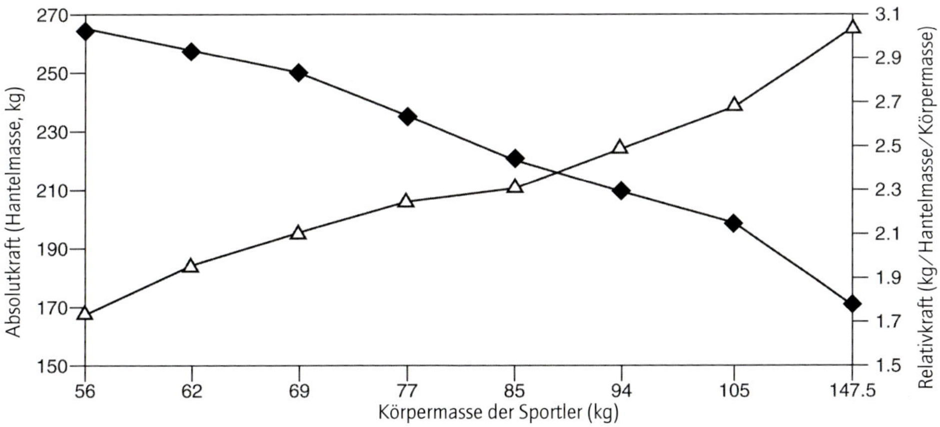

Abb. 3.5: Absolutkraft (dreieckige Linie) und Relativkraft (Rautenlinie) von Spitzengewichthebern verschiedener Gewichtsklassen. Den Absolutkraftwerten liegen die Weltrekorde im Stoßen und im Reißen zugrunde (Stand: 1. Januar 2005). Für die Superschwergewichtsklasse (> 105 kg) ist das aktuelle Gewicht des Weltrekordhalters dargestellt (H. Rezadeh, Iran, Körpergewicht 147,5 kg; Der Weltrekord liegt bei 263,5 kg, die relative Kraft beträgt 263,5/147,5 = 1,786 kg Kraft/kg des Körpergewichts).

WARUM WEISEN VERTRETER VERSCHIEDENER SPORTARTEN UNTERSCHIEDLICHE KÖRPERMASSEN AUF?

Warum sind Turner klein? (Die Körpergröße der besten Turner liegt gewöhnlich im Bereich von 1,55-1,62 m, bei den Turnerinnen 1,35-1,50 m und oft darunter). Weil sie nur ihren eigenen Körper zu bewegen haben, besitzt in dieser Sportart die Relativkraft und nicht die Absolutkraft Bedeutung. Kleine Athleten haben in diesem Sport einen Vorteil.

Warum sind die besten Kugelstoßer schwer und groß (aber nicht korpulent)? Weil in dieser leichtathletischen Disziplin die Absolutkraft von Bedeutung ist, haben Sportler mit großen Körpermaßen hier einen echten Vorteil.

Um zu veranschaulichen, wodurch derartige Unterschiede bedingt sind, stellen wir uns zwei Sportler vor, A und B, mit vergleichbarem Leistungsvermögen, aber unterschiedlichen Körpermaßen. Die Körpergröße des einen beträgt mit 2,10 m das Anderthalbfache der Größe des anderen, der 1,40 m erreicht (Abb. 3.6). Die Gliedmaßen stehen im gleichen Verhältnis zueinander. Vergleichen Sie die linearen Maße mit dem Flächenmaß (Körperoberfläche, physiologische Querschnittsfläche) und das Volumen (Körpervolumen, Körpergewicht)

Maße	A	B
Länge	1	1,5
Fläche (und Kraft)	1	$1{,}5^2=2{,}25$
Volumen (und Körpergewicht)	1	$1{,}5^3=3{,}375$

Danach beträgt die Proportion für die Körpergröße 1:1,5, für die Körperoberfläche (einschließlich der physiologischen Muskelquerschnittsfläche) 1:1.25 und für das Körpervolumen und Gewicht 1:3,375. Sportler B ist somit 2,25 x stärker als Sportler A, aber auch 3,375 x schwerer. Sportler B besitzt einen Vorteil in der Absolutkraft, Sportler A demgegenüber in der Relativkraft.

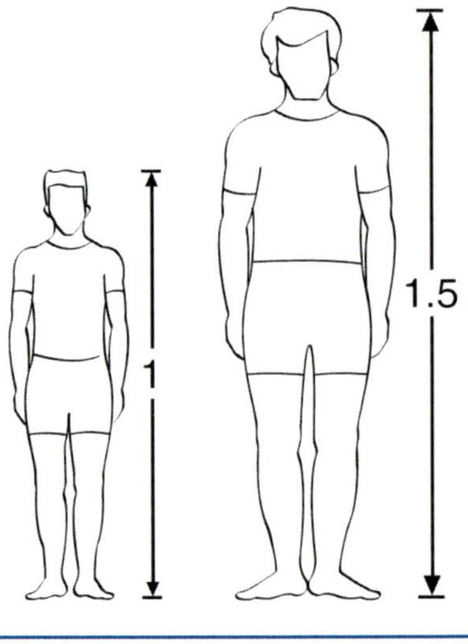

Abb. 3.6: Zwei Sportler mit unterschiedlichen Körpermaßen

Die Beziehung zwischen Körpergewicht und Kraft kann dann mithilfe einfacher mathematischer Beziehungen analysiert werden. Nehmen wir an, dass

$$W = aL^3$$

mit W – Körpergewicht, L – Länge, a – Konstante, dann kann formuliert werden,

$$L = aW^{1/3}$$

Weil die Kraft (F) proportional zum physiologischen Muskelquerschnitt ist, besteht auch eine Proportionalität zu L^2:

$$F = aL^2 = a\,(W^{1/3})^2 = aW^{2/3} = aW^{0{,}666}$$

Oder, als logarithmischer Ausdruck

$$\mathrm{Log}_{10}F = \log_{10}a + 0{,}666\,(\log_{10}W)$$

Die Zuverlässigkeit der letztgenannten Gleichung kann beispielsweise anhand der Weltrekorde im Gewichtheben überprüft werden. Mit dieser Zielsetzung wurde der Logarithmus der Körpermasse (Abzisse) gegenüber dem Logarithmus der im Zweikampf gehobenen Hantelmasse in Abbildung 3.7 dargestellt. Der Regressionskoeffizient beträgt 0,63 (mit großer Näherung an den vorhergesagten Wert von 0,666), womit die Validität der Gleichung bestätigt wird. Diese Gleichung (oder entsprechende Tabellen wie Tabelle 3.1) können genutzt werden, um die Kraft von Personen mit unterschiedlichem Körpergewicht zu vergleichen. Die Tabelle zeigt, dass eine Hantelmasse von 100 kg in der 67,5-kg-Gewichtsklasse 147 kg Hantelmasse bei einem Heber im Superschwergewicht entspricht.

Tab. 3.1: Äquivalente Kraftniveaus für Sportler unterschiedlicher Gewichtsklassen (kg)

Gewichtsklasse, kg							
56	60	67,5	75	82,5	90	110	120
44	46	50	54	57	61	69	73
53	55	60	64	69	73	83	88
62	65	70	75	80	85	96	103
71	76	80	86	91	97	111	117
79	83	90	97	103	109	125	132
88	92	100	107	114	121	139	147
132	139	150	161	171	182	208	220
177	185	200	215	229	242	277	293
221	231	250	290	285	303	346	367
265	277	300	322	343	363	415	425

Daten aus: Zatsiorsky (1964). Applied aspects of the analysis of the relations between the strength and body weight of the athletes. Theory and Practice of Physical Culture, 27 (7) 71-73.

Für Linienspieler im American Football, Superschwergewichtler, Werfer sowie Vertreter anderer Sportarten ist die Absolutkraft von großem Wert. In Sportarten, bei denen es mehr auf die Bewegung des Sportlers und weniger auf die Bewegung eines Geräts ankommt, ist die Relativkraft die wichtigste Größe. Im Turnen kann der Kreuzhang nur von den Sportlern ausgeführt werden, deren Relativkraft bei dieser Bewegung 1 kg x 9,81 m/s^2 pro Kilogramm Körpermasse beträgt (s. Tab. 3.2). Da der Turner nicht seinen gesamten Körper in der Schwebe halten muss (es muss keine Kraft für die nahe der Griffstellen gelegenen Armanteile aufgebracht werden), kann der Kreuzhang bereits mit einer Relativkraft von etwas unter 1,0 ausgeführt werden.

Tab. 3.2: Maximalkraft der Armadduktion in „Kreuz"-haltung von zwei Weltmeistern im Gerätturnen

Name	Armadduktionskraft (kg)	Körpergewicht (kg)	Kraftüberschuss (kg)	Relativkraft Anzahl (kg Kraft/kg Körpergewicht)	
Azarian, A	89	74	15	1,20	5-6
Shachlin, B.	69,2	70	-0,8	0,98	1-2

Angaben aus: Korobova & Plotkin (1961). Strength testing of elite athletes, technical report #61-105 (Moskau, Russland:Allunions-Forschungsinstitut für Körperkultur, 48).

In Sportarten, in denen die Absolutkraft die Hauptanforderung darstellt, sollten die Sportler das Training darauf ausrichten, dass die Zunahme der aktiven Körpermasse angeregt wird. Bei einer Gewichtsvergrößerung muss der Anteil an Körperfett konstant bleiben oder sich sogar verringern. Damit wird erreicht, dass die Gewichtszunahme ausschließlich durch die fettfreie Körpermasse erfolgt.

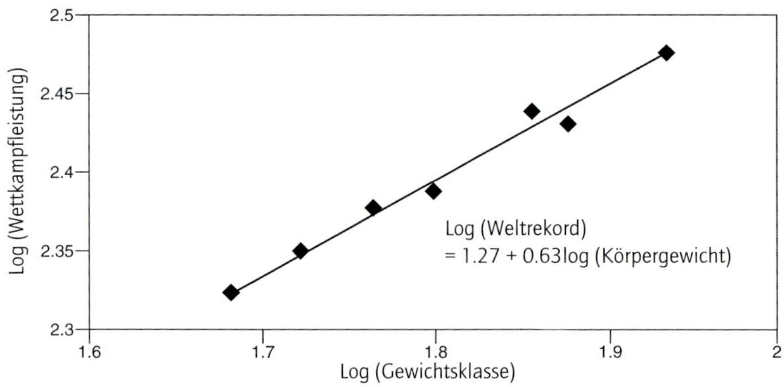

Abb. 3.7: Die Beziehung zwischen der Kraft eines Sportlers und seinem Körpergewicht. Die Rekorde im Gewichtheben (Stoßen, Heben und Reißen) weiblicher Athletinnen verschiedener Gewichtsklassen liegen als Indikatoren für die Maximalkraft zugrunde (Stand: 1. Januar 2005). Da das Körpergewicht der Athleten in Gewichtsklassen über 75 kg nicht genau durch die Regeln festgelegt wird, sind diese Daten nicht in der Analyse enthalten (die Weltrekordhalterin G. Tang, China, hatte während der Olympischen Spiele von 2004 ein Körpergewicht von ca. 120 kg). Beachten Sie die logarithmische Skalierung. Die empirische Regressionsgleichung lautet $\log_{10} F = 1.27 + 0.63 (\log_{10} W)$.

Die Verbesserung der Relativkraft kann mit verschiedenen Veränderungen im Körpergewicht verbunden sein. Manchmal ist sie von einer Gewichtsstabilisierung oder gar von einer Gewichtsverringerung begleitet. Tabelle 3.3 veranschaulicht dieses Phänomen an einer Sportlerin, die ihr Gewicht reduzierte und dabei ihre Leistung verbesserte. Eine zweckmäßige Ernährung und eine regelmäßige Gewichtskontrolle sind für alle Sportler notwendig. Wöchentliches Wiegen und die regelmäßige Bestimmung der Körperzusammensetzung (Hautfaltenmessungen, Unterwasserwiegen) sind hervorragend geeignete Maßnahmen.

In der Sportpraxis ist eine Gewichtsreduzierung vor Wettkämpfen üblich. Sportler „machen Gewicht", um ihre Relativkraft zu verbessern und um die Leistung zu steigern. Sportler in Sportarten mit Gewichtsklassen wie Ringen oder Judo wenden häufig diese Vorgehensweise an, um eine Gewichtsklasse tiefer als in ihrer Normalklasse zu starten. Einschränkungen der Nahrungsaufnahme, Flüssigkeitsentzug und Dehydration durch Wärmemaßnahmen wie Sauna werden mit dieser Zielstellung angewandt.

Tab. 3.3: Veränderungen im Körpergewicht und einige indirekte Merkmale der Relativkraft der Olympiasiegerin im Weitsprung 1960, V. Krepkina

Alter	Masse kg	Größe m	Masse/ Größe	Standweitsprung cm	Weitsprung cm	Sprint 100m/s
16	64	1,58	40,5	214	490	13,6
24	55	1,58	34,5	284	617	11,3

Daten aus: Zatsiorsky, V., M. (1966). Die körperlichen Eigenschaften von Sportlern. Moskau, Russland: Fizkultura i Sport (in Russisch), 26.

Dieses Vorgehen kann akzeptiert werden, wenn es vernünftig erfolgt. Der Masseverlust sollte 1 kg pro Woche bei „Mittelklassesportlern" und 2,5 kg bei Spitzensportlern nicht überschreiten. Eine extreme Gewichtsreduktion steht im Gegensatz zur sportlichen Leistung und ist darüber hinaus gefährlich. Rapider Gewichtsverlust in kurzen Zeiträumen führt eher zu Gewebeaustrocknung und Wasserverlust als zum Fettabbau. Zusätzlich erfolgt ein Abbau der Glykogenspeicher, der wichtigsten Energiequelle bei hochintensiven Leistungen. Die Leistungsfähigkeit eines Sportlers fällt entweder als Folge der verringerten Kohlenhydratverfügbarkeit oder als Auswirkung eines gestörten Flüssigkeitsgleichgewichts. Daher ist es wichtig, dass Sportler nur nach langfristig angelegten Programmen ihr Gewicht reduzieren, bei denen die Nahrungsaufnahme um 2-4 kJ/Tag (500-1.000 kcal) unterhalb der normalen Energiezufuhr liegt.

Ein Missbrauch von Maßnahmen zu einer extremen und schnellen Gewichtsabnahme, wie durch die Nutzung von Gummikleidung, Abführmitteln, Klistieren, herbeigeführtes Erbrechen und Diuretika, kann nicht gutgeheißen werden. **Diuretika** gelten als Doping, ihr Gebrauch ist durch die Medizinische Kommission des IOC verboten. Unglücklicherweise fahren trotz aller Bemühungen gegen eine rapide Gewichtsabnahme viele Sportler fort, ihr Körpergewicht mit inakzeptablen und gefährlichen Methoden zu reduzieren. Es sei auch der Hinweis angebracht, dass alle Methoden zur Gewichtsabnahme, einschließlich aller sanften Methoden, nur für erwachsene Sportler geeignet sind. Sie sollten von Kindern und Jugendlichen strikt vermieden werden.

TURNERINNEN UND DAS RISIKO

Christy Henrich, eine der besten Turnerinnen der 80er Jahre, ist ein hinlänglich bekanntes Beispiel für die tragischen Konsequenzen, die sich aus Ernährungsproblemen ergeben können. Als sie 43 kg (95 lbs) wog, wurde ihr von ihren Trainern gesagt, dass sie zu fett für die Olympiamannschaft sei. Sie begann ein Leben mit Appetitlosigkeit und Heißhunger (Anorexia und Bulimie), und trotzdem verpasste sie die Olympischen Spiele um den Bruchteil eines Punktes. Sie starb weniger als 10 Jahre später, 22-jährig mit einem Gewicht von gerade 23,5 kg (52 lbs). Trainer sollten bei ihren Bemerkungen zur Gewichtsabnahme rücksichtsvoll und vorsichtig sein.

Die Alternative zur Gewichtsabnahme ist die Verbesserung der Relativkraft durch Zugewinn an Muskelmasse. Das ist vollständig gerechtfertigt und Sportler sollten nicht argwöhnisch gegenüber einem Muskelwachstum sein (in den Muskelgruppen, die in ihrer Sportart die Hauptbeanspruchung tragen).

WACHSTUM UND KRAFT

Wenn Kinder und Jugendliche größer und schwerer werden, kann sich ihre Relativkraft verringern. Das tritt oft ein, insbesondere während der pubertären Wachstumsschübe. Es ist nicht ungewöhnlich, dass achtjährige Jungen und Mädchen vergleichbar hohe Werte der Relativkraft aufweisen, beispielsweise, wenn sie 10-12 Klimmzüge ausführen. Aber wenn sie nicht regelmäßig trainieren, wird es ihnen nicht möglich sein, diese Leistung noch mit 16 Jahren zu vollbringen.

Das Typische allerdings ist, dass die Relativkraft während der Kindheit und der pubertären Phase sich nicht verringert, da während des Wachstumsprozesses die Muskulatur auch mehr Kraft pro Körpergewichtseinheit aufbringt. Während der Kindheit und der Pubertät laufen zeitgleich zwei Prozesse mit gegenteiligen Wirkungen ab: Wachstum (das heißt eine Zunahme der Körpermaße) und Reifung. Im Hinblick auf das Wachstum verringert sich die Relativkraft, während sie sich im Hinblick auf die Reifung vergrößert. Die eintretende Kraftentwicklung (oder -abnahme) wird durch das Ergebnis der Überlagerung dieser beiden Prozesse bestimmt. Die Wechselwirkung dieser beiden gleichzeitig ablaufenden Prozesse in der kindlichen Entwicklung ist von Bedeutung für die Vorbereitung junger Sportler.

Das soll am Beispiel des Trainings der besten sowjetisch-russischen Turner, die seit vielen Jahren zu den Weltbesten gehören, erörtert werden. Sie haben alle wichtigen technischen Elemente, einschließlich der allerschwierigsten erlernt, bevor sie 12 oder 13 Jahre alt waren. In diesem Alter setzen die pubertären Wachstumsschübe ein. In der Pubertätsphase (im Alter von 13-16 Jahren) erlernen sie, wenn überhaupt, nur wenige neue technische Elemente. Das Training konzentriert sich in dieser Zeit auf Konditionierung, insbesondere auf Krafttraining, spezielles Ausdauertraining und auf die Stabilisierung der Leistung. Alle Pflicht- und Kürprogramme werden in größerem Maße trainiert als neue oder einzelne Elemente, um eine hohe Leistungsstabilität und eine Verbesserung der speziellen Ausdauer zu erreichen. Große Bedeutung wird der Kraftentwicklung beigemessen. Im Ergebnis sind die Turner mit 17-18 Jahren für internationale Wettkämpfe vorbereitet. Dmitri Bilozerchev wurde Weltmeister mit 16 Jahren.

Mit Zunahme der Schwierigkeit der Kürprogramme wurden die schwierigsten Elemente im Training nicht von den amtierenden Olympiasiegern und Weltmeistern ausgeführt, sondern von deren jungen Trainingspartnern. Diese waren zu der Zeit gerade 12 und 13 Jahre alt und haben die Olympischen Spiele der Jahre 2008 und 2012 als Ziel.

Andere Faktoren (Ernährung, Hormonstatus)

Das Krafttraining aktiviert die Synthese kontraktiler Muskelproteine und ruft eine Muskelhypertrophie hervor, wenn die erforderlichen Substanzen für den Proteinaufbau und das Wachstum vorhanden sind. Die Bausteine für solche Proteine sind die Aminosäuren, die in den Erholungsintervallen nach den Belastungen für die Resynthese verfügbar sein müssen.

Aminosäuren sind die Endprodukte der Proteinverdauung (oder Hydrolyse). Einige Aminosäuren, **essenziell** oder indispensabel genannt, können nicht vom Körper aufgebaut werden und müssen mit der Nahrung zugeführt werden. In der Nahrung enthaltene Aminosäuren passieren unverändert die Darmwand und gelangen so in den Blutkreislauf. Aus diesem werden sie entsprechend den spezifischen Erfordernissen von der Muskulatur aufgenommen, um muskeleigenes Protein aufzubauen. Unter sportpraktischen Gesichtspunkten bedeutet dies, dass

- eine vollständige Auswahl der für den Proteinanabolismus erforderlichen Aminosäuren während der Erholungsphasen im Blut enthalten sein muss,
- und Proteine, insbesondere essenzielle, in ausreichenden Mengen in der Nahrung enthalten sein müssen.

Sportler in Sportarten und Disziplinen wie dem Gewichtheben oder Kugelstoßen, in denen die Muskelkraft die dominierende Fähigkeit ist, benötigen mindestens 2 g Proteine pro Kilogramm Körpermasse. Bei Spitzenathleten steigt in den Hauptbelastungsabschnitten der Proteinbedarf auf 3 g Proteine pro Kilogramm Körpermasse und Tag. Diese Proteinmenge muss bei einem ausreichenden Anteil essenzieller Aminosäuren mit der Nahrung zugeführt werden. Es ist wichtig, festzustellen, dass der aktuelle Bedarf weniger die Proteine betrifft, sondern eher die Aminosäuren.

Zusätzlich zur Zufuhr von Aminosäuren spielt der Hormonstatus eines Sportlers eine sehr wichtige Rolle. Mehrere, von verschiedenen Drüsen abgesonderte Hormone wirken im Körper auf das Muskelgewebe ein. Diese Wirkungen sind in katabole, die den Proteinabbau steuern, und anabole, die die Muskelproteinsynthese aus Aminosäuren steuern, zu unterscheiden. Zu den anabol wirkenden Hormonen gehören **Testosteron**, **Wachstumshormone** (Somatotropin) und Somatomedin (ein insulinähnlicher Wachstumsfaktor).

Das dominierende katabole Hormon ist Kortisol, das von der Nebennierenrinde ausgeschüttet wird. Während jedes Hormon eine bestimmte Rolle im Rahmen des Anabolismus und des Katabolismus spielt, spielen alle Hormone mehrere Rollen bei der Steuerung des homoeostatischen Gleichgewichts innerhalb des Körpers und können nicht ausschließlich durch ihre Rolle innerhalb einer physiologischen Gleichung definiert werden. Der Nettoeffekt eines Hormons für den Sportler kann jedoch in Bezug auf den Muskelzuwachs sowie das katabole und anabole Gleichgewicht entweder positiv oder negativ sein.

Die Konzentration dieser Hormone im Blut bestimmt in hohem Maße den metabolischen Status der Muskelfasern. Das Testosteronniveau im Serum ist bei Frauen geringer als bei Männern. Aus diesem Grund bewirkt Krafttraining bei Männern und Frauen ein unterschiedliches Maß an Hypertrophie. Krafttraining ruft Veränderungen im Niveau der im Blut zirkulierenden, anabol wirkenden Hormone hervor. Diese Veränderungen können unmittelbar erfolgen (als Reaktion auf eine Trainingseinheit) oder kumulativ (Langzeitveränderungen der Ruheniveaus).

So bewirkt beispielsweise ein Krafttraining eine Zunahme der Ruhetestosteronkonzentration im Serum und eine unmittelbare Niveauerhöhung des zirkulierenden Testosterons. Es wurde eine relativ hohe, positive Korrelation (r = 0,68) zwischen dem Verhältnis von Serumtestosteron zum geschlechtshormonbindenden Globulin (SHBG) und den Verbesserungen in den Wettkampfleistungen im Stoßen festgestellt (s. Abb. 3.8).

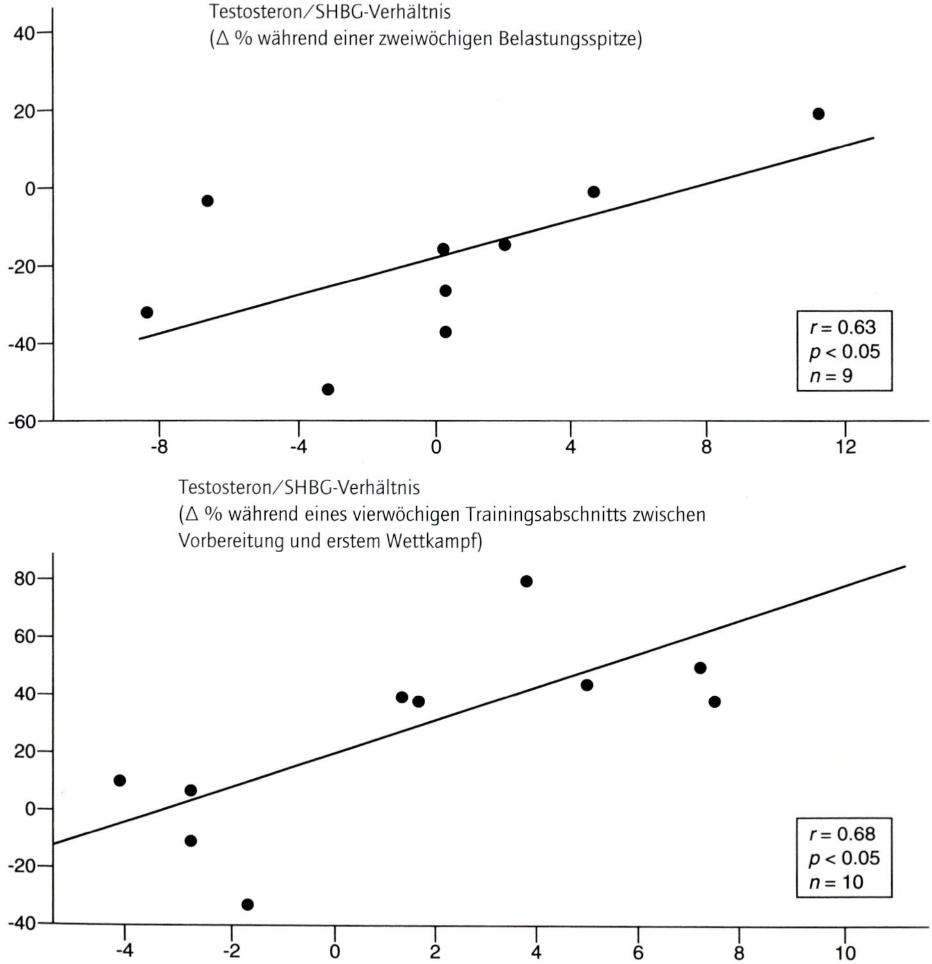

Abb. 3.8: Beziehungen zwischen dem Verhältnis der relativen Veränderungen im Serumtestosteron zum geschlechtshormonbindenden Globulin (SHBG) und der Leistung im Stoßen. Das Testosteron ist nicht frei löslich im Plasma und muss mit Plasmaproteinen oder Globulinen gebunden werden, um im Blut zu zirkulieren. Während der Erholungsphasen sind mehr als 90 % des Testosterons entweder am SHGB oder am Albinumin gebunden. Das verbleibende Testosteron befindet sich in einer aktiven „freien" Form. Diese Studie zeigt eine signifikante Korrelation zwischen dem Kraftzuwachs und in der Zunahme des Verhältnisses zwischen dem freien zum gebundenen Testosteron. Als Probanden dienten finnische Landesmeister und finnische Rekordhalter im Gewichtheben. Nach: Hakkinen, K., Pakarinen, A., Alen, M., Kauhanen H. & P. Komi (1987). Relationships between training volume, physical performance capacity, and serum hormone concentrations during prolonged training in elite weight lifters. International Journal of Medicine, 8, 61-65. Modifiziert mit Erlaubnis der Autoren.

Das Somatotropinniveau im Serum ist während der Ausführung von Krafttrainingsübungen (mit 70-85 % der Maximallast) signifikant erhöht. Wenn der Widerstand so weit verringert wird, dass 21 Wiederholungen möglich werden, lassen sich keine Veränderungen im Niveau der Wachstumshormone im Blut feststellen. Das Somatotropin-Ruheniveau wird durch Krafttraining nicht beeinflusst.

Dies kann daran liegen, dass die Basis-Somatotropinmoleküle in Clustern miteinander verbunden sind, was zur Bildung zahlreicherer Molekülvarianten führt, wobei die unterschiedlichen Varianten, wie auch die Bindungsproteine, unterschiedlich auf das Krafttraining reagieren. Das Ausmaß der akuten hormonellen Reaktionen auf eine spezifische Trainingseinheit hängt mit folgenden Faktoren zusammen:

- Ausmaß der aktivierten Muskelmasse,
- Ausmaß der Belastung,
- Ausmaß der Erholung zwischen den Sätzen und Übungen.

PROTEIN- UND KOHLENHYDRATAUFNAHME

Die Protein- und Kohlenhydrataufnahme vor und nach dem Training beeinflusst die Menge des an die Androgenrezeptoren gebundenen Testosterons. Die gesteigerte Bindung des Testosterons an die Androgenrezeptoren in den Muskeln resultiert in der sogenannten *Aufregulation*. Dies bedeutet, dass eine vermehrte Anzahl von Rezeptoren zur Verfügung steht, die auf das zirkulierende Testosteron reagieren. Testosteron ist eines der wichtigsten hormonellen Signale einer gesteigerten Proteinsynthese im Muskel, aber es muss an die Rezeptoren gebunden werden, um das Signal an die DNA-Maschinerie der Zelle senden zu können. Neuere Forschungsergebnisse zeigen, dass das zirkulierende Testosteron bei Nahrungsaufnahme abnimmt. Es wird angenommen, dass dies an der größeren Verwendung und an den Bindungsinteraktionen mit dem Androgenrezeptor liegt.

Zusätzlich zum Testosteron kommt es bei Einnahme von 25-50 g Protein (wobei essenzielle Aminosäuren besonders wichtig sind) und 50 g Kohlenhydraten vor und innerhalb von 10 Minuten nach der Trainingseinheit zu einem Anstieg des zirkulierenden Insulins, wodurch eine vermehrte Aufnahme von Aminosäuren in den Muskel angeregt wird. Eine derartige Nahrungsaufnahme vor und nach der Trainingseinheit führt darüber hinaus zu einem Anstieg des Wachstumshormons aus der vorderen Hypophyse und des insulinartigen Wachstumsfaktors-1 aus der Leber. Folglich ist das richtige Timing der Zufuhr von Makronährstoffen möglicherweise entscheidend für die Optimierung des anabolen Umfelds einer Trainingseinheit. Die gesteigerte Proteinsynthese scheint durch eine große Menge unterschiedlicher anaboler Hormone vermittelt zu werden.

3.2 Neurale (zentrale) Faktoren

Dem zentralen Nervensystem (ZNS) kommt ausschlaggebende Bedeutung beim Krafttraining und bei der Entwicklung der Muskelkraft zu. Die Muskelkraft wird nicht nur durch die Größe der aktivierten Muskelmasse bestimmt, sondern auch in hohem Maße durch die willkürliche Aktivierung der einzelnen Muskelfasern (intramuskuläre Koordination). Das Aufbringen der Maximalkraft ist an Fertigkeiten gebunden, da viele Muskeln in zusammenpassender Weise aktiviert werden müssen. Diese koordinierte Aktivierung vieler Muskelgruppen wird **intermuskuläre Koordination** genannt. Als Ergebnis der neuralen Adaptation können Spitzenathleten die Aktivierung von Fasern in einzelnen Muskeln und in Muskelgruppen besser koordinieren. Mit anderen Worten, sie haben eine bessere intra- und intermuskuläre Koordination.

Intramuskuläre Koordination

Das Nervensystem nutzt drei Möglichkeiten, um die aufgebrachte Muskelkraft zu variieren. Diese bestehen:

- in der Rekrutierung (Abstufung der absoluten Muskelkraft durch die Einbeziehung und Ausschaltung aktiver motorischer Einheiten),
- in der Frequenzierung, durch die die Entladefrequenz der motorischen Einheiten verändert werden kann, und
- in der Synchronisation (die mehr oder weniger zeitgleiche Aktivierung motorischer Einheiten).

Alle drei Möglichkeiten basieren auf der Existenz der **motorischen Einheiten (mE)**. Die mE bilden die Grundelemente für die Leistungsabgabe des motorischen Systems und bestehen aus Motoneuronen, Axonen, motorischen Endplatten und den von einem Motoneuron aktivierten Muskelfasern.

Jede mE besteht aus einem Motoneuron Rückenmark und den Muskelfasern, die es innerviert. Eine mE enthält auch ein langes **Axon**, welches von der mE zum Muskel führt, wo es sich verästelt und einzelne Muskelfasern innerviert. Wenn eine mE aktiv ist, werden Impulse an alle Fasern der mE verteilt. In kleinen Muskeln, die eine feine Kontrolle ermöglichen, bestehen die mE aus mehreren Dutzend Muskelfasern. So enthalten die mE in den Extraokularmuskeln, die für die Positionierung des Auges verantwortlich sind, durchschnittlich nur 23 Muskelfasern. In großen Muskeln, wie z. B. dem M. rectus femoris, enthalten die mE andererseits bis zu 2.000 Muskelfasern.

Die mE können anhand ihrer kontraktilen Eigenschaften in schnelle und langsame eingeteilt werden. Langsame mE, oder Slow-twitch-(ST) mE, sind auf einen längeren Einsatz bei relativ geringen Geschwindigkeiten spezialisiert. Sie bestehen aus (a) kleinen Motoneuronen mit geringer Ansprechschwelle und geringer Entladefrequenz, (b) Axonen mit relativ geringer Übertragungsgeschwindigkeit und (c) motorischen Fasern, die an lang andauernde, **aerobe Arbeit** angepasst sind. Schnelle mE, oder Fast-twitch-(FT) mE, sind für relativ kurze Aktivitätsperioden mit großer Leistungsabgabe bei hohen Geschwindigkeiten und schneller Kraftentwicklung ausgelegt. Sie bestehen aus (a) großen Motoneuronen mit hoher Ansprechschwelle und großer Entladefrequenz, (b) Axonen mit großer Übertragungsgeschwindigkeit und (c) motorischen Fasern, die an explosive und anaerobe Arbeit angepasst sind.

Eine detailliertere Klassifikation umfasst drei Arten von Muskelfasern: Typ I (langsam), Typ IIA (schnell, aber ermüdungsresistent) und IIX (schnell mit geringer Ermüdungswiderstandsfähigkeit) (siehe Tab. 3.4 und Abb. 3.9). Im Gegensatz zu früheren Darstellungen wird ein Übergang von Typ-I- zu Typ-II-Muskelfasern als ein Resultat von Training als nicht möglich erachtet; frühere Berichte über solche Effekte berücksichtigten keine vollständige Typisierung der Fasertypen und ihrer Hybriden.

Die mE werden nach dem **Alles-oder-nichts-Gesetz** aktiviert. Zu einem bestimmten Zeitpunkt ist eine mE entweder aktiviert oder inaktiviert, es gibt keine Abstufungen in der Erregung der Motoneuronen. Eine Kraftausübung wird in einer mE durch Veränderung der Entladefrequenz erreicht. Beim Menschen variieren die Kontraktionszeiten von 90-110 ms für langsame und 40-84 ms für schnelle motorische Einheiten. Die maximale Verkürzungsgeschwindigkeit der schnellen motorischen Fasern ist nahezu 4 x größer als die V_m der langsamen motorischen Fasern. Auf die Flächeneinheit bezogen, entwickeln langsame und schnelle motorische Fasern vergleichbare Kräfte, aber die schnellen motorischen Fähigkeiten besitzen größere Querschnitte und entwickeln größere Kräfte in der einzelnen motorischen Einheit. Unterschiede in der Krafterzeugungsfähigkeit der mE können das 100fache betragen.

Tabelle 3.4: Haupttypen von Muskelfasern

Typ	I	IIA	IIX
Zuckungsfrequenz	Langsam	Schnell	Schnell
Ermüdungswiderstandsfähigkeit	Hoch	Durchschnittlich	Gering
Atmungstyp	Aerob	Aerob-anaerob	Anaerob
Kapillare	Viele	Viele	Wenige

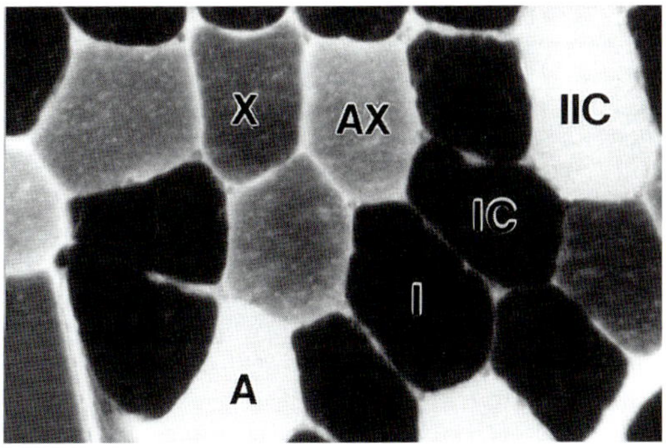

Abbildung 3.9: Mikrograf eines Muskelfaserquerschnitts unterschiedlicher Fasertypen. Die Typisierung erfolgt durch die Anwendung unterschiedlicher Farben beim Färbungsverfahren eines Muskelstücks oder durch histochemische ATPase-Färbung (die Myosin-ATPase verfärbt sich bei einem pH-Wert von 4,6). Die in diesem Mikrograf dargestellten Hauptmuskelfasertypen sind Typ I (langsam zuckend) und Typ IIA und IIX (schnell zuckend), zusammen mit einem repräsentativen, schnell zuckenden Hybriden IIAX, der dann auftritt, wenn Muskelfasern hinsichtlich ihrer Proteincharakteristika von einer Typ-II-Faser zu einem anderen Typ wechseln. Umfassendere Klassifikationen kategorisieren Muskelfasern nach unterschiedlichen Kriterien. Die wichtigsten menschlichen Fasern vom Höchstoxidativen zum Geringstosxidativen sind: I, IC, IIC, IIAC, IIA, IIAX und IIX.

Alle Muskeln des Menschen bestehen sowohl aus langsamen als auch aus schnellen motorischen Einheiten. Das Verhältnis zwischen schnellen und langsamen motorischen Fasern variiert unter den Sportlern, Ausdauersportler weisen einen höheren Prozentsatz langsamer motorischer Einheiten auf, während schnelle motorische Einheiten bei Sportlern in Kraft- und Schnellkraftsportarten überwiegen.

Rekrutierung

Bei Willkürkontraktionen wird die Reihenfolge der Rekrutierung durch die Größe der Motoneuronen kontrolliert (das sogenannte **Größenordnungsprinzip**). Kleine Motoneuronen mit der niedrigsten Entladeschwelle werden zuerst rekrutiert. Wenn höhere Kräfte aufzubringen sind, werden zunehmend größere mE einbezogen. Die motorischen Einheiten mit den größten Motoneuronen und der stärksten und schnellsten Kontraktion besitzen die höchste Ansprechschwelle und werden zuletzt einbezogen (vgl. Abb. 3.10). Daraus ergibt sich, dass in der Muskulatur, die sowohl ST- als auch FT-motorische Einheiten enthält, verstärkt eine Einbeziehung der langsamen motorischen Einheiten erfolgt, ungeachtet der Größe der Muskelspannung und der entwickelten Geschwindigkeit. Andererseits ist eine vollständige **Aktivierung der schnellen motorischen Einheiten** kaum zu erreichen. Untrainierte Personen sind nicht in der Lage, alle ihre schnellen motorischen Fasern einzubeziehen. Sportler, die ein Krafttraining ausführen, zeigen eine zunehmende Aktivierung der motorischen Einheiten.

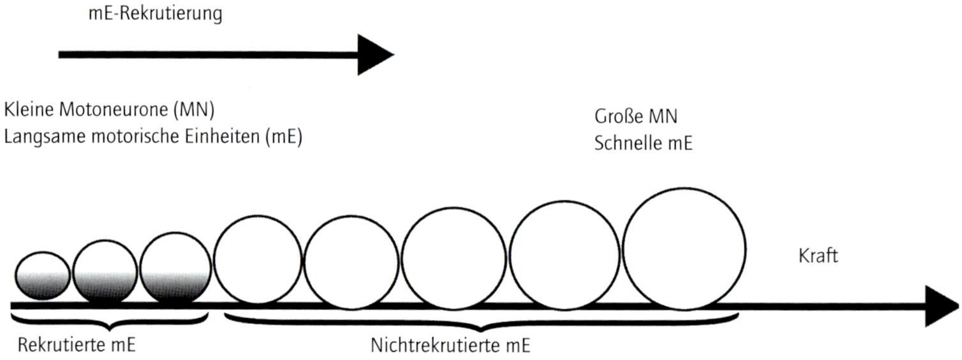

Abbildung 3.10: Größenprinzip der Motoneuronenrekrutierung. Die Motoneuronen sind entsprechend ihrer Größe angeordnet. Die kleinen Motoneuronen innervieren langsam zuckende Fasern, während die großen Motoneuronen schnell zuckende Fasern innervieren. Wenn die Muskelkraft ansteigt, werden die Motoneuronen ihrer Größe nach, von klein nach groß, aktiviert (rekrutiert). In dieser Abbildung ist die erforderliche Kraft gering, und es werden nur kleine Motoneuronen rekrutiert. Bei zunehmendem Kraftaufbau steigt die Anzahl der aktiven mE an und die schnellen mE werden rekrutiert.

Die Rekrutierungsreihenfolge der mE ist für einen Muskel bei einer spezifischen Bewegung relativ feststehend, auch dann, wenn sich die Bewegungsgeschwindigkeit und die anfängliche Kraftentwicklung ändern. Allerdings kann sich die Rekrutierungsreihenfolge ändern, wenn ein multifunktionaler Muskel bei verschiedenen Bewegungen eingesetzt wird. Verschiedene Gruppen von mE innerhalb eines Muskels können bei einer Bewegung eine niedrige Schwelle und bei einer anderen Bewegung eine hohe Schwelle aufweisen.

Diese Variationen in der Rekrutierung sind zum Teil mitverantwortlich für die Spezifik der Trainingswirkung beim Einsatz von Übungen mit hohen Widerständen. Wenn das Trainingsziel in einer umfassenden muskulären Entwicklung besteht (nicht in einer hohen sportlichen Leistung), so muss mit diesem Muskel in allen nur möglichen Bewegungsbereichen geübt werden. Diese Situation trifft für Bodybuilder und Anfänger in anderen Sportarten zu, jedoch nicht für Spitzenathleten.

Frequenzierung
Der andere, vordergründig wirkende Mechanismus für die Abstufung der Kraftentfaltung besteht in der **Frequenzierung**. Die Entladefrequenz der Motoneuronen kann über einen beträchtlichen Bereich variieren. Grundsätzlich erhöht sich die Entladefrequenz mit steigender Kraftentwicklung und Leistungsabgabe.

Die relativen Anteile der Rekrutierung und der Entladefrequenz an der Kraftabstufung bei Willkürbewegungen sind in kleinen und großen Muskeln unterschiedlich. In kleinen Muskeln werden die meisten mE bei einem Kraftniveau von weniger als 50 % der F_{mm} rekrutiert, danach spielt für die weitere Kraftentfaltung bis zum Erreichen von F_{mm} die Entladefrequenz die entscheidende Rolle. In großen, proximal gelegenen Muskeln, wie dem Deltamuskel und dem Bizeps, bildet die Rekrutierung weiterer mE bis zu einem Kraftniveau von 80 % der F_{mm} und höher den Hauptmechanismus für die Kraftsteigerung. Im Kraftbereich von 80-100 % von F_{mm} erfolgt die Kraftentwicklung nahezu ausschließlich durch eine Steigerung der Entladefrequenz.

Synchronisation
Normalerweise arbeiten mE asynchron, um eine fließende und genaue Bewegung zu erzeugen. Es gibt jedoch Belege dafür, dass Spitzensportler in Maximalkraft- und Schnellkraftsportarten bei maximalen willkürlichen Krafteinsätzen mE synchron aktivieren.

Zusammenfassend ist festzuhalten, dass die maximale Kraft erreicht wird, wenn:

1. eine maximale Anzahl sowohl langsamer als auch schneller motorischer Einheiten rekrutiert wird,

2. optimale Entladefrequenzen in jeder motorischen Faser summarisch einen fusionierenden Tetanus erzeugen und

3. die mE während des kurzen Zeitabschnitts der maximalen willkürlichen Kraftentfaltung synchron arbeiten.

Psychologische Faktoren sind ebenfalls von erstrangiger Bedeutung. Unter extremen Umständen (zum Beispiel „Leben oder Tod"-Situationen) können Menschen außergewöhnliche Kraftwerte erreichen. Wenn untrainierten Personen (nicht aber Spitzensportlern) unter Hypnose zunehmende Kräfte suggeriert werden, entfalten sie auch größere Kräfte, hingegen zeigen sowohl Sportler als auch Untrainierte eine Kraftminderung, wenn ihnen eine Kraftabnahme unter Hypnose suggeriert wird. Eine solche Kraftsteigerung wird so interpretiert, dass das ZNS in außergewöhnlichen Situationen entweder den erregenden Reizstrom vergrößert, die hemmenden Einflüsse verringert oder von beiden Möglichkeiten Gebrauch macht.

Es kann davon ausgegangen werden, dass die Aktivität der Motoneuronen im Rückenmark normalerweise durch das ZNS gehemmt ist und dass es daher nicht möglich ist, alle motorischen Einheiten innerhalb einer Muskelgruppe zu aktivieren. Krafttraining und außergewöhnliche Umstände (eingeschlossen wichtige Wettkämpfe) bewirken eine Reduktion der neuralen Hemmung mit gleichzeitiger Erweiterung des rekrutierbaren Motoneuronenpools und eine Kraftzunahme.

Intermuskuläre Koordination

Jede Übung, auch die einfachste, erfordert als Bewegungshandlung die komplexe Koordination zahlreicher Muskelgruppen. Das gesamte Bewegungsmuster muss das vorrangige Trainingsziel sein, nicht die Kraft eines einzelnen Muskels oder die Bewegung in einem Gelenk. Daher sollte ein Sportler „lokale", eingelenkige Krafttrainingsübungen nur als Ergänzung zum Haupttrainingsprogramm einsetzen.

Im Folgenden werden einige Beispiele für die erstrangige Wichtigkeit des Gesamtkoordinationsmusters für das Krafttraining angeführt.

- *Elektromyostimulationstraining*. Es ist möglich, durch Elektromyostimulation (EMS) eine Hypertrophie zu entwickeln und die Maximalkraft eines einzelnen Muskels (zum Beispiel des M. rectus femoris) oder einer Muskelgruppe (zum Beispiel der Kniestrecker) zu erhöhen. Allerdings ist es bei alleinigem EMS-Einsatz sehr zeitaufwändig und es bedarf großer Anstrengungen, dieses erhöhte Potenzial zu einer messbaren Kraftverbesserung bei einer mehrgelenkigen Bewegung, wie einer Beinstreckung, zu führen. Einige Sportler, die die EMS eingesetzt hatten, stellten fest, dass sich der Aufwand nicht lohnt (s. a. Kap. 6 zur EMS). Kraftverbesserungen, die durch konventionelles Training erreicht werden, basieren auf Veränderungen im Nervensystem. Das ist nicht der Fall, wenn die Muskeln elektrisch stimuliert werden.
- Die besten Gewichtheber sind die stärksten Menschen auf der Welt, aber sie können keine langsamen, turnerischen Übungen ausführen, die „nur" Kraft erfordern (beispielsweise den Kreuzhang an den Ringen). Andererseits trainieren Spitzenturner nicht mit der Scheibenhantel, um die Kraft ihrer Schultergürtelmuskulatur zu verbessern. Sie tun das mit turnerischen Übungen, bei denen sie das eigene Körpergewicht als Widerstand nutzen (zeitweise werden zusätzlich Gewichtsmanschetten an den Unterschenkeln oder Gewichtswesten eingesetzt).
- *Bilaterale Defizite.* Wenn ein Sportler gleichzeitig mit beiden Extremitäten seine Maximalkraft aufbringt, erreicht seine Kraft jeder einzelnen Extremität nicht den Wert, der bei unilateraler Kraftentwicklung erreicht wird. Ein Training mit bilateral ausgeführten Kontraktionen verringert das bilaterale Defizit. Ruderer und Gewichtheber, die zeitgleich bilaterale Kontraktionen der entsprechenden Muskelgruppen ausführen, sollten entsprechende Übungen nutzen, um das bilaterale Defizit abzubauen. (Allerdings führen Spitzengewichtheber im Superschwergewicht Aufsteigeübungen auf eine Bank mit Hantelmassen von 180 kg und mehr aus, um die extrem hohen Lasten zu vermeiden, die bei Kniebeugen 350 kg überschreiten können.)

Im Fall von Schwachstellen, wenn die geringe Kraft in einem Gelenk der kinematischen Kette die Leistung limitiert (zum Beispiel begrenzt die Kraft der Kniestrecker die Leistung bei der Kniebeuge), sollte der Trainer die Übung wechseln, um eine Umverteilung der Belastung der verschiedenen Muskelgruppen zu erreichen. Erst danach sind isolierte Kniestreckungen gegen Widerstand ratsam.

Die wichtigste Einschränkung vieler Krafttrainingsmaschinen besteht darin, dass sie entwickelt wurden, um Muskeln zu trainieren und nicht Bewegungen. Aus diesem Grund bilden sie für Sportler nicht den wichtigsten Trainingsbereich.

3.3 Taxonomie der Kraft

Einige Faktoren aus den Kapiteln 2 und 3 sollen zusammengefasst werden:

1. Die Höhe der Maximalkraft F_m unterscheidet sich bei langsamen Bewegungen nicht wesentlich von der Maximalkraft unter isometrischen Bedingungen.

2. Die größten Muskelkräfte werden unter exzentrischen Bedingungen entwickelt, sie sind mitunter doppelt so groß wie unter isometrischen Bedingungen.

3. Unter konzentrischen Bedingungen verringert sich die Kraft F_m, wenn die Zeit T_m zum Erreichen des Kraftmaximums abnimmt oder die Geschwindigkeit zunimmt.

4. Es besteht keine enge Korrelation zwischen der maximum-maximorum-Kraft F_{mm} und der Kraft F_m bei Bewegungen mit minimalem äußeren Widerstand (zur Beachtung: das Körpergewicht stellt keinen minimalen Widerstand dar). Die Korrelation wird enger, wenn der Widerstand zunimmt.

5. Der Kraftanstieg (insbesondere der S-Gradient) korreliert nicht mit der Maximalkraft F_{mm}.

6. Die Kraft ändert sich bei Übungen mit reversibler Muskelarbeit nach Maximalkrafttraining nicht, ungeachtet der Zunahme von F_{mm} (das trifft zumindest für leistungsstärkere Sportler zu).

Als Zusammenfassung kann das folgende grundsätzliche Schema zur Taxonomie der Muskelkraft vorgeschlagen werden:

Art der Kraft	Kraftäußerung
Statische Kraft (oder einfach Kraft)	Isometrische oder langsame Konzentrische Muskelarbeit
Dynamische Kraft	Schnelle, konzentrische Bewegungen
Nachgebende Kraft	Exzentrische Muskelarbeit

In Ergänzung dazu werden die Explosivkraft (oder der Kraftanstieg) und die im Dehnungs-Verkürzungs-Zyklus realisierte (reversible) Muskelarbeit als eigenständige Komponenten der motorischen Funktionen angesehen.

Das zusammenfassende Klassifikationsschema ist unter wissenschaftlichen Gesichtspunkten gewiss nicht vollständig befriedigend, da die Kategorisierung auf verschiedenen Grundlagen beruht (Bewegungsrichtung, Geschwindigkeit, Zeit). Darüber hinaus existieren eher fließende Übergänge und weniger scharfe Grenzen zwischen den verschiedenen Kraftarten. Ungeachtet dieser gerechtfertigten Kritik hat dieses Klassifikationssystem sich als nützliches Werkzeug in der praktischen Arbeit über viele Jahre erwiesen. Leider gibt es bis zum heutigen Tag kein besseres System.

3.4 Zusammenfassung

Um zu verstehen, was die Unterschiede zwischen den Sportlern bestimmt, werden zwei Faktoren untersucht: periphere (die Eigenschaften einzelner Muskeln) und zentrale (die Koordination der Muskelaktivität durch das ZNS). Unter den peripheren Faktoren kommt den Muskelmaßen die größte Bedeutung zu: Muskeln mit einem großen physiologischen Querschnitt entwickeln größere Kräfte. Die Größe eines Muskels nimmt zu, wenn (a) ein zweckmäßiges Trainingsprogramm absolviert wird und (b) die erforderliche Menge und Auswahl an Aminosäuren mit der Nahrung zugeführt wird.. Die Vergrößerung der Querschnittsfläche der einzelnen Fasern (Faserhypertrophie) bedingt das Muskelwachstum, weniger eine Erhöhung der Faseranzahl (Hyperplasie). Maximalkraftübungen aktivieren den Abbau von Muskelproteinen, um dadurch die Bedingungen für die verstärkte Synthese kontraktiler Proteine während der Erholungsphasen zu schaffen. Die Menge der während der Übungsausführung katabolisierten Proteine übertrifft die Menge des neuerlich synthetisierten Proteins. Die Schlüsselstelle für die Zunahme des Proteinabbaus ist der Energiemangel in der Muskelzelle für den Proteinaufbau während der Ausführung der Maximalkraftübungen.

Da die Muskelmasse einen beträchtlichen Teil des menschlichen Körpers ausmacht, entwickeln Sportler mit einem größeren Körpergewicht auch größere Kräfte als vergleichbar trainierte Sportler, die aber kleiner sind. Die Kraft pro Kilogramm Körpermasse wird als Relativkraft bezeichnet. Ohne den Bezug zum Körpergewicht wird die Muskelkraft als Absolutkraft bezeichnet. Unter vergleichbar trainierten Sportlern unterschiedlicher Gewichtsklassen nimmt mit dem Körpergewicht die Absolutkraft zu und die Relativkraft verringert sich. Eine richtig durchgeführte Gewichtsabnahme ist zur Steigerung der Relativkraft hilfreich. Vor einer wenig praktizierten, sehr schnellen Gewichtsabnahme müssen die Sportler gewarnt werden.

Zu den neuralen (zentralen) Faktoren gehört die intra- und intermuskuläre Koordination. Auf der Ebene der intramuskulären Koordination werden drei Mechanismen vom ZNS zur Abstufung der Kraftentwicklung eingesetzt: Rekrutierung von mE, Frequenzierung und Synchronisation von mE. Das kann bei gut trainierten Sportlern während maximaler Krafteinsätze festgestellt werden. Die Reihenfolge der Rekrutierung von mE wird durch die Größe der Motoneuronen bestimmt (Hennemannsches Größenordnungsprinzip): Kleine Motoneuronen werden zuerst einbezogen und Anforderungen an größere Kräfte führen zur Aktivierung von großen Motoneuronen, die schnelle mE innervenieren. Es scheint so zu sein, dass vordergründig langsame mE eingesetzt werden, unabhängig von der Größe der Muskelkraft und der entwickelten Geschwindigkeit. Die Entladefrequenz der mE nimmt mit steigender Kraftentwicklung zu. Die Maximalkraft wird erreicht, wenn (a) eine maximale Anzahl von mE rekrutiert ist, (b) die Entladefrequenzen optimal abgestimmt sind und (c) die mE während eines kurzen Zeitraums des maximalen Krafteinsatzes synchron aktiv sind.

Die vorrangige Wichtigkeit der intermuskulären Koordination für maximale Krafteinsätze ist durch zahlreiche Untersuchungen nachgewiesen. Das gesamte Bewegungsmuster stellt das Haupttrainingsziel dar und nicht die Kraft einzelner Muskeln oder bei eingelenkigen Bewegungen. Explosivkraft (oder der Kraftanstieg) und die im Dehnungs-Verkürzungs-Zyklus verrichtete (reversible) Muskelarbeit sind unabhängige Komponenten motorischer Funktionen.

Teil II
Methoden der Kraftentwicklung

Teil II fasst das Wissen zusammen, das für ein erfolgreiches Trainieren erforderlich ist, wobei der Schwerpunkt ebenso auf wissenschaftliche Fakten wie auf die dokumentierte Erfahrung von Spitzensportlern gelegt wird.

Kapitel 4, das Ausführungen zur Intensität und zu Methoden des Krafttrainings beinhaltet, beginnt mit der Beschreibung von Messverfahren. Es gibt ebenfalls einen Überblick über aktuelle Forschungsergebnisse zum Einsatz unterschiedlich großer Widerstände. Dabei werden die metabolischen Reaktionen, die intramuskuläre Koordination und die biomechanischen Größen analysiert. In diesem Kapitel wird anschließend die Trainingsintensität von Spitzensportlern untersucht. Trainingsdaten zahlreicher Weltklassesportler, darunter osteuropäische Olympiasieger und Weltrekordler, werden vorgestellt. Die besten Sportler dieser Länder strebten an, gemeinsam zu trainieren, wobei sie sich gegenseitig Unterstützung geben konnten. Der Leser wird in diesem Buch die Nachbetrachtungen zu Trainingsaufzeichnungen vieler Spitzensportler finden, die in einigen Fällen über 35 Jahre reichen. Kapitel 4 bringt ebenfalls Ausführungen zu den drei Hauptmethoden des Krafttrainings und diskutiert im Detail die Parallelen zwischen der Trainingspraxis und dem wissenschaftlichen Kenntnisstand.

Kapitel 5 wendet sich Aspekten des zeitlichen Ablaufs von Trainingsbelastungen zu, einschließlich des kurz- und mittelfristigen Timings. Es beinhaltet die Hauptprobleme der kurzfristigen Trainingsplanung – wie den Einsatz von Krafttrainingsübungen in den Trainingseinheiten und an den Trainingstagen ebenso wie die in den Mikro- und Mesozyklen – und die vier Aspekte der Trainingsperiodisierung: verzögerte Transformation, verzögerte Transmutation, Trainingsnachwirkungen und die Überlagerung von Trainingswirkungen.

Kapitel 6 bezieht sich auf das, was Trainer häufig zuerst ins Auge fassen, wenn sie Krafttrainingsprogramme aufstellen: die Übungsauswahl. In diesem Kapitel werden verschiedene Krafttrainingsübungen überprüft. Übungen werden klassifiziert und es wird ein Grundprinzip für die Übungsauswahl vorgestellt. Bei leistungsstarken Sportlern sind die zu treffenden Entscheidungen komplexer Natur. Neben den Übungsmerkmalen sind dabei folgende Aspekte zu beachten: die eingesetzten Muskelgruppen, die Art des Widerstands, Zeit und Größe der Kraftentwicklung, Bewegungsgeschwindigkeit, Bewegungsrichtung und die Beziehung zwischen Kraftentwicklung und Körperposition. Kapitel 6 beschreibt ebenfalls das Prinzip der Peakkontraktion, des angepassten Widerstands und insbesondere die drei Grundtechniken im modernen Krafttraining, um die Beziehung zwischen Kraftentwicklung und Körperposition zu optimieren.

Ein Abschnitt von Kapitel 6 befasst sich mit Krafttrainingsübungen, die von vielen als Hilfsübungen angesehen werden, einschließlich isometrischer Übungen, Übungen, bei denen die Antagonisten den Widerstand erzeugen (Übungen mit Eigenwiderstand) und Übungen mit nachgebender Muskelarbeit. Es ist festzustellen, dass Übungen mit reversibler Muskelarbeit, wie Niedersprünge, immer mehr Verbreitung finden. Mittlerweile können die sportlichen Übungen, die zusätzliche Widerstände erfordern (häufig „Schnellkraftübungen" genannt), kaum noch als Hilfsübungen bezeichnet werden. Tatsächlich sehen einige Experten die Popularitätszunahme bei dieser Übungsgruppe als den offensichtlichsten Trend im Training seit den 80er Jahren an. Kapitel 6 erklärt, wie all diese Trainingstechniken auszuwählen und zu nutzen sind. Es gibt einen Überblick über die oftmals als exotisch bezeichnete Elektromyostimulation und endet mit einigen praktischen Ratschlägen zur Atemtechnik während der Übungsausführung.

Kapitel 7 beschreibt Maßnahmen, um beim Krafttraining Verletzungen zu vermeiden, insbesondere im Bereich der Lendenwirbelsäule. Die zugrunde liegende Theorie für die empfohlenen Praktiken wird erläutert. Verschiedene angewandte Aspekte werden diskutiert, einschließlich

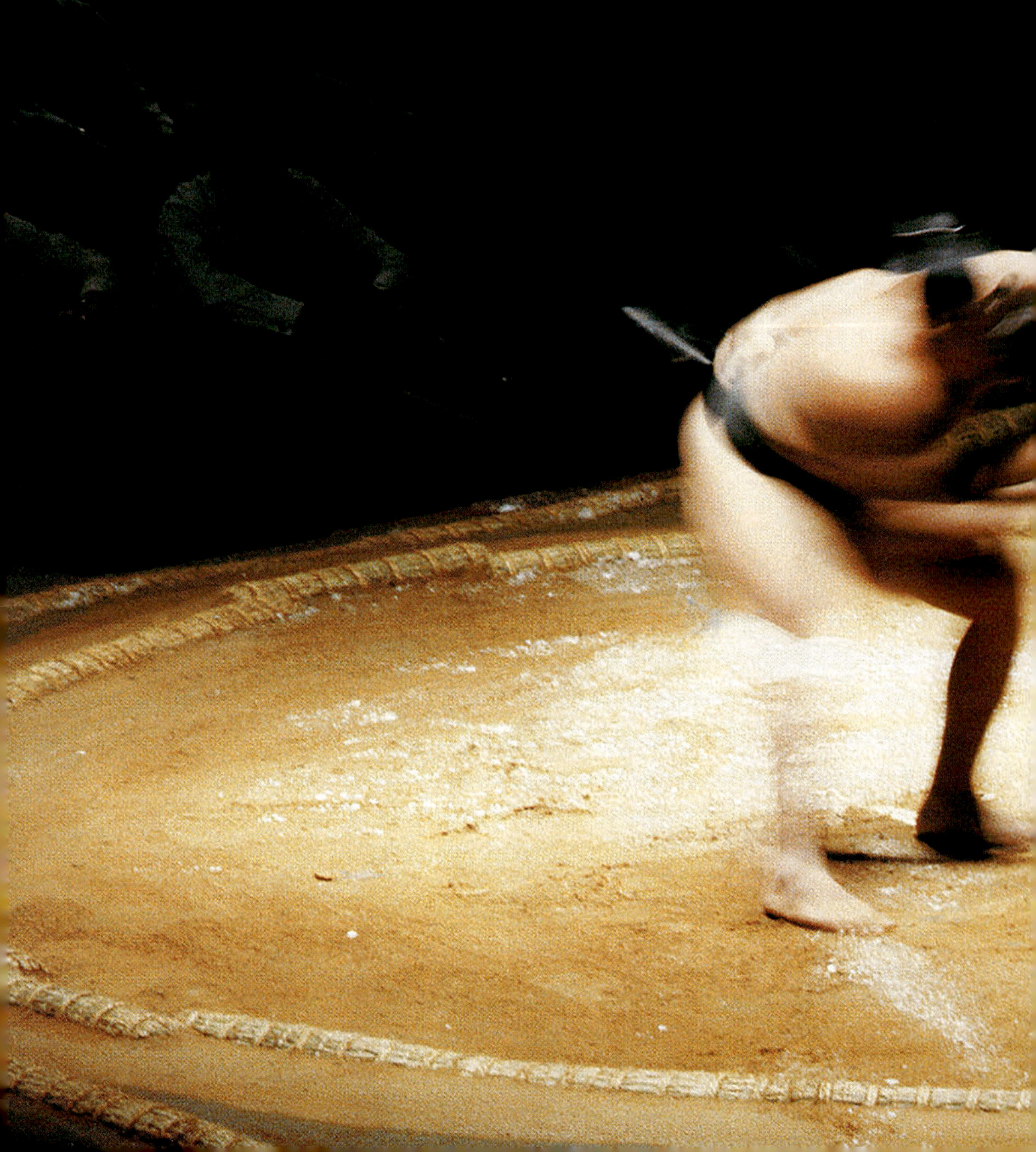

der muskulären Kräftigung, der Anforderungen von Wettkampfübungen, des Einsatzes von Schutzmaßnahmen, der Korrektur der Körperposition, der Beweglichkeitsentwicklung und rehabilitativer Maßnahmen.

Kapitel 8 untersucht das aufgabenspezifische Krafttraining. Sowohl Sportler als auch sportliche Laien betreiben Krafttraining nicht nur zur Kraftentwicklung, sondern auch aus verschiedenen anderen Gründen (wie Leistungszunahme, Entwicklung der Muskelmasse, Verbesserung der Ausdauerleistungsfähigkeit, Schutz vor Verletzungen). Das Kapitel fasst auch spezifische Aspekte zum Krafttraining zusammen.

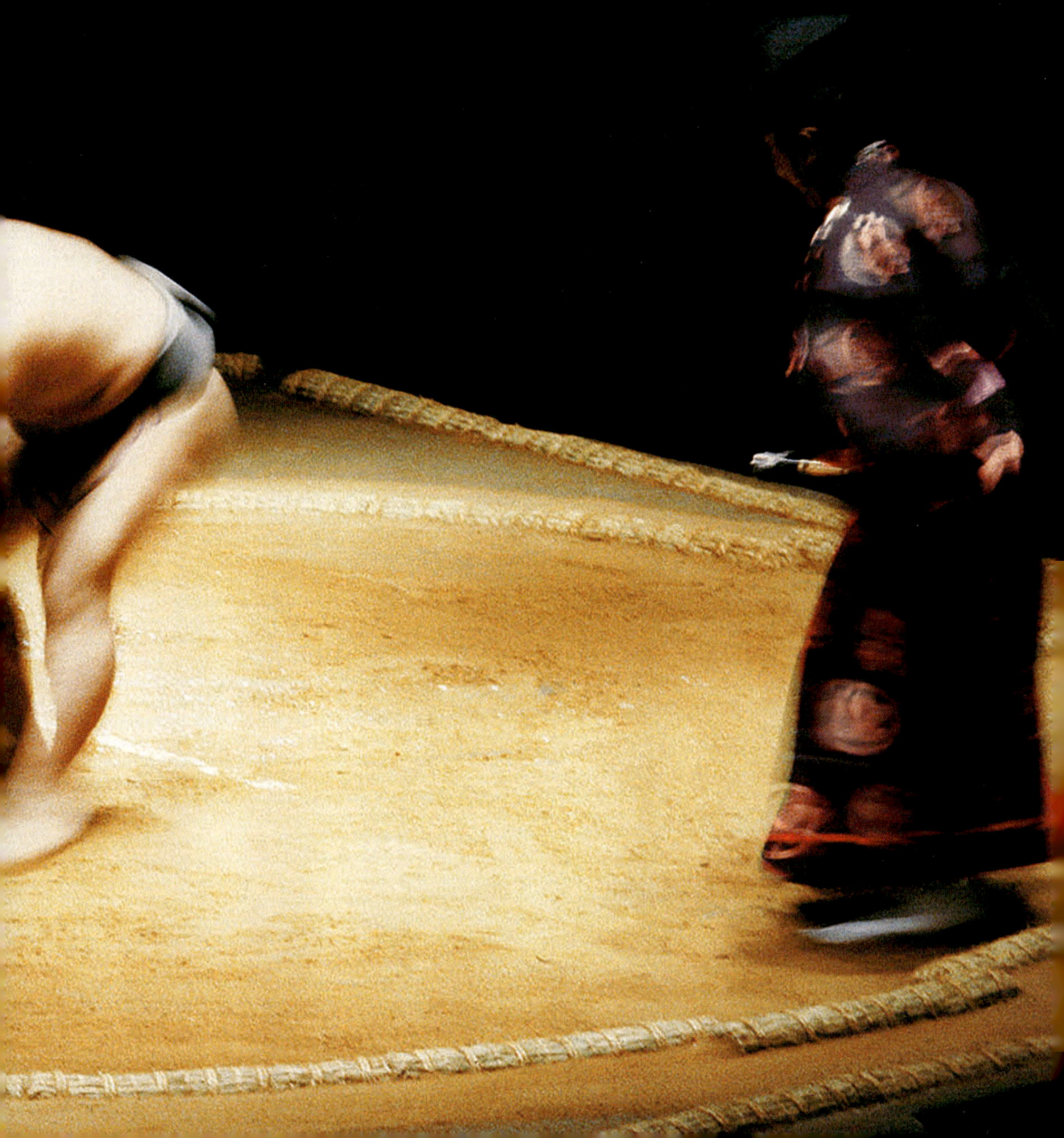

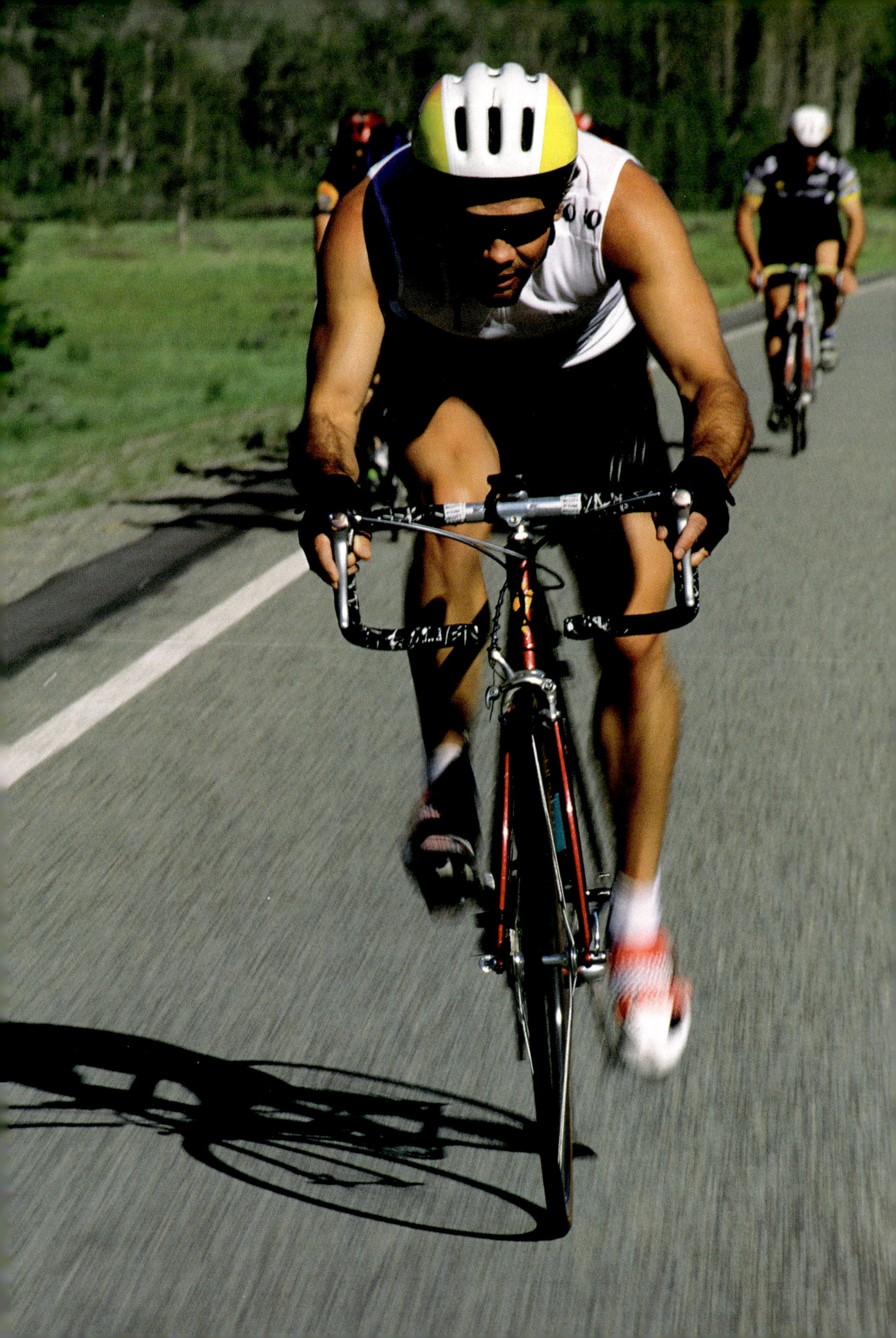

4 Trainingsintensität: Methoden des Krafttrainings

In diesem Kapitel wenden wir uns dem Thema der Trainingsintensität zu und konzentrieren uns auf vier Schwerpunkte: Zuerst behandeln wir verschiedene Methoden der Erfassung der Trainingsintensität. Danach betrachten wir die physiologischen Charakteristika von Übungen mit unterschiedlicher Intensität, darunter den Einfluss auf den Metabolismus und die intra- sowie intermuskuläre Koordination bei verschiedenen Krafttrainingsübungen. Drittens werden Trainingsintensitäten von Weltklassesportlern analysiert. Darin sind Informationen zu effektiven Trainingsabläufe enthalten. Abschließend wird eine Theorie zur angeführten Trainingsgestaltung aufgestellt und die wichtigsten Methoden des Krafttrainings werden erläutert.

4.1 Erfassungsverfahren

Die Trainingsintensität kann auf vier verschiedenen Wegen beurteilt werden:

- anhand der Größe des Widerstands (z. B. des gehobenen Gewichts), bezogen auf die Bestleistung (prozentual auf F_m oder F_{mm}) bei einer relevanten Bewegung (wenn die Hantelmasse in kg angegeben wird, ist es schwierig, die Trainingsbelastung von Sportlern mit Unterschieden in der Leistungs- und Gewichtsklasse zu vergleichen),
- anhand der Wiederholungsanzahl (Anzahl der Hebungen) einer Serie (eine Serie besteht aus den hintereinander ausgeführten Übungen),
- anhand der Anzahl (oder des prozentualen Verhältnisses) der Wiederholungen mit maximalem Widerstand (Gewicht) und
- anhand der Trainingsdichte, d. h. der Anzahl der Serien pro Stunde in einer Trainingseinheit.

Der Leser findet in diesem Kapitel Ausführungen zu den ersten drei Verfahren. In Kapitel 5 wird auf die Trainingsdichte eingegangen.

Um die Widerstandsgröße (Last) zu beurteilen, nutzen wir das prozentuale Verhältnis der gehobenen Last in Relation zur Bestleistung des Sportlers. In Abhängigkeit davon, wie diese Bestleistung ermittelt wird, werden zwei Hauptvarianten verwendet. Einerseits wird eine offizielle **Wettkampfleistung** zugrunde gelegt (Wettkampf F_{mm} = CF_{mm}). Andererseits kann als Bezugsgröße die **Trainingsbestleistung** genutzt werden (TF_{mm}).

Entsprechend der Definition stellt die maximale Trainingslast das höchste Gewicht dar, das ein Sportler ohne beträchtlichen emotionalen Stress einmal heben kann. In der Praxis beurteilen erfahrene Sportler TF_{mm} anhand der Registrierung der Herzfrequenz. Wenn sich die Herzfrequenz unmittelbar vor der Hebung erhöht, so ist das ein Zeichen für Angstgefühle. In diesem Fall übersteigt die Last TF_{mm}. (Es ist allerdings zu berücksichtigen, dass die Zunahme der Herzfrequenz vor der Hebung der maximalen Wettkampflast CF_{mm} unter den Sportlern beträchtlich variiert. Bei wichtigen Wettkämpfen kann sich die Herzfrequenz zwischen 120 und 180 Schlägen pro Minute bewegen. Um den Wert für TF_{mm} zu bestimmen, müssen die Sportler ihre individuellen Reaktionen kennen.) Die Differenz zwischen TF_{mm} und CF_{mm} beträgt gewöhnlich bei Spitzengewichthebern 12,5 ± 2,5 %. Für Sportler in den höheren Gewichtsklassen ist dieser Unterschied größer. Für Sportler, die im Wettkampf 200 kg heben, sind 180 kg normalerweise als ihr TF_{mm} anzusehen.

Für einen Sportler kann die Differenz zwischen CF_{mm} und TF_{mm} groß sein. Nach einem wichtigen Wettkampf sind die Gewichtheber extrem ermüdet, obwohl sie nur sechs Hebungen absolviert haben gegenüber ungefähr 100 Hebungen während einer regulären Trainingseinheit. Solche Sportler haben ein „Leergefühl" und können keine hohen Lasten bewältigen. Daher benötigen sie eine Ruhewoche und ungefähr einen Monat Wettkampfpause, bevor sie wieder bei einem bedeutenden Wettkampf an den Start gehen können (im Vergleich zur Situation in anderen Sportarten, die 2-3 Wettkämpfe pro Woche aufweisen können). Der Grund dafür ist nicht die physische Belastung an sich, sondern der hohe emotionale Stress, dem sich der Sportler beim Bewältigen von maximalen Wettkampfleistungen CF_{mm} aussetzt. TF_{mm} kann dagegen in jeder Trainingseinheit gehoben werden.

Aus praktischer Sicht ist es günstiger, CF_{mm} und nicht TF_{mm} für die Berechnung der Trainingsintensität zu nutzen. Seit den 60er Jahren beträgt die mittlere Trainingsintensität für Spitzensportler 75 ± 2 %.

In einer Sportart wie dem Gewichtheben wird die Trainingsintensität auch durch einen **Intensitätskoeffizienten** beurteilt. Dieser wird wie folgt berechnet:

$$\frac{\text{Mittlere gehobene Hantelmasse, kg} \bullet 100}{\text{Wettkampfleistung (Reißen + Stoßen), kg}}$$

Im Mittel erreichte bei Spitzensportlern dieser Intensitätskoeffizient 38 ± 2 %. Es ist sinnvoll, als CF_{mm}-Wert den Mittelwert von zwei Wettkampfleistungen heranzuziehen, die unmittelbar vor und nach dem betreffenden Trainingsabschnitt erreicht wurden. Betrug zum Beispiel die Wettkampfleistung im Dezember 100 kg und im Mai 110 kg, so erreichte die mittlere CF_{mm} für den Zeitraum von Januar bis April 105 kg. Es bestehen viele Missverständnisse in der wissenschaftlichen Literatur hinsichtlich der im Maximalkrafttraining einzusetzenden Lasten. Eine Ursache dafür besteht darin, dass die Differenz zwischen CF_{mm} und TF_{mm} nicht immer angegeben wird. Es ist jedoch wichtig, diesen Unterschied zu berücksichtigen.

Die Anzahl der Wiederholungen pro Serie ist das verbreitetste Maß für die Übungsintensität in Situationen, in denen die Maximalkraft F_{mm} nicht bestimmt oder nur mit Schwierigkeiten bestimmt werden kann, wie beispielsweise bei Situps.

Die Höhe des Widerstands (Gewicht, Zusatzlast) kann anhand der maximalen Wiederholungszahl in einer Serie beurteilt werden (bis zum Abbruch). Die maximale Last, die in einer bestimmten Anzahl vor Ermüdung bewältigt werden kann, wird als **Wiederholungsmaximum (RM)** bezeichnet. So sind 3 RM eine Last, die in einer Serie nur 3 x bewältigt werden kann. Um RM zu bestimmen, ist nach der Versuch-und-Irrtum-Methode vorzugehen, um die höchste Last zu finden, die ein Trainierender in einer bestimmten Anzahl wiederholen kann. RM ist ein sehr bequemer Parameter zur Beurteilung der Trainingsintensität im Maximalkrafttraining. Allerdings besteht keine feste Beziehung zwischen der Größe der gehobenen Last (als prozentuales Verhältnis von F_{mm} bei relevanten Bewegungen) und der Wiederholungszahl bis zum Abbruch von RM. Dieses Verhältnis variiert bei verschiedenen Sportlern und Bewegungen (s. Abb. 4.1).

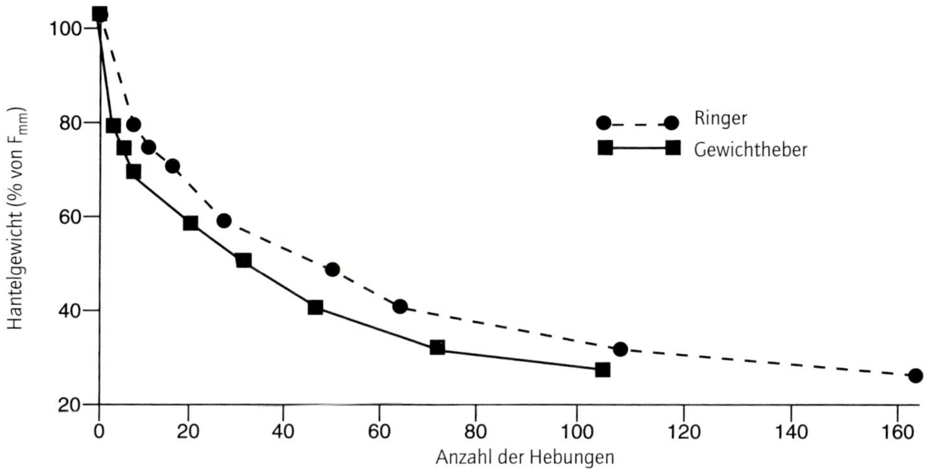

Abb. 4.1: Abhängigkeit der maximalen Wiederholungszahl bis zum Abbruch (RM, Abzisse) vom gehobenen Gewicht (% von F_{mm}, Ordinate) beim Bankdrücken. Probanden: Je ein Spitzensportler im Ringen und Gewichtheben. Die Bankdrückversuche waren in jeweils 2,5 s auszuführen. Beide Sportler waren hoch motiviert. Angaben aus: Zatsiorsky, V, M, Kulik, N. G & Smirnow I. (1968). Die Beziehung zwischen den motorischen Eigenschaften. Theorija i Praktika Fiziceskoj Kultury, 31 (12), :35-48, 32 (1), 2-8, 32 (2), 28-33. Nachdruck mit Erlaubnis der Zeitschrift.

Wie die Abbildung zeigt, entsprechen 10 RM ungefähr 75 % von F_m. Das trifft auf Sportler zu, für die Kraft und Explosivkraft leistungsbestimmend sind (wie Gewichtheben, Sprint, Sprung, Wurf). Jedoch ist festzustellen, dass ein bestimmter Prozentsatz von 1 RM bei verschiedenen Hebeleistungen nicht immer der gleichen Anzahl von Wiederholungen bis zum Abbruch entspricht.

Im Training benutzen Spitzensportler unterschiedliche Wiederholungsanzahlen bei verschiedenen Übungen. Im Reißen, Umsetzen und Stoßen sind es gewöhnlich 1-3 Wiederholungen, am häufigsten werden zwei genutzt (nahezu 60 % aller Serien werden mit zwei Wiederholungen ausgeführt). Bei Kniebeugen mit der Scheibenhantel werden 2-7 Wiederholungen pro Serie ausgeführt (mehr als 93 % aller Serien werden in diesem Wiederholungsbereich realisiert, s. Abb. 4.2). Weitere Beispiele und eine Erklärung für diesen Sachverhalt werden später in diesem Kapitel gegeben. Als grobe Orientierung kann gelten, dass weniger als 10-12 RM zur Entwicklung der Muskelkraft genutzt werden sollten. Ausnahmen von dieser Regel sind selten (z. B. Situps).

Die Anzahl der Wiederholungen mit maximalem Widerstand wird als ein zusätzliches und sehr hilfreiches Maß für die Intensität des Krafttrainings genutzt. Entsprechend einer Festlegung werden alle Hebungen mit einer Hantellast von über 90 % der CF_{mm} unter dieser Kategorie verstanden. Diese Last liegt bei den meisten Sportlern oberhalb von TF_{mm}.

BESTIMMUNG DER TRAININGSINTENSITÄT

Ein Konditionstrainer will die Trainingsintensität für Sportler A und B bei Kniebeugen mit der Scheibenhantel vorgeben. Sportler A ist ein Gewichtheber einer unteren Gewichtsklasse, Sportler B spielt American Football. Bei einem unlängst durchgeführten Testwettkampf bewältigte Sportler A die 150-kg-Hantel (sein CF_{mm}). Vor dem Wettkampf führte Sportler A 10 Tage keine Kniebeugen mehr aus und hatte eine zweitägige Trainingspause unmittelbar vor dem Wettkampf. Für den Sportler hatte der Wettkampf große Bedeutung und er war psychologisch vorbereitet, um eine persönliche Bestleistung bei der Kniebeuge aufzustellen. Während des Wettkampfs führte Sportler A im ausgeruhten Zustand unmittelbar nach der Erwärmung Kniebeugen aus. Infolge des hohen emotionalen Stresses erreichte seine Herzfrequenz unmittelbar vor den Versuchen ungefähr 180 Schläge pro Minute.

Bei diesem Sportler sollte die maximale Hantelmasse im Training – sein TF_{mm} – ungefähr 135 kg betragen. Um dieses Gewicht genauer zu bestimmen, verfolgte der Trainer die Herzfrequenz in den Erholungspausen und fand heraus, dass unmittelbar vor den Hebungen mit 135 kg die Herzfrequenz nicht anstieg. Das bedeutete, dass dieses Gewicht keinen hohen emotionalen

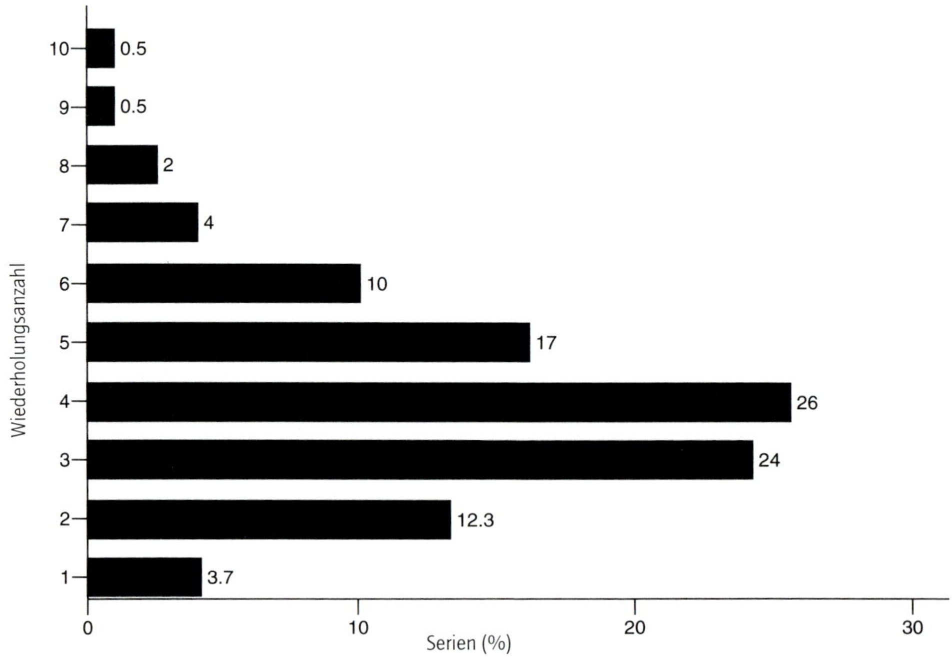

Abb. 4.2: Wiederholungsanzahl pro Serie bei Kniebeugen als Ergebnis einer einjährigen Trainingsbeobachtung von acht Weltmeistern und Olympiasiegern im Stoßen. Aus: Vorbereitung der Olympiamannschaft im Gewichtheben auf die Olympischen Spiele 1988 in Seoul (1989). Forschungsbericht Nr. 1988-67 (S. 79). Moskau, Allunions-Forschungsinstitut für Körperkultur (in Russisch). Abdruck mit Erlaubnis des Instituts.

Stress hervorrief. Der Trainer empfahl, die Last von 135 kg als Maximallast in den meisten Trainingseinheiten des folgenden Trainingsabschnitts zu nutzen. Das waren exakt 90 % der Wettkampfleistung dieses Sportlers.

Ohne emotionalen Stress zu empfinden, konnte Sportler A nach einer wettkampfnahen Erwärmung die 135-kg-Hantel 1-2 x in einer Serie bewältigen. Wenn drei oder vier Kniebeugen in einer Serie auszuführen waren, benutzte Sportler A hauptsächlich die 125-kg- und 130-kg-Hantel. Er setzte ebenfalls regelmäßig höhere Lasten ein, einschließlich von Lasten über 135 kg. Diese Versuche wurden ebenfalls registriert und ihre Anzahl wurde als zusätzliches Maß für die Beurteilung der Trainingsintensität genutzt.

Sportler B führte Kniebeugen mit der 150-kg-Hantel während der regulären Trainingseinheiten aus. Zusätzliche Ruhepausen vor dem Test und andere spezielle Maßnahmen waren nicht erforderlich. Für diesen Sportler kann die 150-kg-Last als maximale Trainingslast TF_{mm} angesehen werden. Er kann mit dieser Last regelmäßig trainieren.

4.2 Einsatz von Übungen mit verschieden großem Widerstand

Unterschiede in der Größe des Widerstands rufen unterschiedliche physiologische Wirkungen hervor. Eine Variation der Höhe des Widerstands bedingt unterschiedliche metabolische Reaktionen einschließlich des Ab- und Aufbaus von Proteinen. Die Widerstandsgröße oder die Übungsintensität beeinflusst ebenfalls die intra- und intermuskuläre Koordination.

Metabolische Reaktionen

Entsprechend der bereits beschriebenen Hypothese zur Muskelzellenhypertrophie (s. Kap. 3, Muskelmasse) liegt die Schlüsselstelle für das Gleichgewicht zwischen Proteinkatabolismus und -anabolismus in der Energiemenge, die während des Trainings für die Proteinsynthese verfügbar ist. Wenn der Widerstand relativ gering ist, wird die der Muskelzelle verfügbare Energie für die Muskeltätigkeit verwendet und gleichzeitig auch für den Anabolismus von Muskelprotein. Damit genügt der Energiestrom beiden Anforderungen. Beim Bewältigen schwerer Lasten wird eine größere Energiemenge für die kontraktilen muskulären Elemente und die muskuläre Arbeit benötigt. Der Energietransfer für die Proteinsynthese verringert sich, während das Ausmaß des Proteinabbaus (die Menge des pro Hebung abgebauten Proteins) zunimmt. Das Ausmaß des Proteinabbaus ist eine Funktion des bewältigten Gewichts: je schwerer die Last, desto größer der Proteinabbau.

Die Gesamtmenge des abgebauten Proteins ist jedoch eine Funktion sowohl des Proteinkatabolismus als auch der verrichteten mechanischen Arbeit (oder der gehobenen Gesamtlast). Die mechanische Arbeit ist bei mäßigem Widerstand größer, bei dem mehrere aufeinanderfolgende Hebungen in einer Serie ausgeführt werden können. Wenn beispielsweise ein Sportler die

ÜBUNGSAUSFÜHRUNG MIT UNTERSCHIEDLICHEN LASTEN: MECHANISCHE ARBEIT UND METABOLISCHE ANTWORTREAKTION

Ein Sportler, dessen Bestleistung in der Kniebeuge bei 150 kg liegt, führt diese Übung mit 150-kg-, 120-kg- und 90-kg-Hanteln aus. Seine Körpermasse beträgt 77,5 kg und der Körperanteil oberhalb der Kniegelenke 77 kg (Nur dieser Körperanteil wird bei der Kniebeuge angehoben, die Füße und Unterschenkel sind nahezu ohne Bewegung). Damit beträgt die bewegte Gesamtmasse (Hantel und Sportlerkörper) 220, 290 und 160 kg. Der Hubweg für den Körperschwerpunkt (die Differenz zwischen tiefster und höchster Position des Körperschwerpunkts) beträgt 1 m. Der Sportler hebt die 150-kg-Hantel 1 x, die 120-kg-Hantel 10 x und die 90-kg-Hantel 25 x. Die verrichtete mechanische Arbeit beträgt 220 kgm für die schwerste Hantel (220 kg multipliziert mit 1 m bei einer Wiederholung), 1.900 kgm für die 120-kg-Hantel und 4.000 kgm für die leichteste Hantel (160 x 1 m x 25 x). Beim Training mit der leichten Hantel hat der Sportler eine mechanische Arbeit verrichtet, die die Arbeit an der schweren Hantel um das Achtzehnfache übertrifft.

Die metabolischen Energieaufwendungen sind mehrere Male größer als beim Einsatz der leichten Hantel. Allerdings wird der Proteinabbau beim Einsatz des mittleren Gewichts (120-kg-Hantel) maximiert. Bei den Kniebeugen mit der 150-kg-Hantel ist die Intensität des Proteinkatabolismus sehr hoch (die Menge des pro Wiederholung abgebauten Proteins). Allerdings wird diese Hantel nur 1 x bewältigt. Wenn der Sportler Kniebeugen mit der leichten 90-kg-Hantel ausführt, ist die Intensität des Proteinabbaus gering. Ebenso ist die Menge des abgebauten Proteins gering im Gegensatz zum riesigen Betrag der verrichteten mechanischen Arbeit. Daher stellt die 120-kg-Hantel für diesen Sportler die beste Kombination von Trainingsintensität und Trainingsumfang (Gesamtlast) dar.

Dieses Beispiel illustriert, was bei einem einfachen Hebesatz geschieht. Die gesamte Stoffwechselbelastung bei einer Trainingseinheit hängt auch von der Erholung zwischen den Sätzen ab (siehe Kapitel 5).

100-kg-Hantel 1 x drückt (sein RM), beträgt das bewältigte Gesamtgewicht ebenfalls 100 kg. Demgegenüber ist es dem Sportler möglich, die 75-kg-Hantel bis zum Abbruch ungefähr 10 x zu heben. Dabei beträgt die bewältigte Gesamtmasse 750 kg.

Die Masse des im Maximalkrafttraining katabolisierten Proteins kann als Produkt aus dem Proteinabbau und der Anzahl der Hebungen dargestellt werden. Bei sehr hohem Widerstand (z. B. 1 RM) ist die Rate des Proteinabbaus hoch, aber die Wiederholungsanzahl ist gering. Im anderen Extremfall ist bei geringem Widerstand (50 RM) die Anzahl der Hebungen und die mechanische Arbeit groß, aber die Rate des Proteinabbaus ist gering. Damit ist in beiden Fällen die Gesamtmenge des abgebauten Proteins gering, aber durch unterschiedliche Ursachen bedingt (s. Tab. 4.1).

Ein zusätzlicher Aspekt eines solchen Trainings, vor allem vom Standpunkt der Praxis gesehen, besteht im sehr hohen Trainingsumfang oder in der Gesamtlast einer Trainingseinheit. Dieser Umfang ist bis zu 5-6 x größer als die während einer konventionellen Trainingseinheit bewältigte Gesamtlast.

Tab. 4.1: Die Menge des abgebauten Proteins bei Krafttraining mit unterschiedlich großen Widerständen

Widerstand (RM)	Proteinabbau	Mechanische Arbeit (Anzahl von Wiederholungen)	Gesamtmenge des abgebauten Proteins
1	Hoch	Gering	Gering
5-10	Mittel	Mittel	Groß
> 25	Gering	Groß	Gering

Ein Sportler, der über einen bestimmten Zeitraum hinaus in dieser Weise trainiert (Zunahme am Körpergewicht und Auslösung von Muskelhypertrophie, um in einer höheren Gewichtsklasse zu starten), erreicht einen Trainingsumfang in einer Trainingseinheit von über 20-30 t und in einigen Fällen sogar von über 50 t pro Tag. Derartige Umfänge beeinträchtigen die Möglichkeiten eines Sportlers, während dieses Trainingsabschnitts noch andere Übungen auszuführen.

Intramuskuläre Koordination

Das Bewältigen maximaler Lasten besitzt eine Reihe von Auswirkungen auf die motorischen Einheiten (mE): Eine maximale Anzahl von mE ist aktiviert, die schnellsten mE sind rekrutiert, die Entladefrequenz der Motoneuronen ist am höchsten und die Aktivität der mE erfolgt synchron.

Viele Sportler können nicht die erforderliche Motoneuronenanzahl rekrutieren oder die optimale Entladefrequenz einstellen, um die ihnen mögliche Maximalkraft zu entwickeln. Es ist allgemein bekannt, dass hochschwellige (schnelle) Einheiten eine höhere maximale Entladefrequenz besitzen. Allerdings haben Untersuchungen gezeigt, dass bei untrainierten Probanden während maximaler Willkürkontraktionen viele hochschwellige mE eine niedrigere Entladefrequenz aufweisen als niedrigschwellige mE. Das liegt daran, dass die schnellen mE nicht vollständig aktiviert sind, wenn die betreffende Person ihre Maximalkraft entwickeln will.

Das „versteckte Potenzial" eines menschlichen Muskels, um maximale Kräfte zu entwickeln, kann mithilfe der Elektromyostimulation aufgedeckt werden. In Experimenten mit maximalen Willkürkontraktionen wird dabei der Muskel mit elektrischem Strom stimuliert (zu Details der Elektromyostimulation s. Kapitel 6). Die Reizung bewirkt eine Zunahme der Kraftentwicklung. Das Verhältnis

$$\frac{(\text{Kraft durch Elektromyostimulation} - \text{maximale Kraft der Willkürkontraktion})\ 100}{\text{maximale Kraft der Willkürkontraktion}}$$

wird **Muskelkraftdefizit** genannt (**MKD**). Das MKD liegt normalerweise im Bereich von 5-35 %. Es ist bei Spitzensportlern geringer und ebenso bei Personen unter Angstzuständen oder wenn nur kleine Muskeln aktiviert sind. Das Vorhandensein eines MKD weist darauf hin, dass die menschlichen Muskeln normalerweise „versteckte Reserven" für die Maximalkraftentwicklung besitzen, die nicht bei Willkürkrafteinsätzen genutzt werden.

Eines der Ziele des Maximalkrafttrainings besteht darin, einem Sportler beizubringen, all die erforderlichen mE mit optimaler Entladefrequenz einzusetzen, um eine Dauerkontraktion in jeder motorischen Faser zu erzeugen. Wenn Lasten submaximal gehoben werden, ist eine mittlere Anzahl von mE ohne die schnellsten mE aktiviert. Die Entladefrequenz der Motoneuronen ist ebenfalls submaximal und sie sind asynchron aktiv (s. Abb. 3.10 auf Seite 88). Die Unterschiede in der intramuskulären Koordination zwischen Übungen mit maximalem und submaximalem Gewicht sind sehr leicht erkennbar. Übungen mit moderatem Widerstand sind kein effektives Mittel zur Kraftentwicklung, insbesondere, wenn eine Entwicklung der intramuskulären Koordination beabsichtigt ist.

WAS PASSIERT, WENN EINE NICHTMAXIMALE LAST GEHOBEN WIRD?

Ein Sportler führt mit einer 30-kg-Hantel Curls aus, wobei folgende Vorgänge ablaufen: (a) eine maximale Anzahl von mE ist rekrutiert, (b) die schnellsten mE, die auch die kräftigsten sind, sind aktiviert, (c) die Motoneuronen entladen mit optimaler Frequenz und (d) die Motoneuronen sind (höchstwahrscheinlich) synchron aktiv.

Wenn demgegenüber mit einer 15-kg-Hantel trainiert wird, ist (a) nur ein Teil der mE rekrutiert, (b) die schnellsten (und kräftigsten) mE sind nicht aktiviert, (c) die Frequenz der neuralen Stimulation ist nicht optimal und (d) die Aktivität der mE erfolgt (höchstwahrscheinlich) asynchron.

Die intramuskuläre Koordination unterscheidet sich bei diesen beiden Aktivitäten grundsätzlich. So kann das Heben der 15-kg-Last nicht die intramuskuläre Koordination entwickeln, die zum Bewältigen des 30-kg-Widerstands erforderlich ist.

Viele Menschen sind der Überzeugung, dass im Training von Spitzengewichthebern eine optimale intramuskuläre Koordination erreicht wird, wenn die Trainingslasten im Bereich von TF_{mm} oder darüber liegen. Von diesem Standpunkt aus besteht kein zwingender Grund, in den Trainingseinheiten CF_{mm} zu heben. Unterschiede zwischen den Trainingsbestleistungen (d. h. TF_{mm}) und den Leistungen zu Wettkampfhöhepunkten (d. h. CF_{mm}) sind in psychologischen Faktoren begründet wie dem Erregungszustand und durch die Trainingspausenverlängerung (wir erinnern an die Zwei-Faktoren-Theorie des Trainings in Kapitel 1). Die Unterschiede in der intra- und intermuskulären Koordination wirken sich jedoch nicht auf die Leistung aus, da Lasten, die TF_{mm} überschreiten, im Training nur sporadisch eingesetzt werden (ungefähr 3,5-7,0 % aller Hebungen).

Biomechanische Parameter und intermuskuläre Koordination

Wenn ein Sportler maximale Lasten bewältigt, erreicht die Bewegungsgeschwindigkeit ihren Höchstwert und bleibt dann relativ konstant. Die Hantelbeschleunigung schwankt um das Null-Niveau und die Kraft entspricht in etwa dem Hantelgewicht.

Beim Bewältigen geringer Lasten sind zwei Varianten möglich. Im ersten Fall (s. Abb. 4.3a) wird mit maximalem Krafteinsatz gehoben. Die Beschleunigung steigt in der Anfangsphase der Hebung an, fällt dann auf null ab und wird im zweiten Bewegungsabschnitt negativ. Zu Beginn ist die aufgebrachte Kraft größer als das Gewicht und verringert sich dann. Im zweiten Bewegungsteil ist die kinetische Energie des Gewichts nahezu vollständig erreicht. Bei dieser Art der Gewichtsbewältigung unterscheidet sich die muskuläre Koordination von derjenigen beim Bewältigen maximaler oder submaximaler Lasten, bei denen sich der Muskelkrafteinsatz auf die erste Hälfte der Bewegung konzentriert.

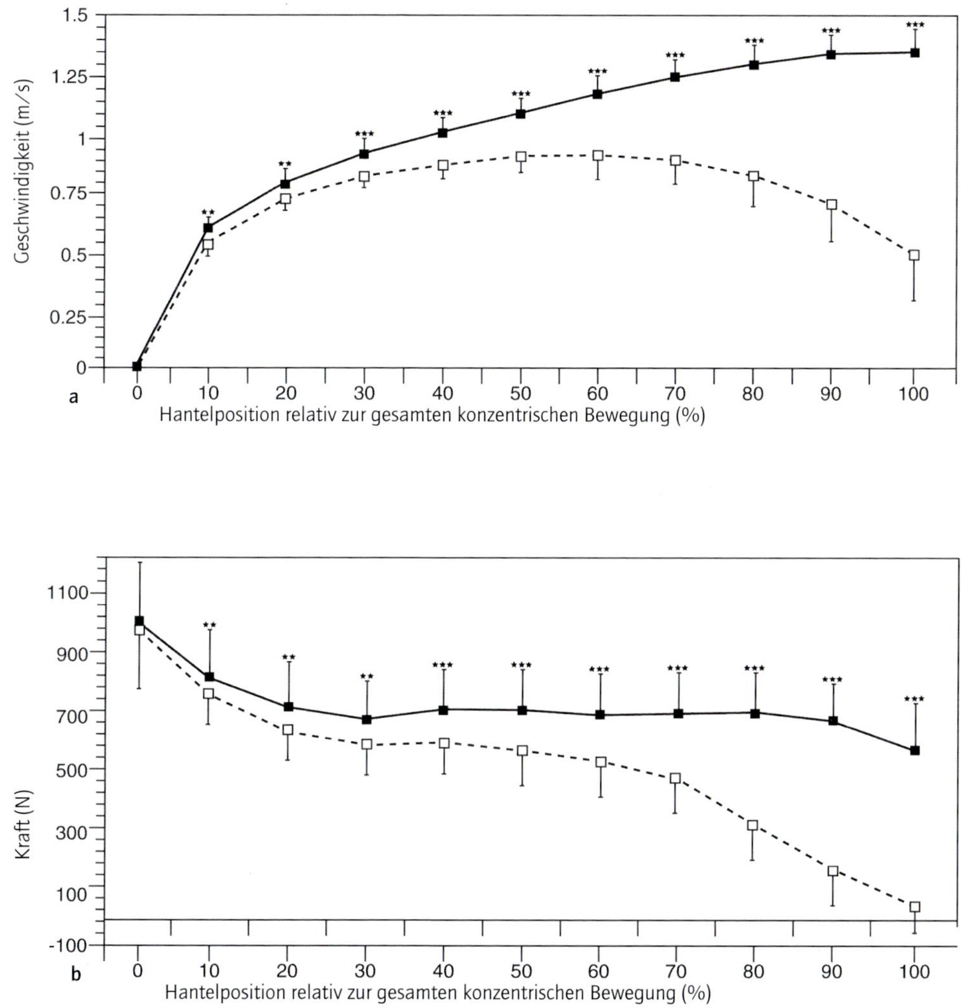

*Abb. 4.3: Hantelgeschwindigkeit (a) und die während des explosiven Bankdrückens (gepunktete Linien) und des explosiven Bankwurfs (durchgezogene Linien) auf die Hantel ausgeübte Kraft (b). Mittelwerte und Standardabweichungen (17 Personen); ein Hantelgewicht entspricht 45 % des individuellen 1 RM. Die Sternchen bedeuten signifikante Unterschiede zwischen den Drück- und Wurfwerten, **p < .01; ***p < .001. In den Endphasen der Bewegung sind die Geschwindigkeits- und Kraftwerte während schneller Drückbewegungen kleiner als während der Würfe. Dasselbe gilt für das Niveau der Muskelaktivität (in der Abbildung nicht gezeigt). Die Autoren schlussfolgerten, dass, weil beim Gewichtheben die Last am Ende der Hebebewegung abgestoppt werden muss, der Versuch, die Hebebewegung mit Festhalten der Hantel mit einer leichten Last explosiv auszuführen, im Vergleich zu den Wurfbewegungen zu einer reduzierten Geschwindigkeit, einem reduzierten Krafteinsatz und einer reduzierten Muskelaktivierung führt. Die Würfe sind auch spezifischer im Hinblick auf die explosiven Bewegungen, die typischerweise bei sportlichen Bewegungsabläufen eingesetzt werden.*
Nachdruck mit freundlicher Genehmigung aus Newton R. U. et al. (1996). Kinematics, kinetics, and muscle activation during explosive upper body movements. Journal of Applied Biomechanics, 12, (1), 32-43.

Im zweiten Fall werden kinematische Bewegungsparameter (Geschwindigkeit, Beschleunigung) wie beim Heben der Maximallast erreicht. Die Beschleunigung und dementsprechend auch die äußere Kraft ist nahezu konstant. Allerdings bedingt dieses Bewegungsmuster – ein äußerst langsames Heben – die Koaktivierung **antagonistischer Muskelgruppen**. Eine derartige intermuskuläre Koordination behindert nach außen die Entwicklung maximaler Kraftwerte (s. Abb. 4.3b).

Die Unterschiede in den zugrunde liegenden physiologischen Mechanismen beim Heben unterschiedlich schwerer Lasten erklären, warum sich die Muskelkraft nur erhöht, wenn Übungen im Training eingesetzt werden, die höhere Kräfte abverlangen. Grundsätzlich müssen die Trainingsbelastungen über den normalerweise auftretenden Belastungen liegen. Der Widerstand, gegen den die Muskelgruppen arbeiten, muss mit der Kraftzunahme kontinuierlich angehoben werden (Prinzip der Übungen mit progressiver Widerstandscharakteristik).

Bei untrainierten Personen fällt das gemessene Kraftniveau, wenn der Widerstand 20 % ihrer F_{mm} unterschreitet. Bei Sportlern, die an hohe Muskelkrafteinsätze gewöhnt sind, kann dieser Sprung bei relativ hohen Lasten erfolgen, aber weit unterhalb ihres Normalniveaus. Wenn beispielsweise qualifizierte Gewichtheber mit Gewichten zwischen 60 und 85 % von TF_{mm} trainieren und beim einmaligen Heben dieser Lasten noch nicht ihre Ermüdungsgrenze erreichen, dann kann das Kraftniveau während des ersten Monats eines solchen Trainings konstant gehalten werden und fällt dann um 5-7 % im zweiten Monat. Bei Sportlern in saisonabhängigen Sportarten, wie Rudern, verringert sich das in der Vorbereitungsperiode erreichte Kraftniveau, wenn sie in der Wettkampfperiode ungeachtet der intensiven spezifischen Belastungen kein Training mit hohen Lasten durchführen.

Qualifizierte Sportler erhalten nur ihren Muskelquerschnitt und nicht ihre Muskelkraft, wenn sie ausschließlich mittelmäßige (keine maximalen) Widerstände bei mittleren (keine maximalen) Wiederholungsanzahlen über einen Zeitraum von mehreren Monaten einsetzen.

4.3 Trainingsintensität von Spitzensportlern

Die Trainingserfahrung von Spitzensportlern ist eine wertvolle Informationsquelle in der Sportwissenschaft. Diese Erfahrung reflektiert, obwohl sie den wissenschaftlichen Nachweis nicht ersetzt, die gegenwärtig bekannten, wirkungsvollen Trainingsstrukturen. Zukünftig werden Wissensfortschritte natürlich auch die Trainingsinhalte beeinflussen. Gegenwärtig wissen wir jedoch nicht exakt, welche die besten Methoden sind.

In Abbildung 4.4 ist die Verteilung der Trainingslasten bei Spitzengewichthebern zu sehen. Lasten unterhalb von 60 % CF_{mm} werden hauptsächlich zur Erwärmung und Wiederherstellung eingesetzt (diese Lasten betragen 8 % aller Hebungen). Den höchsten Anteil (35 %) erreichen Lasten zwischen 70 % und 80 % der CF_{mm}. In Übereinstimmung mit diesen Werten und mit den langjährigen Beobachtungen beträgt das mittlere gehobene Hantelgewicht bei Spitzenathleten 75,0 ± 2,0 % der CF_{mm}. Lasten über 90 % der CF_{mm} erreichen nur 7 % der Gesamtsumme aller Hebungen.

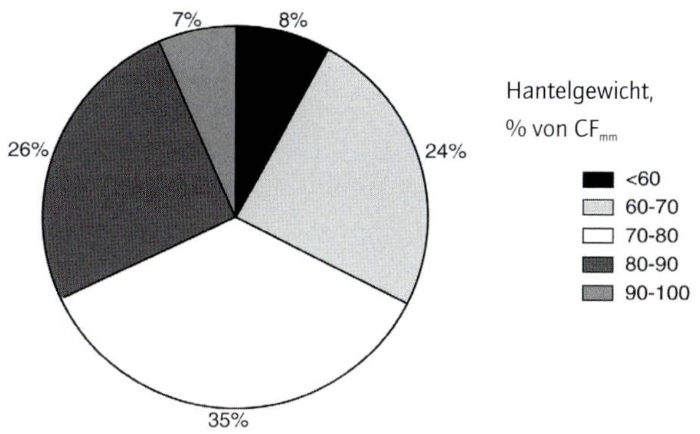

Abb. 4.4: Verteilung der von den Mitgliedern der UdSSR-Olympiamannschaft gehobenen Hantelgewichte während der Vorbereitung auf die Olympischen Spiele 1988. Die Übungen wurden in zwei Gruppen dem Reißen und oder dem Stoßen zugeordnet. Das gehobene Gewicht ist prozentual bezogen auf CF_{mm} bei der jeweiligen Wettkampfübung dargestellt (entweder Reißen oder Stoßen). Kniebeugen wurden in diese Analyse nicht einbezogen, die Beobachtungsdauer betrug ein Jahr. Nach: Zatsiorsky, V. M. (1991). Die Trainingslast im Krafttraining von Spitzenathleten. 26.-31. Oktober 1991, eingereichtes Material zum Zweiten IOC-Weltkongress der Sportwissenschaften, Barcelona.

Die Wiederholungsanzahl pro Serie variiert von Übung zu Übung. Sowohl im Reißen als auch im Stoßen (s. Abb. 4.5) wird die Mehrzahl aller Serien mit 1-3 Wiederholungen ausgeführt. Im Reißen werden nur 1,8 % aller Serien mit vier oder fünf Wiederholungen ausgeführt. Im Umsetzen und Stoßen erreichen die Serien mit 4-6 Wiederholungen nicht mehr als 5,4 %. Die Mehrzahl aller Serien, etwa 55-60 %, besteht aus zwei Wiederholungen.

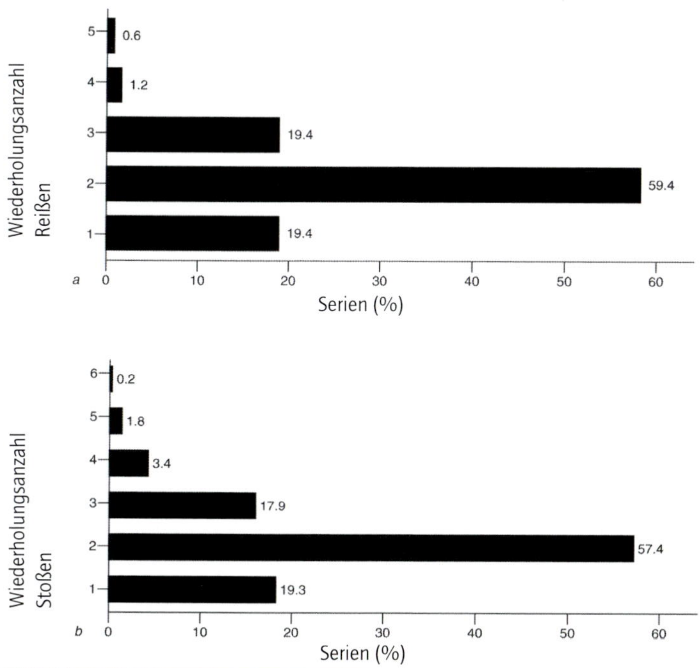

Abb. 4.5: Der prozentuale Anteil von Serien mit verschiedenen Wiederholungsanzahlen im Training von Spitzensportlern. Modifiziert aus: Zatsiorsky, V. M. (1991). Die Trainingslast im Krafttraining von Spitzenathleten. 26.-31. Oktober 1991, eingereichtes Material zum Zweiten IOC-Weltkongress der Sportwissenschaften, Barcelona.

In Hilfskrafttrainingsübungen wie der Kniebeuge, bei der die Bewegungskoordination nur teilweise der Koordination beim Reißen, Umsetzen oder Ausstoßen entspricht, nimmt die Wiederholungszahl in einer Serie zu (s. Abb. 4.2). So variiert die Wiederholungsanzahl bei Kniebeugen beispielsweise von 1-10 mit einem mittleren Bereich von 3-6.

Grundsätzlich ist festzustellen, dass mit der einfacheren Bewegungskoordination einer Übung und mit Abweichungen in der Technik von der Technik der Wettkampfübung (im Beispiel von der Technik des Reißens und Stoßens) die Anzahl der Wiederholungen zunimmt. Beim Umsetzen und Ausstoßen werden 1-3 Wiederholungen erreicht (57,4 % aller Serien bestehen aus nur zwei Hebungen). Die typische Wiederholungsanzahl bei Kniebeugen beträgt 3-5 und beim Rumpfaufrichten mit Zusatzlast werden im Mittel 5-7 Wiederholungen pro Serie erreicht (s. Abb. 4.6).

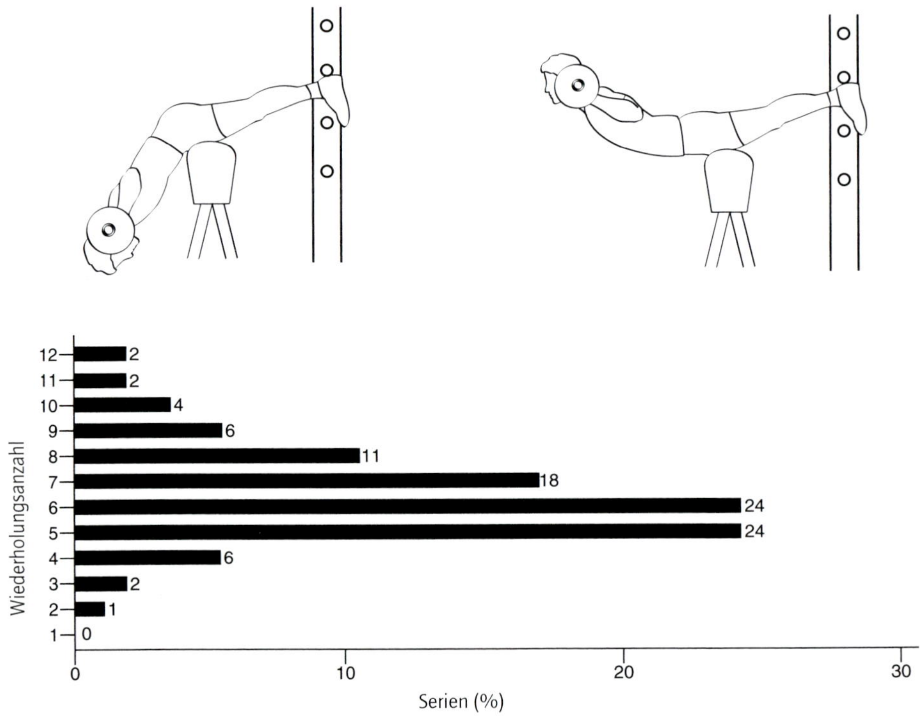

Abb. 4.6: Rumpfaufrichten (oben) und der prozentuale Anteil der Serien mit unterschiedlichen Wiederholungsanzahlen bei dieser Übung. Ergebnisse einer Direktbeobachtung im Training des mehrfachen Olympiasiegers und Weltrekordinhabers im Gewichtheben (Superschwergewicht), V. Alexeev, insgesamt 130 Serien. Aus: Die Vorbereitung der Olympianationalmannschaft im Gewichtheben auf die Olympischen Spiele in Moskau 1980. (1981) Forschungsbericht Nr. 1981-34, Moskau. Allunions-Forschungsinstut für Körperkultur (in Russisch).

Die Wiederholungsanzahl mit maximalem Widerstand (nahe an CF_{mm}) ist relativ gering. Während des Olympiazyklus 1984-1988 hoben die sowjetischen Spitzengewichtheber derartige Gewichte in den Wettkampfübungen (Reißen, Umsetzen, Stoßen) 300-600 x pro Jahr. Das waren 1,5-3,0 % aller ausgeführten Hebungen. Die Lastbereiche verteilen sich wie folgt:

Hantelgewicht, % von CF_{mm}	Anzahl der Hebungen, %
90-92,5	65
92,6-97,5	20
97,6-100	15

Im letzten Monat vor einem wichtigen Wettkampf wurden Lasten über 90 % von CF_{mm} im Reißen oder Umsetzen und Ausstoßen oder aber auch in Kombination beider Übungen 40-60 x eingesetzt.

In den 70er und 80er Jahren des 20. Jahrhunderts gewannen die sowjetischen und bulgarischen Gewichthebermannschaften die meisten Goldmedaillen bei Weltmeisterschaften und Olympischen Spielen. Es wurde oft mitgeteilt, dass bulgarische Gewichtheber maximale Lasten über 4.000 x pro Jahr heben würden. Die Trainingsintensität der bulgarischen Sportler war auch tatsächlich höher als die der sowjetischen Sportler. Aber die Ursache für solch eine große Diskrepanz (600 gegenüber 4.000 Hebungen pro Jahr) ist nicht im Training zu suchen, sondern in der Methode der Ermittlung des Maximalgewichts. Die sowjetischen Sportler nutzten in ihren Plänen und Trainingsaufzeichnungen CF_{mm}, während die Bulgaren ihre Werte auf TF_{mm} bezogen (1 RM in einer bestimmten Trainingseinheit).

4.4 Optimale Trainingsintensitäten auf der Basis vergleichender Untersuchungen

Elitesportler führen nicht alle Übungen mit derselben Intensität aus. So ist z. B. die Übungsintensität bei den wichtigsten olympischen Hebeübungen – Reißen und Stoßen – viel größer als beim umgekehrten Curl (siehe Abb. 4.5 und 4.6). Ein derartiges Trainingsmuster lässt sich in Experimenten nur schwer modellieren.

Zur Bestimmung der optimalen Intensität im Krafttraining wurden viele Experimente durchgeführt. Die Idee bestand darin, Sportler unterschiedlich und bei verschiedenen RMs zu trainieren und dann die Intensität zu bestimmen, die im Durchschnitt zur größten Leistungssteigerung führte (die optimale Intensität). Leider lassen sich aber die Ergebnisse unterschiedlicher Untersuchungen nur schwer vergleichen, was vor allem an der Vielfalt der verwirrenden Faktoren liegt, wie z. B. Unterschiede zwischen den Personen (Geschlecht, Alter, Trainingserfahrung) sowie zwischen den bei den verschiedenen Studien eingesetzten Trainingsroutinen (Anzahl der Sätze, Trainingshäufigkeit, trainierte Muskelgruppen, Übungen). Wie dem auch sei, vergleicht man die Ergebnisse vieler Studien – eine derartige quantitative Analyse publizierter Daten wird **Metaanalyse** genannt –, dann scheint es, als sei eine Intensität von 80 % von 1 RM optimal für Sportler mit mehr als einem Jahr Trainingserfahrung (Abb. 4.7). Untrainierte Personen erreichten maximale Trainingseffekte bei einem Training mit einer Intensität von 60 % von 1 RM, an drei Tagen in der Woche, mit vier Sätzen pro Muskelgruppe.

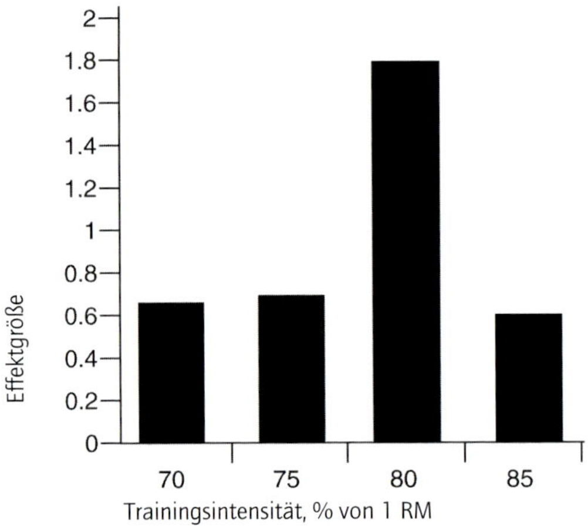

Abb. 4.7: Die Leistungsverbesserung als eine Funktion der Trainingsintensität, Durchschnittswerte. Effektgröße = (Nachtrainingsmittelwert – Vortrainingsmittelwert) / Vortrainingsstandardabweichung. Die Abbildung basiert auf der Metaanalyse von 140 Studien mit insgesamt 1.433 Effektgrößen. Beachten Sie, dass in jeder Versuchsgruppe die Versuchspersonen bei allen Übungen mit derselben Intensität trainierten (% von 1 F_{mm}), während Elitesportler bei unterschiedlichen Übungen unterschiedliche Intensitäten wählen. Die Daten sind entnommen aus Rhea M. R. et al. (2003.) „A meta-analysis to determine the dose response for strength development", Medicine and Science in Sports and Exercise, 35, (3), 456-464.

Diese Wiederholungsniveaus sollten nicht mechanisch übernommen werden. Vielmehr ist es erforderlich, dass Trainer und Sportler die Ideen verstehen (die Trainingskonzeption), die einem solchen Training zugrunde liegen, und, wenn sie diese Konzeption akzeptieren, sie auch konsequent umsetzen. Die in den folgenden Abschnitten beschriebene Trainingskonzeption geht vom Verständnis der spezifischen Merkmale verschiedener Trainingsmethoden, von einer fundierten Übungsauswahl und vom korrekten zeitlichen Ablauf des Trainings aus.

4.5 Methoden des Krafttrainings

Es ist sinnvoll, das Krafttraining hinsichtlich der Methoden zum Erreichen maximaler Muskelspannungen zu klassifizieren. In der Literatur werden die Krafttrainingsmethoden mitunter den eingesetzten Übungen entsprechend klassifiziert (isometrisch, isotonisch, exzentrisch usw.). Wir ziehen es vor, diese Klassifikation eher als Taxonomie der Krafttrainingsübungen anzusehen und nicht als den Trainingsmethoden zugehörig. Es bestehen drei Wege, um maximale Muskelspannungen zu entwickeln:

1. Heben einer maximalen Last (Bewegungsausführung gegen einen maximalen Widerstand) – die **Methode maximaler Krafteinsätze**.

2. Heben einer nichtmaximalen Last bis zur Erschöpfung, während der letzten Wiederholungen entwickeln die Muskeln ihre Maximalkraft im Ermüdungszustand – die **Methode wiederholter Krafteinsätze**.

3. Heben (Werfen) einer nichtmaximalen Last mit der höchstmöglichen Geschwindigkeit – die **Methode dynamischer Krafteinsätze**.

Weiterhin wird das Bewältigen nichtmaximaler Lasten mit einer mittleren Wiederholungszahl (nicht bis zum Abbruch) als ergänzende Trainingsmethode genutzt (die **Methode submaximaler Krafteinsätze**).

Die Methode maximaler Krafteinsätze

Die Methode maximaler Krafteinsätze ist vorrangig in Betracht zu ziehen zur Entwicklung sowohl der intra- als auch der intermuskulären Koordination. Die Muskeln und das Zentralnervensystem (ZNS) passen sich entsprechend der einwirkenden Kraft an. Diese Methode kann genutzt werden, um die größten Kraftzunahmen hervorzubringen. Eine zentralnervale Hemmung ist, falls sie existiert, unter diesen Bedingungen reduziert, sodass eine maximale Anzahl von mE mit optimaler Entladefrequenz aktiviert wird. Die biomechanischen Parameter der Bewegung und die intermuskuläre Koordination sind vergleichbar mit den entsprechenden Werten in den Wettkampfübungen. Der Sportler „lernt" dann, diese Veränderungen in der Bewegungskoordination zur Geltung zu bringen und „abzuspeichern" (offensichtlich auf einer unbewussten Ebene).

An vorangegangener Stelle wurde aufgeführt, dass mit dieser Methode die Größe des Widerstands nahe TF_{mm} liegen sollte. Um hohen emotionalen Stress zu verhindern, darf CF_{mm} nur zeitweise im Training eingesetzt werden. Wenn das Ziel einer Trainingsübung darin besteht, „die Bewegung zu trainieren" (d. h. sowohl die intramuskuläre als auch die intermuskuläre Koordination bilden das Trainingsziel), so sind 1-3 Wiederholungen pro Serie zu empfehlen. Übungen wie das Reißen oder Stoßen sind Beispiele dafür (s. Abb. 4.5, S. 107). Wenn das Training der Muskeln das Trainingsziel darstellt (die biomechanischen Bewegungsparameter und die intermuskuläre Koordination sind nicht von vorrangiger Bedeutung, weil es sich in Bezug zur Wettkampfübung um eine unspezifische Übung mit unterschiedlicher Technik handelt), dann erhöht sich die Wiederholungsanzahl. Ein Beispiel dafür ist die Übung „Rumpfaufrichten aus der Bauchlage" (s. Abb. 4.6, S. 108), für die 4-8 Wiederholungen charakteristisch sind. Im Gegensatz dazu verringert sich bei den Kniebeugen die Wiederholungsanzahl gewöhnlich auf 2-6 (s. Abb. 4.2, S. 100).

Obwohl die Methode der maximalen Krafteinsätze unter Spitzensportlern bekannt ist, besitzt sie in verschiedener Hinsicht Einschränkungen und kann nicht für Anfänger empfohlen werden. Die erste Einschränkung besteht in der Verletzungsgefahr. Erst wenn die richtige Bewegungsausführung erlernt wurde (z. B. bei der Kniebeuge) und die entsprechenden Muskelgruppen (Rückenstrecker und Bauchmuskulatur) entsprechend gekräftigt wurden, kann an das Heben maximaler Lasten gegangen werden. Bei einigen Übungen, wie Situps, wird diese Methode selten angewandt. Eine andere Einschränkung besteht darin, dass maximale Krafteinsätze, wenn sie mit geringer Anzahl erfolgen (eine oder zwei Wiederholungen), kann eine Muskelhypertrophie bewirken. Die Ursache dafür bestehe darin, weil ein geringer Betrag an mechanischer Arbeit verrichtet wird, bei dem die Menge der abgebauten kontraktilen Proteine eingeschränkt ist. Schließlich soll nicht unerwähnt bleiben, dass Sportler, die diese Methode anwenden, infolge des hohen Motivationsniveaus beim Bewältigen maximaler Lasten leicht „ausbrennen" können.

Das Syndrom des Verbrauchtseins ist charakterisiert durch:
- verringerte Vitalität,
- Zunahmen von Angstgefühlen und Depressionen,
- Ermüdungsgefühl bereits in den Morgenstunden,
- übersteigerte Empfindung des Krafteinsatzes beim Heben einer bestimmten Last und
- durch einen hohen Ruheblutdruck.

KRAFTTRAININGSMETHODEN
Die Bestleistung eines Sportlers in der Kniebeuge vorn beträgt 100 kg. Er kann diese Last in einer Serie nur 1 x bewältigen (einmaliges Wiederholungsmaximum oder 1 RM).

Der Sportler kann unter folgenden Krafttrainingsvarianten wählen:

- Hebung mit 100 kg (Methode der maximalen Krafteinsätze).
- Hebung einer Last <100 kg, beispielsweise 75 kg, entweder mit einer submaximalen Anzahl von Wiederholungen (Methode submaximaler Krafteinsätze) oder bis zum Abbruch (Methode wiederholter Krafteinsätze).
- Hebung einer submaximalen Last mit maximaler Geschwindigkeit, zum Beispiel Sprünge auf Höhe mit einem schweren Gewichtsgürtel (Methode dynamischer Krafteinsätze).

Diese Antwortreaktionen treten typischerweise dann ein, wenn CF_{mm} (weniger TF_{mm}) zu häufig in den Trainingseinheiten eingesetzt wird. Das „Ausgebranntsein" wird nicht nur von der eingesetzten Last, sondern auch vom gewählten Übungstyp bestimmt. So ist es einfacher, maximale Lasten beim Bankdrücken zu bewältigen (die Last kann dabei einfacher fixiert werden und die Bein- und Rumpfmuskulatur ist nicht einbezogen) als beim Umsetzen und Stoßen, wobei die Anforderungen an den Einsatz der Bein- und Rumpfmuskulatur, an das Gleichgewicht und die Aufmerksamkeit deutlich höher sind.

Die Methode submaximaler Krafteinsätze und die Methode wiederholter Krafteinsätze

Die Methoden des Einsatzes submaximaler Krafteinsätze gegenüber wiederholten Krafteinsätzen unterscheiden sich nur in der Anzahl der Wiederholungen pro Serie – auf einem mittleren Niveau im ersten Fall und einem maximalen (bis zum Abbruch) im zweiten Fall. Der Reiz für die Muskelhypertrophie ist für beide Methoden gleich. Entsprechend der in Kapitel 3 (Muskeldimensionen) beschriebenen Energiehypothese sind zwei Faktoren von hervorragender Wichtigkeit für die Auslösung einer Diskrepanz zwischen der Menge der abgebauten und neuerlich synthetisierten Proteine. Es sind dies die Rate des Proteinabbaus und der Absolutwert der verrichteten Arbeit. Wenn die Wiederholungsanzahl nicht das Maximum erreicht, ist die mechanische Arbeit um einen gewissen Betrag vermindert. Wenn allerdings der Arbeitsbetrag nahe am Maximum liegt (wenn zum Beispiel 10 Hebungen absolviert wurden anstelle von 12 möglichen), dann ist der Unterschied unbedeutend. Er kann auf verschiedenen Wegen kompensiert werden, zum Beispiel durch Verringerung der Pausen zwischen den einzelnen Serien. Es ist eine verbreitete Annahme, dass eine maximale Wiederholungsanzahl pro Serie anzustreben sei. Sie ist aber nicht unbedingt erforderlich, um eine Muskelhypertrophie auszulösen.

Wenn das Hauptziel der Maximalkraftübung darin besteht, die richtige Bewegungskoordination zu erlernen, liegt eine andere Situation vor.

Die Erklärung basiert auf dem Größenprinzip der mE-Rekrutierung und kann die **Größenprinzipstheorie des Krafttrainings** genannt werden. Diese Theorie setzt sich aus drei wichtigen Postulaten zusammen:

1. Die Rekrutierungsreihenfolge der mE wird durch das Größenprinzip bestimmt.
2. Nur rekrutierte mE werden trainiert.
3. Die rekrutierten mE sollten eine Ermüdung erfahren (oder sollten zumindest hoch aktiviert werden, was bedeutet, dass die Entladungsfrequenz ihrer Motoneuronen ausreichend groß sein sollte).

Wir analysieren diesen Fall an einem Beispiel. Angenommen, ein Sportler führt mit einer bestimmten Frequenz 12 Hebungen bis zur Ermüdung aus. Die einbezogenen Muskeln bestehen aus motorischen Einheiten mit unterschiedlicher Ausdauer von 1 s bis vielleicht 100 s (in Wirklichkeit besitzen manche langsamen mE eine viel größere Ausdauer, sie können Dutzende von Minuten aktiv sein, ohne ein Anzeichen von Ermüdung). Damit variiert auch die maximale Wiederholungsanzahl, um die mE zu ermüden, naturgemäß von 1 bis 100. Wenn der Sportler die Hantel nur 1 x zur Hochstrecke bringt, ist ein Teil der mE einbezogen, der andere jedoch nicht (s. Abb. 3.10, S. 88).

In Übereinstimmung mit dem Größenprinzip werden die langsamen und ermüdungsresistenten mE zuerst rekrutiert. Nach mehreren Übungen ermüden einige der mE. Es ist einleuchtend, dass die mE mit der geringsten Ausdauer erschöpft sind. Nach 10 Wiederholungen sind zum Beispiel nur die mE mit einer Ausdauerzeit unter 10 s ermüdet. Da die erschöpften mE nicht erneut mit der gleichen Spannung wie anfangs eingesetzt werden können, werden neue mE rekrutiert. Diese neuerlich einbezogenen mE sind schnell und nicht ermüdungsresistent. Daher ermüden sie sehr schnell. Wenn nur 10 der 12 maximal möglichen Hebungen ausgeführt sind, ist die Gesamtmenge der mE in drei Gruppen aufgeteilt (s. Abb. 4.8).

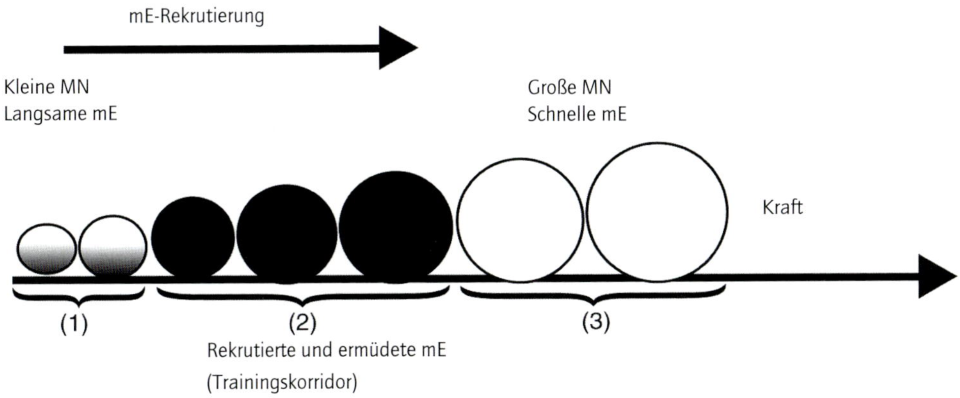

Abb. 4.8: Bei Kraftübungen mit nichtmaximalen Gewichten eingesetzte Subpopulationen motorischer Einheiten (mE). (1) Rekrutierte, aber nicht ermüdete mE. (2) Rekrutierte und ermüdete mE. (3) Nichtrekrutierte mE.

1. **Rekrutierte und nicht ermüdete mE.** Wenn sie nicht ermüdet sind, sind sie noch untrainiert. Alle mE mit einer Ausdauerzeit >10 s gehören zu dieser Kategorie. Es ist offensichtlich, dass diese Subpopulation aus langsamen mE besteht. Die langsamen mE werden bei geringen Kraftanforderungen rekrutiert und sind immer bei Alltagsbewegungen eingesetzt. Ohne spezielles Training nimmt ihre Kraft nicht zu. Die Schlussfolgerung aus dieser Erkenntnis besteht darin, dass es sehr schwierig ist, die Maximalkraft der langsamen, ermüdungsresistenten mE zu erhöhen. Es besteht demgegenüber eine positive Korrelation zwischen der Kraftsteigerung und dem Anteil schneller Muskelfasern. Personen mit einem hohen Anteil schneller mE tendieren nicht nur dazu, stärker zu sein, sondern entwickeln ihre Kraft im Trainingsprozess auch schneller (s. Abb. 4.9).

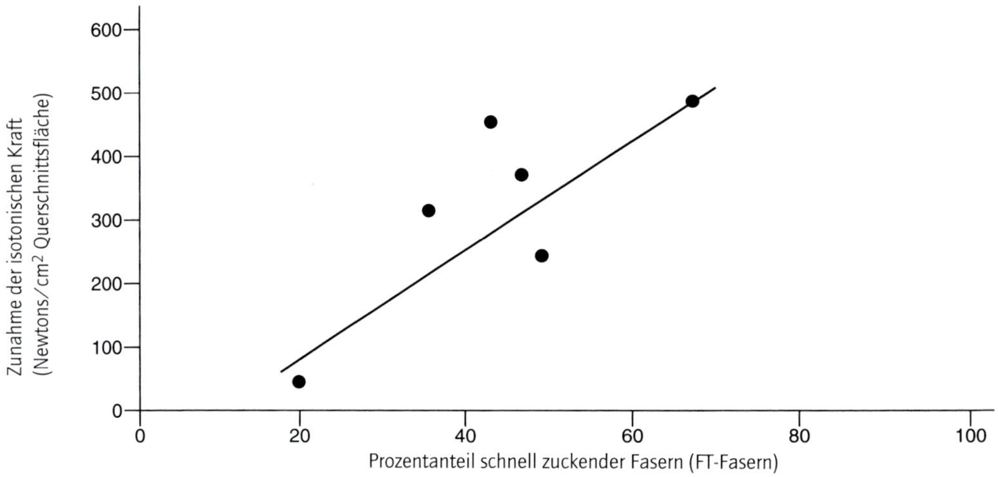

Abb. 4.9: Der Anstieg der Kraft pro Einheit eines Muskelquerschnittsbereichs im Vergleich mit der Verteilung der schnell zuckenden Muskelfasern
Abdruck mit freundlicher Genehmigung aus Dons B. et al. (1979), The effects of weight-lifting exercise related to muscle fiber composition and muscle cross-sectional area in humans, European Journal of Applied Physiology, 40, 95-106.

2. **Rekrutierte und erschöpfte mE.** Nur auf diese mE hat in der Serie ein Trainingsreiz gewirkt. In ihren Eigenschaften liegen sie zwischen den langsamen und schnellen mE. Zu dieser Subpopulation gehören nicht die langsamsten mE (rekrutiert und ermüdet) oder die schnellsten mE (nicht rekrutiert). Der **„Korridor"** von mE, die im Training angesprochen wurden, kann relativ „eng" oder „breit" sein, in Abhängigkeit von der genutzten Last und der Wiederholungsanzahl pro Serie. Entsprechend der Zielstellung kann ein Trainingsprogramm entweder die Subpopulation der mE, die durch das Training angesprochen wurden, vergrößern oder den Korridor verbreitern.

3. **Nichtrekrutierte und daher nichttrainierte mE.** Wenn mE nicht rekrutiert werden, werden sie nicht trainiert. Beachten Sie, dass diese Subpopulation die schnellsten und stärksten hochschwelligen mE beinhaltet.

Wenn die Trainingsübung bis zur Ermüdung ausgeführt wird (Methode wiederholter Krafteinsätze), ändern sich die Verhältnisse bei den letzten Wiederholungen. Es wird jetzt keine maximale Anzahl von verfügbaren mE rekrutiert. Alle mE sind in zwei Untergruppen geteilt: erschöpfte (ermüdete) und nicht erschöpfte (nicht ermüdete). Die Trainingswirkung ist nahezu vollständig auf die erste Gruppe beschränkt. Wenn die Gesamtzahl der Wiederholungen kleiner ist als 12, fallen alle mE mit einer Ausdauerzeit > 12 s in die zweite Gruppe. Ungeachtet ihrer vorangegangenen Rekrutierung sind diese mE nicht erschöpft (infolge ihrer größeren Ausdauer).

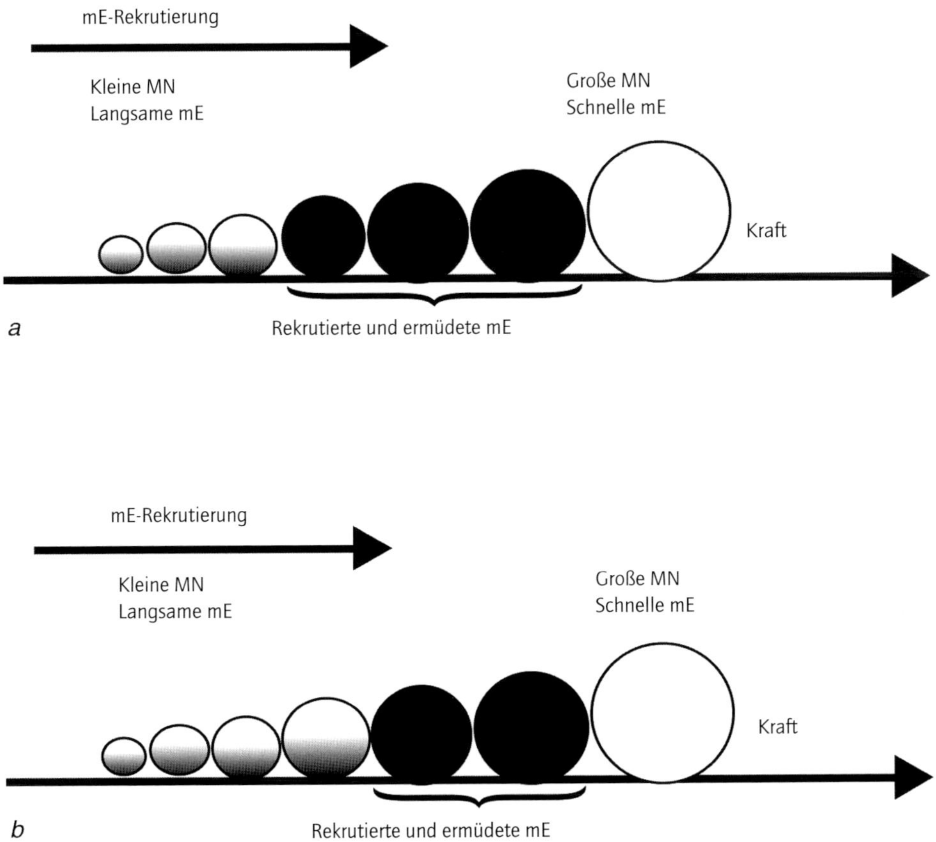

Abb. 4.10: Subpopulationen motorischer Einheiten während (a) wiederholter und (b) maximaler Krafteinsatzmethoden. Bei beiden Methoden werden nahezu alle mE rekrutiert (obwohl, falls Sie kein Elitekraftsportler sind, möglicherweise einige schnelle mE immer noch nicht aktiviert werden) und schnelle mE werden primär trainiert. Im Gegensatz dazu werden einige langsame mE nicht bzw. nur geringfügig trainiert.

Wenn mit maximalen Lasten gearbeitet wird (Methode maximaler Krafteinsätze), umfasst der mE-Korridor eine geringere Anzahl von mE (s. Abb. 4.10) als im Falle der Bewältigung eines submaximalen Gewichts mit der maximal möglichen Wiederholungsanzahl. Das ist zweifellos ein Nachteil der Methode maximaler Krafteinsätze. Nur die schnellen mE unterliegen in diesem Fall der Trainingswirkung. Allerdings überwiegen die Vorteile der Methode die Nachteile.

VERMEIDEN SIE ÜBERANSTRENGUNG
Seien Sie vernünftig. Wenn Sie einen Muskel zu viel, zu früh oder zu häufig belasten, kann dies zu **Rhabdomyolyse**, der Zerstörung von Muskelfasern, führen, mit dem Ergebnis, dass der Muskelfaserinhalt in den Kreislauf freigesetzt wird. Einige dieser Inhalte sind giftig und können die Nieren schädigen. Die Symptome einer Rhabdomyolyse sind eine abnorme Urinfärbung (dunkel-, rot- oder colafarbig), Muskelschmerzen und Schwäche. Zu den risikobelasteten Personen gehören unerfahrene Trainierende, wie z. B. militärische Rekruten im Rahmen ihrer Grundausbildung, dehydrierte oder hitzebelastete Sportler und Personen, die extrem erschöpfende Belastungen absolvieren, wie z. B. Marathonläufer oder Triathleten. In der medizinischen Literatur werden mehrere Fälle von erschöpfungsbedingter Rhabdomyolyse bei erfahrenen Sportlern dargestellt. In einigen Fällen wurde diese Überlastung durch persönliche Trainer provoziert (z. B. halfen die Trainer den erschöpften Sportlern dabei, sich von einem zum anderen Gerät zu bewegen). Eine derartige extreme Überlastung ist potenziell gefährlich und sollte vermieden werden. Bei Verdacht auf Rhabdomyolyse (z. B. bei dunkel gefärbtem Urin) sollte eine medizinische Diagnose und Behandlung gesucht werden.

Beim Einsatz der Methode der wiederholten Krafteinsätze muss der Sportler die Last mit einigem Kraftaufwand bis zum Abbruch mit der ihm maximal möglichen Wiederholungszahl heben. Diese Bedingung ist sehr wichtig. Die übliche Aufforderung von Trainern: „Mache es, so oft du kannst und *dann noch* 3 x", und: „Kein Leistungszuwachs ohne Schmerzen", spiegelt sehr gut diese Anforderung wider. Bei dieser Methode sind nur die letzten Versuche, bei denen eine maximale Anzahl von mE einbezogen wird, tatsächlich wirkungsvoll.

Wenn ein Sportler eine Hantel 12 x heben könnte, sie jedoch nur 10 x hebt, ist dieser Übungssatz für das Training der mE, die in der Rekrutierungsreihenfolge ganz oben stehen, nutzlos: Diese mE werden bei diesem Satz nicht aktiviert, denn dies wäre erst bei den letzten beiden Wiederholungen der Fall, die jedoch nicht absolviert wurden. Der Satz kann aber dennoch für das Training der mE sinnvoll sein, die tiefer in der Rekrutierungsreihenfolge stehen.

Wie die Methode der maximalen Krafteinsätze hat die Methode wiederholter Krafteinsätze Vor- und Nachteile. Drei wichtige Vorteile sind: Es entsteht ein größerer Einfluss auf den muskulären Metabolismus und damit konsequenterweise auch auf die ausgelöste Muskelhypertrophie. Weiterhin wird eine größere Untergruppe von mE mit einbezogen (vgl. Abb. 4.10) und das Verletzungsrisiko ist relativ gering. Diese Methode besitzt aber auch Einschränkungen. Die letzten Versuche einer Serie werden ausgeführt, wenn die Muskeln ermüdet sind. Daher ist dieses Training weniger effektiv als das Heben maximaler Gewichte. Darüber hinaus setzt der sehr hohe Trainingsumfang (die gehobene Gesamtlast) dem Einsatz dieser Methode im Training von Spitzenathleten Grenzen. Es ist jedoch anzumerken, dass der hohe Betrag an verrichteter mechanischer Arbeit einen Vorteil darstellt, wenn die Zielstellung des Trainings im gesundheitlichen Allgemeinzustand und in der Fitness besteht und weniger in der Entwicklung spezieller Kraftfähigkeiten.

All die beschriebenen Methoden werden, und so sollte es auch sein, im Krafttraining von Spitzensportlern gemeinsam angewandt. Es gibt viele Versuche, die Frage zu beantworten, welches Krafttraining effektiver sei – das Heben maximaler oder mittlerer Lasten. Diese Fragestellung ist ähnlich der Frage, ob 800-m-Läufer im Training kürzere oder längere Strecken als 800 m laufen sollten. Sie sollten beides tun. Dasselbe trifft auch auf das Krafttraining zu. Die Sportler sollten Übungen mit unterschiedlicher RM einsetzen.

Die Methode dynamischer Krafteinsätze

Infolge der Existenz des Explosivkraftdefizits (vgl. Kapitel 2) ist es unmöglich, F_{mm} bei schnellen Bewegungen gegen mittlere Widerstände aufzubringen. Daher wird diese Methode dynamischer Krafteinsätze nicht zur Erhöhung der Maximalkraft eingesetzt, sondern nur, um den Kraftanstieg und die Explosivkraft zu entwickeln.

Zusammenfassend kann durch die folgenden Methodenkombinationen die Maximalkraft F_{mm} erhöht werden:

Methode	Erreichtes Ergebnis
Maximale Krafteinsätze (Anwendung wiederholter Krafteinsätze erst in zweiter Linie)	Verbesserung der neuromuskulären Koordination • Rekrutierung von mE • Frequenzierung • Synchronisation von mE • Bewegungskoordination
Wiederholte Krafteinsätze (und submaximale Krafteinsätze)	Stimulation der Muskelhypertrophie
Wiederholte Krafteinsätze	Vergrößerung des Korridors der rekrutierten und trainierten mE

4.6 Zusammenfassung

Die Trainingsintensität kann eingeschätzt werden anhand:

- der Größe des Widerstands (z. B. des gehobenen Gewichts), prozentual bezogen auf die Wettkampfbestleistung CF_{mm} oder auf die Trainingsbestleistung TF_{mm},
- der Wiederholungsanzahl pro Serie und
- der Anzahl (oder des prozentualen Verhältnisses) der Wiederholungen mit maximalem Widerstand (Gewicht).

Das Trainieren in unterschiedlichen Lastbereichen bedingt Unterschiede in (a) den metabolischen Reaktionen, (b) der intramuskulären Koordination und (c) den biomechanischen Parametern und der intermuskulären Koordination. Die verrichtete mechanische Arbeit und der metabolische Energieverbrauch nehmen mit Verringerung der gehobenen Last zu.

Die Gesamtmenge des abgebauten Proteins ist jedoch eine Funktion sowohl der verrichteten mechanischen Arbeit (oder der bewältigten Gesamtlast) als auch der Rate des Proteinkatabolismus. Entsprechend der Energiehypothese stellt die Rate des Proteinabbaus eine Funktion der bewältigten Last dar: je schwerer die Last, desto größer die Rate der Proteindegradation. Die Masse des infolge eines Maximalkrafttrainings katabolisierten Proteins ist ein Produkt aus der Rate des Proteinabbaus und der Wiederholungsanzahl. Die Proteinmasse wird maximiert, wenn sich die Trainingsintensität zwischen 5-6 und 10-12 RM bewegt.

Das physiologische Größenprinzip der mE-Rekrutierung dient als Hintergrund der Größenprinziptheorie des Krafttrainings. Die Theorie basiert of drei Hauptpostulaten: (a) Das Größenprinzip ist gültig, (b) nur rekrutierte mE werden trainiert und (c) um trainiert zu werden, müssen die rekrutierten mE eine Ermüdung erfahren (oder sie sollten zumindest hoch aktiviert werden, was bedeutet, dass die Entladungsfrequenz ihrer Motoneuronen ausreichend groß sein sollte).

Wenn ein Sportler maximale Gewichte hebt, wird eine maximale Anzahl mE aktiviert. Die schnellsten mE sind rekrutiert, die Entladefrequenz der Motoneuronen ist am höchsten und die Aktivität der mE erfolgt synchron. Eine Zielstellung des Maximalkrafttrainings besteht darin, den Sportlern beizubringen, alle erforderlichen mE mit einer Entladefrequenz zu rekrutieren, die einen verschmolzenen Tetanus in jeder Muskelfaser erzeugt.

Gewichtheber der Spitzenklasse nutzen ein breites Lastenspektrum, aber der größte Lastanteil liegt im Bereich von 70-80 % von CF_{mm}. Das mittlere Hantelgewicht beträgt bei diesen Sportlern 75,0 ± 2,0 % von CF_{mm}. Diese Wiederholungsbereiche sollten nicht mechanisch übernommen, sondern sinnvoll angewandt werden.

Krafttraining kann auf drei Wegen durchgeführt werden: (a) Heben einer maximalen Last (Üben gegen einen maximalen Widerstand) – die Methode maximaler Krafteinsätze, (b) Heben einer nicht maximalen Last bis zum Abbruch, wobei die Muskeln die ihnen mögliche maximale Kraft in einem ermüdeten Zustand bei den letzten Wiederholungen entwickeln – die Methode wiederholter Krafteinsätze und (c) Heben (oder Werfen) einer nicht maximalen Last mit der höchstmöglichen Geschwindigkeit – die Methode dynamischer Krafteinsätze. Zusätzlich werden als ergänzende Trainingsmethode nicht maximale Lasten bei mittlerer Wiederholungszahl (nicht bis zum Abbruch) gehoben (die Methode submaximaler Krafteinsätze).

Die Methode maximaler Krafteinsätze ist in erster Linie auf die Entwicklung sowohl der intramuskulären als auch der intermuskulären Koordination gerichtet: Die maximale Anzahl von mE ist mit optimaler Entladefrequenz aktiviert. Beim Einsatz dieser Trainingsmethode sollte der genutzte Lastbereich nahe an TF_{mm} liegen. Wenn die Zielstellung beim Einsatz einer Trainingsübung darin besteht, „die Bewegung zu trainieren", werden 1-3 Wiederholungen pro Serie empfohlen. Besteht das Ziel darin, „Muskeln zu trainieren", sollten mehrere Wiederholungen angewandt werden. Die unter Spitzensportlern populäre Methode maximaler Krafteinsätze besitzt mehrere Einschränkungen (wie hohe Verletzungsgefahr, „Ausgebranntsein"). Sie besitzt darüber hinaus nur ein relativ geringes Potenzial, die Muskelhypertrophie zu stimulieren. Die Methoden submaximaler und wiederholter Krafteinsätze sind im Hinblick auf ihre Fähigkeit, Muskelhypertrophie auszulösen, vergleichbar.

Sie sind allerdings unterschiedlich im Hinblick auf das Training der Muskelkraft, insbesondere bei der Vervollkommnung der neuromuskulären Koordination, die für die maximale Kraftentwicklung erforderlich ist. Die Methode submaximaler Krafteinsätze (Heben nicht maximaler Lasten nicht bis zum Abbruch) ist weniger effektiv zur Verbesserung der Muskelkraft und zur Entwicklung der spezifischen intramuskulären Koordination. Mit der Methode wiederholter maximaler Krafteinsätze muss die Last bis zum Abbruch gehoben werden: Nur die letzten Versuche, bei denen eine maximale Anzahl von mE rekrutiert ist, sind tatsächlich wirkungsvoll. Der Ausdruck „Ohne Schmerzen kein Kraftzuwachs" spiegelt diese Forderung wider.

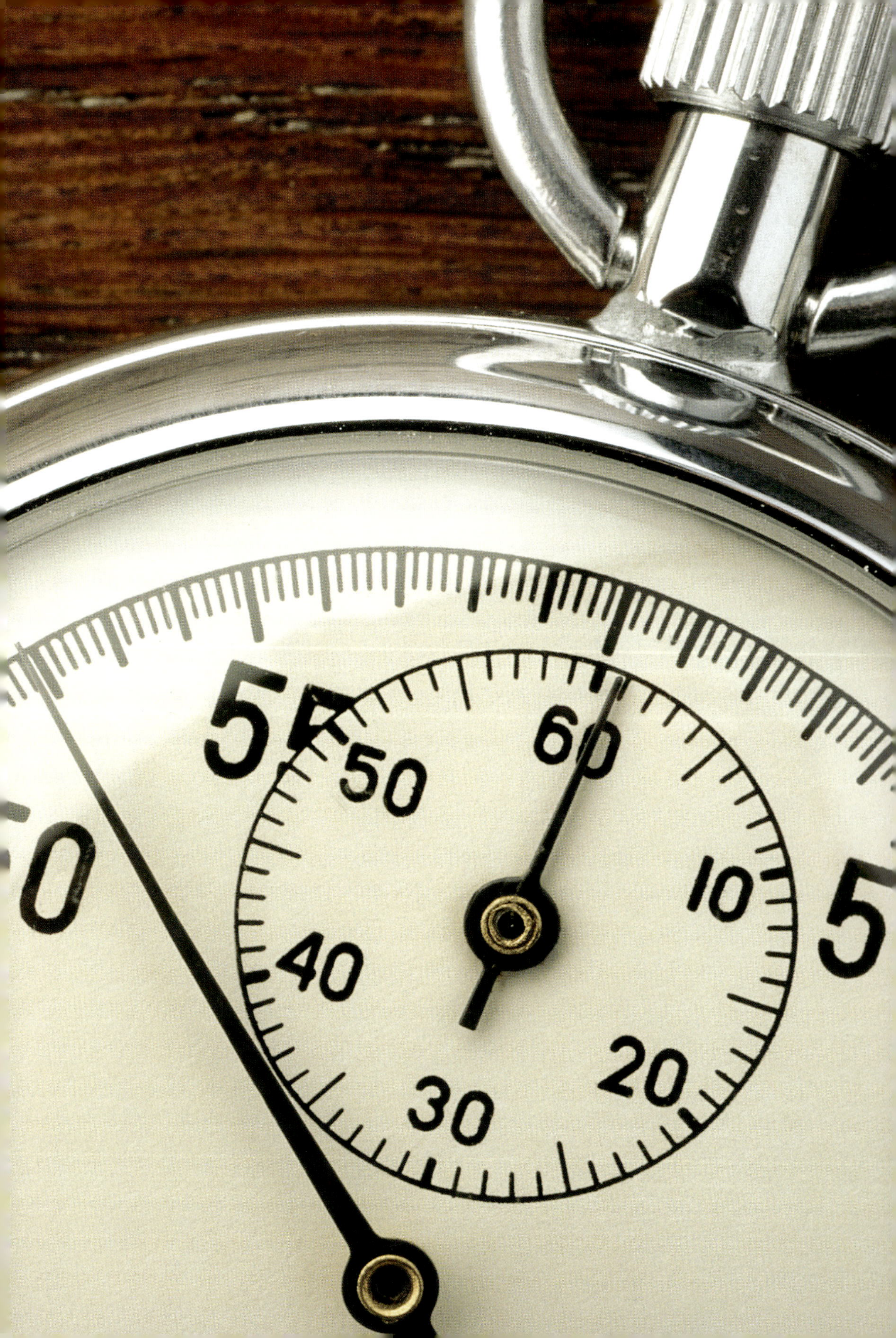
60
50
10
40
20
30

5 Timing im Krafttraining

Die Verteilung der Übungen und der Trainingslast über bestimmte Zeiträume (d. h. das **Timing des Trainings)** ist eine Angelegenheit von größter Wichtigkeit für die Ereignisse des Trainingsprozesses eines Sportlers. In diesem Zusammenhang bestehen zwei Hauptprobleme darin, wie die Belastungen und Erholungsabschnitte anzuordnen sind und in welcher Reihenfolge die Übungen einzusetzen sind.

5.1 Strukturelle Einheiten des Trainings

Das Training kann in strukturelle Einheiten unterteilt werden. Es ist üblich, diese strukturellen Einheiten als Trainingseinheiten, Trainingstage, Mikrozyklus, Mesozyklus, Makrozyklus, Olympiazyklus (Vierjahreszyklus) und Mehrjahrestraining zu kennzeichnen.

Tab. 5.1: Trainingsplan der bulgarischen Gewichthebernationalmannschaft

Zeit	Mo., Mi., Fr.	Di., Do., Sa.
9:00-10:00	Reißen	Reißen
10:00-10:30	Ruhe	Ruhe
10:30-11:30	Stoßen	Stoßen
11:30-12:30	Übungen	Übungen
12:30-13:00	Ruhe	Übungen
13:00-17:00	Ruhe	Ruhe
17:00-17:30	Übungen	Übungen
17:30-18:00	Übungen	Ruhe
18:00-18:30	Ruhe	Übungen
18:30-20:30	Übungen	Ruhe
Gesamttrainingszeit	**6 h**	**4,5 h**

Unter einer **Trainingseinheit** wird grundsätzlich eine Übungsstunde einschließlich einer Erholungspause von nicht mehr als 30 min verstanden. Der Grund für eine solche Definition, die eigentlich zu formal ist, liegt in der Notwendigkeit, das Training in Sportarten zu beschreiben, in denen ein täglicher Trainingsumfang auf mehrere Einheiten verteilt ist. Ein Beispiel für solch einen Trainingsablauf zeigt Tabelle 5.1. Entsprechend der Definition absolvieren die Sportler in diesem Fall nur zwei Trainingseinheiten pro Tag. Trainingsabläufe, die von Pausen bis zu 30 min unterbrochen sind, sind Bestandteil einer Trainingseinheit. Dieser Tagesplan stellt ein gutes Beispiel für den Trainingstag eines Weltklassesportlers dar. Ein namhafter Sportler scherzte einst: „Mein Leben ist sehr reichhaltig und abwechslungsreich. Es besteht aus fünf Teilen – Training, Wettkämpfen, Flügen, Schlafen und Mahlzeiten." Das entspricht in hohem Maße der Realität.

Um die Trainingsbelastung verschiedener Trainingseinheiten zu beurteilen, wird entsprechend der folgenden Klassifikation die erforderliche Erholungszeit herangezogen:

Trainingsbelastung einer Einheit	Erholungszeit, h
Extrem	> 72
Sehr hoch	48-72
Hoch	24-48
Mittel	12-24
Gering	< 12

Ein **Mikrozyklus**, der die eingangs genannte dritte Kategorie bildet, ist eine Gruppe von mehreren Trainingstagen. In der Vorbereitungsphase dauert so ein Mikrozyklus gewöhnlich eine Woche. Während der Wettkampfperiode wird die Länge eines Mikrozyklus von der Dauer des Hauptwettkampfs bestimmt. Wenn beispielsweise ein Wettkampf im Ringen drei Tage dauert, so ist es ratsam, Mikrozyklen von gleicher Dauer zu wählen. Gewöhnlich wiederholt sich der Grundaufbau eines Mikrozyklus routinemäßig während einer relativ langen Zeit (daher wird er auch Zyklus genannt).

Ein **Mesozyklus** wird aus einem System mehrerer Mikrozyklen gebildet. Die typische Dauer beträgt vier Wochen, kann aber auch 2-6 Wochen erreichen. Die Dauer und gerade auch die eigentliche Existenz von Mesozyklen im Training osteuropäischer Sportler wurde durch die Praxis der „zentralisierten Vorbereitung" beeinflusst. Die besten Sportler wurden das Jahr über in Trainingslagern vorbereitet, meistens aus logistischen Gründen. Einschränkungen in der Ernährung und in anderen wichtigen Dingen machten es unmöglich, unter Heimbedingungen normal zu trainieren. Allerdings hat ein derartiges Trainingsmanagement sein Für und Wider. Das Zusammensein der konkurrierenden Sportler und die günstigen Möglichkeiten des Informationsgewinns sind positive Merkmale. Andererseits stellt die stets bekannte Umgebung, das Leben ohne Familie und die Notwendigkeit, in einer Gruppe zu leben, in der sich oft Rivalen derselben Sportart befinden, eine zusätzliche psychologische Belastung für den Sportler dar. Daher werden die Trainingslager regelmäßig gewechselt, um den psychologischen Stress zu reduzieren und die Umgebung abwechslungsreicher zu gestalten. Interviews mit Sportlern zeigten, dass sie Trainingslager von einer vierwöchigen Dauer vorziehen, die von ein- bis zweiwöchigen Heimaufenthalten unterbrochen sind.

Es gibt keinen Grund, dieses Grundmuster vollständig auf den Westen zu übertragen, allerdings sind einige der Elemente des beschriebenen Trainingstimings, Mesozyklen eingeschlossen, unzweifelhaft nützlich. Mesozyklen können entsprechend der Trainingszielstellung unterteilt werden in akkumulierende, transmutierende und realisierende Mesozyklen. Die Zielstellung für einen **akkumulierenden Mesozyklus** besteht in der Vergrößerung des Potenzials eines Sportlers, indem sowohl die grundlegenden Fähigkeiten (Konditionierung) als auch die sportliche Technik (motorisches Lernen) verbessert werden. Das Ergebnis eines akkumulierenden Mesozyklus wird anhand von Tests eingeschätzt (beispielsweise Messungen der Kraft oder aeroben Leistungsfähigkeit), anhand der Leistung des Sportlers in Hilfsübungen und anhand der Qualität sporttechnischer Fertigkeiten. In einem derartigen Mesozyklus können verschiedenartige Übungen, einschließlich unspezifischer, zur Konditionierung genutzt werden.

Die **transmutierenden Mesozyklen** werden angewandt, um ein erhöhtes, unspezifisches Leistungsvermögen in einen speziellen Vorbereitungszustand zu überführen. Während dieser Zeit werden hauptsächlich spezielle Übungen zur Konditionierung und zur sporttechnischen Vervollkommnung angewandt. Die Leistungen bei inoffiziellen Wettkämpfen oder bei Aufbauwettkämpfen werden hauptsächlich zur Beurteilung des Trainingsprozesses genutzt. Der **realisierende Mesozyklus** oder Mesozyklus vor den Wettkämpfen (die unmittelbare Wettkampfvorbereitung) dient dazu, bei einem gegebenen Niveau der Leistungsfähigkeit die bestmögliche sportliche Leistung zu erzielen. Die Leistung bei einem wichtigen Wettkampf ist der alleinige Maßstab für einen derartigen erfolgreichen oder erfolglosen Mesozyklus.

Auf dem nächsten Strukturniveau fasst der **Makrozyklus** die Wettkampfsaison zusammen und beinhaltet die **Vorbereitungs-**, **Wettkampf-** und **Übergangesperioden**. **Jede Periode** besteht aus mehreren Mesozyklen. Die typische Dauer eines Makrozyklus beträgt ein Jahr (in den Wintersportarten) und ein halbes Jahr (in den leichtathletischen Disziplinen mit Hallen- und Freiluftwettkämpfen). Ringen und Schwimmen weisen drei Makrozyklen pro Jahr auf.

Der Einbau von Trainingsprogrammen in Makrozyklen und Trainingsperioden wird **Periodisierung** genannt. Insbesondere ist eine längerfristige Betrachtungsweise sehr hilfreich.

Ein **Olympiazyklus** umfasst vier Jahre, von den einen Olympischen Spielen zu den nächsten. Der langfristige, mehrjährige Trainingsprozess umfasst die Laufbahn eines Sportlers von Anfang bis zum Ende.

Die Planung von Trainingseinheiten, Trainingstagen, Mikrozyklen und Mesozyklen umfasst die **kurzfristige Planung**. Das Planen von Makrozyklen wird **mittelfristige Planung** genannt. Zur **langfristigen Planung** gehören die Trainingszeiträume von vielen Jahren.

5.2 Kurzfristige Trainingsplanung

Auf die kurzfristige Planung haben Ermüdungsauswirkungen einen vordergründigen Einfluss. Zum Beispiel sollten die Trainingseinheiten so aufgebaut werden, dass die Übungen (Kraft-, Schnelligkeits- oder Technikübungen), die vordergründig auf die Feinmotorik (zentrale Faktoren) und weniger auf periphere Faktoren gerichtet sind, in einem frischen, nichtermüdeten Zustand unmittelbar nach dem Aufwärmen durchgeführt werden. Wenn allerdings in Ausdauersportarten das Ziel darin besteht, die Schnelligkeit gegen Streckenende zu verbessern und nicht die Schnelligkeit im ausgeruhten Zustand, sollten Schnelligkeitsübungen nach Ausdauerbelastungen durchgeführt werden.

Beispiel für das Timing des kurzfristigen Trainings

Ein Grundprinzip der kurzfristigen Trainingsplanung besagt, dass Ermüdungseffekte von verschiedenartiger Muskelarbeit spezifisch sind. Darunter ist zu verstehen, dass ein Sportler, der zu ermüdet ist, um eine Übung in der erforderlichen Weise auszuführen, durchaus in der Lage ist, eine andere Übung befriedigend auszuführen. Im Wechsel der Übungen oder in der Veränderung der Reihenfolge bestehen Möglichkeiten, weitere Arbeiten zu verrichten und die Trainingsbelastung weiter zu erhöhen.

Wenn beispielsweise ein Sportler eine Beinkrafttrainingsübung (Kniebeuge) und eine Armkrafttrainingsübung (Bankdrücken) ausführt, so wird die Gesamtanzahl der Wiederholungen größer sein, wenn Bankdruckversuche und Kniebeugen alternierend ausgeführt werden (Bankdrücken, Kniebeugen, Bankdrücken, Kniebeugen und so weiter) im Vergleich zum blockweisen Üben (Kniebeugen, Kniebeugen, Bankdrücken, Bankdrücken). Dasselbe Prinzip trifft auf Übungen unterschiedlicher Zielrichtung zu, zum Beispiel Krafttrainings- und Sprintübungen. Der Ermüdungseffekt von Maximalkrafttrainingsübungen beeinflusst hauptsächlich die Möglichkeiten der Ausführung oder Wiederholung von Übungen dieses Typs. Daher ist die Fähigkeit, Übungen eines anderen Typs auszuführen, schneller wiederhergestellt als die Fähigkeit, dieselben Übungen wieder auszuführen (s. Abb. 5.1).

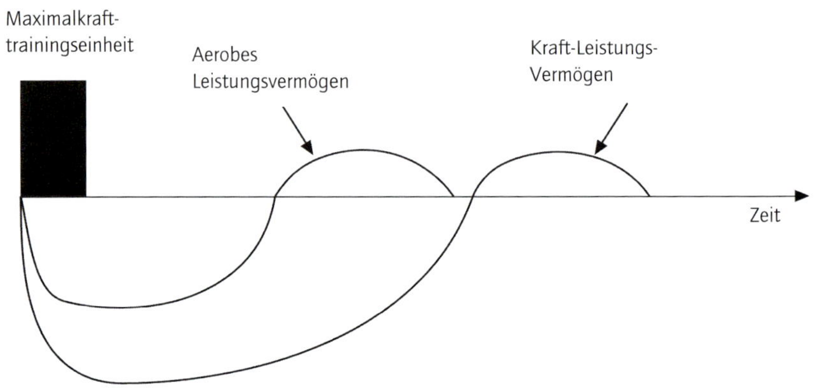

Abb. 5.1: Zeitlicher Verlauf der Wiederherstellung bei einem Sportler nach einer Maximalkrafttrainingseinheit

Es wurde festgestellt, dass bei zwei vergleichbaren, aufeinanderfolgenden Trainingseinheiten die Ermüdungsverläufe von diesen beiden Einheiten **überlagert** sind (s. Abb. 5.2). Wenn die Trainingsbelastung groß ist (wenn beispielsweise eine Wiederherstellungszeit von 48-72 Stunden erforderlich ist), so können mehrere aufeinanderfolgende Trainingseinheiten dieses Typs zur völligen Erschöpfung des Sportlers führen.

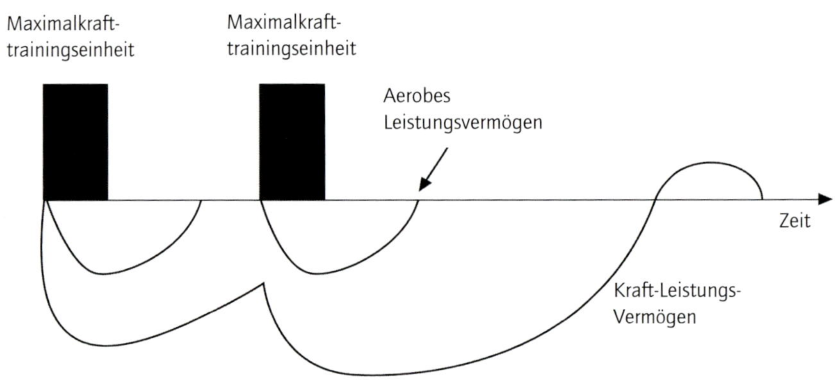

Abb. 5.2: Die Überlagerung von zwei Krafttrainingsbelastungen und deren Wirkung

Wenn Trainingsübungen unterschiedlicher Zielstellungen die ganze Zeit über trainiert werden könnten, würde es sehr einfach sein, diese Übungen auf die Trainingseinheiten zu verteilen, um die Überlagerung von Ermüdungserscheinungen zu vermeiden. Leider verringert sich die Zunahme der Leistungsfähigkeit, wenn mehrere motorische Eigenschaften gleichzeitig in einer Trainingseinheit, einem Mikro- oder Mesozyklus, trainiert werden. Daher ist es nicht zu empfehlen, mehr als zwei oder drei Hauptzielstellungen für einen Makro- oder Mesozyklus auszuweisen. So ist es beispielsweise nicht sinnvoll, in einem Mikrozyklus die Maximalkraft, die Explosivkraft, die aerobe Kapazität, die anaerobe laktazide und alaktazide Kapazität, die maximale Schnelligkeit, die Beweglichkeit und die sportliche Technik zu trainieren. Der Organismus kann sich nicht an so viele und verschiedenartige Anforderungen gleichzeitig anpassen. Die Verbesserung in all diesen motorischen Eigenschaften würde sich nicht signifikant von der Leistungsverbesserung in nur einer physischen Eigenschaft unterscheiden. Wenn die Trainingsziele aufeinanderfolgend über mehrere Mesozyklen verteilt sind, dann erhöht sich der Gewinn an Leistungsfähigkeit.

Natürlich existiert ein Konflikt zwischen dem Bestreben, die Anzahl der Trainingsziele zu verringern, und der Tendenz, den Zielbereich in einem Trainingsprogramm zu vergrößern. Trainer und Sportler reduzieren die Anzahl der Zielstellungen in den Mikro- und Mesozyklen – mit anderen Worten, sie nutzen *Spezialprogramme*, um den Leistungszuwachs zu vergrößern.

Im Gegensatz dazu erhöhen sie die Anzahl der Zielstellungen, indem *kombinierte Programme* genutzt werden. Diese bieten mehr Freiheit in der Trainingsplanung, um der Überlagerung von Ermüdungserscheinungen von einzelnen Trainingseinheiten und um der Gefahr des „Ausgebranntseins" vorzubeugen.

Ähnliche Widersprüche sind auch typisch für die Planung verschiedener Trainingsprogramme. Das Problem besteht darin, eine ausgewogene Balance zwischen den im Konflikt zueinander stehenden Anforderungen zu finden. Einige Sportler der Weltspitze haben herausgefunden, dass für einen Mesozyklus die Entwicklung von zwei motorischen Fähigkeiten oder das Befolgen von zwei Zielstellungen optimal ist. Weiterhin kann nur ein wesentliches Merkmal der sportlichen Technik (wie Ermüdungstoleranz, Stabilität) in einem derartigen Zeitraum trainiert werden. Bis zu 70-80 % der Gesamtarbeit sollte innerhalb eines Mesozyklus auf die Entwicklung der als Ziel festgelegten motorischen Fähigkeiten gerichtet sein (ungefähr 35-40 % pro Zielsetzung).

Trainingseinheiten und Trainingstage

Die Grundidee bei der Planung von Krafttrainingseinheiten besteht darin, dass der Sportler so viel Arbeit wie möglich verrichtet und dabei so frisch wie möglich ist. Im Gegensatz zur Situation im Ausdauertraining ist es für den Sportler in der Maximalkrafttrainingseinheit nicht notwendig, erschöpft zu sein (nicht zu verwechseln mit der Übungsserie). Der Kraftzuwachs ist größer, wenn der Trainierende im nichtermüdeten Zustand übt. Das trifft insbesondere zu, wenn das Ziel der Widerstandsübungen in der neuralen intra- und intermuskulären Koordination besteht. Allgemein gesprochen, ein Sportler sollte „lernen", während des Übens entweder den hemmenden Einfluss des Zentralnervensystems (ZNS) zu verringern oder den erregenden Einfluss des ZNS zu verstärken, um auf diese Weise zu einem Kraftzuwachs zu gelangen. Dieser Lernprozess verläuft erfolgreicher, wenn der Übende nicht ermüdet, sondern voll erholt von vorangegangenen Aktivitäten ist. Damit die Sportler so ausgeruht wie möglich üben können, sind die Trainingseinheiten sorgfältig zu planen.

Das Timing der Trainingseinheiten besitzt drei Aspekte: die Pausengestaltung bei der Übungsausführung, die Übungsabfolge und die Variation der Intensität.

Die Pausengestaltung bei der Übungsausführung
Grundsätzlich sind lange Pausen zwischen den Versuchen im Maximalkrafttraining üblich, das auf eine Zunahme der Muskelkraft gerichtet ist.

Im Verlauf der letzten 50 Jahre hat sich die Anzahl der Serien pro Tag in der Vorbereitung von Spitzengewichthebern kaum geändert (im Mittel 32-45 Serien, aber einige Sportler erreichen 50-52). Allerdings traten Veränderungen bezüglich der Dauer der Trainingseinheiten ein. 1955-1956 betrug sie nur 2-2,5 Stunden und 1963-1964 wurden 3-3,5 Stunden erreicht (bei einer Trainingseinheit pro Tag). Seit 1970 sind zwei und mehr Trainingseinheiten täglich die Regel. Die gleiche Anzahl von Serien ist nun auf zwei oder mehr Trainingseinheiten verteilt.

TRAINING MIT MEHREREN TRAININGSEINHEITEN PRO TAG: EIN BEISPIEL
Die bulgarischen Sportler absolvieren beispielsweise täglich mehrere Trainingseinheiten mit einer Gesamtdauer von bis zu sechs Stunden (s. Tab. 5.1). Die griechischen und türkischen Gewichtheber, die bei den Olympischen Spielen 2000 und 2004 sehr erfolgreich waren, trainieren nach unseren Erkenntniseen auf eine ähnliche Art und Weise. Die Übungseinheiten sind auf 60-min- oder gar 45-min-Perioden begrenzt. Zwei Übungseinheiten am Morgen und am Nachmittag sind von 30-minütigen Pausen unterbrochen. Nach der zugrunde liegenden Annahme kann das angehobene Testosteronniveau im Blut nur 45-60 min gehalten werden. Danach ist eine 30-minütige Pause erforderlich, um dieses Niveau wiederherzustellen. (Diese Annahme ist nicht bewiesen. Der vollständige Mechanismus des erhöhten Testosteronniveaus während einer Krafttrainingseinheit ist noch nicht vollständig verstanden. Grundsätzlich kann eine Zunahme durch eine gestiegene Testosteronproduktion oder durch eine verringerte Menge von Testosteronabnehmern in der Muskulatur und in anderen Geweben bedingt sein). Während der 30-minütigen Pause können sich die Sportler niederlegen und Musik hören. Um eine Abkühlung zu verhindern, sind sie warm angezogen, die entspannten Beine sind leicht angehoben, unterstützt von einer kleinen Bank.

Sowohl die Sportpraxis als auch wissenschaftliche Untersuchungen haben gezeigt, dass die Verteilung des Trainingsumfangs auf kleinere Einheiten positive Anpassungsreize setzt, insbesondere für das Nervensystem, wenn dafür gesorgt wird, dass die Zeiträume zwischen den Belastungen ausreichend für eine Wiederherstellung sind.

Um eine zu frühe Ermüdung zu verhindern, betragen die Erholungszeiträume bei Spitzensportlern ungefähr 4-5 min, insbesondere, wenn sie mit hohen Lasten arbeiten. Da die Dauer für eine einzelne Krafttrainingsübung kurz ist, wird das Verhältnis zwischen Übung und Erholung (d. h. die Dauer der Übungsausführung relativ zur Erholungszeit) bei dieser Art der körperlichen Betätigung sehr gering. Allerdings sind auch lange Ruhezeiträume von 4-5 min nicht ausreichend für eine vollständige Wiederherstellung, die nach dem Heben einer maximalen Trainingslast TF_{mm} 10-15 min erfordert. Wenn die Dauer einer Krafttrainingseinheit begrenzt ist, besteht eine Lösung darin, Serien in Aufeinanderfolge zu kombinieren und lange Erholungspausen (10-12 min) zwischen diesen einzulegen. Wenn in den Trainingseinheiten die Übungsintervalle kurz und die Erholungsintervalle lang sind, dann ist die Belastungsdichte kein informativer Parameter für die Intensität des Krafttrainings.

Übungsabfolge

Hinter der Übungsabfolge steht die Idee, die bei den wichtigsten Übungen erforderliche motorische Feinkoordination und den maximalen neuronalen Output in einem erholten Zustand zu entwickeln. Um einer vorzeitigen Ermüdung vorzubeugen, die sich nachteilig auf die nachfolgende Übung auswirken würde, werden gewöhnlich folgende Hinweise gegeben:

- Setze die Hauptübungen vor den Hilfsübungen ein.
- Nutze dynamische, schnellkräftige Übungen vor langsame Übungen wie Kniebeugen.
- Übe mit den großen Muskelgruppen vor den kleinen.

Wenn das Ziel einer Trainingseinheit in der Zunahme der Muskelkraft besteht (und nicht darin, eine Muskelhypertrophie auszulösen, siehe Kap. 8), sollten die aufeinanderfolgenden Übungen nicht dieselben Muskelgruppen einbeziehen. Eine Übungsabfolge wie (a) Armabduktion mit Kurzhanteln (nur die Deltamuskeln sind aktiv), (b) Bankdrücken (dieselben Muskeln sind einbezogen), (c) Kniebeuge vorn (eine Hilfsübung, die mit relativ geringer Geschwindigkeit ausgeführt wird) und (d) Reißen (Wettkampfübung, die bei komplexen sporttechnischen Anforderungen eine maximale Leistungsabgabe erfordert) wäre nicht richtig. Die richtige Übungsabfolge würde so aussehen:

1. Reißen
2. Bankdrücken
3. Kniebeuge
4. Armabduktion

Variation der Intensität

Da das Heben maximaler Trainingslasten (Methode maximaler Krafteinsätze) als der wirksamste Weg zu trainieren angesehen wird, sollte es nach der Erwärmung zu Beginn einer Trainingseinheit praktiziert werden. Danach führen die Sportler einige (zwei oder drei) Einzelversuche bis zu der für diesen Tag erwarteten Trainingsleistung aus und anschließend mehrere (bis zu sechs) Serien mit diesem Gewicht.

Die bulgarischen Sportler nutzen „Versuch und Irrtum", um jeden Tag TF_{mm} zu ermitteln. Die russischen Trainer planen dagegen die Übungsintensität im Voraus. Dabei wird eine Last

VERGANGENHEIT UND GEGENWART

Auszug aus dem Trainingstagebuch von Viktor Bushev, Olympiasieger von 1960, Standdrücken:

Jahr 1958: TF_{mm} betrug 90 kg. Es wurde ein (zu dieser Zeit) übliches Pyramidenprotokoll ausgeführt, folgende Hantelmassen wurden eingesetzt: 60, 65, 70, 75, 80, 85, 90, 90, 85, 80, 75, 70 kg. In jeder Laststufe, ausgenommen die Anfangshantelmassen von 60 und 65 kg, wurde bis zum Abbruch geübt. Der Anfangsteil dieses Trainingsprotokolls (im Bereich von 60-85 kg) war nicht sehr zweckdienlich, denn er rief eine starke Ermüdung hervor, die die Effektivität des Hebens der höchsten Lasten verringerte.

Im **Jahr 1960**: TF_{mm} betrug 110 kg. Die Hantelmasse wurde wie folgt gesteigert: 70 kg, 90 kg, 100 kg (alle drei Laststufen wurden nur einmal gehoben) und dann 110 kg. Die höchste Last wurde in fünf Serien gehoben, jede aus 1-2 Wiederholungen bestehend.

Seit 1964 sind „Pyramiden" im Grunde genommen aus dem Training von Kraftsportlern des Spitzenbereichs verschwunden.

von 90 % CF_{mm} als TF_{mm} angesetzt. Ein Komplex von kombinierten Übungsfolgen, zum Beispiel beim Reißen, dauert höchstens 30 min (sechs Serien x 5 min für Erholungszeiten).

Beim **Pyramidentraining,** weit verbreitet vor einiger Zeit, wurden graduell abgestufte Lasten in einer Folge von Serien, in denen die Wiederholungsanzahl sich zunächst verringert und dann wieder vergrößert, gehoben. Diese Methode wurde praktisch von Spitzensportlern aufgehoben. Der ansteigende Teil einer solchen Trainingsroutine erzeugt eine frühzeitige Ermüdung, wohingegen der absteigende Teil nicht effektiv ist, da er in einem ermüdeten Zustand realisiert wird. Für das gegenwärtige Training ist eine schnelle Laststeigerung kennzeichnend.

Eine Reihe weiterer Gesichtspunkte bezüglich der Intensitätsvariation ist unter spezifischen Umständen zu beachten. Sportler, die sich ermüdet fühlen, sollten zwischen den maximalen Hebungen Einzelversuche mit 10-15 kg unterhalb von TF_{mm} ausführen. Das ist auch hilfreich, um eine Bewegungsausführung mit der richtigen Technik zu gewährleisten. Schließlich werden die Methoden maximaler Krafteinsätze und wiederholter Krafteinsätze in einer Trainingseinheit eingesetzt, die maximalen Versuche sollten zuerst ausgeführt werden.

Hinweise zur Übungsabfolge und zur Intensitätsvariation haben auch Bedeutung für die Planung eines Trainingstages. So sollten Übungen, die einen maximalen neuralen Output erfordern (beispielsweise die Wettkampfübungen, Zugübungen, das Heben von TF_{mm} oder CF_{mm}), in einem ausgeruhten Zustand ausgeführt werden, wenn der Sportler von den vorangegangenen Aktivitäten wiederhergestellt ist (beispielsweise in den Vormittagstrainingseinheiten).

SIND SPEZIELLE KRAFTTRAININGSEINHEITEN ERFORDERLICH?

Die Muskelkraft ist nur eine von mehreren Fähigkeiten, die die Sportler nutzen müssen. Neben der Kraft sind viele andere Dinge zu entwickeln. Es ist Aufgabe des Trainers, festzustellen, ob Zeit für spezielle Krafttrainingseinheiten erforderlich ist. In vielen Sportarten, darunter Tennis und auch das Männerturnen, ist es möglich, das erforderliche Kraftniveau durch Krafttrainingsübungen unmittelbar nach den Hauptübungen der Trainingseinheit zu entwickeln. Wenn allerdings ein geringes Kraftniveau das sportliche Leistungsvermögen begrenzt, dann sind spezielle Krafttrainingseinheiten sinnvoll.

Die russische Turner-Juniorenmannschaft führt separate Krafttrainingseinheiten durch, die Männermannschaft jedoch nicht. In vielen Sportarten, wie Leichtathletik, Rudern und Kajak, gehören Maximalkrafteinheiten zur Trainingsroutine. In anderen Sportarten, wie dem Schwimmen und Ringen, dienen die Trainingseinheiten mehr der speziellen Kraftentwicklung als dem Maximalkraftaufbau (Trockentraining im Schwimmen, Imitation von Wurfübungen mit simuliertem Widerstand oder mit Zusatzlast im Ringen).

Kontrastübungen

Es ist ratsam, Beweglichkeits- und Entspannungsübungen zwischen den Maximalkraftübungen einzuplanen, um die Wiederherstellung zu beschleunigen und um einem Beweglichkeitsverlust vorzubeugen. Beweglichkeitsübungen beziehen sich vorzugsweise auf die Schultergelenke.

Gemischte Trainingseinheiten

Trainingseinheiten, die das Krafttraining als einen Teil beinhalten, sind weniger wirksam als spezielle Maximalkrafttrainingseinheiten. In Sportarten, in denen die Muskelkraft die Fähigkeit von erstrangiger Bedeutung ist (zum Beispiel in der Leichtathletik und im American

Football), ist es besonders ratsam, einzelne Krafttrainingsübungen in separaten Einheiten auszuführen. Wenn die Zeit dafür nicht ausreicht, können Krafttrainingsübungen in gemischte Einheiten eingebaut werden. Um unerwünschten Wirkungen vorzubeugen, werden sie gewöhnlich am Ende der Trainingseinheit eingesetzt (dieses Vorgehen wird im Turnen und in anderen Sportarten praktiziert). Allerdings sollte sich ein Trainer bewusst sein, dass derselbe Krafttrainingskomplex am Anfang einer Trainingseinheit wirksamer ist, wenn die Muskulatur noch nicht ermüdet ist.

Zirkeltraining

Die Idee des Zirkeltrainings besteht darin, mehrere motorische Eigenschaften (insbesondere Kraft und Ausdauer) gleichzeitig zu trainieren. Derartige Programme bestehen aus mehreren Stationen (bis zu 10 oder 12), an denen jeweils eine bestimmte Übung ausgeführt wird.

Die dem Zirkeltraining zugrunde liegende Philosophie (Kraft und Ausdauer gleichzeitig zu stimulieren) erscheint zweifelhaft. Es ist allgemein bekannt, dass körperliche Aktivitäten mit Kraft- und Ausdauercharakter unterschiedlichen Mechanismen der biologischen Adaptation unterliegen (dieses Problem wird in Kap. 8 diskutiert). Die Muskulatur ist nicht in der Lage, sich in der gleichen Zeit an beide Übungstypen anzupassen. Die Kombination von Kraft- und Ausdauerübungen behindert die Kraftentwicklung ebenso wie ausgeprägte Ausdaueraktivitäten (s. Ab. 5.3).

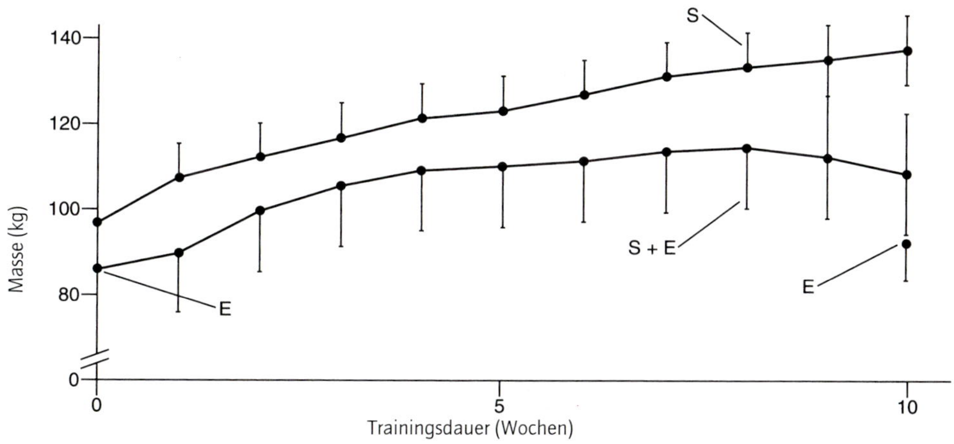

Abb. 5.3: Gleichzeitiges Training der Ausdauer (E) und der Kraft (S) verringert den Kraftzuwachs. Aus: Hickson, R. C. (1980). Interference of strength development by simultaneously training for strength and endurance. European Journal of Applied Physiology, 4,. 255-263.

Infolge der geringen Kraftzunahmen (im Vergleich zu regulären Krafttrainingsprogrammen) ist das Zirkeltraining nicht zu empfehlen und wird in Kraft- und Schnellkraftsportarten kaum genutzt. Es kann aber in Sportarten zum Einsatz kommen, die hohe Anforderungen sowohl an die Kraft als auch an die Ausdauer stellen (Rudern, Kajak) und zur Konditionierung in Sportarten, in denen die Kraft nicht die dominierende motorische Eigenschaft ist (Volleyball, Tennis). Das Zirkeltraining wird hauptsächlich von den Sportlern genutzt, die ihr grundlegendes Leistungsvermögen verbessern wollen und weniger die spezifische Muskelkraft.

Mikrozyklen und Mesozyklen

Die zeitliche Gestaltung von Trainingsplänen im Maximalkrafttraining nach Mikro- und Mesozyklen geht von zwei Hauptgedanken aus. Der eine besteht darin, eine ausreichende Wiederherstellung nach den Belastungsabschnitten zu ermöglichen; der andere besteht darin, ein sinnvolles Gleichgewicht zu finden zwischen der Stetigkeit der Trainingseinwirkung (die die Adaptation auslöst) und deren Variabilität (um einer vorzeitigen Anpassung und einem Verbrauchtsein vorzubeugen).

Adäquate Wiederherstellung

Während eines Mikrozyklus mindern der Wechsel von Belastung und Erholung sowie eine sinnvolle Übungsabfolge Ermüdungswirkungen. Die größte Trainingsanpassung an einen Standardstimulus erfolgt, wenn sich die Muskulatur vom vorangegangenen Training erholt hat und damit bestens vorbereitet ist, höchste Belastungen zu tolerieren. Wenn man in Betracht zieht, dass Spitzensportler an 5-6 Tagen in der Woche trainieren und die Wiederherstellungszeit nach einer Trainingseinheit ungefähr 24 Stunden betragen sollte, so könnten die Sportler nur mit geringen Lasten (Wiederherstellungszeit < 12 h) oder mittleren Lasten (12-24 h) trainieren. In diesem Fall ist jedoch die Gesamtbelastung nicht groß genug, um eine Kraftentwicklung zu veranlassen. Die Lösung besteht in einer sinnvollen Übungsabwechslung in aufeinanderfolgenden Trainingseinheiten. Da durch die verschiedenen Krafttrainingsübungen spezifische Ermüdungseffekte hervorgerufen werden, kann die Trainingsbelastung im Falle eines richtigen Übungswechsels in den aufeinanderfolgenden Trainingseinheiten bis zu einem optimalen Niveau erhöht werden. Die Übungen in den aufeinanderfolgenden Einheiten sollten nur in geringem Maße dieselben Muskelgruppen einbeziehen und damit auch nicht vergleichbare Bewegungsmuster beinhalten.

So würde es beispielsweise keinen Sinn ergeben, während zwei Trainingseinheiten hintereinander das Reißen einzusetzen. Die Erholungszeit nach Maximalkraftübungen variiert mit der Muskelgröße. Für kleine Muskelgruppen wie die Wadenmuskulatur beträgt die Wiederherstellungszeit gewöhnlich weniger als 12 h. (Wir erinnern daran, dass es sich hierbei um das Training von Spitzensportlern handelt.) Kleine Muskelgruppen (wie die Sprunggelenk-**Plantarflexoren** und die Unterarmmuskeln) können mehrmals täglich trainiert werden. Mittlere Muskelgruppen benötigen mehr Erholungszeit. Sie können täglich belastet werden. Schließlich ist es ratsam, nach dem Training der großen Muskelgruppen Ruhepausen bis zu 48 h einzulegen. So werden beispielsweise Kniebeugen gewöhnlich nur 2 x wöchentlich trainiert, wobei 72-96 h zwischen diesen Einheiten liegen. Spitzengewichtheber führen Kniebeugen vorn und hinten bis zu 2 x wöchentlich aus. Kniebeugen sind eine Woche (Gewichtheber) oder 10-12- Tage (Leichtathletik) vor einem wichtigen Wettkampf nicht mehr im Trainingsprogramm enthalten.

Um die Muskelkraft zu entwickeln, sollte der Trainingsaufbau wenigstens drei Krafttrainingseinheiten pro Woche vorsehen. Es ist besser, einen bestimmten Trainingsumfang auf mehrere Einheiten zu verteilen, als ihn auf nur wenige Einheiten zu konzentrieren. Sportler, die bei gleichbleibendem Trainingsumfang (Anzahl der Wiederholungen, Gesamtgewicht) die Anzahl der Trainingseinheiten erhöhen, erreichen gewöhnlich einen spürbaren Kraftzuwachs. Wenn beispielsweise der Trainingsumfang über zwei Einheiten am Tag verteilt ist, so ist die Kraftentwicklung größer als bei nur einer Einheit am Tag. Um den Kraftzuwachs stabil zu halten, sind mindestens zwei Trainingseinheiten pro Woche einzuplanen.

Variabilität

Die Variabilität von Trainingsprogrammen während der Mikro- und Mesozyklen wird durch Veränderungen in der Trainingsbelastung erreicht (nicht durch Veränderung der Übungskomplexe). Während eines Mesozyklus sollte ein stabiler Übungskomplex eingesetzt werden (um eine Anpassung auszulösen). Dieser Komplex, der etwa aus 10 Übungen besteht, ist so auf die Trainingstage und Trainingseinheiten eines Mikrozyklus verteilt, dass jede Übung mindestens 2 x pro Woche zur Ausführung kommt. Die zeitliche Reihenfolge der Übungen bleibt von Mikrozyklus zu Mikrozyklus unverändert. Die Übungen Reißen und Kniebeuge vorn werden beispielsweise routinemäßig in den Vormittagseinheiten am ersten Tag eines jeden Mikrozyklus eingesetzt.

Um einer vorzeitigen Anpassung vorzubeugen, sollten die Trainingsbelastungen von Tag zu Tag und von Mikrozyklus zu Mikrozyklus variieren. Die empirische **„60 %-Regel"** hat immer noch Bestand. Der Trainingsumfang des Tages (Mikrozyklus) mit der geringsten Belastung sollte ungefähr 60 % des Umfangs am Tag mit der Maximalbelastung (Mikrozyklus) betragen.

Stress- oder Stoßmikrozyklen

Einige erfahrene Sportler nutzen **Stoßmikrozyklen**, in denen sich von Tag zu Tag eine zunehmende Ermüdung ansammelt (mit hohen Trainingsbelastungen und kurzen Erholungsintervallen, die für die Wiederherstellung unzureichend sind), wenn normale Trainingsprogramme keinen Kraftzuwachs mehr bringen. Der Mikrozyklus nach solch einem Stressmikrozyklus sollte geringe Trainingsbelastungen beinhalten. Spitzensportler können bis zu zwei Stressmikrozyklen hintereinander tolerieren (doppelter Stressmikrozyklus). Allerdings sollten Trainer und Sportler höchst vorsichtig mit dieser Belastungsform umgehen. Stressmikrozyklen sollten nicht mehr als 3-4 x pro Jahr eingesetzt werden, **doppelte Stressmikrozyklen** nur 1 x im Jahr.

Der Trainingsumfang eines vierwöchigen Mesozyklus erreicht bei (russisch/sowjetischen) Spitzengewichthebern 1.700 Wiederholungen, 1.306 ± 99 Wiederholungen für Meister des Sports und 986 ± 99 Wiederholungen bei Sportlern nach einem einjährigen Gewichthebertraining.

5.3 Mittelfristige Trainingsplanung (Periodisierung)

Der Begriff **Periodisierung** bezieht sich auf eine Unterteilung der gewöhnlich einjährigen Trainingssaison in kürzere und besser überschaubare Abschnitte (Trainingsabschnitte, Mesozyklen und Mikrozyklen). Das Ziel besteht letztlich darin, bei den Hauptwettkämpfen einer Saison die beste Leistung zu erbringen. Um das zu erreichen, variieren die Sportler die Übungen, Belastungen und Methoden während der Vorbereitungs- und der Wettkampfsaison. Wenn der Trainingsablauf während der gesamten Saison unverändert beibehalten wird, ist nur im Anfangsstadium eine Entwicklung festzustellen, nachfolgend kommt es zu einer Stagnation. Ein frühzeitiges Verbrauchtsein ist meistens bei einer solchen Trainingsgestaltung unausbleiblich.

Der Kernpunkt der Periodisierung

Die Periodisierung wird als eines der komplexesten Probleme des sportlichen Trainings angesehen. Es ist schwer, in der mittelfristigen Planung eine ausgewogene Balance zwischen den gegensätzlichen Anforderungen zu erreichen, da zu viele Einflussfaktoren wirken. Die Wirksamkeit der Planung von Makrozyklen kann für Sportlergruppen (nicht für einzelne Sportler) wie folgt bestimmt werden:

$$\text{Effektivitätskoeffizient, \%} = \frac{100 \bullet \text{(Anzahl der Sportler, die ihre Bestleistung beim Hauptwettkampf erbracht haben)}}{\text{Gesamtzahl der Sportler}}$$

Für die Olympianationalmannschaften werden Olympische Spiele und Weltmeisterschaften als Hauptwettkämpfe angesehen. Ein Effektivitätskoeffizient von 85 % ist hervorragend, 75 % ist gut und 65 % kann noch akzeptiert werden. Bei der mittelfristigen Trainingsplanung sind vier Schwerpunkte hervorzuheben:

1. die **verzögerte Transformation** von Trainingsbelastungen (in eine Zunahme der Leistungsfähigkeit),
2. die **verzögerte Transmutation** unspezifischer Leistungsfähigkeit durch den Einsatz von Hilfsübungen (in Bezug zur jeweiligen Wettkampfübung) in spezifische Leistungsfähigkeit,
3. die Trainingsnachwirkungen,
4. die Überlagerung von Trainingswirkungen.

Verzögerte Transformation

Um die verzögerte Transformation zu veranschaulichen, stellen wir uns eine Gruppe von Sportlern vor, die in der folgenden Weise trainiert. Sie führen dieselbe Übung (zum Beispiel Deadlift) mit gleichbleibender Intensität (2-5 RM) und gleichem Umfang (fünf Serien) in jeder Trainingseinheit (3 x wöchentlich) aus. Zu Beginn nimmt die Maximalkraft relativ schnell zu. Nach 2-3 Monaten verringert sich der Kraftgewinn allerdings als Folge der Anpassung an diese Standardbelastung. Um diese Anpassung zu überwinden, erhöht der Trainer die Belastung (Anzahl Trainingseinheiten pro Woche, Anzahl der Serien in den Einheiten). Nach mehreren Wochen verringert sich die Leistung wiederum. Dieses mal entscheidet sich der Trainer für eine Vermiderung der Trainingsbelastung. Nach einer bestimmten Zeit entwickelt sich die sportliche Leistung. Dieser Zeitabschnitt wird **verzögerte Transformation** genannt (der Trainingsbelastung in einen Leistungsanstieg).

Grundsätzlich können Sportler in Zeiträumen harten Trainings aus zwei Gründen keine Bestleistungen erbringen. Erstens wird Zeit für die Trainingsanpassung benötigt, zweitens erzeugt hartes Training Ermüdung, die sich über die Zeit anhäuft. Daher ist ein Zeitabschnitt mit reduzierter Belastung erforderlich, um das vorangegangene harte Training sich auswirken zu lassen – als verzögerte Trainingswirkung. Die Adaptation erfolgt hauptsächlich dann, wenn eine Belastung mit stabilisierendem oder abtrainierendem Charakter auf eine stimulierende Belastung folgt.

Die Zeitdauer für die verzögerte Transformation erhöht sich mit Abnahme der Trainingsbelastung und der angereicherten Ermüdung. Typischerweise beträgt die verzögerte Transformation 2-6 Wochen, im Mittel vier Wochen – exakt einen Mesozyklus. Wir erinnern daran, dass dieser Zeitraum realisierender Mesozyklus oder Mesozyklus vor der Wettkampfperiode genannt wird. Seine Zielstellung besteht darin, den Sportler auf den nächsten Wettkampf vorzubereiten. Die Trainingsbelastung ist in dieser Zeit gering, denn die Hauptbelastung wurde in den vorangegangenen Mesozyklen realisiert (Akkumulation und Transmutation). Da die Wirkungen verzögert sind, erfolgt die Adaptation eher während eines unbelasteten Abschnitts als während eines belasteten.

Verzögerte Transmutation

In Fortsetzung des oben aufgeführten Beispiels ändert der Trainer seine Strategie, wählt andere Trainingsübungen und ändert nicht die Belastung, wenn die Leistungsentwicklung stagniert. Statt der als Zielübung angegebenen Deadlifts, nutzen die Sportler jetzt verschiedene Hilfsübungen wie Bein- und Rückenstreckungen, Armcurls. Nach einigen Monaten eines solchen Trainings entwickelt sich die Leistung in all diesen Übungen – möglicherweise mit Ausnahme des nichttrainierten Deadlifts. Das Leistungspotenzial der Sportler ist jetzt besser als zuvor, die Leistung beim Deadlift blieb jedoch unverändert.

In diesem Fall sind spezielle Trainingsmaßnahmen erforderlich, um das antrainierte motorische Potenzial in sportliche Leistung umzuwandeln. Um dieses Ziel während eines transmutativen Mesozyklus zu erreichen, sind sowohl spezielle Anstrengungen als auch Zeit erforderlich. Das Training trägt in einem derartigen Mesozyklus einen höchst spezifischen Charakter. Die Anzahl und die Gesamtdauer der transmutierenden Mesozyklen während einer Saison werden von der Gesamtdauer der vorangegangenen akkumulierenden Mesozyklen bestimmt. Transmutierende und realisierende Mesozyklen werden oft, wenn sie als eine Einheit betrachtet werden, als **Peak-Periode** bezeichnet.

Die Analyse des angeführten Beispiels zeigt, dass sowohl der Trainingsinhalt (die eingesetzten Übungen) als auch die Trainingsbelastung während der gesamten Trainingssaison variiert werden sollten. Die akkumulierenden, transmutierenden und realisierenden Mesozyklen folgen in einer bestimmten Reihenfolge aufeinander. Um diese Mesozyklen wirkungsvoll zu planen (Dauer, Inhalt, Trainingsbelastung), müssen Trainer und Sportler die Trainingsnachwirkungen und die Überlagerung von Trainingswirkungen berücksichtigen.

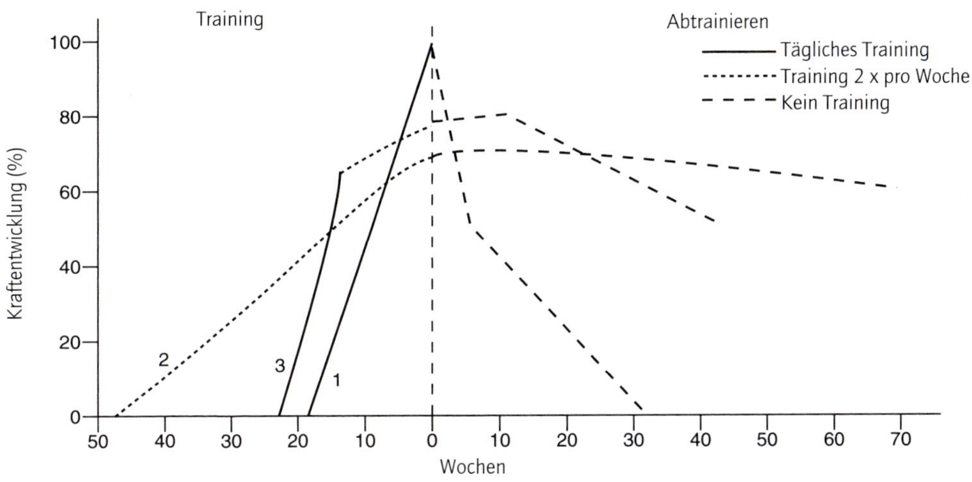

Abb. 5.4: Trainingsabschnitt (50-0) und Periode ohne Training (0-70) bei drei Probandengruppen. Gruppe 1 trainierte täglich, Gruppe 2 trainierte 2 x pro Woche, Gruppe 3 trainierte zu Beginn täglich und dann 2x pro Woche. Aus: Hettinger, T. (1966). Isometrisches Muskeltraining. Stuttgart: Fischer Verlag.

Trainingsnachwirkungen

Die Reduzierung oder Beendigung des Trainings bedingt eine einschneidende Minderung der Adaptationseffekte. Allerdings können Sportler über eine bestimmte Zeit das antrainierte Leistungsniveau erhalten, ohne dass sie extensiv weitertrainieren. Die De-Adaptation benötigt ebenso wie die Adapation ihre Zeit. Wenn Sportler eine bestimmte Übungsform nicht mehr im Training einsetzen (beispielsweise maximale Kraftbelastungen), geht die Anpassung schrittweise zurück. Es besteht eine positive Korrelation zwischen der Zeit, in der die Adaptationseffekte eingetreten sind, und der Zeit für deren Abbau (Abtrainieren, s. Abb. 5.4).

Es sind hauptsächlich vier Faktoren, die den zeitlichen Verlauf des Abtrainierens bestimmen: (1) die Dauer des unmittelbar vorangegangenen Trainingsabschnitts (die Akkumulationszeit), (2) die Trainingserfahrung des Sportlers, (3) die angesteuerten motorischen Eigenschaften und (4) das Ausmaß der spezifischen Trainingsbelastung während des Mesozyklus zum Abtrainieren (oder Leistungserhalt).

1. Die Grundregel besagt: Je länger die Trainingsperiode gedauert hat, desto länger dauert das Abtrainieren, auch im (englischsprachigen) Volksmund ausgedrückt durch „Schnell gereift, schnell verfault". Bei einer langen Vorbereitungsperiode, beispielsweise über mehrere Monate, und einer kurzen Wettkampfperiode (einige Wochen), wie es in vielen olympischen Sportarten der Fall ist, ist es zulässig, bestimmte Übungen (wie im Maximalkrafttraining) während der Wettkampfperiode nicht mehr einzusetzen. Die Kraftanpassung geht in diesem Fall nicht verloren, hauptsächlich deswegen, weil der Zeitraum mit abtrainierender Wirkung zu kurz ist. In Sportarten mit einer kurzen Vorbereitungsperiode und vielen Wettkämpfen, wie dem Rudern (ebenso im Eishockey und Tennis), geht der Kraftgewinn aus der kurzen Vorbereitungsperiode (von einigen Wochen) meistens in der Monate dauernden Wettkampfperiode vollständig wieder verloren, wenn keine Maximalkraftbelastungen gesetzt werden.

2. Sportler des Hochleistungsbereichs mit einer langjährigen Trainingserfahrung stellen fest, dass die Trainingsnachwirkungen relativ stabil sind. Für diese Sportler ist ein langsames Abtrainieren kennzeichnend, und sie sind in der Lage, nach relativ kurzem Training wieder gute Leistungen zu erbringen. Das ist das Ergebnis sowohl dessen, was sie in der Vergangenheit getan haben, als auch dessen, was sie noch gegenwärtig leisten. Spitzensportler mit mehrjähriger Trainingserfahrung erlangen ihre physischen Fähigkeiten viel schneller wieder als Mittelklassesportler.

3. Wenn das spezielle Training beendet wird, lassen die verschiedenen Trainingswirkungen unterschiedlich schnell nach. Die anaerobe Kapazität geht relativ schnell verloren, demgegenüber dauern Anpassungen an aerobe Belastungen und an Kraftbelastungen relativ lange an. Die stabilsten Anpassungen sind die, die auf morphologischen Veränderungen der Skelettmuskulatur beruhen. Beispielsweise verändert sich die Muskelgröße während des Trainings und des Abtrainierens nur langsam. Aus diesem Grunde ist es möglich, spezielle Mesozyklen zu gestalten, in denen sich die physischen Eigenschaften nacheinander entwickeln. Das in einem Mesozyklus erreichte Niveau einer physischen Fähigkeit (zum Beispiel die Maximalkraft), die in diesem Mesozyklus das Trainingsziel darstellte, wird in den folgenden Mesozyklen mit relativ geringer Belastung aufrechterhalten.

4. Wenn eine spezielle Trainingsbelastung (beispielsweise Maximalkraftübungen) auf einem bestimmten Niveau gehalten wird, so ist es möglich, das erreichte Fähigkeitsniveau entweder zu halten oder nur geringfügig absinken zu lassen. Ein Trainer kann die speziell erhaltend oder abtrainierend wirkende Belastung für eine bestimmte Zeitdauer vorgeben, während der die Trainingsnachwirkungen auf einem angemessenen Niveau erhalten bleiben (aber keine Zunahme eingetreten ist).

Die Überlagerung von Trainingswirkungen

Unterschiedliche Trainingsmethoden haben unterschiedliche Wirkungen auf die verschiedenen physiologischen Systeme. Die Trainingswirkungen haben einen spezifischen Charakter und sprechen die einzelnen Systeme auf unterschiedliche Weise an. Methoden, die die erwünschten Anpassungen bei einer motorischen Fähigkeit hervorrufen, können unerwünschte Wirkungen bei einer anderen Fähigkeit oder in einem anderen System hervorrufen. Beispielsweise steht ein ausgeprägter Kraftzuwachs mit einer Muskelhypertrophie in Verbindung, die jedoch unerwünschte Auswirkungen auf die Ausdauerleistungsfähigkeit als Folge einer verringerten Kapillarisierung in den einbezogenen Muskeln hat.

Die Übertragung von erwünschten oder unerwünschten Wirkungen zwischen zwei Trainingsmethoden erfolgt nicht unbedingt in gleicher Weise. Mit anderen Worten, die Wirkung der Trainingsaktivität X auf die Fähigkeit Y unterscheidet sich oft von der Wirkung der Trainingsaktivität Y auf die Fähigkeit X. Gewöhnlich beeinflusst ein hartes Krafttraining die aerobe Ausdauerleistungsfähigkeit negativ. Der gegenteilige Effekt eines aeroben Ausdauertrainings auf die Maximalkraft ist, falls er überhaupt existiert, geringer. Daher besitzt eine Sequenz von Krafttraining und Training der aeroben Ausdauer in zwei aufeinanderfolgenden Mesozyklen einen bestimmten Vorteil. Der Kraftzuwachs aus dem ersten Mesozyklus wird durch das Ausdauertraining des zweiten Mesozyklus nicht gemindert. Die umgekehrte Reihenfolge (aerobe Ausdauer – Kraft) ist dagegen weniger effektiv. Dabei verschlechtert sich die anfänglich erhöhte aerobe Kapazität im folgenden Mesozyklus.

Periodisierung als ein Kompromiss

Auch wenn die meisten Trainer die Notwendigkeit des Wechsels der Trainingsbelastung und des Trainingsinhalts während einer Gesamtsaison einsehen, so ist es doch für sie nicht leicht, einen optimalen Trainingsplan für einen bestimmten Sportler aufzustellen und die Auswirkungen auf die Leistungsentwicklung vorauszusagen. Dieser Bereich der Planung ist umstritten. In der Praxis stellt eine gut geplante Periodisierung einen Kompromiss zwischen im Widerspruch zueinander stehenden Anforderungen dar.

Einerseits kann ein Sportler keine Maximalkraft, anaerobe und aerobe Ausdauer gleichzeitig entwickeln. Die größte Entwicklung in einer bestimmten Richtung (beispielsweise Training der Kraft oder der aeroben Ausdauer) wird nur dann erreicht, wenn sich der Sportler für eine zweckmäßig lange Zeit auf diesen Trainingstyp konzentriert, mindestens einen oder zwei Mesozyklen. In diesem Fall wird die Entwicklung der Kraft oder der Ausdauer größer sein als bei Einsatz eines variabel gestalteten Trainingsprogramms. Daraus leitet sich die Empfehlung ab, die einzelnen Zielstellungen nacheinander zu trainieren. Spitzensportler nutzen dieses Vorgehen bereits viele Jahr (s. Abb. 5.5a). Ein solches Trainingsmuster nennt man **lineare Periodisierung**.

In den Jahren nach 1960 nutzten beispielsweise Mittelstreckenläufer eine Vorbereitungsperiode in folgender Aufeinanderfolge: (a) aerobes Training, „Marathontraining" oder „Straßentraining" genannt, mit einer Dauer von 2,5-3 Monaten (b) „Hügeltraining" oder Bergauflaufen, hauptsächlich anaerob mit ansteigender Widerstandskomponente, mit einer Dauer von 2,5 Monaten, (c) „Kurzstreckentraining" auf der Bahn mit einer Dauer von 1,5 Monaten. Dieser Trainingsplan stimmt mit der Erfahrung überein, dass bei den Trainingseinheiten mit kürzeren Einheiten begonnen werden sollten, das Trainingsjahr jedoch mit längeren Abschnitten anzufangen ist. Dementsprechend starteten Werfer ihre Vorbereitungsperiode mit Krafttrainingsübungen über 2,5-3 Monate und erst danach begann ein spezifischeres Training.

Bei einem derartigen Vorgehen hat ein Sportler infolge des erforderlichen hohen Zeitaufwands und der Anstrengungen in spezieller Richtung nur wenige Möglichkeiten, andere Übungen in das Training einzubeziehen. In Auswirkung der langen Abschnitte, in denen abtrainiert wird, verringert sich das Niveau der nicht zielgerichtet entwickelten motorischen Eigenschaften deutlich. Darüber hinaus steht ein hohes physisches Potenzial (zum Beispiel Kraft oder aerobe Kapazität), das in akzentuierten Abschnitten antrainiert wurde, nicht direkt mit der Wettkampfübung in Verbindung. Daher kann es dazu kommen, dass das Kraftniveau gestiegen ist (beispielsweise bei Trockenübungen im Schwimmen), die Wettkampfleistung jedoch nicht. Es sind viel Zeit und Anstrengungen erforderlich, die Steigerungen in den einzelnen Leistungskomponenten zu einem verbesserten Vorbereitungszustand für hochkarätige Wettkämpfe zusammenzuführen.

In den letzten 15 Jahren wurde eine weitere Trainingsstrategie entwickelt, die auf zwei Ideen beruht:

- die aufeinanderfolgende oder auch gleichzeitige Entwicklung spezifischer motorischer Faktoren mit häufigem Wechsel der Trainingsziele (s. Abb. 5. b) und
- die Erhaltung der nicht zielgerichteten motorischen Fähigkeiten mit stabilisierend wirkenden Lasten.

Bei diesem Vorgehen (das aufeinanderfolgende Training unterschiedlicher motorischer Eigenschaften mit häufigem Zielwechsel) werden zweiwöchige Abschnitte gewählt, sogenannte „halbe Mesozyklen", bei denen sich die Trainingsziele alle zwei Wochen ändern. Diese Strategie nutzen die Sportler der nordischen Kombination (15-km-Skilanglauf und Skispringen). Während des ersten Zwei-Wochen-Abschnitts bildet der Skilanglauf den Schwerpunkt mit Skisprüngen auf einem erhaltenden Niveau. Darauf folgen zwei Wochen Skisprungtraining (als stimulierende Belastung) mit geringen erhaltenden Belastungen im Skilanglauf und so weiter.

Unter der Bezeichnung *gleichzeitiges Training* ist in diesem Fall zu verstehen, dass die betreffenden Ereignisse so nahe wie möglich beieinander liegen: entweder am selben Trainingstag, im selben Mikrozyklus oder in intermittierenden Mikrozyklen (aber nicht in derselben Trainingseinheit). Dieses Vorgehen kann bezeichnet werden mit „so nahe beieinander liegend wie möglich". Diese Strategie wurde in mehreren Schnellkraftsportarten erfolgreich angewandt, beispielsweise von den russisch-sowjetischen Hammerwerfern. Die anzusteuernden motorischen Fähigkeiten (Maximalkraft, Kraftgradient, Schnellkraft) sind bei diesem Vorgehen Trainingsinhalt während eines Mikrozyklus.

Die betrachteten Vorgehensweisen zur Periodisierung werden auf vielfältigen Wegen in der Praxis umgesetzt.

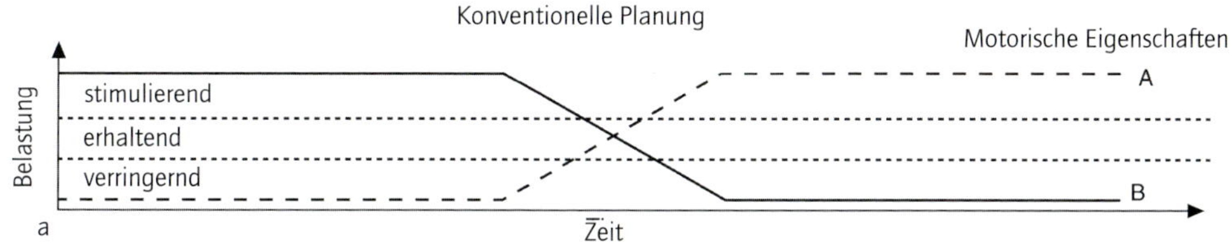

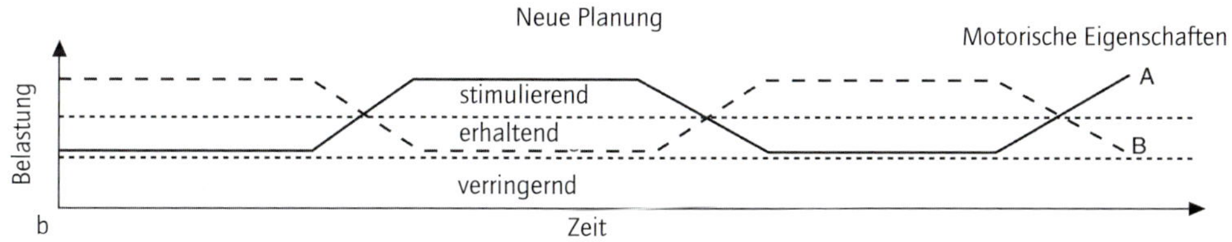

Abb. 5.5: Zwei Varianten der zeitlichen Aufeinanderfolge von Trainingsbelastungen während einer Vorbereitungsperiode (vor der Wettkampfsaison). Zwei motorische Eigenschaften, A und B, stellen die Trainingsziele dar. Oberer Teil: Lang andauernde Intervalle eines akzentuierten (zielgerichteten) Trainings mit entwickelnder und unterschwelliger Belastung. Unterer Teil: Kurzzeitige Intervalle eines zielgerichteten Trainings mit entwickelnder und stabilisierender Belastung.

NONLINEARES PERIODISIERTES PROGRAMM: EIN BEISPIEL

Konditionstraining der Frauenbasketballmannschaft der Universität von Connecticut.

Bei diesem nonlinearen Programm wird versucht, sowohl die Hypertrophie- als auch die neuralen Aspekte der Kraft innerhalb derselben Woche zu trainieren. Folglich arbeiten die Sportler an zwei unterschiedlichen physiologischen Anpassungen gleichzeitig innerhalb derselben 7-10-tägigen Periode eines 16-wöchigen Mesozyklus. Dies erscheint möglich und passt vielleicht besser in viele individuelle Trainingspläne, vor allem, wenn Wettkämpfe, Reisen oder andere Plankonflikte das Befolgen der traditionellen linearen Methode erschweren. Die Intensität und der Umfang des Trainings variieren innerhalb der Woche über den Verlauf der gesamten Trainingsperiode (z. B. 16 Wochen). Bei diesem Protokoll wird eine Vier-Tage-Rotation angewandt, wobei zwischen den Trainingseinheiten 1-2 Ruhetage liegen.

- Montag: 4 Sätze zu 12-15 RM
- Dienstag: Ruhe
- Mittwoch: 4 Sätze zu 8-10 RM
- Donnerstag: Ruhe
- Freitag: 3-4 Sätze zu 4-6 RM
- Samstag: Ruhe
- Sonntag: Ruhe
- Montag: 4-5 Sätze zu 1-3 RM

Innerhalb des Programms erstreckt sich die Intensität über eine Spanne von 14 RM (im Wochenzyklus sind 1-RM-Sätze genauso möglich wie 15-RM-Sätze). Das Training variiert zwischen sehr schweren, schweren, moderaten und leichten Trainingseinheiten. Wenn Sie die Montagseinheit verpassen, wird die Rotationsreihenfolge einfach nach vorne geschoben, was bedeutet, dass Sie den Rotationstrainingsplan befolgen. Wenn z. B. die leichte 12-15-RM-Trainingseinheit für Montag geplant war und Sie diese Einheit verpassen, müssen Sie diese Einheit am Mittwoch absolvieren und mit der Rotationsreihenfolge fortfahren. Auf diese Weise wird innerhalb des Trainingsprogramms kein Trainingsreiz versäumt. Statt die Programmlänge anhand der Trainingswochen festzulegen, können Sie auch festlegen, dass ein Mesozyklus dann beendet ist, wenn eine bestimmte Anzahl von Trainingseinheiten absolviert wurde (z. B. 48).

Ein Schnellkrafttrainingstag kann hinzugefügt werden, wenn dies nötig erscheint. Beim Schnellkrafttraining werden Belastungen, die 30-45 % von 1 RM entsprechen, verwendet; die Übungen ermöglichen das Freisetzen der Masse (d. h. Werfen, Springen); schnelle Hebeübungen, bei denen das Gerät während des letzten Abschnitts der Bewegung erheblich abgebremst wird, werden nicht durchgeführt (siehe Abb. 4.3 auf S. 105). Die wichtigsten Übungen werden typischerweise periodisiert, aber Sie können auch ein Programm aus zwei Zyklen verwenden, um die Übungen für die kleinen Muskelgruppen zu variieren. So können Sie z. B. beim Trizeps-Pushdown zwischen den moderaten (8-10 RM) und den schweren (4-6 RM) Zyklusintensitäten rotieren. Dies würde die Hypertrophie, die für derartig isolierte Muskeln eines Gelenks erforderlich ist, gewährleisten, aber auch die Kraft entwickeln, die für die Toleranz schwerer Trainingseinheiten für die größeren Muskelgruppen notwendig ist.

Krafttraining im Makrozyklus

Ein richtiger zeitlicher Ablauf ist äußerst wichtig für ein wirkungsvolles Krafttraining. Die zeitliche Gestaltung des Krafttrainings in Makrozyklen, das heißt, in Abschnitte, die relativ lang sind (mehrere Monate), wird nur indirekt vom Übungs-Erholungs-Modell und von der Absicht, eine vorzeitige Ermüdung zu vermeiden, beeinflusst. Andere Aspekte des Trainings erlangen mehr Gewicht. In den Makrozyklen sind das:

- die Erfordernis, die Trainingsreize zu wechseln,
- die verzögerte Transformation der Trainingsbelastung (in eine Verbesserung der Leistungsfähigkeit),
- die verzögerte Transmutation unspezifischer in spezielle Leistungsfähigkeit und
- die Trainingsnachwirkungen.

Die Variabilität der Trainingsreize

Die Anforderungen nach einer Variabilität werden in den Makrozyklen durch Wechsel der Übungsprogramme und der Trainingsmethoden verwirklicht. Die Übungen selbst, nicht nur die quantitiativen Merkmale der Trainingsbelastung (Trainingsgewicht, Umfang, Intensität), müssen periodisch gewechselt werden, um eine Anpassung zu vermeiden. Die Grundidee ist einfach. Als ein Ergebnis der Anpassung führt ein standardisiertes Trainingsprogramm (gleiche Übungsauswahl, unveränderte Trainingslast) sehr schnell zu einer Verlangsamung des Kraftzuwachses oder zur Stagnation. Um neue Impulse für die Adaptation zu geben, muss das Trainingsprogramm durch Maßnahmen in die eine oder in beide Richtungen verändert werden: Zunahme der

Traininglast oder Wechsel des Übungskomplexes. Dabei bestehen Grenzen in der Erhöhung der Trainingslast (infolge der Gefahr des „Ausbrennens“ und der zeitlichen Zwänge), sodass dem Wechsel der Trainingsübungen der Vorzug zu geben ist. Diese Strategie hat ihre Wirksamkeit in der Vorbereitung vieler international erfolgreicher Sportler bewiesen.

Das Training der besten Hammerwerfer aus den Ländern der ehemaligen Sowjetunion, die das Weltniveau der letzten 30 Jahre bestimmt haben, stellt ein gutes Beispiel für diese Strategie dar. Eine Gesamtanzahl von ungefähr 120 speziellen Übungen wurde für den Trainingsgebrauch ausgewählt und in 12 Komplexe mit je 10 Übungen unterteilt. Jeder Komplex wurde in Übereinstimmung mit den individuellen Erfordernissen 2-4 Monate lang eingesetzt und danach durch einen anderen Komplex ersetzt. Ein und derselbe Komplex wurde innerhalb eines 2-4-jährigen Abschnitts nur 1 x angewandt. Die für einen Sportler wirksamsten Übungen wurden im Jahr mit dem wichtigsten Wettkampf (zum Beispiel den Olympischen Spielen) genutzt. Die Sportler führten nahezu an jedem Trainingstag Hammerwürfe mit maximalem Krafteinsatz aus. Mit dem Wechsel eines Kraftkomplexes kam es zu einer leichten Verschlechterung der Hammerwurfleistung. Nach einer Zeit der Anfangsanpassung an die neue Belastung stiegen die Leistungen wieder an (s. Abb. 5.6)

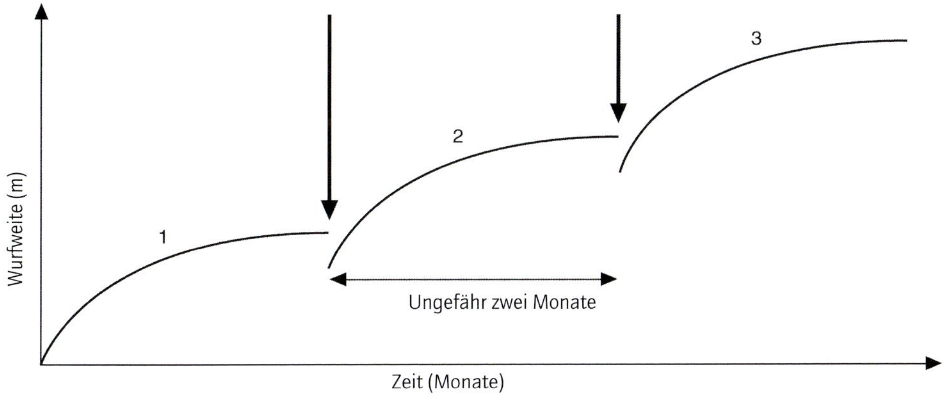

Abb. 5.6: Der Einfluss des periodischen Wechsels der Trainingsmittelkomplexe (vertikale Pfeile) auf die Leistungsentwicklung im Hammerwurf.
Anmerkung: Die Abbildung basiert auf dem Konzept des Cheftrainers der UdSSR-Olympia-Nationalmannschaft A. P. Bondarchuk, 1980.

Die Krafttrainingsmethoden (submaximaler Krafteinsatz, wiederholter Krafteinsatz, maximaler Krafteinsatz) werden mit unterschiedlichen Verhältnissen zueinander im Makrozyklus eingesetzt. Üblicherweise beginnt eine Vorbereitungsperiode mit einem Mesozyklus, in dessen

Mittelpunkt hauptsächlich die Methoden der submaximalen Krafteinsätze (Heben einer nichtmaximalen Last mit einer mittleren Wiederholungsanzahl, nicht bis zur Erschöpfung) und wiederholter Krafteinsätze (maximale Wiederholungsanzahl in einer Serie) stehen. Danach wechseln die Sportler zur Methode maximaler Krafteinsätze über, wobei die Last bei Verringerung der Wiederholungsanzahl pro Serie erhöht wird. Diese Strategie beruht darauf, anfangs das Muskel- und Skelettsystem vorzubereiten und zu kräftigen (periphere Faktoren), um danach die neurale Koordination zu entwickeln. Dieses Grundmodell blieb seit 1980 im Wesentlichen unverändert. Eine neue Tendenz besteht darin, die Trainingsmethoden mehrmals im Makrozyklus zu alternieren oder zu variieren. Die Mesozyklen (vier Wochen) oder die halben Mesozyklen (zwei Wochen), in denen der Schwerpunkt auf den Methoden der wiederholten oder maximalen Krafteinsätze liegt, folgen dabei aufeinander.

Die verzögerte Transformation

Infolge der Zeitverzögerung zwischen der erhöhten Trainingsbelastung und dem Anstieg der Leistungsfähigkeit sollte die Trainingsbelastung vor einem wichtigem Wettkampf verringert werden (Abschnitt der verzögerten Transformation). Im Wesentlichen ist das die Zeit, die ein Organismus zur Erholung und Anpassung benötigt.

Die Dauer der Transformationsperiode korreliert positiv mit der Höhe der Trainingsbelastung, insbesondere mit dem Unterschied zur vorangegangenen Belastung. Je größer diese Differenz, desto mehr Zeit wird für die Adaptation benötigt und desto länger dauert die Transformationsphase. Die unmittelbare Wettkampfvorbereitung, während der die Belastung relativ gering ist, dauert einen Mesozyklus von ungefähr vier Wochen. Wenn aber die Trainingsbelastung deutlich erhöht war, durch mehrere Stressmikroryhlen, kann die Wettkampfvorbeireitung bis zu sechs oder sieben Wochen andauern. Wenn andererseits die Trainingsbelastung nur wenig erhöht war, reicht ein Trainingsabschnitt von ungefähr zwei Wochen.

Im Vergleich zur Vorbereitungsphase enthält bei Spitzengewichthebern die Phase der Wettkampfvorbereitung nur wenige Trainingseinheiten pro Woche (5-10 anstelle von 8-15), weniger Übungen pro Einheit (1-4 anstelle von 3-6) und weniger Serien pro Übung (3-5 anstelle von 4-8). Ein vorrangiges Ziel besteht in diesem Abschnitt in einer guten Erholung und völligen Wiederherstellung zwischen den Einheiten.

Die verzögerte Transmutation

Mit Verringerung des zeitlichen Abstands zu einem wichtigen Wettkampf sollten die Krafttrainingsübungen mehr Spezifik erhalten. Damit wird der verzögerten Transmutation der unspezifischen Leistungsfähigkeit (die durch Hilfsübungen in Bezug zur Wettkampfübung erworben wurde) in spezielle Leistungsfähigkeit Rechnung getragen.

Die Trainingsnachwirkungen und Belastungen zum Erhalt der Leistungsfähigkeit

Das Kraftniveau, das sich ein Sportler antrainiert hat, kann während der Wettkampfperiode eines Makrozyklus durch entsprechende Belastungen erhalten werden. Zwei kurze Maximalkrafttrainingseinheiten (30-40 min) pro Woche können gewöhnlich als Belastung von ausreichender Höhe angesehen werden. Das zweimalige wöchentliche Krafttraining ermöglicht den Erhalt, jedoch nicht die Entwicklung der Kraft während der gesamten Wettkampfsaison.

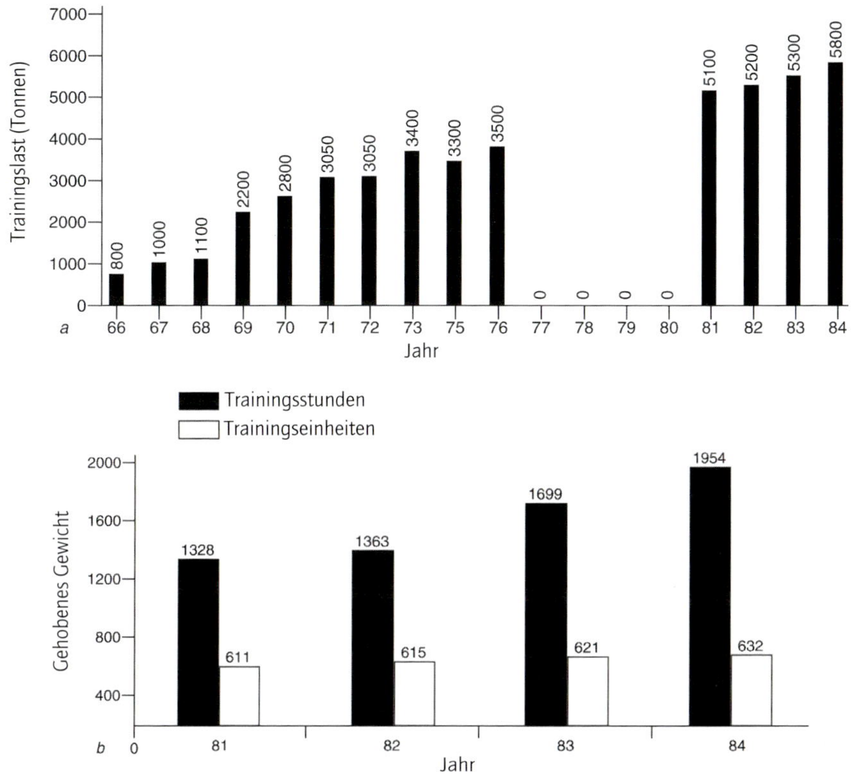

Abb. 5.7: Trainingslasten der bulgarischen Gewichthebernationalmannschaft; (a) Gehobenes Gesamtgewicht, (b) Anzahl der Trainingsstunden und Trainingseinheiten. Angaben aus: Abadjiev & Faradjiev (1986). Das Training der Gewichtheber. Sofia, Bulgarien: Medicina i Fizkultura.

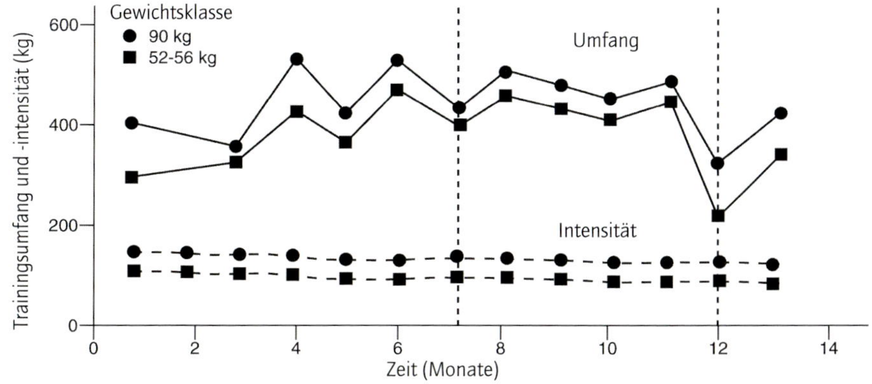

Abb. 5.8: Verteilung des Trainingsumfangs (Tonnen, obere Kurvenzüge) und der mittleren Hantelmasse (kg, untere Kurvenzüge) der UdSSR-Olympianationalmannschaft im Verlauf eines Trainingsjahres. Mittelwerte der Sportler in den Gewichtsklassen 52-56 kg (N = 4) und 90 kg (N = 3). Die gepunkteten Vertikalen kennzeichnen die Zeitpunkte wichtiger Wettkämpfe. Angaben aus: Die Vorbereitungen der Olympianationalmannschaft im Gewichtheben. Jahresbericht Nr. 85-012, Moskau: Allunions-Forschungsinstitut für Körperkultur.

Die Gesamtbelastung pro Makrozyklus ist für Spitzensportler hoch und lässt einen weiteren Aufwärtstrend erkennen (Abb. 5.7 zeigt die Trainingsbelastung der bulgarischen Nationalmannschaft). Die besten Gewichtheber der 60er Jahre hoben die Hantel bis zu 10.000 x in einem Jahr:

- Juri Vlasov, Olympiasieger von 1960 im Superschwergewicht – jährlich 5.715 Wiederholungen,

- Leonid Zhabotinsky, Olympiasieger 1964 im Superschwergewicht – jährlich 5.757 Wiederholungen,

- Yan Talts, Olympiasieger 1972 – jährlich 8.452 Wiederholungen.

Im Olympiazyklus 1973-1976 betrug die mittlere Wiederholungszahl der Mitglieder der sowjetischen Gewichtheber-Olympianationalmannschaft 10.600. Im Vierteljahresabschnitt 1985-1988 waren es 20.500. Der Jahrestrainingsumfang, angegeben in Tonnen, zeigt bei Spitzensportlern deutliche Unterschiede (s. Abb. 5.8). Entgegen der verbreiteten Annahme ist jedoch die mittlere Hantelmasse (Gesamtmasse geteilt durch die Anzahl der Wiederholungen) ziemlich konstant. Warum? Das ist so, da Veränderungen bei den eingesetzten Übungen auch mit Unterschieden bei den Methoden des Krafttrainings korrelieren. Wir erinnern daran, dass Lasten im Bereich von 1-2 RM hauptsächlich bei den Wettkampfübungen zur Anwendung kommen, wohingegen eine größere Wiederholungsanzahl charakteristisch für Hilfsübungen ist (s. Kap. 4). Wenn ein Sportler im Akkumulationsmesozyklus die Wiederholungsanzahl im Stoßen verringert und dafür mehr Kniebeugen ausführt, kann das mittlere Hantelgewicht unverändert bleiben. Die Belastungsverringerung bei der einen Übung (Stoßen) wird aufgewogen durch die hohen Lasten bei den Kniebeugen. Für die Planung eines Makrozyklus wird die 60 %-Regel empfohlen.

Die Minimallast in einem Mesozyklus sollte ungefähr 60 % der Maximallast dieses Abschnitts betragen, wobei von Mesozyklen gleicher Dauer ausgegangen wird.

KONTINUIERLICHES TRAINING IST UNERLÄSSLICH

Längere Unterbrechungen sind in der Erziehung üblich. Sie sollten bei Schülern nicht dem erlangten Wissen schaden oder die intellektuellen Fähigkeiten beeinträchtigen. Nach derartigen Unterbrechungen sind sie fähig, intensiver und in einer schnelleren Gangart zu lernen.

Demgegenüber verhält sich der menschliche Körper anders. Lange Trainingspausen verringern die körperliche Leistungsfähigkeit und sind der sportlichen Leistung abträglich. Eine De-Adaptation läuft unausbleiblich ab, es wird abtrainiert. Nach einem längeren, inaktiven Zeitraum geht der Sportler von einem verringerten Niveau der körperlichen Leistungsfähigkeit aus. Es sind Zeit und Anstrengung erforderlich, um das vor der Unterbrechung vorhandene Leistungsniveau wieder zu erreichen. Ohne eine Unterbrechung könnten diese Anstrengungen zur weiteren Erhöhung der Leistungsfähigkeit eingesetzt werden. Welcher Bergsteiger, der einen Gipfel bezwingen will, kehrt nach der halben Wegstrecke um, um dann im zweiten Aufstieg den Gipfel zu erreichen?

Länger andauernde Unterbrechungen sind auch der Gesundheit eines Sportlers abträglich. Es braucht Zeit, um sich an eine regelmäßige körperliche Betätigung zu gewöhnen, und es braucht ebenfalls Zeit, um sie sich wieder abzugewöhnen. Scharfe Einschnitte in das Aktivitätsniveau eines Sportlers bringen keinerlei Vorteile. Tatsächlich entsteht aus zwei Gründen ein zusätzliches Verletzungsrisiko. Die einzelnen motorischen Eigenschaften bleiben unterschiedlich lange erhalten. Einige gehen schnell verloren und andere sind stabiler, das entscheidende Ungleichgewicht in den motorischen Eigenschaften, zum Beispiel zwischen einem hohen Kraftniveau und einer verringerten Beweglichkeit und Entspannungsfähigkeit, kann Verletzungen provozieren. Weiterhin sind die Sportler oft psychologisch nicht auf die neue Situation eingestellt. Sie neigen dazu, ihr aktuelles Potenzial zu überschätzen. Wenn sie sich bemühen, Leistungen wie zuvor zu erbringen, können sie sich verletzen.

Die NCAA-Regeln (National Collegiate Athleteic Association) berücksichtigen nicht in vollem Maße diese natürlichen Anforderungen. Die Regeln begrenzen die Übungszeit auf 22-24 Wochen (oder auf 144 Tage pro Jahr und sprechen eher für Unterbrechungen als für ein kontinuierliches Training. Freiwillige individuelle Trainingseinheiten der Studentensportler, die nicht von Trainern beaufsichtigt werden, sind erforderlich, um das zuvor erreichte Leistungsniveau aufrechtzuerhalten. Einem Trainer ist es nur erlaubt, einen individuellen Rahmentrainingsplan für einen Studentensportler aufzustellen, nicht jedoch ein spezifisches Trainingsprogramm für einzelne Tage.

Eine bessere Planung bei der Ausbildung der Sportler könnte mit Nachdruck darauf hinweisen, welcher Schaden für den sportlichen Vorbereitungszustand und für die Gesundheit durch plötzliche Änderungen im Aktivitätsniveau entstehen kann. Die Sportler sollten mit den Hauptprinzipien des Trainings vertraut sein und sie sollten die Trainingsphilosophie ihres Trainers kennen.

Weiterhin sollte der Trainer die individuellen Trainingseinheiten für die Sportler planen, die eine solche Hilfe benötigen. Er hat auch Sorge dafür zu tragen, dass die Trainingsprogramme verstanden werden und dass die Trainierenden über Sicherheitsvorkehrungen für das allein durchzuführende Training unterrichtet sind.

Wenn das Ziel eines persönlichen Trainingsplans darin besteht, das allgemeine körperliche Leistungsniveau zu erhalten, sind für die Sportler mehrere Schritte erforderlich. Sie müssen ihr Körpergewicht beobachten und ein ausgewogenes Gleichgewicht zwischen dem Energieverbrauch und der Menge der mit der Nahrung zugeführten Kalorien anstreben. Das Körpergewicht muss konstant gehalten werden, es ist nur eine 2-3-kg-Massezunahme zulässig. Diese Sportler sollten ebenfalls Kräftigungs- und Dehnungsübungen (Callisthenics) ausführen und ihre aerobe Leistungsfähigkeit entwickeln, um mit einer minimalen Belastungsvariante auszukommen, die zum Erhalt der Leistungsfähigkeit erforderlich ist. Muskelkraft, Beweglichkeit, aerobe Kapazität und ein stabiles Körpergewicht müssen erhalten bleiben.

Die Gesetzmäßigkeiten des körperlichen Trainings müssen beachtet werden, wenn jemand im Sport erfolgreich sein möchte. Die Notwendigkeit eines kontinuierlichen Trainings ist solch eine Gesetzmäßigkeit. Wenn Sportler den Spitzenbereich anstreben, dabei Erfahrungen und das notwendige Wissen besitzen, Zugang zu den erforderlichen Einrichtungen haben und Vorsicht walten lassen, um Verletzungen zu vermeiden, dann werden die individuellen Trainingspläne eher zu einer Erhöhung der Leistungsfähigkeit als nur zu deren Erhalt führen.

5.4 Zusammenfassung

Die Gestaltung des zeitlichen Ablaufs des Trainings beinhaltet sowohl die Einteilung von Belastungs- und Erholungsintervallen als auch die Übungsreihenfolge. Das Training kann in strukturelle Einheiten unterteilt werden: (a) die Trainingseinheit, (b) den Trainingstag, (c) den Mikrozyklus, (d) den Mesozyklus, (e) den Makrozyklus (f) den Olympiazyklus und (g) den Mehrjahresaufbau. Die kurzfristige Planung bezieht sich auf Trainingseinheiten, Trainingstage, Mikro- und Mesozyklen (vorrangig von 2-4 Wochen Dauer). Ein Grundprinzip der kurzfristigen Trainingsplanung besteht darin, dass die Ermüdungseffekte bei unterschiedlicher Art der Muskelarbeit spezifischer Natur sind. Wenn ein Sportler zu ermüdet ist, eine Übung in einer zu akzeptierenden Weise auszuführen, kann er durchaus eine andere Übung in befriedigender Weise realisieren. Das Ansprechen von zu vielen motorischen Eigenschaften in einer Einheit, einem Mikro- oder Mesozyklus mindert die Wirksamkeit. Zwei oder drei Zielgrößen sind ausreichend. Die Anzahl der Trainingsziele in den Abschnitten, die auf einen Leistungszuwachs gerichtet sind, sollte ausgewogen sein, da der Plan auch Maßnahmen vorsehen muss, um der Überlagerung von Ermüdungswirkungen und dem „Ausgebranntsein" vorbeugen zu können.

Die Grundidee bei der Planung von Trainingseinheiten und Trainingstagen besteht darin, so viel wie möglich zu trainieren und dafür so frisch wie möglich zu sein. Im Gegensatz zum Ausdauertraining ist es im Krafttraining nicht erforderlich, dass es zu einer völligen Erschöpfung kommt. Um einer vorzeitigen Ermüdung vorzubeugen, sollten die Pausen lang genug sein (ungefähr 4-5 min), insbesondere, wenn mit hohen Lasten trainiert wird. An den Trainingstagen hat die Aufteilung des Trainingsumfangs auf kleinere Einheiten einen bestimmten Vorteil, wenn die Zeiträume zwischen den Belastungen ausreichend für die Wiederherstellung sind.

Bei einer richtigen Übungsreihenfolge führt der Sportler die anspruchsvollsten Übungen, die Anforderungen an die motorische Feinkoordination und an einen maximalen neuronalen Output stellen, im ausgeruhten Zustand aus. Um einer vorzeitigen Ermüdung vorzubeugen, sollen die Hauptübungen vor den Hilfsübungen ausgeführt werden, dynamische, schnellkräftige Übungen vor langsameren Übungen (wie Kniebeugen), große Muskelgruppen vor kleineren.

Die Methode maximaler Krafteinsätze wird als die wirksamste Trainingsmethode angesehen. Sie sollte nach der Erwärmung am Beginn einer Trainingseinheit angewandt werden. Das Pyramidentraining ist ineffektiv und sogar nachteilig. Kombinierte Trainingseinheiten, in die Krafttrainingsanteile einbezogen werden, sind für die Kraftentwicklung weniger wirksam als spezielle Maximalkraft-Trainingseinheiten. Das trifft auch auf das Zirkeltraining zu.

Bei der mikro- und mesozyklischen Planung des Maximalkrafttrainings ist es wichtig, entsprechende Erholungspausen vorzusehen und ein ausgewogenes Verhältnis zwischen der Stabilität des Trainingsreizes (um eine Anpassung auszulösen) und seiner Variabilität zu finden (um einer vorzeitigen Anpassung und Ermüdung vorzubeugen).

Die erforderliche Wiederherstellung wird im Mikrozyklus durch die Aufeinanderfolge von Pausen und Übungen sowie eine zweckmäßige Übungsreihenfolge gewährleistet. Um das erreichte Kraftniveau zu erhalten, sind wenigstens zwei Trainingseinheiten pro Woche erforderlich.

Die Variabilität der mikro- und mesozyklischen Trainingsplanung wird durch Veränderungen der Trainingsbelastung (nicht der Übungskomplexe) erreicht. Während eines Mesozyklus sollte ein Übungskomplex unverändert beibehalten werden, um eine Adaptation auszulösen. Die empirisch ermittelte 60 %-Regel hat nach wie vor Bestand: Der minimale Trainingsumfang eines Tages (Mikrozyklus) sollte ungefähr 60 % des Trainingsumfangs am Tag der Maximalbelastung (Mikrozyklus) betragen.

Die mittelfristige Trainingsplanung (Periodisierung) basiert auf Makrozyklen. Zur Durchführung einer Periodisierung wird das Trainingsjahr in kürzere und besser überschaubare Trainingsabschnitte geteilt (Meso- und Mikrozyklen) mit der Zielsetzung, beim Hauptwettkampf (oder bei den Hauptwettkämpfen) die beste Leistung zu erbringen.

Bei der Periodisierung ist die verzögerte Transformation zu berücksichtigen. Während der Belastungsspitzen können Sportler nicht ihre besten Leistungen erbringen. Sie benötigen einen Zeitraum mit relativ geringer Trainingsintensität, um die vorangegangenen harten Trainingsbelastungen zur Wirkung kommen zu lassen. Die Anpassung erfolgt (oder manifestiert sich) eher in unbelasteten als in belasteten Abschnitten. Als weiteres Phänomen ist die verzögerte Transmutation zu berücksichtigen. Es sind spezielle Trainingsmaßnahmen erforderlich, um das erreichte motorische Potenzial in sportliche Leistung zu überführen. Diese Zielsetzung wird durch hochspezifisches Training in Transformationsmesozyklen erreicht. Schließlich ist es mittelfristig auch wichtig, Trainingsnachwirkungen zu berücksichtigen. De-Adaptation wie auch Adaptation benötigen ihre Zeit. Der zeitliche Verlauf der Trainingsgestaltung sollte die Dauer des unmittelbar vorangegangenen Trainings berücksichtigen, die Trainingserfahrungen der Sportler, die angesteuerten motorischen Eigenschaften und den Trainingsumfang im Mesozyklus.

Eine gute Periodisierung ist ein schwieriger Kompromiss zwischen den gegensätzlichen Anforderungen. Das konventionelle Vorgehen löst dieses Problem nacheinander, beispielsweise den Beginn der Vorbereitungsperiode mit unspezifischem Krafttraining, gefolgt von hochspezifischem Techniktraining. Eine moderne Strategie besteht darin, spezifische motorische Eigenschaften nacheinander mit häufigem Wechsel der Trainingsziele zu entwickeln und gerade nicht angesteuerte Eigenschaften durch eine entsprechende Belastung zu stabilisieren.

Der zeitliche Verlauf des Krafttrainings wird nur indirekt von der Übungs-Ruhe-Reihenfolge und vom Bestreben, eine vorzeitige Ermüdung zu vermeiden, beeinflusst. Andere Aspekte beeinflussen den zeitlichen Ablauf, einschließlich der Anforderungen eines variablen Trainingsreizes, der verzögerten Transformation einer Trainingsbelastung (in eine Zunahme der Leistungsfähigkeit), der verzögerten Transmutation der unspezifischen Leistungsfähigkeit, die durch Hilfsübungen (in Bezug zur Wettkampfübung) antrainiert wurde, in spezielles Leistungsvermögen und die Trainingsnachwirkungen.

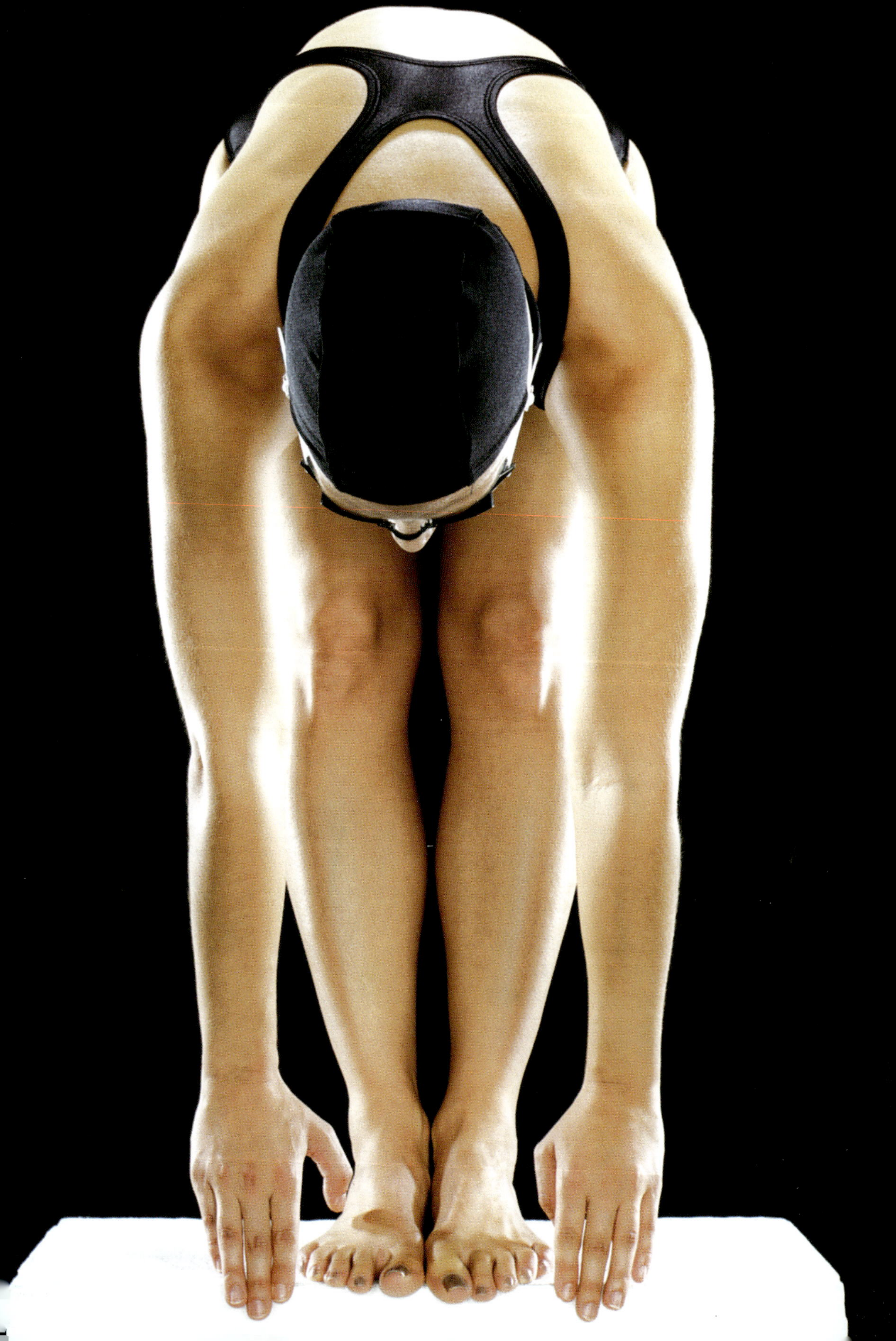

6 Krafttrainingsübungen

Das erste Problem, auf das ein Trainer bei der Aufstellung von Trainingsplänen stößt, ist die Übungsauswahl. Es bestehen unzählige Möglichkeiten: freie Gewichte, Trainingsgeräte, isometrische Übungen, Bergaufläufe mit Zusatzgewicht, Niedersprünge, Übungen, bei denen das eigene Körpergewicht den Widerstand bildet, und so weiter. In diesem Kapitel findet der Leser Ausführungen über diese verschiedenen Übungsklassen zur Kraftentwicklung.

6.1 Klassifizierung

Krafttrainingsübungen werden üblicherweise auf der Grundlage ihrer Auswirkungen auf die Muskellänge klassifiziert. Sie können statisch oder **isometrisch** sein, womit wortgetreu eine konstante (*iso*) Länge (*metrisch*) gemeint ist, oder auch **dynamisch** sein, eine Kategorie, die weiter unterteilt wird in konzentrische und exzentrische beziehungsweise **reversible** Muskelarbeit. Dynamische Übungen werden auch manchmal als **isotonische** Übungen bezeichnet (von *iso* – konstant, *tonisch* – Spannung). Dieser Bezeichnung liegt die Annahme zugrunde, dass der Muskel eine unveränderbare Spannungsgröße während der Kontraktion gegen einen konstanten äußeren Widerstand entwickelt. Das ist jedoch bei einem intakten Muskel nicht der Fall. Bei einem äußeren konstanten Widerstand verändert sich die vom Muskel entwickelte Spannung während der Verkürzung, da sich auch der Hebelarm verändert.

Bei den dynamischen Übungen wird eine besondere Gruppe als **isokinetische** Übungen bezeichnet (*iso* – konstant, *Kinetik* – Geschwindigkeit). Während einer isokinetischen Bewegung bleibt die Bewegungsgeschwindigkeit unverändert, unabhängig von der Muskelspannung. (Der Begriff *Isokinetik* ist leider nicht genau definiert. Die Bewegungsgeschwindigkeit kann sich auf die Veränderung der Muskellänge, auf den äußeren Widerstand oder auf die Winkelgeschwindigkeit der Gelenkbewegung beziehen.) Für ein isokinetisches Training sind spezielle Geräte erforderlich, die gewöhnlich recht teuer sind.

Da dynamische Übungen mit konzentrischer Muskelarbeit die größe Verbreitung im Krafttraining aufweisen, stehen sie hier im Mittelpunkt.

Krafttrainingsübungen können auch nach den einbezogenen Muskelgruppen eingeteilt werden (zum Beispiel Rumpfübungen, Beinübungen). Die Kraft der einzelnen Muskelgruppen unterliegt bei einer Person großen Unterschieden. Ein Sportler kann in einer Bewegung recht stark sein, beispielsweise bei Beinstreckungen, und in einer anderen relativ schwach, wie Zugübungen. Der Vergleich der Kraft verschiedener Muskelgruppen wird als **Krafttopografie** bezeichnet.

Weiterhin werden Krafttrainingsübungen oft auch im Hinblick auf ihre Spezifik eingeteilt in (a) unspezifische Übungen (z. B. Kniebeugen mit der Scheibenhantel für Speerwerfer oder Baseball-Pitcher), spezifische Übungen (Übungen, die in spezifischer Weise in die Wurfbewegungen einbezogen sind, wie die Übungen für die Schulterbewegung, mit der Wurfbewegung des Arms imitiert wird) und (c) Wettkampfübungen mit Zusatzwiderstand (z. B. Würfe mit schweren Speeren).

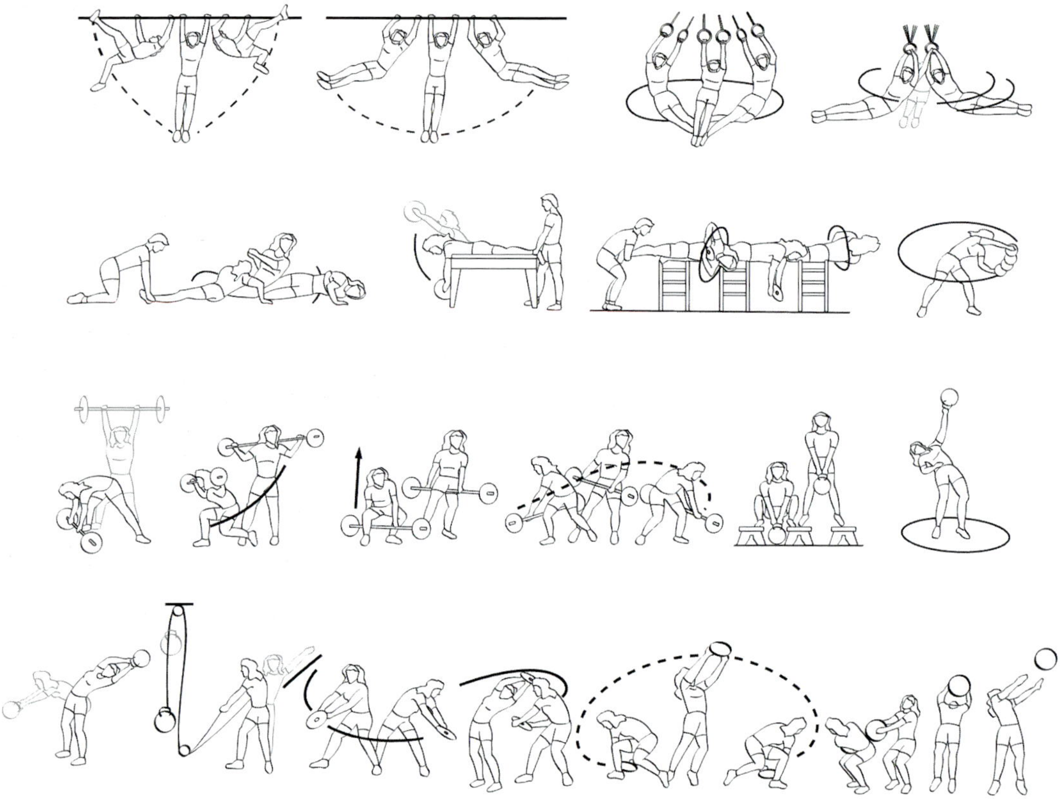

Abb. 6.1: Ein aus spezifischen Kraftdrills bestehender Übungssatz für das Krafttraining von Hammerwerferinnen. Beim Hammerwurf erfolgt der Haupteinsatz nicht in vertikaler, sondern in schräger Richtung. Die in diesem Satz enthaltenen Übungen sind so gestaltet, dass sie diesen Anforderungen gerecht werden. Achten Sie besonders auf die Techniken des Hantelhebens. Sie unterscheiden sich ziemlich von den klassischen Techniken des Gewichthebens, bei denen es sich normalerweise um symmetrische Hantelhebeübungen handelt, mit identischer Belastung der rechten und linken Extremitäten.

WELCHE MUSKELGRUPPEN SIND AM WICHTIGSTEN? WIE KANN DIE KRAFTENTWICKLUNG ÜBERPRÜFT WERDEN?
Mehr als ein Jahrhundert lang war es üblich, die Handkraft zur Beurteilung der Kraftentwicklung bei den verschiedensten Personen und Populationen heranzuziehen. Ist die Griffkraft ein valider Test für die gesamte Körperkraft? Bei diesem Test entwickelt der Daumen eine Kraft gegen die Kraft der anderen vier Finger. Da die vier Finger zusammen eine größere Kraft entwickeln können als der Daumen allein, wird bei diesem Test genau genommen nur die Daumenkraft gemessen. Ist die Daumenkraft im Sport und im täglichen Leben so wichtig, dass sie als valid anzusehen ist, oder ist sie nur eine Einzelmessung bei der Kraftentwicklung? Sicher nicht. Welche Muskelgruppen sind denn die wichtigsten?

Diese Frage wurde in mehreren Untersuchungen gestellt. Im Idealfall könnte eine geringe Anzahl von Muskelgruppen oder Übungen gefunden werden, die mit maximaler Präzision die Leistungen in einer großen Testbatterie repräsentieren würden. Um derartige Gruppierungen von Muskeln herauszufinden, führten Probandengruppen bis zu 100 Krafttests aus. Statistische Analysen wurden herangezogen, um die repräsentativsten (wichtigsten validen) Muskelgruppen und Tests herauszufinden. Die Ergebnisse führten zu Empfehlungen für die Auswahl der repräsentativsten Muskelgruppen mit einer begrenzten Anzahl von Tests.

Wenn bis zu fünf Muskelgruppen ausgewählt werden sollen, sind die Bauchmuskeln, Rückenstrecker, Beinstrecker, Armstrecker und die Brustmuskulatur auszuwählen. Wenn nur zwei Tests durchzuführen sind, sollten die Werte eines Krafttests mit der Scheibenhantel mit einer kraftvollen Beinstreckung nach einer Umkehrbewegung herangezogen werden (beispielsweise einbeinige Kniebeugen).

6.2 Übungsauswahl für Anfänger

Bei der Arbeit mit Anfängern, insbesondere mit Jugendlichen, kommt der Krafttopografie große Bedeutung zu, um die richtigen Krafttrainingsübungen auszuwählen. Die wichtigsten Muskelgruppen sind zu ermitteln und zu trainieren. Die folgenden Empfehlungen können gegeben werden:

1. Kräftigung der Muskelgruppen, um das Verletzungsrisiko zu mindern (zum Beispiel für die Nackenmuskeln im Ringen oder beim Attackieren des Gegners im Football).
2. Trainieren Sie die großen, proximal gelegenen Muskeln, insbesondere im Rumpfbereich mit der Bauchmuskulatur und den Rückenstreckern, als eine vorrangige Zielsetzung.
3. Erhöhen Sie das Kraftniveau bei Übungen mit Bezug zur Wettkampfübung bis zu dem Niveau, auf dem sich keine sporttechnischen Fehler einstellen.
4. Nutzen Sie bei den Trainingsübungen den gesamten Bereich der Gelenkbewegung. Dabei sollten die Methoden submaximaler Krafteinsätze und wiederholter Krafteinsätze zur Anwendung gelangen, keine einzelnen maximalen Krafteinsätze.
5. Unter erfahrenen Trainern ist die **„Drei-Jahres-Regel"** verbreitet. Nach dieser Regel sollte ein Sportler spezielle Krafttrainingsübungen und Übungen mit der Scheibenhantel erst nach einer dreijährigen allgemeinen Vorbereitung einsetzen.

6.3 Übungsauswahl für Spitzensportler

Die Übungsauswahl für Spitzensportler ist weitaus komplexer als für Anfänger. Die Grundidee ist einfach: Krafttrainingsübungen müssen *spezifisch* sein. Darunter ist zu verstehen, dass die Trainingsübungen einen Bezug zur jeweiligen Wettkampfübung aufweisen müssen. Krafttrainingsübungen müssen das Grundmuster der entsprechenden Zielübung imitieren.

Allerdings ist die praktische Umsetzung dieser Grundidee nicht so einfach. Trainer und Sportler müssen große Anstrengungen unternehmen, um in den verschiedenen Sportarten wirkungsvolle Krafttrainingsübungen zu finden. Die Hauptanforderungen werden weiter unten beschrieben. Wir werden die Kraft bei nachgebender und reversibler Muskelarbeit als eigenständige motorische Eigenschaften betrachten und später diskutieren.

KRAFTTRAININGSGERÄTE IM VERGLEICH ZU FREIEN GEWICHTEN

Krafttrainingsgeräte sind gegenwärtig weit verbreitet. Beim Training an diesen Geräten ist eine Kontrolle des Gleichgewichts oder des Gewichts nicht erforderlich, da die Bewegungsbahn festgelegt ist (Wissenschaftler würden sagen, dass das System nur über einen einzigen Freiheitsgrad verfügt). Hierin besteht ein Unterschied zu vielen Situationen im realen Leben, in denen Objekte stabilisiert werden müssen. Wenn ein Sportler z. B. eine Hantel über den Kopf hebt, muss er die Hantelposition kontrollieren. Wenn die Hantel nach vorne oder hinten verschoben wird, verliert er sein Gleichgewicht, was einen ungültigen Versuch oder eine Verletzung zur Folge haben könnte. Im Gegensatz dazu wird bei Krafttrainingsgeräten die Bewegung in bestimmte Richtungen gezwungen. Weitere Beispiele mechanisch festgelegter Bewegungen sind das Öffnen einer Tür, das Anschieben eines Schlittens und das Radfahren. Wenn Sportler nicht nur Kraft auf ein Objekt im Raum anwenden müssen, sondern dieses Objekt auch gleichzeitig stabilisieren müssen, sinkt das Ausmaß der Krafterzeugung. Der Kraftverlust ist der Preis, den wir zahlen müssen, um das Objekt zu stabilisieren.

Wenn eine Bewegung festgelegt ist, kann der Sportler durchaus Kraft in eine Richtung ausüben, die von der Bewegungsrichtung abweicht, aber er wird die Aufgabe dennoch erledigen. Die eigentlichen Zwänge – die tangiblen physischen Hindernisse der Bewegung – können die Gelenkdrehmomente völlig ändern. Konsequenterweise kann es sein, dass unterschiedliche Muskelgruppen zum Einsatz kommen, wenn die Körperbewegung frei oder (physisch) ungehindert abläuft. Insbesondere beim Training an Kraftgeräten können die Richtung der Endpunktkraft und die Gelenkdrehmomente sich sehr von dem unterscheiden, was man beim Heben oder Halten freier Gewichte beobachtet. Dies mag für Freizeitsportler keine große Bedeutung haben, kann aber für erfahrene Sportler, deren unmittelbares Ziel die Leistungsverbesserung ist, kontraproduktiv sein.

Das Training an Kraftgeräten hat im Vergleich zum Training mit freien Gewichten bestimmte Vor- und Nachteile. Zu den Vorteilen gehören die folgenden:

- Das Anfangsgewicht kann bei einem niedrigen Niveau starten und in kleinen Schritten gesteigert werden (1 kg oder weniger).
- Das Verletzungsrisiko ist geringer (vorausgesetzt, es wird eine Überanstrengung vermieden).

- Es ist nicht nötig, die Technik zu erlernen – sie ist einfach; und
- das Training ist nicht so zeitintensiv.

Freie Gewichte sind für Sportler jedoch spezifischer.

Die allgemeine Schlussfolgerung lautet, dass Kraftgeräte für Freizeitsportler und Sportanfänger empfehlenswert sind (obwohl diese Sportler auch mit freien Gewichten trainieren können), während das Training mit freien Gewichten – obwohl das Erlernen der Technik erforderlich ist – für erfahrene Sportler, die ihre Leistung verbessern wollen – von Vorteil ist.

Einbezogene Muskeln

Die Anforderungen hinsichtlich der arbeitenden Muskelgruppen sind ganz offensichtlich und einfach. Es müssen die gleichen Muskelgruppen sowohl bei der Wettkampfübung als auch bei der Trainingsübung einbezogen werden. So sollten Krafttrainingsübungen zur Entwicklung der Wettkampfleistung im Kanusport auf die Muskelgruppen gerichtet sein, die beim Paddelschlag aktiviert sind.

Unglücklicherweise wird dieser naheliegenden Anforderung in der Trainingspraxis oft nicht entsprochen. Trainer und Sportler setzen oft unspezifische Übungen und Geräte ein und entwickeln somit nicht die Muskelgruppen, die bei der Wettkampfübung erforderlich sind. Beispielsweise bewegt sich die Hand des Schwimmers auf einer komplexen, krummlinigen Bahn mit nach innen und nach außen gerichteten Bewegungsanteilen (s. Abb. 6.2). Der Vektor der Widerstandskraft verläuft im dreidimensionalen Raum (s. Abb. 6.2a). Demgegenüber wenden Schwimmer im Trockentraining charakteristischerweise von vorn nach hinten gerichtete Zugübungen mit einer linearen Bewegungsbahn an (s. Abb. 6.2.b). Das Grundmuster der Muskelaktivität ist bei einem solchen Training deutlich von der Muskelaktivität beim Schwimmen zu unterscheiden. Der Imitation einer dreidimensionalen Handbewegung mit Widerstand ist der Vorzug zu geben, die an einem zwei- und dreidimensional arbeitenden Trainingsgerät möglich ist (s. Abb. 6.2.c).

Die Muskelaktivität kann sich bei einer Übung ändern, wenn die Bewegungstechnik Veränderungen unterliegt, die sich beispielsweise aus der Körperhaltung ergeben können. Das veranschaulicht Abbildung 6.3. Der Sportler führt Kniebeugen mit unterschiedlicher Bewegungstechnik aus. Es treten nicht nur Unterschiede im Aktivitätsniveau der Muskeln auf, sondern auch in der Einbeziehung spezifischer Muskelgruppen. In dem einen Fall werden die Kniegelenkstrecker genutzt, im anderen die Kniegelenkflexoren.

Vier Techniken werden angewandt, um die einbezogenen Muskelgruppen zu ermitteln:

- Abtasten der Muskulatur (Palpation). Muskeln, die Spannung bekommen, sind die „einbezogenen" Muskeln und sollten mit hohen Widerständen trainiert werden.
- **Vorsätzlich hervorgerufener Muskelkater** (Muskelschmerzen, die nach 24-48 Stunden nach der Belastung auftreten). Dazu erfolgt durch den Trainer absichtlich bei der ersten Trainingseinheit eine Überbelastung mit neuen Übungen. Am Muskelkater sind dann die einbezogenen Muskeln festzustellen.

- Biomechanische Analysen der resultierenden Muskelkraftmomente, wie in Abbildung 6.3 dargestellt. Diese gut geeignete Methode ist jedoch zu komplex für den Praxiseinsatz.
- Aufzeichnung der **elektrischen Muskelaktivität (EMG)**. Diese Methode ist hervorragend geeignet, es werden jedoch eine spezielle Ausrüstung und medizinisch-technisches Personal zur Durchführung benötigt.

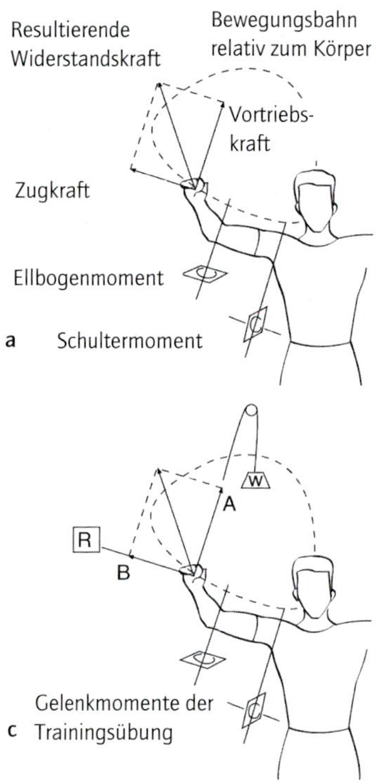

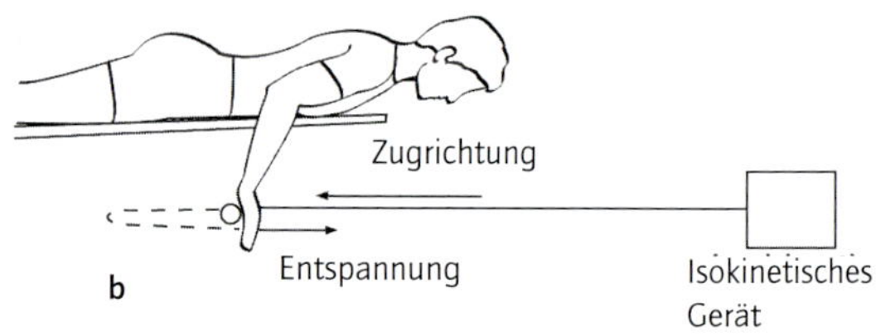

Abb. 6.2: Bewegungsmuster eines Armzugs beim Schwimmen und einer Trockenübung am Trainager. (a.) Bewegungsbahn des Arms und wirkende Antriebskräfte beim Brustschwimmen. (b) Übung am Trainager mit geradliniger Armbewegung. Am Trainager wirkt der Widerstand nur bei einer geführten eindimensionalen Bewegung. (c) Zweidimensionaler Widerstand. Zwei Widerstände, A und B, werden eingesetzt, um die Vortriebs- und Wasserwiderstandskomponente der Antriebskraft zu stimulieren. Aus: Schleihauf, R. E. (1983). Specifity of strength training in swimming: A biomechanical viewpoint. In A. P. Hollander, P. Huijing & G. de Groot (Eds.). Biomechanics and medicine in swimming (pp. 184-191). Champaign, Il.: Human Kinetics. Abdruck mit Erlaubnis.

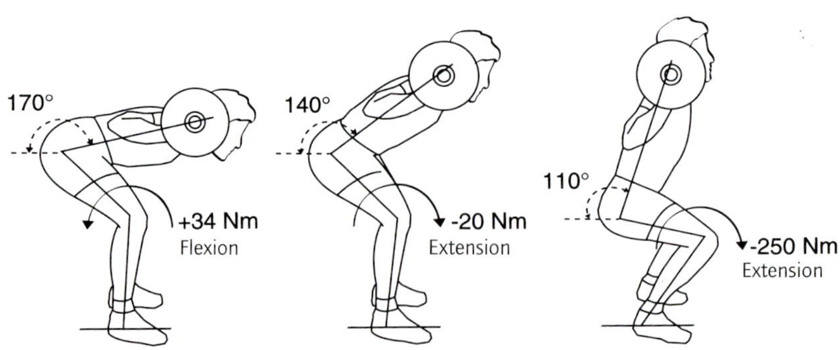

Abb. 6.3: Netto-Muskelkraftmomente im Kniegelenk (Nm) bei Kniebeugen mit einer 80-kg-Hantel. Größe und Richtung des Muskelkraftmoments ändern die Richtung, wenn sich die Körperhaltung des Sportlers ändert.
Angaben aus: Zatsiorksy, V. M. & Raitsin, L. M (1973). Beziehungen zwischen Kraft- und Körperhaltung bei sportlichen Bewegungen. Forschungsbericht, Moskau: Zentralinstitut für Körperkultur.

SIND KLIMMZÜGE UND BEUGESTÜTZE GLEICHERMASSEN EFFEKTIV FÜR VERSCHIEDENE SPORTARTEN?
Eine Konditionstrainerin arbeitet mit verschiedenen Universitätsmannschaften: Footballspieler, Volleyballspieler, Schwimmer und Ruderer. Sie hat mit dem Cheftrainer abgestimmt, besondere Aufmerksamkeit auf die Entwicklung der Armkraft zu legen. Ihre Grundphilosophie besteht darin, Krafttrainingsübungen einzusetzen, die spezifisch für die jeweilige Sportart sind. Darüber hinaus steht nur eine begrenzte Zeit für das Krafttraining zur Verfügung. Daher ist es erforderlich, sich auf die wirkungsvollsten Übungen zu beschränken. Folgende Klimmzug-Belastungsvarianten wurden gegenüber Beugestütz-Belastungsvarianten in Betracht gezogen (%): (a) 100/0, (b) 70/30, (c) 50/50, (d) 30/70 und (e) 0/100. Welche Variante würden Sie wählen? Begründen Sie Ihre Wahl.

Andere Anforderungen an die Übungsauswahl, die in diesem Kapitel noch beschrieben werden, sind weniger offensichtlich. Sie beruhen haupt-sächlich auf den Faktoren, die die verfügbare Muskelkraft bei den unterschiedlichen motorischen Aufgaben bestimmen.

Art des Widerstands

Bei Bewegungen auf dem Festland bilden gewöhnlich das Gewicht oder die Masse eines Objekts (Gerät, Hantel, eigener Körper) – oder eine Kombination von Gewicht und Masse – den Widerstand. In den Wassersportarten wie Schwimmen, Rudern, Kajak und Kanu wird der Widerstand von den hyd-rodynamischen Gesetzmäßigkeiten bestimmt. Wenn sich der Widerstand bei der Trainingsübung vom Widerstand bei der jeweiligen Wettkampfübung unterscheidet, bestehen auch Unterschiede sowohl in der Kraftentwicklung (vgl. Abb. 2.3) und in den Mustern der elektrischen Muskelaktivität.

Wenn auf dem Festland ein Gegenstand mit einer bestimmten Masse beschleunigt wird (ein Wurfgerät oder die Extremität eines Sportlers), dann ist die Entladung der Muskelaktion in Zeit und Raum „konzentriert". Dabei werden die kurzzeitige Muskelaktion und die Maximalkraft in einer spezifischen Körperposition entwickelt. Wenn andere Arten des äußeren Widerstands im Training eingesetzt werden, wie hydraulisch arbeitende Vorrichtungen, Gummibänder, isokinetische Geräte, dann wird die maximale Kraft entweder über den gesamten Bewegungsbereich abgefordert oder in einer Körperposition, die von der Position bei der Wettkampfübung abweicht. Die Muskelaktion erfolgt nicht zeitlich konzentriert, sondern tendiert eher zu einer verlängerten Aktivität. Derartige Übungen sind für Sportarten an Land nicht spezifisch. Bei diesen Sportarten sollte die Wahl des Widerstands bevorzugt auf freie Gewichte, die Körpermasse oder auf beides fallen.

In den Wassersportarten erhöht sich der Wasserwiderstand (beim Durchzug des Arms oder Ruders durch das Wasser) mit der Geschwindigkeit (ein Beispiel für eine mechanische Rückkopplung, s. Kap. 2). Diese Beziehung ist quadratischer Natur, das bedeutet, dass die vom Sportler aufzubringende Kraft dem Quadrat der Arm- oder Paddelgeschwindigkeit relativ zum Wasser proportional ist. Die Sportler kontrahieren ihre Muskeln über einen langen Weg. Dieser Aktivitätstyp muss durch Trockenübungen simuliert werden können. Die beste Variante sind Trainingsgeräte, bei denen sich der Widerstand proportional zum Quadrat der Geschwindigkeit verhält. Derartige Geräte sind entweder teuer oder nicht praktikabel.

Es gibt auch Geräte, bei denen der Widerstand (F) der Bewegungsgeschwindigkeit proportional ist oder sich konstant über den gesamten Bewegungsbereich verhält. Bei der ersten Geräteart dient die Öl-Viskosität als Widerstandskraft. Bei hydraulisch arbeitenden Geräten fließt das Öl durch ein einstellbares Ventil von einer Kammer in eine andere. Je größer die Geschwindigkeit des Ölflusses, desto größer ist der am Gerät anliegende Widerstand. Bei Geräten eines anderen Typs dient die Reibung zur Widerstandserzeugung. Die Kraft (F) ist konstant, wenn die Geschwindigkeit nicht gleich null ist ($F = 0$ konstant, wenn $v > 0$). Die Kraft kann sich von null bis zu F bei Nullgeschwindigkeit ändern. Diese beiden Gerätetypen kommen an zweiter Stelle in Betracht.

Derartige Geräte leisten normalerweise nur in der konzentrischen Phase der Bewegung Widerstand. Bei pneumatischen Geräten, bei denen der Widerstand durch Luftdruck erzeugt wird, kann sowohl bei exzentrischen (positiven) als auch konzentrischen (negativen) Bewegungen Widerstand erzeugt werden. Auch diese Geräte können jedoch teuer sein und es werden mehrere Stationen benötigt, um alle unterschiedlichen Muskelgruppen des Körpers zu trainieren.

Zeit (und Anstieg) der Kraftentwicklung

Infolge des Explosivkraftdefizits (ESD, s. Kap. 2) kann die Maximalkraft F_{mm} nicht in der **Zeitdefizitzone** entwickelt werden. Wenn das Trainingsziel darin besteht, die Maximalkraft zu verbessern F_{mm}, dann macht es keinen Sinn, Übungen in der Zeitdefizitzone einzusetzen, in der F_{mm} nicht entwickelt werden kann. Darüber hinaus sind Maximalkraftübungen nicht sehr wirksam, um den Kraftanstieg bei Spitzensportlern zu verbessern (s. Abb. 6.4).

SIND KRAFTTRAININGSÜBUNGEN GLEICHERMASSEN SINNVOLL FÜR ALLE SPORTLER?

Zwei Sportler mit vergleichbaren körperbaulichen Voraussetzungen erreichen im vertikalen Strecksprung die gleiche Leistung. Demgegenüber sind ihre Leistungen in der Kniebeuge unterschiedlich. Sportler P führt die Kniebeuge mit einer Last aus, die seinem Körpergewicht (BW) entspricht. Sportler Q kann das 1,5-fache seines Körpergewichts bewältigen. Für welchen der Sportler ist die Kniebeuge wirkungsvoller und warum?

Wenn das Hauptziel für das Training darin besteht, die Kraftentwicklung bei explosiven Bewegungsformen zu entwickeln, dann kann das prinzipiell auf zwei Wegen geschehen. Einerseits kann die Maximalkraft F_{mm} erhöht werden. Dieses Vorgehen bringt jedoch nur gute Ergebnisse, wenn das ESD deutlich weniger als 50 % beträgt. Stellen wir uns beispielsweise zwei Sportler vor, die die Kugel mit einer Kraft von 500 N stoßen. Der eine Sportler kann 120 kg Bankdrücken (ungefähr 600 N pro Arm). Sein ESD beträgt [(600-500)/600] • 100= 16,6 %. Das ist für das Kugelstoßen ein sehr niedriges Niveau. Dieser Sportler hat große Leistungsreserven durch eine Verbesserung von F_{mm}. 200 kg im Bankdrücken könnten für ihn eine Zielsetzung sein. Der andere Sportler bewältigt im Bankdrücken 250 kg. Das ESD beträgt [(1.250-500)/1.250] • 100 = 60 %. Eine weitere Entwicklung der Bankdrückleistung, angenommen auf 300 kg, wird keinen weiteren Einfluss auf die Entwicklung der Kugelstoßleistung haben.

Der zweite Weg, um die Kraftentwicklung zu steigern, besteht in der Verbesserung des Kraftanstiegs. Maximalkrafttrainingsübungen sind nicht die beste Möglichkeit, um dieses Ziel zu erreichen, insbesondere nicht bei Spitzensportlern. Spezielle Übungen und Trainingsmethoden sind die bessere Alternative.

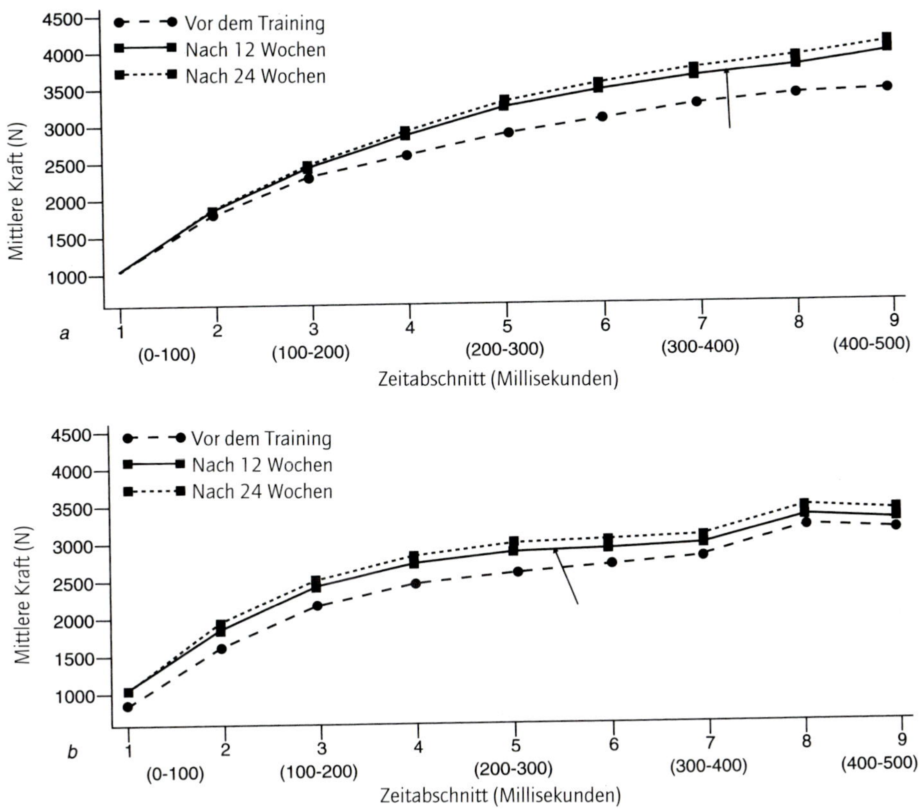

Abb. 6.4: Der Einfluss eines Maximalkrafttrainings (oben) und eines Trainings mit dynamischer Widerstandscharakteristik (Explosivkrafttraining, unten) auf die Größe der Maximalkraft und den Kraftanstieg bei einer explosiven, maximalen, bilateralen Beinstreckung. Als ein Ergebnis des Maximalkrafttrainings hat sich nur F_{mm} vergrößert, der Anfangsteil der Kraft-Zeit-Charakteristik blieb unverändert. Der Kraftanstieg, insbesondere der S-Gradient, blieb ebenfalls unverändert. Nach: Hakkinen, K. & Komi, P. V.: (1985) Changes in electrical and mechanical behaviour of leg extensor muscles during heavy resistance strength training. Scandinavian Journal of Sport Sciences, 7, 55-64 und Dies. (1985) Effect of explosive type Strength training on electromyographic and force production characteristics of leg muscles during concentric and various stretch-shortening cycle exercise. Scandinavian Journal of Sport Sciences, 7, 65-75. Abdruck mit Erlaubnis der Autoren.

Bewegungsgeschwindigkeit

Die Wirkungen von Krafttrainingsübungen hängen von der Bewegungsgeschwindigkeit ab. Wenn die Übung im Bereich hoher Kräfte und geringer Geschwindigkeiten der **Kraft-Geschwindigkeits-Kurve** ausgeführt wird (s. Abb. 6.5.a), so erhöht sich die Maximalkraft F_m vorrangig im trainierten Bereich. Wenn andererseits die Übung im Bereich geringer Kräfte und hoher Geschwindigkeiten ausgeführt wird (s. Abb. 6.5b), dann tritt vorrangig in diesem Bereich eine Leistungsverbesserung ein.

Diese Ergebnisse dienen als Grundlage für die Empfehlung, Kraft und Geschwindigkeit in Bereichen zu entwickeln, die der Wettkampfübung entsprechen. Das ist unter anderem bedeutungsvoll für langsame Bewegungen wie beim Trockentraining in Wassersportarten und wie in Ausdauersportarten. Wenn allerdings eine Übung im Bereich der geringen Kraft und hohen Geschwindigkeit ausgeführt wird, kann die Zeitdauer zu kurz sein, um die Maximalkraft F_{mm} zu entwickeln. Es tritt die Situation ein, die bereits vorhergehend betrachtet wurde – entweder F_{mm} oder den Kraftanstieg zu trainieren (s. Kap. 2, den Abschnitt zur Zeit der Kraftentwicklung). Die praktische Lösung basiert auf diesen Empfehlungen:

- Bringe alle Lasten mit der maximal erreichbaren Geschwindigkeit zur Hochstrecke.
- Um F_{mm} zu trainieren, sollte der Widerstand nicht zu gering gewählt werden.
- Wähle im dynamischen Krafttraining die Widerstandsgröße, so dass eine Bewegungsgeschwindigkeit erreicht wird, die mit der bei der Wettkampfübung vergleichbar ist.

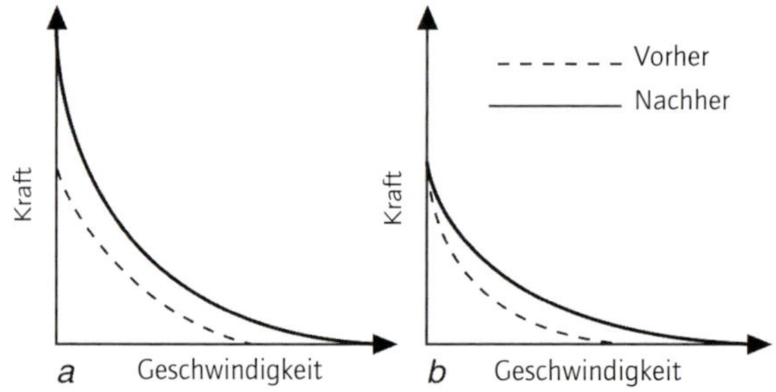

Abb. 6.5: Kraft-Geschwindigkeits-Beziehung vor und nach einem Muskelkrafttraining mit unterschiedlichen Lasten. (a) Hoher Widerstand (ungefähr 100 % F_{mm}), (b) geringer Widerstand (ungefähr 0 % F_{mm})

WIE GROSS IST DAS OPTIMALE GEWICHT EINES MEDIZINBALLS?

Medizinbälle sind häufig eingesetzte Geräte im Wurftraining. In einer Studie wurde das optimale Ballgewicht für das Landtraining im Wasserball ermittelt. Dabei diente die Ballgeschwindigkeit unter Wettkampfbedingungen (im Wasser) als Bezugsgröße. Die Ergebnisse zeigten, dass die optimale Ballmasse für das Landtraining ungefähr 2 kg beträgt. Die Korrelation zur Wurfgeschwindigkeit im Wasser und zur Geschwindigkeitsverbesserung durch das Training war bei Medizinbällen dieser Masse am höchsten.

Die Empfehlung, Krafttrainingsübungen mit maximaler Geschwindigkeit auszuführen, darf nicht dahingehend missverstanden wer-den, diese Übungen mit hoher Frequenz auszuführen (hohe Wiederholungszahl pro Minute). In mehreren Experimenten hat sich gezeigt, dass eine zu hohe Frequenz die Kraftentwicklung behindert. Wenn sich die Bewegungsfrequenz in einem mittleren Bereich bewegt, ist ihr genauer Wert nicht so sehr von Bedeutung. Bei einem Experiment zum Bankdrücken wurde festgestellt, dass bei fünf, 10 oder 15 Hebungen pro Minute vergleichbare Kraftentwicklungen erzielt wurden. Sportler, die dagegen mit der höchstmöglichen Frequenz trainierten, erzielten deutlich geringere Leistungsfortschritte.

Kraft-Haltungs-Beziehungen

Durch die Wahl einer geeigneten Körperposition beim Krafttraining kann ein Sportler (a) den Widerstand variieren, (b) bestimmte Muskelgruppen unterschiedlich belasten und (c) den Widerstand genau auf die Gelenkkraftkurven abstimmen. So kann z. B. bei Liegestützen der Widerstand dadurch verändert werden, dass man die Hände oder Beine unterschiedlich hoch platziert (Abb. 6.6). Beim Bankdrücken kann eine unterschiedliche Belastung der Schulter- und Ellbogenstrecker durch eine Variation der Griffweite erreicht werden: Je weiter der Griff ist, desto höher ist die Belastung der Muskeln im Bereich der Schultergelenke.

In den folgenden Abschnitten wird die Feinabstimmung des Widerstands auf die Gelenkkraftkurven behandelt. Die diesen Anpassungen zugrunde liegende Idee ist, dass die Muskelkraft bei unterschiedlichen Muskellängen trainiert wird.

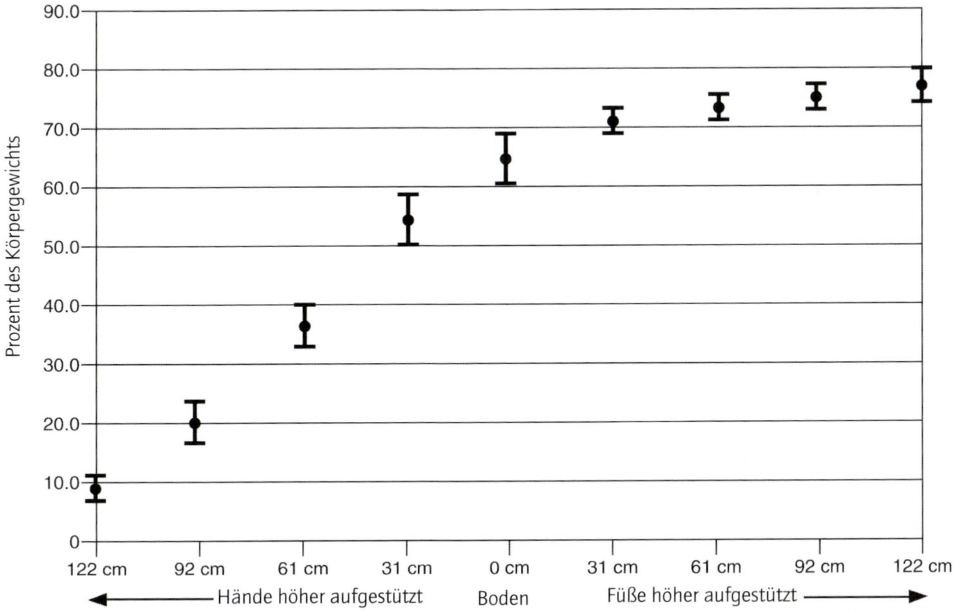

Abb. 6.6: Prozent des von den Händen gestützten Körpergewichts bei Liegestützen bei unterschiedlichen Körperhaltungen. In Abhängigkeit von der Höhe der aufgestützten Hände und Arme, verändert sich der Widerstand von etwa 10 % auf 75 % des Körpergewichts. Werden die Hände und Beine auf dem Fußboden aufgestützt, stützen die Hände etwa 65 % des Körpergewichts.
Die Daten stammen aus Untersuchungen von M. Duffey & V. M. Zatsiorsky (2002).

Die Effekte des Krafttrainings sind haltungsspezifisch und daher auch muskellängenspezifisch (Abb. 6.7). Beim Krafttraining erfahrener Sportler sollte diese Tatsache berücksichtigt werden.

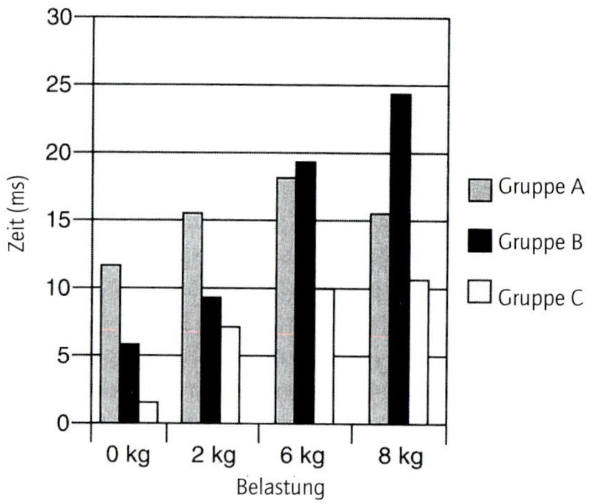

Abb. 6.7: Effekte des isometrischen Trainings bei unterschiedlichen Gelenkstellungen auf die Zeit der maximal schnellen Armbewegung (der Unterschied zwischen der Bewegungszeit vor und nach dem Training). Beginnend aus der jeweiligen Position, führten die Versuchspersonen (N = 32) eine maximal schnelle Schulterbeugung aus, wobei sie eine Hantel in der Hand hielten. Die Hantelmasse betrug 2,6 und 8 kg. Bei den Versuchspersonen handelte es sich um Gewichtheberanfänger (Alter: 17 ± 1,2 Jahre). Zusätzlich zur für alle Versuchspersonen gleichen Haupttrainingsroutine absolvierten die Versuchspersonen der Gruppe A (11 Teilnehmer) ein isometrisches Training der Schulterbeuger in einem Winkel von 0-5°. Die Versuchspersonen der Gruppe B trainierten bei einem Schulterwinkel von 90°. Die Versuchspersonen der Gruppe C (10 Teilnehmer) dienten als Kontrollgruppe. Das isometrische Training bestand aus drei Sätzen zu je drei maximalen Einsätzen in einer Einheit, 3 x pro Woche, über einen Zeitraum von 24 Wochen. Die Erholungsintervalle betrugen 10 s zwischen den Wiederholungen und 60 s zwischen den Sätzen. Das Training bei einem Winkel von 90° hatte einen positiven Effekt auf das Heben einer 8 kg schweren Hantel, während das Training in der Startposition einen positiven Effekt auf das Heben einer 2 kg schweren Hantel und auf das Heben des unbelasteten Arms hatte.
Nachdruck mit freundlicher Genehmigung aus V. M. Zatsiorsky (2003). Biomechanics of strength and strength training. In Strength and power in sport, 2. Aufl., hg. von P. V. Komi (Oxford, UK: Blackwell Science), S. 467

Die Höhe der Last, die ein Sportler heben kann, wird durch die Kraftentwicklung an der **schwächsten Stelle** der Bewegungsamplitude bestimmt. Mit anderen Worten, die Schwachstelle einer Muskelgruppe bestimmt die Größe der Last, die gehoben werden kann. Wenn ein konstanter äußerer Widerstand (wie eine Hantel von einem bestimmten Gewicht) im Krafttraining eingesetzt wird, dann sind die Muskeln nur an ihrem Schwachpunkt maximal aktiviert. Es besteht hier beispielsweise ein dreifacher Unterschied in der Maximalkraft, die bei verschiedenen Gelenkwinkeln von den Hüftbeugern aufgebracht werden kann (s. Abb. 6.8). Wenn jemand sein Maximalgewicht von 100 % der F_m an der schwächsten Stelle des Bewegungsablaufs aufbringen kann (bei einem Hüftgelenkwinkel von 70°), dann werden die Hüftgelenkflexoren nur mit 33 % ihrer Maximalkraft an der stärksten Stelle gefordert (bei einem Hüftgelenkwinkel von 150°). Die Muskeln werden nicht gefordert, in diesem Bereich maximale Kräfte aufzubringen.

Im gegenwärtigen Krafttraining werden drei Vorgehensweisen genutzt, die Kraft-Winkel-Beziehung optimal zu nutzen (die vierte „Lösung" braucht nicht betrachtet zu werden). Es sind dies das Peak-Kontraktions-Prinzip, angepasster Widerstand und Akzentuierung.

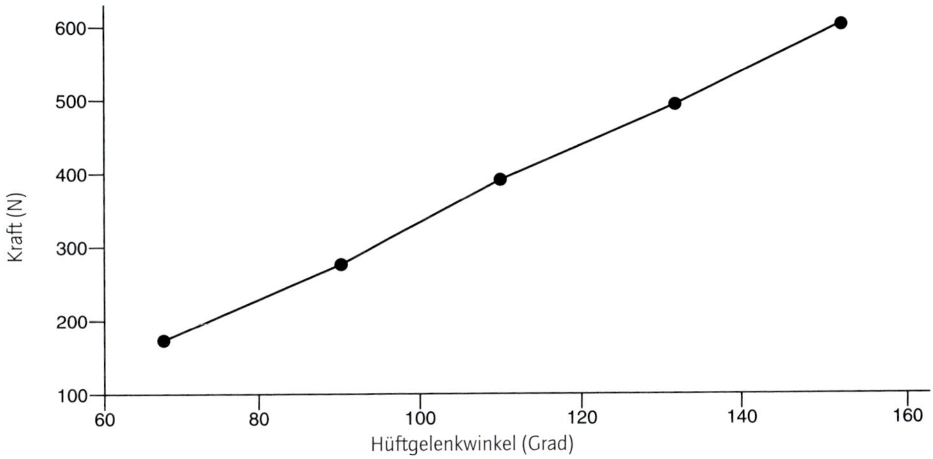

Abb. 6.8: Kraftkurve unter isometrischer Bedingung bei Hüftbeugung männlicher Probanden. Der 180°-Winkel entspricht der anatomischen Haltung. Nach: Wiliams, M. & Stutzmann, L. (1950). Strength variation through the range of joint motion. Physical Therapy, 39, 145-152. Abdruck mit Erlaubnis der Amerikanischen Gesellschaft für Physikalische Therapie.

Das Peak-Kontraktions-Prinzip

Historisch gesehen, ist das **Peak-Kontraktions-Prinzip** die älteste Vorgehensweise. Der Grundgedanke besteht darin, die Anstrengungen zur Muskelkraftverbesserung vorrangig auf die Schwachstelle der Kraftkurve zu konzentrieren. Damit wird die Gesamtleistung verbessert, beispielsweise das Gewicht, das einmal bewältigt werden kann (1 RM). In der Praxis wird das Peak-Kontraktions-Prinzip in einer der drei Möglichkeiten angewandt:

1. Auswahl der zweckmäßigen Körperposition. In Wirklichkeit ist der Widerstand einer gehobenen Last nicht über den gesamten Bereich der Gelenkbewegung konstant. Der Widerstand ergibt sich aus dem Moment der Schwerkraft (als Produkt aus Gewicht und horizontalem Abstand zur Drehachse) und nicht nur aus dem Gewicht des Geräts und von Körperteilen. Ein maximales Moment der Schwerkraft liegt vor, wenn der Massenmittelpunkt der gehobenen Last auf derselben Horizontalen liegt wie die Drehachse. In dieser Situation ist der Hebelarm der Schwerkraft am größten. Durch Veränderungen der Körperhaltung kann in einem bestimmten Maße erreicht werden, dass sich die Kraftkurve mit der Widerstandskurve in erwünschter Weise überlagert.

Das Peak-Kontraktions-Prinzip ist erreicht, wenn das „Schlechte zum Schlechten kommt", wenn der äußere Widerstand (das Schwerkraftmoment) an der schwächsten Stelle seinen Maximalwert erreicht. Die entsprechende Körperhaltung wird Minimax-Position genannt. Der Begriff *Minimax* meint wörtlich „das Minimum bei einem Maximum". Bei jedem Gelenkwinkel wird eine für diese Position maximale Kraft F_m entwickelt. Die geringste F_m von diesen Werten stellt den Minimax-Wert dar.

Um das zu veranschaulichen, wird eine Übung wie das Beinheben aus zwei Ausgangsstellungen betrachtet: auf dem Rücken liegend und an einem Reck hängend (s. Abb. 6.9).

Die zweite Übung stellt deutlich höhere Anforderungen als die erste. Der Widerstand (Schwerkraftmoment) ist in beiden Fällen etwa gleich und erreicht sein Maximum in horizontaler Beinhaltung. Wenn beide Beine in der liegenden Stellung angehoben werden, fällt der maximale Widerstand mit der stärksten Stelle in der Kraft-Gelenkwinkel-Kurve zusammen (die Hüftgelenkbeuger sind nicht verkürzt). Erfolgt das Beinanheben im Hang, sind die Hüftbeuger verkürzt, wenn die Beine die Horizontale überschreiten. Daher fällt die Position mit dem maximalen Widerstand mit der schwächsten Stelle in der Kraft-Gelenkwinkel-Kurve zusammen („Das Schlechte kommt zum Schlechten" oder „Ein Unglück kommt selten allein").

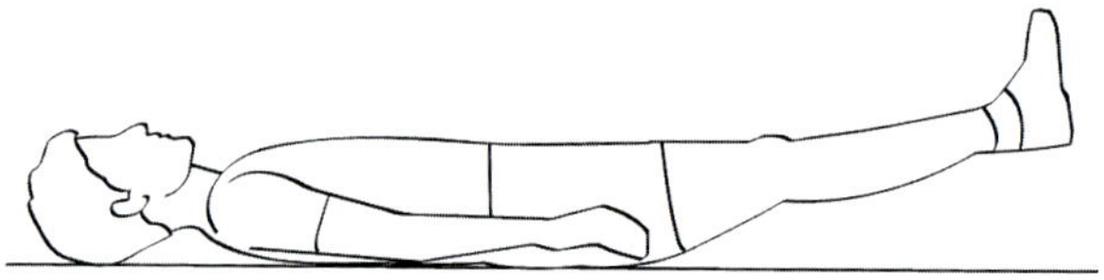

a

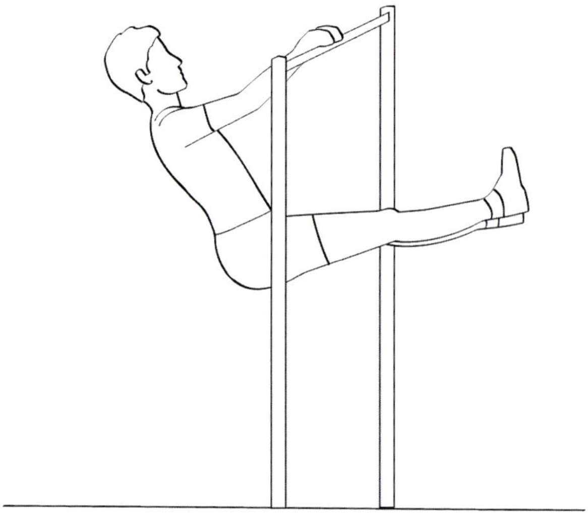

b

Abb. 6.9: Anheben der Beine aus zwei verschiedenen Ausgangsstellungen. Die Belastung ist beim Anheben aus dem horizontalen Hang größer als beim Anheben in Rückenlage.

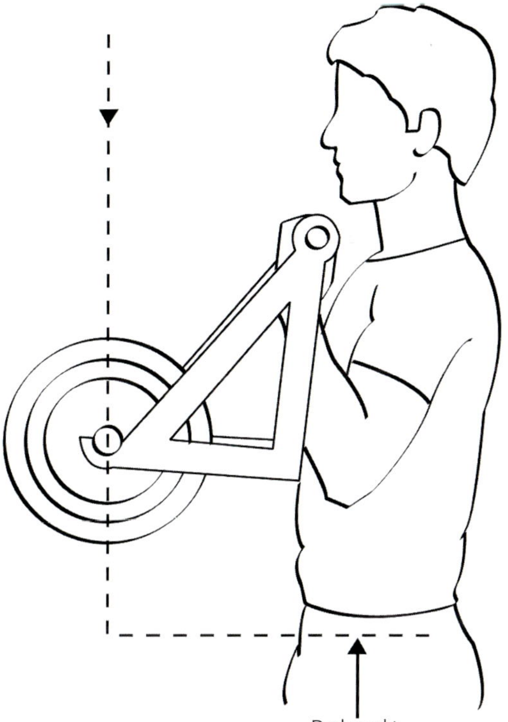

Abb. 6.10: Eine Vorrichtung zur Verwirklichung des Spitzen-Kontraktions-Prinzips. Mit der Vorrichtung werden Ambeugebewegungen ausgeführt. Der größte Widerstand muss gegen Bewegungsende aufgebracht werden. Bei maximaler Beugung in den Ellbogengelenken ist das Kraftpotenzial des Sportlers am geringsten (vgl. Abb. 2.22) und der Widerstand am größten („Ein Unglück kommt selten allein").

2. Nutzung spezieller Trainingsgeräte. Abbildung 6.10 zeigt ein Beispiel für ein spezielles Gerät. Würde eine Hantel für das Armbeugen genutzt, würde der größte Widerstand in horizontaler Unterarmstellung auftreten. Im Gegensatz zum Peak-Kontraktions-Prinzip ist die Kraft der Unterarmbeuger für das Ellbogengelenk in dieser Stellung maximal und nicht minimal. Mit der in Abbildung 6.10 gezeigten Vorrichtung entsteht der maximale Widerstand an der schwächsten Stelle der Kraftkurve.

3. Langsamer Bewegungsbeginn. Der Bewegungsbeginn kann bei Krafttrainingsübungen wie dem in Abb. 4.6 (S. 108) gezeigten Rumpfaufrichten langsam ausgeführt werden. Der maximale Widerstand entsteht bei dieser Übung in horizontaler Rumpfhaltung. Wenn die Bewegung zu schnell beginnt, so wird die Bewegung im mittleren Teil mit Unterstützung der kinetischen Energie ausgeführt, die aus dem Anfangsteil stammt. Dabei sind die Rumpfstrecker nicht voll aktiviert. Erfahrene Sportler und Trainer bevorzugen bei dieser Übung einen langsamen Anfang. Untersuchungen des maximalen äußeren Widerstands (Kraftmoments) an unterschiedlichen Stellen entlang der Kraftkurve haben gezeigt, dass bei Beachtung des Peak-Kontraktions-Prinzips die Kraftentwicklung größer ausfiel. Damit besitzt diese Trainingsvariante einen gewissen Vorteil. Ein weiterer Vorzug besteht im geringen Betrag der verrichteten mechanischen Arbeit (des gehobenen Gesamtgewichts). Ein Nachteil besteht allerdings darin, dass die Übertragbarkeit von Trainingswirkungen auf andere Körperstellungen nur relativ gering ist (vgl. Abb. 1.3, S. 21). Der Trainer sollte das Pro und Kontra für dieses Trainingsprinzip abschätzen, ehe er es anwendet.

Angepasster Widerstand

Die Grundidee des Einsatzes **angepasster Widerstände** besteht darin, maximale Muskelzugspannungen über den *gesamten Bewegungsbereich* zu entwickeln und nicht nur stellenweise (zum Beispiel am schwächsten Punkt). Die Idee satammt von Zander (1879), der im 19. Jahrhundert viele Krafttrainingsmaschinen entwickelte, die auf diesem Prinzip basierten. Das Prinzip des angepassten Widerstands war das Schlüsselelement der Medizinisch-mechanischen Gymnastik, die vor dem Ersten Welrkrieg modern war. Enige der von Zander entwickelten Geräte können Smithsonian Institut in Washington DC besichtigt werden. Das kann auf zwei Wegen erreicht werden. Die eine Art von Geräten entwickelt einen *hohen Widerstand ohne mechanische Rückkopplung*. In diesem Fall bleibt die Bewegungsgeschwindigkeit konstant, unabhängig von der Größe der eingeleiteten Kraft. Dieses Prinzip wird an isokinetischen Geräten verwirklicht. Die Bewegungsgeschwindigkeit kann an solchen Geräten eingestellt und konstant gehalten werden während der Bewegung, unabhängig von der Kraftgröße, die gegen die Maschine aufgebracht wird. Die arbeitenden Muskeln sind über den gesamten Bewegungsbereich maximal belastet. (Isometrische Übungen in verschiedenen Gelenkwinkeln, bei denen keine Bewegungsgeschwindigkeit vorhanden ist, können als ein Grenzfall dieser Vorgehensweise angesehen werden.) Da die Geschwindigkeit der Muskelverkürzung vorgegeben ist, kann das isokinetische Training potenziell auf unterschiedliche Muskelfasertypen (schnelle oder langsame) ausgerichtet werden.

Isokinetisches Training, das sehr populär in der Krankengymnastik ist, wird von Spitzensportlern nur selten genutzt. Die Ursachen dafür liegen in den hohen Gerätekosten. Die Winkelgeschwindigkeit ist normalerweise relativ gering – unter 360°/s (sie kann bei sportlichen Bewegungen 5.000°/s erreichen). Die meisten Trainingssysteme sind ausschließlich für eingelenkige Bewegungen entwickelt worden, sodass sie nur sporadisch im Krafttraining zum Einsatz kommen.

Ein anderer Gerättyp entwickelt einen *veränderlichen Widerstand*, der sich der Kraftkurve des Menschen oder der Bewegungsgeschwindigkeit anpasst. Bei manchen Systemen entsteht der Widerstand im Zusammenwirken mit der Kraftkurve (Typ Nautilus). Durch die speziell geformten Kurvenscheiben verändert sich an diesen Maschinen der Lastarm oder es liegt eine veränderliche Kraft an, sodass die Last ebenfalls entsprechenden Veränderungen unterliegt (s. Abb. 6.11).

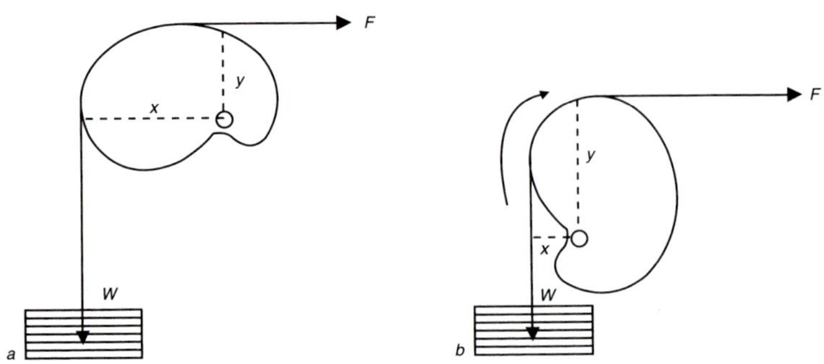

Abb. 6.11: Eine Kurvenscheibe mit veränderlichem Hebelarm. Bei dieser Anordnung sind sowohl der Kraftarm der einwirkenden Kraft (F) als auch der Lastarm der Gewichtskraft (W) veränderlich. (a) Der Kraftarm (y) ist kürzer als der Lastarm (x), y < x. Dieses Verhältnis wird in Bereichen der Kraftkurve genutzt, in denen große Kräfte aufgebracht werden können. (b) y > x, dieses Verhältnis wird im Bereich der Schwachpunkte der Kraftkurve genutzt. Nach: Stonen, M. H. & O'Bryant, H. S. (1987). Weight training: A scientific approach (S. 84). Minneapolis: Bellwether Press.

Der Widerstand (das Kraftmoment) variiert entsprechend der Leistungsfähigkeit des Sportlers. Diese Veränderungen sind so ausgelegt, dass ein größerer Widerstand in den Gelenkstellungen aufgebracht werden muss, in denen der Sportler stärker ist, in schwächeren Stellungen verringert sich dagegen der Widerstand. Allerdings beruht der variable Widerstand auf Mittelwerten und muss nicht vollständig mit den individuellen Kraftkurven übereinstimmen. Weiterhin sind bei vielen Maschinen die Kurvenscheiben fehlerhaft entwickelt und der versprochene Widerstand, entspricht im Gegensatz zu den Behauptungen, nicht den Mittelwert-Kraftkurven.

Eine einfache Methode, den Widerstand beim Heben einer Hantel zu variieren, besteht in der Verwendung von Hebeketten: Ein Ende einer schweren Kette ist an der Hantel befestigt, während das zweite Ende während der gesamten Hebeaktion auf dem Boden bleibt. Beim Heben der Hantel werden auch einige Glieder der Kette vom Boden abgehoben, wodurch konsequenterweise das Gewicht zunimmt. Bei solchen Bewegungen wie Kniebeugen mit der Hantel, Bankdrücken und Military Presses erleichtern Hebeketten das Anpassen des Widerstands an die Kraftkurve (siehe Abb. 2.26 auf S. 67). Bei einigen, mehrere Körperteile betreffenden Hebeübungen sind die Formen der Kraftkurven allerdings ziemlich komplex (siehe Abb. 2.21 auf S. 61), und die Verwendung von Ketten bei derartigen Übungen wäre nicht hilfreich.

Ein anderer Typ von Trainingsgeräten passt den Widerstand der Bewegungsgeschwindigkeit an. Je höher die Geschwindigkeit, desto größer ist der vom System entwickelte Widerstand. Diese Geräte arbeiten auf hydraulischer Grundlage. Die Bewegungsgeschwindigkeit an hydraulischen Systemen kann, im Gegensatz zu isokinetischen Geräten, in Abhängigkeit von der Kraft des Trainierenden variieren.

Wissenschaftler haben oft die Frage nach der Validität der behaupteten hohen Wirksamkeit von Übungen mit angepasstem Widerstand gestellt. Übungen an Krafttrainingsmaschinen unterscheiden sich aus biomechanischer Sicht von natürlichen Bewegungen und traditionellen Übungen. Am bemerkenswertesten ist die Einschränkung der Freiheitsgrade (die möglichen Bewegungsrichtungen) von sechs bei natürlichen Bewegungen auf nur einen Freiheitsgrad bei Übungen an derartigen Gerätesystemen. Die charakteristischen Beschleunigungs- und Bremsvorgänge verlaufen damit unterschiedlich. Isokinetisches Training kann bestimmte Vorteile in der klinischen Rehabilitation haben. Demgegenüber konnte in mehreren Untersuchungen nicht nachgewiesen werden, dass Übungen mit angepasstem Widerstand gegenüber Übungen mit freien Gewichten einen Vorteil bei der Entwicklung der Muskelkraft und bei der Auslösung von Muskelhypertrophie haben.

Akzentuierung

Bei der **Akzentuierung** besteht die Grundidee darin, die Kraft nur in dem Bereich der Wettkampfübung zu trainieren, in dem maximale Anforderungen an die Kraftentwicklung bestehen. Bei natürlichen Bewegungen, vor allem an Land, sind die Muskeln nur über einen relativ engen Bewegungsbereich aktiv. Gewöhnlich erfolgt die maximale Muskelaktivität in der Nähe der Extrempunkte der Winkelbewegung. Die Bewegung der Körperglieder wird durch das Wirken von Muskelkräften zunächst abgebremst und dann beschleunigt. Beispielsweise wird während der Schwungbewegung des Beins (beim Springen und Rennen) der zuvor abgebremste Oberschenkel bis in eine Vertikalposition beschleunigt und danach wieder abgebremst (s. Abb. 6.12a).

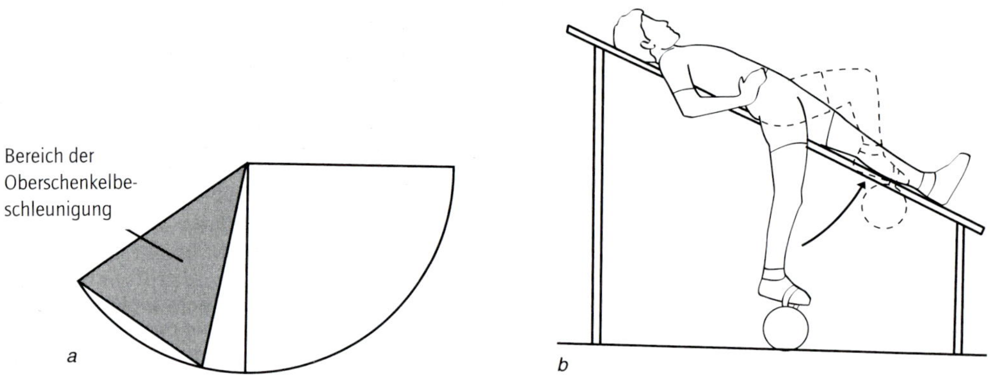

Abb. 6.12: (a) „Akzentuierter" Bewegungsbereich einer Beinschwungbewegung, (b) Trainingsübung für „akzentuierte" Muskelkrafteinsätze.
Aus: Donskoj, D. D. & Zatsiorsky, V. M. (1979). Biomechanics (S. 100). Moskau: Fizkultura i Sport.

Wenn das Trainingsziel darin besteht, die dynamische Kraft der Hüftgelenkbeuger zu erhöhen, um eine Schwungbewegung schneller ausführen zu können, dann macht es keinen Sinn, die Kraft dieser Muskeln in einem Bereich zu erhöhen, der außerhalb des angesteuerten Aktivitätsbereichs liegt. Eine Übung, die die Forderungen nach Spezifik im Bereich der Kraftentwicklung erfüllt, ist in Abbildung 6.12b zu sehen.

Die Akzentuierung ist die verbreitetste Übungsstrategie unter vielen Spitzensportlern, weil dieser Ansatz der Erfordernis nach Übungsspezifik am besten entspricht. Beispielsweise ist es nicht sinnvoll, die Kraft der Hüftgelenkflexoren an ihrer schwächsten Stelle zu entwickeln, wie es nach dem Peak-Kontraktions-Prinzip zu fordern wäre, da in diesem Bewegungsbereich die Hüftstrecker aktiv sind, und nicht die Beuger (s. Abb. 6.12). Das trifft auch auf Übungen mit angepasstem Widerstand zu. Es besteht keine Notwendigkeit für die Sportler, die Maximalkraft über den gesamten Bewegungsbereich zu trainieren, wenn das Kraftmaximum nur auf einem kurzen Abschnitt der Bewegungsamplitude entwickelt wird.

Dynamische Übungen, die in größerem Maße den Anforderungen nach Übungsspezifik entsprechen, sind zu einem höheren Anteil im Trainingsprogramm von Spitzensportlern zu finden. In der Kraftvorbereitung der sowjetischen Leichtathleten und anderer Festland-Sommersportarten wurden 1987 und 1988 in mehr als 95 % aller Wiederholungen freie Gewichte oder das eigene Körpergewicht als Widerstand eingesetzt. In Wassersportarten (Schwimmen, Rudern) betrug der Anteil freier Gewichte weniger als 40 %.

TIEFKNIEBEUGE ODER HALBKNIEBEUGE?

Eine Konditionstrainerin empfiehlt Übungen zur Kräftigung der Beinstreckmuskulatur für sechs Gruppen von Sportlern – Spitzenklasse, Mittelklasse und Anfänger im Volleyball und Skispringen. Die beiden ersten Leistungsklassen hatten gute Erfahrungen im Krafttraining, einschließlich des Einsatzes von Kniebeugen. Die Anfänger waren mit diesen Übungen wenig vertraut. Die zum Einsatz vorgesehenen Übungen waren Tiefkniebeugen, Halbkniebeugen, Beinstreckungen gegen eine Last und Beinstreckungen gegen einen isokinetischen Widerstand. Danach analysierte die Trainerin das Pro und Kontra:

Übungsspezifik. Skispringer führen Absprünge aus einer tiefen Hochstellung aus, Volleyballspieler gehen meist nicht in die tiefe Hocke, wenn sie auf Höhe springen.

Kraft-Körperposition-Beziehung. Sportler können aus der Halbkniebeuge höhere Lasten bewältigen als aus der Tiefkniebeuge. Beispielsweise schafft ein Sportler in der Tiefkniebeuge eine Last von der Größe seines Körpergewichts, aus der Halbkniebeuge bewältigt er eine Last vom 1,2fachen seines Körpergewichts. Bei Tiefkniebeugen wird der größte Krafteinsatz bei stark gebeugten Kniegelenken abgefordert. Allerdings ist im Hinblick auf einen volleyballspezifischen Absprung die Beinstreckkraft bei Tiefkniebeugen weit entfernt vom Maximalwert (der Sportler bewältigt sein Körpergewicht, er kann aber das 1,2-fache schaffen).

Wenn die Trainerin dem Peak-Kontraktions-Prinzip den Vorzug gibt, würde sie Tiefkniebeugen empfehlen (da die höchsten Anforderungen an die Kraftentwicklung in der größten Kniebeuge bei den ungünstigsten Voraussetzungen gestellt werden). Wenn sie das Akkommodation-Widerstand-Prinzip befolgt, würde die beste Übung die Beinstreckung gegen den isokinetischen Widerstand sein. Wenn sie schließlich der Übungsspezifik das größte Augenmerk schenkt und das Akzentuierungsprinzip beachtet, würde sie für beide Sportarten unterschiedliche Übungen auswählen. Die Halbkniebeugen wären spezifisch für die Volleyballspieler, die Tiefkniebeugen für die Skispringer.

Auf die Lendenwirbelsäule einwirkende Kraft und Verletzungsrisiko. Die größten Belastungen treten bei der Halbkniebeuge infolge der extrem großen Last auf, sie sind mittelmäßig bei den Tiefkniebeugen und minimal bei den Beinstreckungen. Nach reiflicher Überlegung empfahl die Trainerin folgende prozentualen Verhältnisse der Übungen untereinander:

Leistungsniveau	Volleyballspieler	Skispringer
Spitze	60 % Halbkniebeugen 25 % Tiefkniebeugen 15 % Beinpresse (gegen ein Gewicht)	20 % Halbkniebeugen 50 % Tiefkniebeugen 30 % Beinpresse (gegen ein Gewicht)
Mittelmaß	30 % Halbkniebeugen 40 % Tiefkniebeugen 30 % Beinpresse (gegen ein Gewicht)	10 % Halbkniebeugen 50 % Tiefkniebeugen 40 % Beinpresse (gegen ein Gewicht)
Anfänger	keine Halbkniebeugen 25 % Tiefkniebeugen 75 % Beinpresse (40 % gegen Gewicht, 35 % isokinetisch)	keine Halbkniebeugen 25 % Tiefkniebeugen 75 % Beinpresse 40 % gegen Gewicht, 35 % isokinetisch)

In der Anfängergruppe war das Gewicht bei den Tiefkniebeugen relativ gering (6-10 RM), und das Hauptaugenmerk wurde auf eine saubere Hebetechnik gelegt.

6.4 Zusätzliche Arten von Krafttrainingsübungen

Spitzensportler setzen hauptsächlich dynamische Trainingsübungen mit konzentrierter Muskelarbeit ein. Weitere Arten werden im Training eher als Ergänzungsübungen oder zur Entwicklung spezifischer Kraftfähigkeiten angewandt.

Isometrische Übungen

Isometrisches Training erfordert keine teuren Geräte, kann überall ausgeübt werden und wenn in nicht zu vielen Körperhaltungen trainiert wird, benötigt es auch nicht viel Zeit. Ungeachtet dieser Vorteile werden isometrische Übungen im Krafttraining hauptsächlich mit Ergänzungscharakter eingesetzt, und das aus mehreren Gründen. Erstens fehlt ihnen die bei der Kraftentwicklung erforderliche Spezifik (insbesondere bei dynamischen Wettkampfübungen). Zweitens besteht nur eine geringe Übertragbarkeit der Trainingswirkung von den im Training genutzten Gelenkstellungen auf andere Gelenkwinkelbereiche. Wenn eine Muskelgruppe hochbelastet wird (beispielsweise bei 100°), dann erfolgt in diesem Gelenkwinkel der Kraftzuwachs mit nur geringen Auswirkungen auf andere Gelenkwinkelbereiche (vgl. Abb. 1.3, S. 21 und Abb. 6.7, S. 158). Weiterhin sind diese Übungen mitunter für Spitzenathleten schmerzhaft, da die unter isometrischen Bedingungen entwickelten Kräfte extrem hoch sind. Bei der isometrischen Imitation des Abhebens der Hantel vom Boden werden von Spitzengewichthebern beispielsweise in der günstigsten Körperposition Kräfte von über 8.000 N erreicht. Die Höhe der mechanischen Belastung verschiedener Strukturen des Körpers, wie des Lendenwirbelsäulenbereichs, kann die Grenze der Belastbarkeit erreichen.

Ein Trainer, der isometrische Übungen nutzen will, sollte berücksichtigen, dass die Anpassung an isometrische Übungen sehr schnell erfolgt. Bei Spitzensportlern werden nach 6-8 Wochen bereits die Leistungsmaxima erreicht. Daher sollte ein isometrisches Training höchstens für einen oder zwei Mesozyklen geplant werden.

Beim isometrischen Training sollte man sich von folgenden Richtlinien leiten lassen:

- *Intensität* – maximaler Krafteinsatz,
- *Dauer des Krafteinsatzes* – 5-6 s,
- *Pausenintervalle* – ungefähr 1 min für kleine Muskelgruppen wie die Wadenmuskulatur, bis zu 3 min für große, proximale Muskelgruppen,
- *Anzahl der Wiederholungen* – gewöhnlich 3-5 in jeder Körperstellung,
- *Trainingshäufigkeit* – 4-6 x pro Woche mit der Zielstellung, F_{mm} zu erhöhen, 2 x pro Woche zum Krafterhalt,
- *Körperstellung* – (a) am Schwachpunkt der Kraftkurve (b) über die gesamte Bewegungsamplitude mit Intervallen von 20°-30° oder (c) akzentuiert in bestimmten Gelenkstellungen.

Die zweite Variante bezüglich der Körperstellungen ist sehr zeitaufwändig, da in mehreren Gelenkwinkelstellungen trainiert werden muss. Spitzensportler wählen vorzugsweise die dritte Variante als die für sie effektive.

Isometrische Anspannungen der großen, proximal gelegenen Muskelgruppen führen zu einem starken Anstieg des Blutdrucks. Personen mit Herzleiden, Arteriosklerose oder hohem Blutdruck sollten diese Übungen meiden. Sportler sollten wenigstens 1 x wöchentlich während des isometrischen Trainings ihren Blutdruck kontrollieren lassen.

Als eine Folge der schnellen Anpassung fällt der Kraftgewinn bei isometrischen Übungen grundsätzlich geringer aus als bei dynamischen Übungen. Das sollte berücksichtigt werden, wenn die isometrische Kraft das Trainingsziel bildet. Ein typisches Beispiel stellt der Kreuzhang dar, eine Übung an den Ringen im Männerturnen. Im Training sollte der Turner zu Beginn dynamische Übungen nutzen (um die Kraftentwicklung zu beschleunigen), und dann zwischendurch isometrische Übungen einschieben, um die spezifischen Bewegungsmuster zu entwickeln.

Isometrische Übungen werden auch genutzt, um die statische Kraftausdauer zu entwickeln, beispielsweise im Eisschnelllauf, wo die Anforderungen an das Aufrechterhalten eines vorgebeugten Oberkörpers sehr hoch sind. Beim 10.000-m-Lauf ist der Oberkörper ungefähr 15 min vorgeneigt zu halten. Isometrische Übungen können auch zur Entwicklung einer stabileren Haltung eingesetzt werden, wie sie beispielsweise beim Sportschießen erforderlich ist. Auf mittlerem Leistungsniveau der Sportschützen ist das Halten einer Masse von 3-5 kg (anstelle einer Pistole) bis zu einer Minute eine hilfreiche Trainingsübung. Diese Übung hilft, die Mikrovibrationen des Arms zu reduzieren (durch eine Kräftigung der langsamen tonischen Muskelfasern).

Eigenwiderstandsübungen

Übungen, die den eigenen Widerstand nutzen, wurden nicht in die vorher angeführte Klassifikation einbezogen, sie werden selten im Krafttraining genutzt und sind auch nicht zu empfehlen. Bei diesen Übungen erzeugt die Anspannung der Antagonisten den Widerstand für die primär wirkende **Agonistenmuskelgruppe**. Wenn die Muskeln im Bereich ihrer maximalen Aktivierung arbeiten, wirkt eine extrem hohe Trainingslast. Gesunde Menschen können diese Übungen in einem allgemeinen Krafttraining ausführen, sollten jedoch dabei Vorsicht walten lassen. Unmittelbar nach diesen Übungen werden die Muskeln hart und unelastisch (ihr erhöhter Widerstand ist durch Abtastung oder Indentation [Messung des Muskeltonus] feststellbar), und der Extremitätenumfang nimmt zu. Daraus ergibt sich visuell der Eindruck einer Hypertrophie. Aus diesem Grunde setzen manche Bodybuilder derartige Übungen ein, bevor sie ihre äußere Erscheinung im Wettkampf präsentieren.

Die beabsichtigte verstärkte Aktivierung der Antagonisten behindert jedoch die in den meisten Sportarten angestrebten zweckmäßigen Koordinationsmuster. Darum können Übungen mit Eigenwiderstand für Sportler nicht empfohlen werden.

Nachgebende Trainingsübungen

Maximalkraftübungen mit exzentrischer Muskelarbeit (nachgebende Trainingsübungen) werden selten im Krafttraining genutzt. (Die Bezeichnung *plyometrische* Übung erscheint problematisch durch die Mehrdeutigkeit des Begriffs. Streng genommen bezieht sich der Begriff Plyometrie auf Bewegungen mit exzentrischer Muskelarbeit. Viele Autoren nutzen aber diesen Begriff für Übungen mit reversibler Muskelarbeit, wie beispielsweise Niedersprünge, die durch exzentrische und konzentrische Muskelarbeit gekennzeichnet sind.)

Exzentrische Übungen rufen leicht Muskelkater hervor. Alle Sportler haben irgendwann einmal diese verzögert auftretenden Muskelschmerzen mit einer gleichzeitigen Kraftabnahme nach einem Training empfunden. Die Beschwerden treten gewöhnlich 24-48 Stunden nach der Belastung auf. Bei nachgebenden Übungen kann der stärkste Muskelkater auftreten (s. Abb. 6.13).

Zur Erklärung des Muskelkaters wurden verschiedene Theorien aufgestellt. Sie können in zwei Hauptgruppen unterteilt werden. Die Schädigungstheorie geht davon aus, dass der Muskelschmerz durch Schädigung des Muskels oder von Bindegewebe während der Übung auftritt. Entsprechend der Spasmustheorie bewirkt ein klinischer Vorgang in drei Stufen die verzögert auftretenden Muskelschmerzen. Zunächst entsteht bei der Übungsausführung eine Ischämie im Muskel. Als Folge davon wird eine noch unbekannte „Schmerzsubstanz" in der Muskulatur angereichert. Der auftretende Schmerz bewirkt einen reflektorischen Muskelkrampf. Dadurch verstärkt sich die Ischämie und der gesamte Vorgang wiederholt sich zyklisch.

Dem Auftreten von Muskelkater kann durch stufenweise Zunahme von Trainingsintensität und -volumen entgegenwirkt werden. Zur Vorbeugung und Minderung der Muskelkatersymptome hat sich der Einsatz vor allem von statischen Dehnungsübungen bewährt. Einige Autoren empfehlen Vitamin-C-Gaben (100 mg pro Tag, 2 x die empfohlene Dosis).

Leider haben sich die meisten Behandlungsmethoden, bei denen keine Arzneimittel eingesetzt werden (Eisbehandlung, Nahrungsergänzungspräparate, Stretching, Elektrostimulation) bei der Behandlung von Muskelkater als einigermaßen ineffektiv erwiesen. Neuerdings wurde gezeigt, dass Kompressionsmanschetten, die unmittelbar nach maximalen exzentrischen Belastungen eingesetzt werden, die Erholung der körperlichen Funktionen verbessern und die Symptome des Muskelkaters reduzieren.

Die Empfehlungen zum Einsatz nachgebender Übungen werden vom Trainingsziel bestimmt (beispielsweise konzentrische, exzentrische oder reversible Muskelarbeit). Wenn das Trainingsziel in konzentrischer oder isometrischer Muskelarbeit besteht, bringt das Trainieren mit exzentrischer Muskelarbeit keinen Vorteil. Ein Sportler kann jedoch diesen Übungstyp einsetzen, um sich auf Belastungen im Bereich oberhalb von 1 RM vor allem psychologisch vorzubereiten. Mit einer sehr hohen Hantelmasse (etwa 110 % von 1 RM in der entsprechenden Übung, beispielsweise einer Kniebeuge vorn) wird bei diesen Übungen sehr aktiv in die Beugestellung gegangen. Um Unfällen vorzubeugen, sollte eine Hilfestellung gegeben werden. Beim Einsatz dieser Übungen durch die sowjetische Gewichtheber-Olympianationalmannschaft im Olympiazyklus 1984-1988 überschritt der Trainingsumfang derartiger Übungen (Gesamtanzahl der Wiederholungen multipliziert mit dem mittleren Hantelgewicht) das gehobene Gesamtgewicht nicht einmal um 1 %.

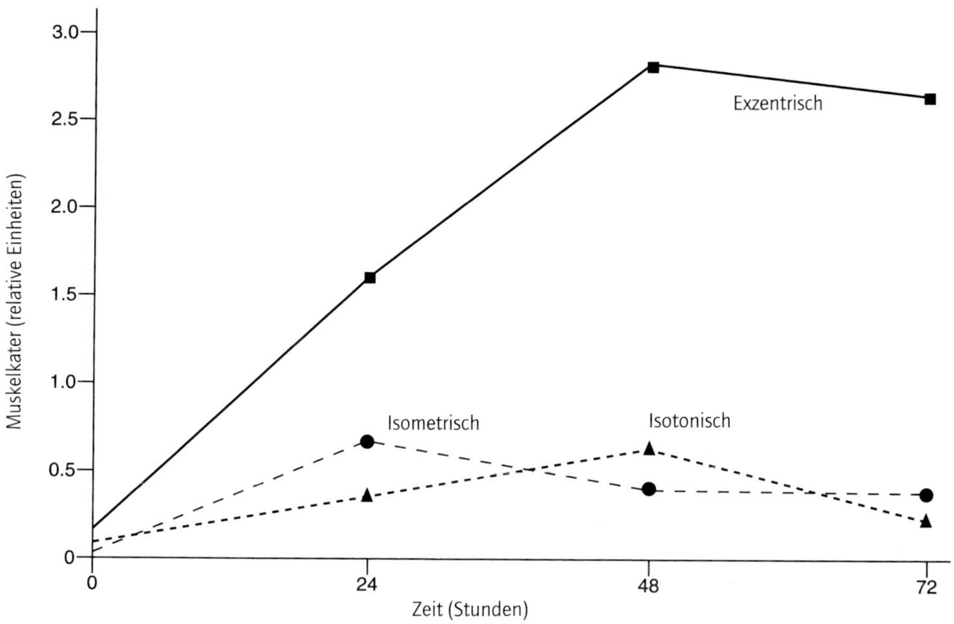

Abb. 6.13: Muskelkater nach verschiedenartigen Trainingsbelastungen. Die Beschwerden treten am deutlichsten nach exzentrischen Trainingsübungen auf. Aus: Talag, T. S. (1973). Residual muscular soreness as influenced by concentric, eccentric, and static contractions. The Research Quarterly, 44 (4), 458-469. Copyright bei der Amerikanischen Vereinigung für Gesundheit, Körpererziehung, Freizeit und Tanz. Abdruck mit Erlaubnis.

Nachgebende Übungen werden häufig im Turnen zum Training solcher Übungen wie dem Kreuzhang an den Ringen oder dem horizontalen Handstand am Barren eingesetzt. Konzentrische Übungen sind für diese Zielsetzungen wirksamer. Wenn sie allerdings von Sportlern eingesetzt werden, die nicht stark genug sind, um diese Elemente richtig auszuführen, dann sind gewöhnlich spezielle Hilfsgeräte oder Hilfestellungen erforderlich.

Aus theoretischer Sicht sollten exzentrische Übungen zum Training der nachgebenden Kraft eingesetzt werden, wie sie bei Landevorgängen im Fallschirmspringen, Skispringen, Eiskunstlauf oder Turnen auftreten. Bei diesen Übungen (Landung nach einer langen Fallstrecke) sind jedoch hohe Stoßkräfte bei der Landung unvermeidlich und spezielle Vorkehrungen müssen getroffen werden, um Verletzungen zu vermeiden. So sollten die Übungen mit Abstufungen in das Training einbezogen werden, weiche Unterlagen wie Turnermatten sollten zur Dämpfung der Stoßvorgänge eingesetzt werden. Es ist sehr wichtig, die Landungen „weich" auszuführen, ohne mit den Fersen auf den Boden durchzuschlagen. Auch bei Beachtung dieser Hinweise bleibt ein großes Verletzungsrisiko und auch degenerative Veränderungen am Gelenkknorpel und dem darunterliegenden Knochengewebe sind nicht auszuschließen, sodass die Anzahl der Landevorgänge minimiert werden sollte. Trainer und Sportler müssen verstehen, dass ein übermäßiger und unangemessener Einsatz von nachgebenden Übungen eine Gefahrenquelle darstellt.

SPRINGEN – NICHT NUR AUFPRALLEN – DIESER FEHLER SOLLTE NICHT WIEDERHOLT WERDEN!

Ein Trainer, der die Explosivkraft seiner Sportler entwickeln wollte, setzte, wie er es nannte „plyometrische Übungen" ein: Niedersprünge aus Höhen von 150-250 cm in den Stand. Die Landung erfolgt auf Turnermatten. Obwohl sich die Sportler nach der ersten Trainingseinheit starken Muskelkater zuzogen, bestand der Trainer auf der Fortsetzung des Programms. Er versicherte den Sportlern, dass ohne Schmerzen keine Leistungsentwicklung möglich sei. Ungeachtet der Anstrengungen, verbesserte sich die Leistungsfähigkeit bei Absprungbewegungen nicht. Im Gegenteil, die Bewegungskoordination in den Stützphasen (beim Springen und Laufen) verschlechterte sich. Die Sportler begannen, die ganzheitliche exzentrisch-konzentrische Bewegung (Landung-Absprung, Dehnungs-Verkürzungs-Zyklus) in zwei nur leicht verbundene Bewegungen zu teilen: Landung und danach Absprung.

Bei natürlichen Bewegungen besteht die Hauptanforderung nicht darin, der äußeren Kraft zu widerstehen und die kinetische Energie des Körpers zu verringern, sondern das Potenzial für den nachfolgenden Absprung zu vergrößern. Für diese Zielstellung wird in der zweiten Phase des Stützes die potenzielle Energie der elastischen Deformation von Muskeln und Sehnen ebenso genutzt wie die aktive Muskelarbeit (auf die das Zusammenwirken von Dehnungsreflex und Golgi-Sehnen-Reflex Einfluss hat). Wenn ein Sportler nach der Landung abstoppt, wird die potenzielle elastische Energie in Wärme zerstreut und die mögliche Muskelaktivität findet nicht statt. Die Aufgliederung der zusammenhängenden Landung-Absprung-Bewegung in zwei Bewegungsabläufe stellt eine „schlechte Gewohnheit" dar. Diese sogenannte „Bewegungsfertigkeit" ist sehr stabil und es sind viel Zeit und viele Anstrengungen erforderlich, um diesen Fehler zu korrigieren. Bei Landevorgängen sollte das Augenmerk auf dem „Springen" und nicht auf dem „Aufprallen" liegen.

Nachgebende Übungen sollten *nicht* zum Training reversibler Muskelaktionen im Dehnungs-Verkürzungs-Zyklus eingesetzt werden. Das Kernstück des Dehnungs-Verkürzungs-Zyklus besteht in der Nutzung der erhöhten Kraftentwicklung durch die Vordehnung in der *unmittelbar* darauf folgenden Absprung- oder Abdruckphase. Eine Pause zwischen der exzentrischen und konzentrischen Phase macht jeden Vorteil aus dem Dehnungs-Verkürzungs-Zkylus zunichte. Dieser Zyklus stellt eine zusammenhängende Bewegung dar, nicht zwei kombinierte Einzelbewegungen. Sportler, die Landevorgänge trainieren und weniger den Absprungvorgang, sollten im Tiefpunkt der Bewegung abstoppen und die Dehnungs-Verkürzungs-Aktion als zwei aufeinanderfolgende Bewegungen ausführen und nicht als eine zusammenhängende. Infolge ihres negativen Transfers der Trainingswirkungen erfolgt durch nachgebende Übungen keine Leistungsverbesserung bei der reversiblen Muskelarbeit.

Übungen mit reversibler Muskelarbeit

Bei Übungen mit reversibler Muskelarbeit wird eine Muskelgruppe unmittelbar vor der Verkürzung gedehnt. Als Beispiel kann ein Niedersprung dienen – von einer erhöhten Absprungstelle auf den Boden springen und einen Absprung auf Höhe ausführen. Bei reversibler Muskelarbeit wird der Widerstand durch die kinetische Energie des fallenden Körpers bestimmt und weniger durch seine Masse. Die kinetische Energie (E) ergibt sich nach der Gleichung $E=mV^2/2$, mit m – Masse, V – Geschwindigkeit. Bei reversiblen Bewegungen kann ein und derselbe Wert der kinetischen Energie durch verschiedene

Kombinationen von Geschwindigkeit (Fallhöhe) und Masse erreicht werden. Eine Massezunahme verringert immer die Absprunggeschwindigkeit. Die Zunahme der Auftreffgeschwindigkeit führt bis zu einer bestimmten Grenze zu einer Zunahme der Absprunggeschwindigkeit. Darüber hinaus verringert sich die Absprunggeschwindigkeit (s. Abb. 6.14). Der optimale Wert der Auftreffgeschwindigkeit (und damit der kinetischen Energie) hängt von der Körpermasse ab.

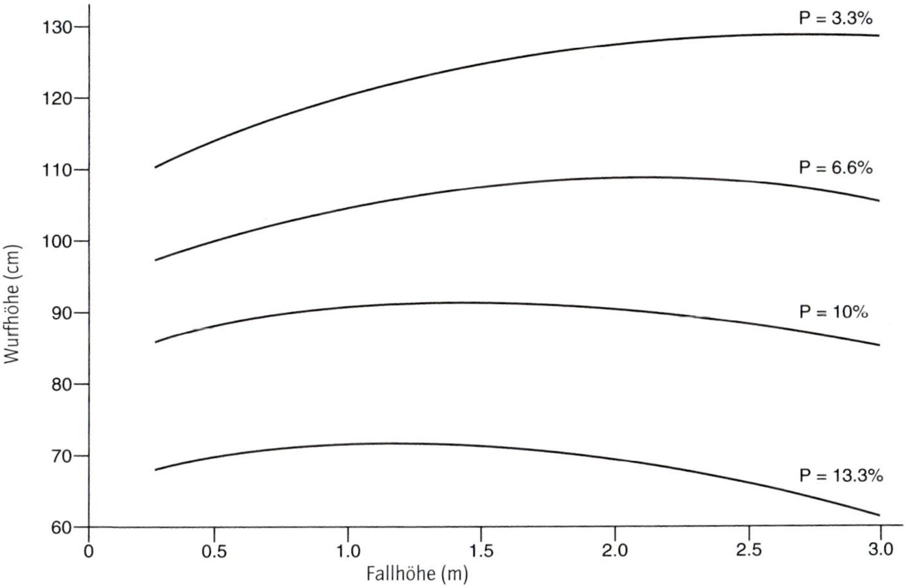

Abb. 6.14: Veränderungen in der Wurfhöhe als Funktion des Gerätegewichts und der Fallhöhe. Unter Laborbedingungen wurden an einer speziellen Vorrichtung unterschiedlich schwere Kugeln (3,3; 6,6; 10; 13,3 % von F_{mm}) aus unterschiedlichen Fallhöhen (von 0,5-3,0 m) aufgefangen und in Rückenlage von einem Spitzenkugelstoßer vertikal ausgestoßen. Die Höhe eines jeden Wurfs wurde gemessen. Entsprechend der zugrunde liegenden mechanischen Beziehungen verhält sich die Fallhöhe proportional zum Quadrat der Fallgeschwindigkeit und die Höhe des Stoßes proportional zum Quadrat der Ausstoßgeschwindigkeit und die Höhe des Stoßes proportional zum Quadrat der Ausstoßgeschwindigkeit. Aus Verchoshansky, Yu. V. (1977). Spezielles Krafttraining im Sport (S. 145). Moskau: Fizkultura i Sport. Abdruck mit Erlaubnis des Autors.

Die verbreitetsten Übungen mit reversibler Muskelarbeit sind einbeinige, beidbeinige und wechselseitige Sprünge. Von erfahrenen Sportlern werden Niedersprünge eingesetzt. Viele Trainer gehen davon aus, dass Niedersprünge direkt die Speicherung und den Rückgewinn der elastischen Energie beim Absprung entwickeln. Jedoch wird mehr Energie gespeichert und zurückgewonnen, wenn die Muskelspannung größer ist (s. Kap. 2). Dadurch ist die eigentliche Quelle der gesteigerten Bewegungsleistung die erhöhte Kraftentwicklung bei diesem Aktivitätstyp. Die größere Kraft entsteht im Ergebnis

- der reflektorischen Hemmung durch die Golgi-Organe (da dieser Reflex hemmend wirkt, tritt eine „Hemmung der Hemmung!" ein),
- der Wirkung des Dehnungsreflexes und
- eines richtigen Timings.

Es existieren zwei Grundvarianten von Niedersprüngen. Die eine ist durch eine geringe Beinbeugung während des Lande- und Absprungvorgangs gekennzeichnet („Prellsprung"), die andere durch Beugungen mit großer Amplitude („Sprung mit Gegenbewegung").

Das Aufprellen sollte mit minimaler Kontaktzeit ausgeführt werden. Die Sportler sollten sich vorstellen, dass sie auf eine heiße Herdplatte springen. Die Fallhöhe ist so zu wählen, dass die Fersen nicht auf den Boden durchschlagen. Dabei sollte die Horizontalgeschwindigkeit bei der Landung groß genug sein, um eine Plantarhyperflexion zu vermeiden. Eine tiefere Beugestellung kann für die Sprungkraftfähigkeiten für Vertikalsprünge empfohlen werden (z. B. für Basketball, Volleyball), für die Anfangsbeschleunigung im Football, Eishockey und Sprint und für die Explosivkraft von Linienspielern im Football, für Werfer und Gewichtheber. Allerdings sollte die Beugetiefe nicht zu groß sein, indem sie nur geringfügig die Beugestellung bei der Wettkampfübung übertrifft.

Charakteristischerweise sind bei einem Springer die Beine unmittelbar beim Bodenkontakt nahezu gestreckt. Wenn jedoch die Zielstellung darin besteht, einen großen Kraftanstieg zu entwickeln, insbesondere der Kniestrecker, dann kann die Landung mit etwas stärker gebeugten Beinen ausgeführt werden. Das ist ebenfalls der Fall, wenn der Sportler die Landung auf einem gebeugten Bein verbessern will (beispielsweise bei Eiskunstläufern, die nach Sprüngen mit Mehrfachdrehungen auf dem gebeugten Stützbein landen).

Die praktischen Erfahrungen zeigen, dass Niedersprünge eine sehr effektive Übung sind. Allerdings besteht ein hohes Verletzungsrisiko, und es erfolgt sehr schnell eine Akkommodation an diese Übungen. Aus diesem Grunde werden folgende Empfehlungen gegeben:

1. Befolgen Sie die beschriebene Übungsreihung im Mehrjahresaufbau – einfache Sprungübungen, Krafttrainingsübungen und danach Niedersprünge. Junge Sportler mit einem Trainingsalter von unter drei bis vier Jahren sollten keine Niedersprünge einsetzen.

2. Setzen Sie Niedersprünge hintereinander nicht länger als einen oder zwei Mesozyklen ein. Variieren Sie die Übungen durch Zusatzlasten (Gewichtswesten, Gewichtsgürtel). Nach einer anfänglichen Anpassung (gewöhnlich 2-3 Trainingseinheiten) sollten über 2-3 Wochen Gewichtswesten genutzt werden, gefolgt von Übungen ohne Zusatzlasten bei stufenweise zunehmender Fallhöhe.

3. Halten Sie das Niveau der Explosivkraft während der Wettkampfperiode aufrecht durch ein einmaliges Niedersprungtraining alle 7-10 Tage. Führen Sie die letzten 10 Tage vor einem wichtigen Wettkampf keine Niedersprünge mehr durch.

4. Ermittlen Sie die Übungsintensität (kinetische Energie, Gewicht, Fallhöhe) auf individueller Grundlage. Die Hauptanforderung besteht in einer richtigen Bewegungsausführung (fließender Übergang von der nachgebenden zur überwindenden Phase, kein Fersenkontakt mit dem Boden).

Trainingsübungen für den Dehnungs-Verkürzungs-Zyklus sollten nicht auf Niedersprünge begrenzt bleiben, ungeachtet, wie häufig diese eingesetzt werden. Die Möglichkeit der Masseer-

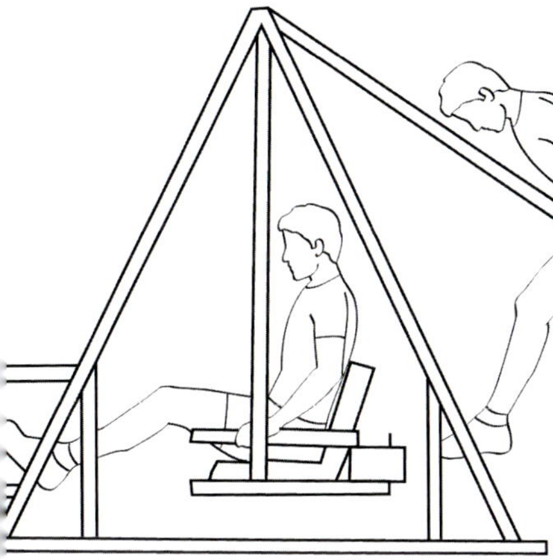

höhung des fallenden Körpers ist bei Niedersprüngen am ehesten begrenzt. Die Zusatzmasse am fallenden Körper kann nicht sehr groß sein, wie etwa 100 kg. Im Hinblick auf die komplexen Beziehungen zwischen kinetischer Energie, Geschwindigkeit und Körpermasse einerseits und der Bewegungsleistung durch die reversible Muskelarbeit andererseits, können entsprechende Trainingsgeräte empfohlen werden, an denen sowohl Masse als auch Geschwindigkeit variiert werden können. Ein Beispiel für solch ein Gerät zeigt Abbildung 6.15.

Abb. 6.15: Eine Schaukelvorrichtung zum Training der reversiblen Muskelarbeit bei Landungen und Absprüngen. Sowohl die Bewegungsamplitude als auch die Masse des Systems können verändert werden. Für das Training von Spitzensportlern ist von Bedeutung, dass die schwingende Masse 200-300 kg und mehr erreichen kann.

Wettkampfübungen mit zusätzlichem Widerstand

Die höchsten Anforderungen an die Bewegungsspezifik können gesetzt werden, wenn die Wettkampfübung im **Training mit erhöhtem Widerstand** ausgeführt wird. Beispiele dafür sind das Bergauffahren und das Fahren mit variierendem Übersetzungsverhältnis im Radsport.

Jede Wettkampfübung wird bei einer bestimmten Geschwindigkeit gegen einen bestimmten Widerstand ausgeführt. Der Widerstand ist vorherbestimmt durch die Gerätemasse oder die Masse des Sportlerkörpers (Trägheitskräfte) und durch die Körperabmessungen (aerodynamische oder hydrodynamische Kräfte).

Wenn ein Sportler die Bewegungen so schnell wie möglich ausführt, ergibt sich die Bewegungsgeschwindigkeit als eine Funktion des Widerstands (ein weiteres Beispiel für eine parametrische Beziehung, s. Kap. 2). Mit Zunahme des Widerstands verringert sich die Geschwindigkeit.

Für das Schnelligkeitstraining unter Einsatz von Widerständen gelten zwei allgemeine Regeln:

1. Ein zusätzlicher Widerstand sollte in Vortriebsrichtung eingesetzt werden (z. B. bei Fortbewegungen in die vordere Richtung).

2. Der Widerstand sollte nicht zu groß sein; er sollte die sportliche Technik nicht entscheidend verändern. Wenn z. B. Schwimmer klobige Gegenstände durch das Wasser schleppen, neigen ihre Körper dazu, eine vertikale Position einzunehmen. Wenn dies geschieht, ist der Widerstand zu groß und sollte verringert werden.

Der Widerstand bei Übungen auf dem Festland kann durch Zusatzmassen, durch Bergauflaufen oder -fahren, durch eine langsamere Fortbewegung und durch Erhöhung des aerodynamischen Widerstands durch Bremsschirme vergrößert werden.

Zusatzgewichte wie Gewichtswesten, Gewichtsgürtel, Gewichtsmanschetten an den Hand- und Sprunggelenken können getragen werden. Obwohl diese zusätzlichen Gewichte eine einfache Sache sind, sollte unterstrichen werden, dass mit Zusatzgewichten grundsätzlich die Anforderungen an die Vertikalkraft (gegen die Schwerkraft) erhöht werden. Die charakteristische Anforderung besteht jedoch in der Erhöhung der horizontalen Komponente der aufgebrachten Kraft. Der Einsatz von Zusatzgewichten bringt die unzweckmäßige Betonung der vertikalen Komponente mit sich. Beim Rennen führt das beispielsweise zu einer übermäßig hohen Flugphase. Weiterhin erhöhen Zusatzmassen, insbesondere an den Sprunggelenken, die Stoßbelastungen an den unteren Extremitäten.

Dem Bergaufgehen, -rennen und -skilaufen sind im Einsatz infolge der auftretenden sporttechnischen Veränderungen ebenfalls Grenzen gesetzt. Einige Trainer verlangsamen die Fortbewegungsgeschwindigkeit, beispielsweise laufen Sportler mit einem Geschirr, ziehen einen Schlitten oder setzen eine Zugvorrichtung mit Zusatzgewichten ein. Diese Methoden sind jedoch unbequem, da die Vorrichtungen unhandlich und schwer sind. Sie werden gewöhnlich nur für kürzere Bewegungsabschnitte eingesetzt (z. B. für den Sprintstart, aber nicht für den Sprintlauf).

Ein erhöhter aerodynamischer Widerstand ist andererseits als Methode unter Spitzensportlern in Sportarten wie dem Eisschnelllauf oder dem leichtathletischen Sprint sehr verbreitet. Für diesen Zweck werden Bremsschirme eingesetzt (s. Abb. 6.16). Beim Laufen entfaltet sich der Schirm und entwickelt eine Bremskraft. Je höher die Laufgeschwindigkeit, desto größer die Widerstandskraft. Im Training werden Schirme verschiedener Größen eingesetzt. Die Widerstandskraft kann von 5 bis 200 N variieren (im Geschwindigkeitsbereich von 6-10 m/s). Um ein Hin- und Herflattern des Fallschirms beim Laufen zu verhindern, sollte der Schirm eine kleine Öffnung in der Mitte besitzen (als Stabilisator).

Bremsschirme besitzen eine Reihe von Vorteilen gegenüber anderen Methoden des Widerstandstrainings:

- Die Widerstandskraft wirkt direkt und in Bewegungsrichtung.
- Die sportliche Technik wird nicht negativ beeinflusst.
- Bremsschirme sind nicht in ihrem Einsatz auf gerade Strecken begrenzt, sondern können auch beim Kurven- oder Hürdenlauf sowie bei Richtungsänderungen eingesetzt werden (z. B. Football, Fußball).
- Sie wiegen nur wenige Gramm und
- ein Bremsfallschirm kann während des Laufens abgeworfen werden. Dadurch entsteht ein geschwindigkeitsfördernder Impuls (als Hilfsdrill bezeichnet).

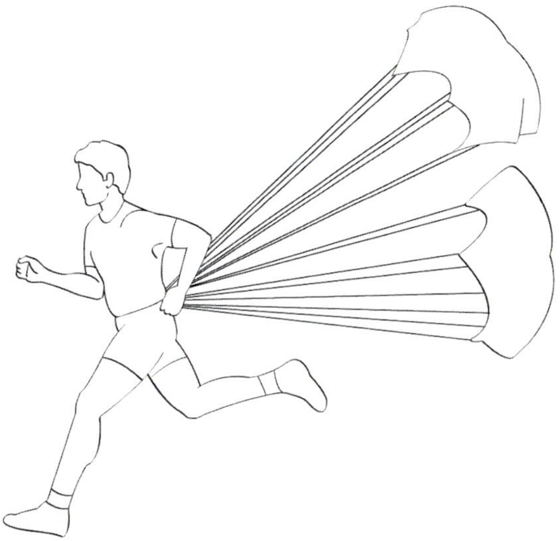

Abb. 6.16: Einsatz eines Bremsschirms im Sprinttraining

Der einzige Nachteil des Bremsschirmeinsatzes besteht in der Widerstandserzeugung sowohl in der Stütz- als auch in der stützlosen Phase beim Laufen. Sie beeinträchtigen die Bewegungsgeschwindigkeit im Flug, da die Körperhaltung bei der Landung im Vergleich zum Hürdenlauf leicht beeinflusst wird.

Um die beste Wirkung zu erzielen, sollte die Schirmgröße im Mikro- und Makrozyklus sowie in der Trainingseinheit selbst variiert werden. Das Widerstandstraining und das gewöhnliche Training wird in den Mikrozyklen der Vorbereitungsperiode eingesetzt, während die Hilfsdrills hauptsächlich in größerer Nähe zur Wettkampfsaison angewandt werden. In einer Trainingseinheit wie in aufeinanderfolgenden Trainingsblöcken wird der vom Schirm ausgeübte Widerstand stufenweise verringert. Während der Trainingseinheit werden nach der Erwärmung die ersten Läufe mit dem größten Widerstand ausgeführt, die letzten Läufe mit dem leichtesten Widerstand. Vor und unmittelbar nach Bremsschirmläufen erfolgen Läufe unter Normalbedingungen. Bremsschirme werden gewöhnlich 2-3 x in der Woche eingesetzt. Trainingseinheiten mit Schirmeinsatz werden zwischen gewöhnliche Einheiten eingebaut. Während der Wettkampfperiode dienen Bremsschirme zur Erzeugung des Gefühls einer gesteigerten Geschwindigkeit und Explosivität. Im Gegensatz dazu werden sie zu Beginn des Trainingsjahres 3-5 x eingesetzt, gefolgt von den üblichen Übungen ohne Bremsschirm.

In Wassersportarten, wie Schwimmen und Rudern, kann auch der Wasserwiderstand erhöht werden. Mit dieser Zielsetzung wird die Stromlinienform des Körpers oder die Stirnwiderstandsfläche verändert. Das führt für den Schwimmer oder für das Boot zu einer Zunahme des Widerstands ebenso wie durch eine Vergrößerung des Ruderblatts oder des Paddels. Im Schwimmen werden mit dieser Zielsetzung Handpaddles verwendet.

In beiden Fällen vergrößert sich die vom Sportler aufgebrachte Kraft. Die Mechanismen für die Vergrößerung der Kraftabgabe sind jedoch aus biomechanischer Sicht unterschiedlich, sodass die Trainingswirkungen sich auch unterscheiden. Bei den Fortbewegungen im Wasser wird die vom Sportler aufzubringende äußere Kraft sowohl vom Wasserwiderstand als auch von seinen Kraftfähigkeiten bestimmt, insbesondere von der individuellen Kraft-Geschwindigkeits-Beziehung (parametrische F_m-V_m-Beziehung, s. Abb. 6.17). Wie bei allen parametrischen Beziehungen verringert sich die Kraft, wenn die Geschwindigkeit ansteigt. Ein Sportler kann bei hohen

Kontraktionsgeschwindigkeiten keine größeren Kräfte entwickeln. Umgekehrt erhöht sich der Wasserwiderstand mit dem Geschwindigkeitsanstieg. Es ist festzuhalten, dass es sich hierbei einmal um die Geschwindigkeit in Bezug zum Sportlerkörper handelt (sie entspricht im Wesentlichen der muskulären Verkürzungsgeschwindigkeit). Andererseits geht es um die Geschwindigkeit des Ruders oder Paddels in Bezug zum Wasser.

Die aufgebrachte Kraft wird in Abb. 6.17c durch den dicken Pfeil gekennzeichnet. Links davon, bei geringen Geschwindigkeiten, übersteigt die Kraft des Sportlers die Wasserwiderstandskraft. Man kann sich dabei einen Sportler vorstellen, der seinen Arm oder das Ruder langsam durch das Wasser bewegt. Dabei ist es belanglos, wie stark der Sportler ist, denn die aufgebrachte Kraft wird vom Wasserwiderstand bestimmt, der in diesem Fall gering ist bei ebenfalls geringer Geschwindigkeit. Wenn allerdings die Bewegungsgeschwindigkeit und der entsprechende Wasserwiderstand groß genug sind, kann die hohe Kraftanforderung die Möglichkeiten des Sportlers überschreiten. In diesem Fall wird die Kraftfähigkeit des Sportlers zum limitierenden Faktor.

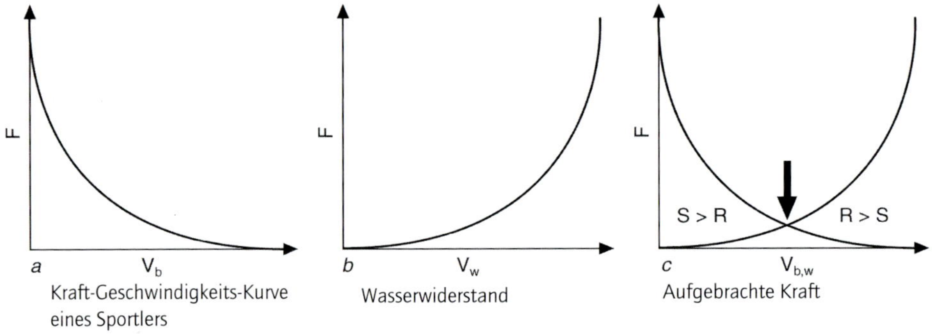

Abb. 6.17: Die von einem Sportler aufgebrachte Kraft wird bestimmt durch das Zusammenwirken von (a) der Kraft-Geschwindigkeits-Beziehung (die Maximalkraft wird von einem Sportler bei einer gegebenen Geschwindigkeit entwickelt, wenn ein hoher Widerstand zu bewältigen ist) und (b) vom Wasserwiderstand. Der Schnittpunkt dieser Kurven entspricht der vom Sportler gegen den Wasserwiderstand aufgebrachten Kraft 3 (c). Links von der Schnittstelle überschreitet die Kraft eines Sportlers (das „Potenzial") die Größe des Widerstands (S > R), rechts davon gilt R > S (S = Kraft, R = Widerstand). V_b steht für die Relativgeschwindigkeit der Körperglieder, V_w für die Relativgeschwindigkeit des Körpers zum Wasser.

Es ist bekannt, dass sich die Geschwindigkeit einer Schiffsschraube relativ zum Wasser und in Fahrtrichtung (V^p_w) aus der Differenz zwischen der Schraubengeschwindigkeit relativ zum Boot (V^p_b) und der Größe der Bootsgeschwindigkeit (V^b_w) ergibt:

$$V^p_w = V^p_b - V^b_w$$

Wenn sich der Wasserwiderstand eines Bootes oder eines Schwimmers vergrößert, verringert sich die Geschwindigkeit von Boot oder Schwimmer relativ zum Wasser (V^b_w). Wenn die Schraubengeschwindigkeit relativ zum Boot oder Schwimmer unverändert bleibt, dann erhöht sich die Geschwindigkeit relativ zum Wasser (V^p_w). Wenn die Zugbewegung relativ zum Boot oder Schwimmer konstant bleibt, (V^p_b =konstant), dann trifft der Sportler auf einen größeren Wasserwiderstand durch die gestiegene Schraubengeschwindigkeit in Bezug zum Wasser (V^p_w). Wenn die Wasserwiderstandskraft der Schraube sich vergrößert (beispielsweise durch Handpaddles), dann erzeugt die gleiche Zuggeschwindigkeit (V^p_b) eine größere Körper- oder Bootsgeschwindigkeit (V^b_w). Dabei verringert sich die Schraubgeschwindigkeit relativ zum Wasser (V^p_w) während sie sich im vorhergehenden Fall erhöhte. Die aufgebrachte Kraft nimmt demgegenüber als Folge einer schlechteren Stromlinienform zu (s. Tab. 6.1).

Es ist zu empfehlen, diese Zusatzwiderstände abwechselnd zu erhöhen. Es ist festzuhalten, dass die Höhe des Zusatzwiderstands (die Übungsintensität) durch die auftretenden sporttechnischen Veränderungen begrenzt wird. Wenn sich die Technik deutlich verändert, muss die Intensität (der aero- oder hydrodynamische Widerstand) reduziert werden.

Tab. 6.1: Vergleich der Veränderungen von Boot- bzw. Körperwiderstand gegenüber dem Widerstand des Antriebs (Paddel, Hand)

Zunahme des Widerstands	Geschwindigkeit des Antriebs relativ zum Körper, V^p_b	Geschwindigkeit des Körpers relativ zum Wasser, V^b_w	Geschwindigkeit des Antriebs relativ zum Wasser, V^p_w	Die aufgebrachte Kraft ist vorrangig zuzuschreiben einer Zunahme
Boot (Körper)	=	<	>	größeren Geschwindigkeit V^p_w
Antrieb	=	>	<	des ausgeübten Widerstands

6.5 Experimentelle Methoden des Krafttrainings

Während der letzten beiden Jahrzehnte sind viele Versuche unternommen worden, die transkutante Elektrostimulation (EMS) und die mechanische Vibration als Trainingsmethoden für Sportler einzusetzen.

Elektrostimulation

Theoretisch besteht ein Vorteil der EMS in der Aktivierung von vorrangig schnellen Muskelfasern. Das kann willkürlich nur sehr schwer erreicht werden. Bei der EMS trifft das Größenprinzip nicht mehr zu. Die schnellen motorischen Fasern werden in diesem Fall zuerst aktiviert. Sie haben eine niedrigere Schwelle für den von außen einwirkenden elektrischen Strom und viele sind oberflächennahe am äußeren Muskelrand angeordnet.

Die EMS stellt eine sinnvolle Ergänzung zu konventionellen Krafttrainingsmethoden dar. Es kann nicht nur die Kraft bei der Stimulation erhöht werden, sondern auch die der Willkürkontraktion, die Bewegungsschnelligkeit und die muskuläre Ausdauer. Die Anpassungsdauer beträgt gewöhnlich 20-25 Trainingstage bei der Entwicklung von Maximalkraftfähigkeiten und 10-12 Tage bei der Entwicklung der Maximalgeschwindigkeit. Beim Einsatz der EMS zur Entwicklung der muskulären Ausdauer ist mit einem Leistungsanstieg nicht vor 35 Trainingseinheiten zu rechnen. Positive Ergebnisse, einschließlich der Leistungszunahme in Wettkampfübungen, haben sich im Gewichtheben, Turnen, in der Leichtathletik sowie bei der Entwicklung von Sprungkraftfähigkeiten im Volleyball und Basketball gezeigt.

Diese Methode wurde ursprünglich in der ehemaligen UdSSR in den späten 60er Jahren entwickelt. Jedoch haben sowjetische bzw. russische Sportler im Gegensatz zur allgemeinen Meinung die EMS nicht regelmäßig als Alternative zum traditionellen Krafttraining eingesetzt. Die Einstellung der Sportler zu dieser Methode unterscheidet sich sehr deutlich. Viele Spitzensportler stehen sehr positiv zum EMS-Einsatz. So waren einige Olympiasieger im Kajak- und Kanusport bestrebt, mehrere Muskeln (einschließlich des M. biceps brachii und des Deltamuskels) über einen einmonatigen Zeitraum vor wichtigen Wettkämpfen, einschließlich der Olympischen Spiele, zu stimulieren. Ungeachtet der Bedeutung der EMS für die Maximalkraftentwicklung haben aber zahlreiche Spitzensportler diese Methode nicht akzeptiert. Neben dem gewöhnlichen Konservatismus gibt es vor allem zwei Gründe dafür. Erstens können die Sportler in diesen Sportarten ein erhöhtes isometrisches Kraftniveau, das speziell antrainiert wurde, nicht in der Wettkampfübung nutzen. Der erforderliche Zeitaufwand und die Anstrengungen, um die erzielten Veränderungen in eine höhere Bewegungsleistung bei realen Bewegungen zu überführen, sind zu groß. Zweitens haben einige Sportler beim EMS-Einsatz das unangenehme Gefühl des Verlustes der Kontrolle über ihre Muskeltätigkeit mit Koordinationseinbußen und lehnen es einfach ab, damit weiter zu trainieren. Diese Erscheinungen bestätigen die Einschätzung, dass, vereinfacht ausgedrückt, mit der EMS nur die Muskulatur trainiert wird (nicht die neuralen Faktoren). Die Fähigkeit, die trainierte Skelettmuskulatur zu aktivieren, scheint durch diese Belastungsform nicht verbessert zu werden.

Es können verschiedene Gründe existieren für derart unterschiedliche Einstellungen zur EMS. Die EMS kann im ungünstigen Verhältnis zum konventionellen Krafttraining eingesetzt gewesen sein. Wenn der Anteil des EMS-Trainings zu groß war, können bei der Transmutation Schwierigkeiten auftreten. Weiterhin können die falschen Muskelgruppen für das EMS-Training ausgewählt gewesen sein (ebenfalls auf einen konkreten Sportler bezogen). Wenn nur die stärkste Muskelgruppe stimuliert wurde und die schwächste dagegen nicht, so ist keine Leistungsverbesserung zu verzeichnen.

Bis heute wurde die EMS routinemäßig bei Spitzensportlern nur in Einzelfällen eingesetzt. Ein Beispiel dafür stellt die Korrektur von Fußschäden dar, wie sie der akute Plattfuß bei Läufern und Springern darstellt, der als Folge hoher Trainingsbelastungen auftritt. Zweimalige regelmäßige EMS pro Tag der kleinen Fußgewölbemuskeln wirkt vorbeugend und mindert diese Schwäche. Ein weiteres Beispiel bildet die Stimulation der Rückenstrecker bei Ruderern und Kajaksportlern, die zu Rückenschmerzen neigen. Die EMS wird auch im Training der Schulteradduktoren genutzt, um im Männerturnen den Kreuzhang zu entwickeln.

Das folgende EMS-Programm, bekannt als russisches Protokoll, wird häufig angewandt:

- Trägersignal – Sinusschwingungen oder Dreiecksignal,
- Frequenz – über 2.500 Hz,
- Modulation 50 Hz,
- Arbeitsbereich – 50 % (das Signal liegt 10 ms an, gefolgt von 10 ms Pause),
- Reizamplitude – individuell angepasst, um eine Kraft von 100 % des willkürlichen isometrischen Kraftwertes F_{mm} zu erreichen oder im Bereich der subjektiven Toleranzgrenze. Die Reizamplitude wird vom Ausgangswiderstand des Stimulators bestimmt und beträgt normalerweise 90 V.
- Kontraktionszeit – 10 s,
- Pause zwischen den Kontraktionen – 50 s,
- Anzahl der Kontraktionen – 10 pro Tag,
- Anzahl der Trainingstage – 5 pro Woche.

Das wichtigste Merkmal des beschriebenen Trainingsprogramms bildet das Trägersignal, das auf ein Frequenzband von 1.500 Hz moduliert wurde und bei richtiger Handhabung schmerzfrei ist. Die Elektrodenfläche muss mit einer speziellen Paste präpariert sein, um einen gleichmäßigen elektrischen Widerstand an der Haut-Elektroden-Kontaktstelle zu gewährleisten.

Das gegenwärtige Wissen über die EMS reicht noch nicht als Grundlage für endgültige Empfehlungen aus. Weitere Untersuchungen sind zum EMS-Einsatz im Krafttraining erforderlich.

Vibrationstraining

Mechanische Vibration – periodische, auf den Körper des Sportlers einwirkende Oszillationen – können sowohl als Trainings- als auch als Massagemethode angewandt werden. Während die Vibrationsmassage schon seit mehr als einem Jahrhundert bekannt ist, ist das Vibrationstraining, insbesondere im Rahmen des Krafttrainings, eine relativ neue Idee.

Die Wirkung der Vibration hängt hauptsächlich ab von (a) dem Ort der Anwendung der Vibration, (b) der Richtung der Vibration, entweder senkrecht zur Muskeloberfläche oder am Muskel entlang, (c) der Dauer der Vibration und (d) der Vibrationsintensität. Die Intensität ist eine Funktion der Vibrationsfrequenz ω und der Vibration x und wird gemessen entweder als Vibrationsbeschleunigung a, $a_{max} = \omega^2\chi$, oder als Vibrationsenergie, die proportional dem Produkt der Werte der Vibrationsfrequenz und -amplitude zum Quadrat ist. Bei der Vibrationsmassage werden normalerweise Vibrationsstimuli auf den betreffenden Muskel oder die betreffende Sehne angewandt und induzieren Oszillationen senkrecht zur Längsrichtung der Muskelfasern. Die Muskeln werden bewusst entspannt, und die Vibrationsenergie ist relativ gering.

Beim Vibrationstraining werden die Stimuli am Endpunkt der kinematischen Kette angebracht (z. B. an der Hand). Dort erzeugen sie Oszillationen, die sich entlang des Muskels fortsetzen. Es gibt zwei Varianten des Vibrationstrainings: Kraftübungen mit überlagerter vibratorischer Stimulation und motorische Aufgaben, die bei gleichzeitiger vibratorischer Stimulation des ganzen Körpers ausgeführt werden. Im zweiten Fall wird eine Übung auf einer Vibrationsplattform ausgeführt; eine Vibrationswelle wird von den Füßen über den gesamten Körper geschickt, während die Muskeln entweder kontrahiert oder gedehnt werden. Im Allgemeinen besteht die dem Vibrationstraining zugrunde liegende Idee darin, dass eine willkürliche Muskelaktivierung oder -dehnung mit den Vibrationsstimuli kombiniert wird.

Neuere Forschungsergebnisse belegen, dass Vibrationstraining zu signifikanten Veränderungen mehrerer motorischer Fertigkeiten führt, wobei der Dehnungs-Verkürzungs-Zyklus (wie z. B. bei Gegenbewegungssprüngen, Serienhochsprüngen usw.) am ehesten auf die Behandlung reagiert. Es wurde die Hypothese aufgestellt, dass die Effekte des Vibrationstrainings den Effekten solcher Trainingsmaßnahmen wie Tiefsprüngen ähneln: Beide Trainingsmaßnahmen unterdrücken den hemmenden Reflex der Golgi-Sehnen-Organe auf die Muskelaktivierung. Weil die Parameter der Vibration (Frequenz, Amplitude, Dauer) sich bei den durchgeführten Untersuchungen deutlich voneinander unterschieden, ist es gegenwärtig unmöglich, ein optimales Verfahren zu empfehlen. Das Vibrationstraining ist aber dennoch ein wichtiges Forschungsthema.

6.6 Zur Atmung beim Krafttraining

Wenn die maximale Kraft beim Einatmen, Ausatmen oder bei geschlossener Stimmritze erfolgt (letztere Variante wird **Valsalva-Atemtechnik** genannt), dann nehmen von der Einatmung über die Ausatmung bis zur Valsalva-Atemtechnik die aufgebrachten Kräfte zu. Der diesem Vorgang zugrunde liegende Mechanismus beruht auf einem pneumomuskulären Reflex, bei dem der Lungendruck als Reiz eine Verstärkung der Muskelerregung auslöst. Der eigentliche Mechanismus der erhöhten muskulären Erregung ist noch weiterhin zu untersuchen.

Einerseits kann die Valsalva-Atmung als effektive Atemtechnik bei äußersten Kraftanstrengungen angesehen werden, andererseits übt sie einen Einfluss auf das kardiovaskuläre System aus, der von vielen Ärzten als schädlich angesehen wird, insbesondere bei Personen mit Herzproblemen. Da die Atemluft nicht austreten kann, steigt der Druck im Brustraum stark an (bis zu 40-100 mmHg und höher, wobei 2-15 mmHg unter dem Luftdruck als Normalwert angesehen werden). Durch den hohen Druck im Brustkorb und die dadurch hervorgerufene Kompression der venae cavae, die das Blut zum Herz zurückführt, verringert sich die venöse Blutrückführung zum Herzen und die Herzleistung sinkt. Als eine Folge dieses verminderten Blutrückstroms und des hohen Brustkorbinnendrucks verkleinert sich das Herz, insbesondere wird die Herzkammergröße verringert (dieser Vorgang wird Valsalva-Effekt genannt). Das verringerte Herzschlagvolumen wird durch eine erhöhte Herzfrequenz kompensiert, die mitunter über 170 Schläge pro Minute erreicht. Dadurch erhöht sich der Blutdruck drastisch (Werte bis zu 329/250 mmHg wurden bei Kniebeugen gemessen). Diese Erhöhung erklärt sich hauptsächlich durch die hohe innermuskuläre Druckerhöhung, die zu einer Vergrößerung des äußeren Gesamtwiderstands und des Blutdrucks führt.

Die verringerte kardiale Leistung kann weiterhin zu einer geringeren Durchblutung des Gehirns bis hin zum Verlust des Bewusstseins führen, wie es früher mehrfach bei Gewichtheberwettkämpfen beim Drücken passiert ist. Seit 1972 ist diese Übung nicht mehr im olympischen Programm enthalten. Unmittelbar nach der Hebung fällt der Brustkorbdruck rapide ab, und eine große Blutmenge strömt zum Herzen. Daraufhin steigen Schlagvolumen und Herzleistung an, der Blutdruck verringert sich, und nach einer gewissen Zeit sind die Normalwerte wieder hergestellt.

Auch an derartige Veränderungen passen sich die Sportler an. Ein richtig geplantes und durchgeführtes Krafttraining ruft jedoch keine Hypertonie hervor. Im Gegenteil, Maximalkrafttraining führt, wenn es richtig geplant und durchgeführt wird, zu positiven Anpassungen des kardiovaskulären Systems. Ungeachtet dessen sollten Sportler und Trainer die folgenden Hinweise für das Krafttraining beachten:

1. Führe die Valsalva-Atemtechnik nur bei kurzzeitigen Maximalkrafteinsätzen durch (kraftvolle Ausatmung mit geschlossener Stimmritze). Anfänger unterbrechen oft die Atmung bei wiederholten Hebungen geringer Intensität. Der Trainer sollte das unterbinden. Grundsätzlich ist ein hoher Brustkorbinnendruck unerwünscht. Andererseits ist aber auch eine nutzbringende Wirkung vorhanden, denn dadurch werden die Kompressionskräfte auf die Zwischenwirbelscheiben verringert. Das mindert die Verletzungsgefahr. Ohne Zweifel können auch dadurch höhere Leistungen im Gewichtheben erbracht werden (s. Kap. 7).

2. Anfänger sollten nur wenige Versuche im Bereich ihrer maximalen Leistungsfähigkeit absolvieren.

3. Vor einer Hebung sollte nicht maximal eingeatmet werden, denn dadurch wird der Brustkorbinnendruck unzweckmäßig erhöht.

4. Wann immer möglich, sollte kraftvoll ausgeatmet werden und weniger die Valsalva-Atemtechnik ausgeführt werden.

5. Anfänger sollten während der Übungsausführung ein- und ausatmen, insbesondere, wenn die Last auf dem Brustkasten gehalten wird.

6. Letztlich bestehen zwei Möglichkeiten, die Ein- und Ausatmung der ausgeführten Bewegung anzupassen – die anatomische und die biomechanische Anpassung.

Der letzte Punkt bedarf einiger weiterer Ausführungen. Bei Bewegungen mit geringem Anstrengungsgrad (vergleichbar mit körperbildenden Übungen wie dem Rumpfbeugen) sollte die Einatmung bei der Rumpfstreckung und die Ausatmung bei der Rumpfbeugung erfolgen. Darunter versteht man die **anatomische Anpassung** von Atmung und Bewegung. Wenn im Gegensatz dazu hohe Kräfte entwickelt werden, sollte die Ausatmung in der Phase mit der größten Anstrengung erfolgen, ungeachtet der anatomischen Körperhaltung. So atmen Ruderer während der Zugphase aus oder führen die Valsalva-Atemtechnik durch, obwohl die Beine und der Rumpf dabei gestreckt werden (im Vergleich mit einer Rumpf- und Beinbeugung ohne Zusatzwiderstände bei körperbildenden Übungen). Diese Atmung wird als **biomechanische Anpassung** bezeichnet. Bei Krafttrainingsübungen sollten Atemphasen und Bewegungsausführungen vorzugsweise nach dem biomechanischen Gesichtspunkt aufeinander abgestimmt werden.

6.7 Zusammenfassung

Für Krafttrainingsübungen gibt es unterschiedliche Möglichkeiten der Klassifikation. Sie können beispielsweise in statische (isometrische) oder dynamische (konzentrische, exzentrische, reversible, isokinetische) eingeteilt werden und sie können sich auf einzelne Muskelgruppen beziehen. Der Vergleich der Kraftleistungen von Muskelgruppen wird Krafttopografie genannt. Krafttrainingsübungen können auch nach ihrem spezifischen Bezug zur jeweiligen Wetkampfübung klassifiziert werden.

Bei Anfängern, insbesondere bei Jugendlichen, stellt die Krafttopografie das wichtigste Auswahlkriterium für Krafttrainingsübungen dar. Beispielsweise sollten die wichtigsten Muskelgruppen für die Wettkampfleistung zur Kräftigung ausgewählt werden. Es sind die Muskelgruppen zu trainieren, die bei Abschwächung zu Verletzungen neigen, proximal gelegene Muskelgruppen sind zu trainieren und diejenigen Muskeln sind zu kräftigen, die benötigt werden, um die Bewegung duchzuführen. Für Spitzensportler oder trainingsältere Sportler sind die Krafttrainingsübungen auszuwählen, die spezifischen Charakter tragen, indem sie einzelne Elemente der Bewegungsstruktur der jeweiligen Wettkampfübung beinhalten. Diese komplexe Anforderung setzt die gründliche Bewegungsanalyse einschließlich der Widerstandscharakteristik, des zeitlichen Ablaufs und der Charakteristik der Kraftentwicklung, der Bewegungsrichtung und der Kraftveränderung während des Bewegungsablaufs voraus.

Die äußere muskuläre Kraft verändert sich während der Gelenkbewegung infolge von Veränderungen des Hebelarms und der entwickelten Muskelkraft. Um diese Kraft-Geschwindigkeits-Beziehung zu beeinflussen, kann das Peak-Kontraktions-Prinzip genutzt werden, demzufolge das Training der Muskelkraft vor allem auf den Bereich der schwächsten Stelle der Kraftkurve konzentriert wird. Dazu sind die richtigen Körperhaltungen zu wählen, spezielle Trainingsgeräte einzusetzen und die Bewegungen sind langsam zu beginnen. Es kann aber auch eine maximale Anspannung über den gesamten Bewegungsbereich entwickelt werden (angepasster Widerstand, genutzt in der Krankengymnastik an isokinetischen Geräten und an verschiedenen Trainingsgeräten). Eine dritte Trainingsmethode bezieht sich auf den Bereich der Wettkampfübung, wobei die Anforderungen an die Kraftentwicklung maximal sind (diese akzentuierte Methode war vor allem verbreitet unter den russischen und anderen osteuropäischen Sportlern).

Isometrische Übungen werden selten genutzt. Übungen mit Eigenwiderstand und nachgebende Trainingsübungen bergen Verletzungsrisiken, sodass sie nicht zu empfehlen sind. Übungen mit reversibler Muskelarbeit sind effektiv, aber auch sie bergen Verletzungsgefahren in sich, die Akkommodation erfolgt bei diesen Übungen relativ schnell. Mitunter werden Zusatzwiderstände bei der Wettkampfbewegung eingesetzt, womit die sportartspezifischen Anforderungen am besten verwirklicht werden können.

Neuerdings haben zwei nichttraditionelle Methoden, die Elektrostimulation und das Vibrationstraining, als Methoden zur Steigerung der Muskelkraft großes Interesse auf sich gezogen. Obwohl die Methoden zum Krafttraining geeignet sind, erfordern sie weitere Untersuchungen.

Die Atmung beeinflusst ebenfalls die Kraftentwicklung. Die Valsalva-Atemtechnik wird von einigen Spezialisten infolge ihrer kardiovaskulären Einwirkungen als gefährlich angesehen. Bei Krafteinsätzen geringer Stärke sollte die Einatmung bei der Rumpfstreckung und die Ausatmung bei der Rumpfbeugung erfolgen (anatomische Übereinstimmung von Atmung und Bewegung). Bei Krafteinsätzen großer Stärke soll die Ausatmung mit der Phase der Kraftanstrengung zusammenfallen, ungeachtet der Bewegungsrichtung oder anatomischen Körperhaltung (Übereinstimmung aus biomechanischer Sicht). Der Herstellung des biomechanischen Bezugs zwischen Atmung und Bewegung ist gegenüber dem anatomischen Bezug der Vorzug zu geben.

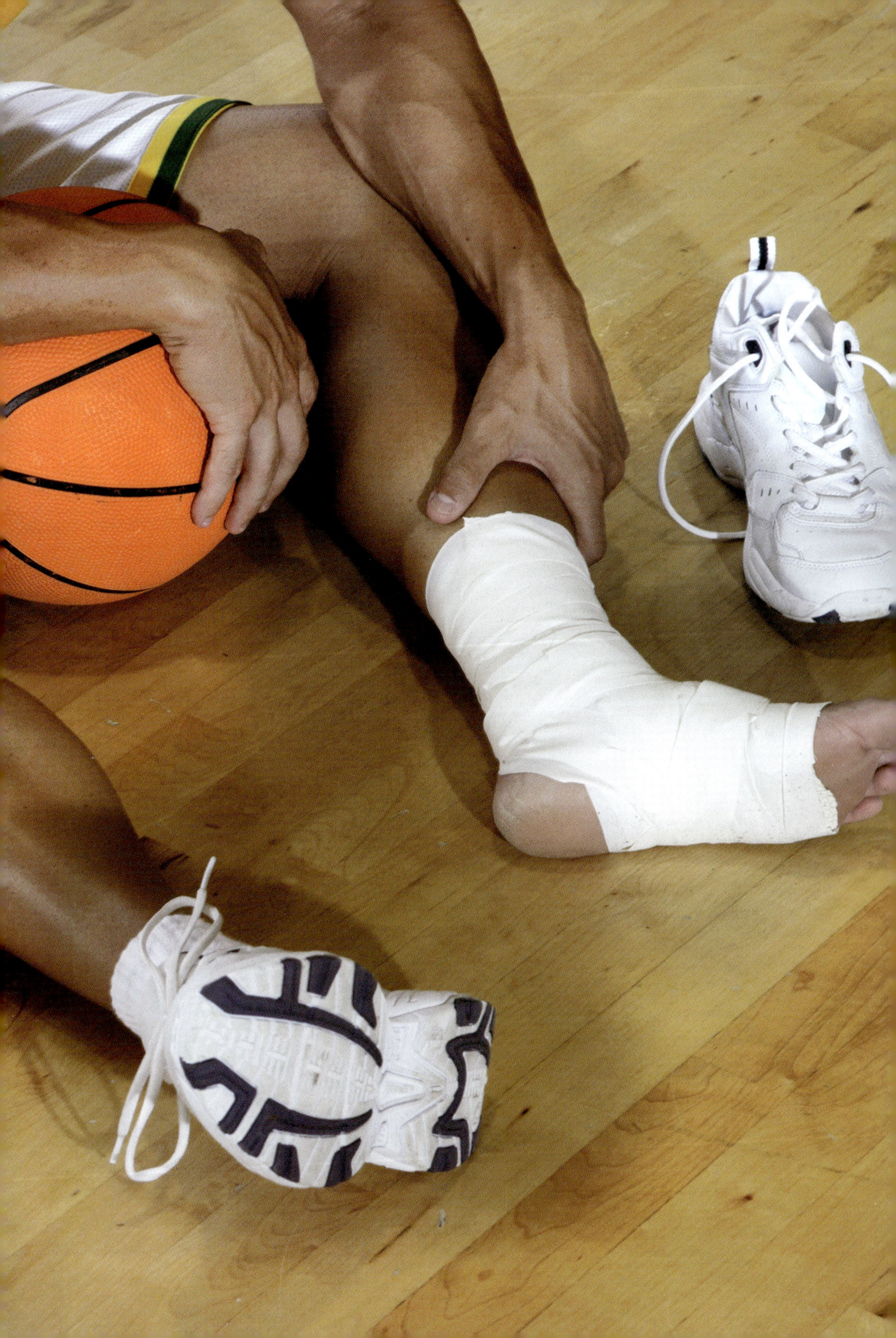

7 Verletzungsprophylaxe

Das Maximalkrafttraining kann zu den relativ sicheren Aktivitäten gerechnet werden, da die Verletzungshäufigkeit gering ist. Die Verletzungsgefahr bei Ausführung eines wohldurchdachten Krafttrainingsprogramms beträgt etwa eine Verletzung auf 10.000 Sportler-Einheiten (eine Sportler-Einheit ist als eine Trainingseinheit oder einen Wettkampf eines Sportlers aufzufassen). Im Vergleich zum Football, alpinen Skilauf, Baseball oder auch zum leichtathletischen Sprint ist das Krafttraining nahezu verletzungsfrei. Wenn allerdings Sportler im Krafttraining bestimmte Regeln missachten, werden auch sie anfällig für Verletzungen.

7.1 Trainingsregeln zur Verletzungsvorbeugung

Der gesunde Menschenverstand und professionelles Wissen geben vor, wie Verletzungen verhindert werden können. Diese Regeln sind sehr einfach:

- Halten Sie den Krafttrainingsraum und die Geräte in Ordnung.
- Gewährleisten Sie, dass sich die Sportler aufwärmen.
- Überhöhen Sie nicht die Dosis. Vermeiden Sie eine Rhabdomyolyse (siehe Kap. 4).
- Empfehlen Sie Sportanfängern nicht die Methode maximaler Krafteinsätze.
- Lassen Sie beim Einsatz freier Gewichte Sorgfalt walten.
- Geben Sie Sicherheitsstellung, wenn die Hantellast den Maximalbereich erreicht und wenn nachgebende Übungen ausgeführt werden.
- Streben Sie eine ausgeglichene Krafttopografie an. Vermeiden Sie eine Unausgeglichenheit in der Kraftentwicklung (s. Kap. 8).
- Stellen Sie sicher, dass die Technik des Gewichthebens und die Hilfestellung klar verstanden sind.

Einem Körperteil gebührt im Krafttraining besondere Aufmerksamkeit – der Lendenwirbelsäule. In den folgenden Ausführungen wird detailliert darauf eingegangen.

Wie epidemiologische Erhebungen ausweisen, sind bis zu 80 % der erwachsenen Bevölkerung zeitweise oder chronisch von Schmerzen im unteren Rückenbereich betroffen (dem sogenannten „unteren Rücken-Schmerz-Syndrom", LBPS). Unter all den Krankheiten, die eine Berufsunfähigkeit bedingen, nimmt das LBPS einen vorderen Rang ein, übertroffen nur noch von der Grippe und von Erkrankungen der Atemwege. Bei Sportlern, die Krafttraining betreiben, machen Beschwerden im unteren Rückenbereich 44-50 % aller Verletzungen aus.

Neben solchen Faktoren wie Stoffwechselabnormalitäten, Infektionen und genetisch bedingten Anfälligkeiten sind biomechanische Einflussgrößen als vorrangige Gründe für LBPS anzusehen (insbesondere Überlastungen des Rückens). Allerdings haben auch ungeachtet der hohen Belastungen des Lendenwirbelsäulenbereichs in Sportarten wie dem Gewichtheben oder Rudern viele Sportler während ihres gesamten Lebens keine Rückenprobleme. Eine richtige sportliche Technik und eine gründliche Vorbereitung gewährleisten einen sicheren Schutz vor LBPS.

Auch wenn die genauen Ursachen für LBPS nicht bekannt sind, so hat doch die Datenvielfalt indirekt gezeigt, dass Veränderungen in den **Zwischenwirbelscheiben** gewöhnlich der Auslöser für Schmerzen sind. Rückenverletzungen können auch durch eine Ineffizienz der motorischen Kontrolle verursacht werden, wenn die Muskeln, die den Rumpf stabilisieren, zu spät aktiviert werden.

7.2 Biomechanische Eigenschaften der Zwischenwirbelscheiben

Die Zwischenwirbelscheiben bestehen aus einem fibrösen Ring, dem **Annulus fibrosus**, und einem gallertartigen Kern, dem **Nucleus pulposus**. Bei jungen Personen besteht der gallertartige Kern bis zu 85 % aus Wasser, und es wirken die hydrostatischen Gesetzmäßigkeiten – insbesondere **Pascals Gesetz** der gleichmäßigen Druckverteilung nach allen Seiten. Der Druck in der Zwischenwirbelscheibe kann durch das Einführen einer Nadel mit einem Messfühler in den gallertartigen Kern erfasst werden. Mit dem Alter verringert sich der Wasseranteil im Kern allmählich, und die hydrostatischen Gesetzmäßigkeiten verlieren an Bedeutung. Je nach Belastungsrichtung unterscheiden sich die mechanischen Eigenschaften der Zwischenwirbelscheiben.

Wenn zwei Wirbel entlang der Rückenachse (Y-Achse) zusammengedrückt werden, dann erreicht der hydrostatische Druck im Kern ungefähr das 1,5fache des Mittelwerts an der Zwischenwirbelscheiben-Oberfläche (weiterhin als F bezeichnet). Der Druck auf den fibrösen Ring beträgt demgegenüber nur 0,5 F. Bei horizontaler Krafteinleitung werden die Zwischenwirbelscheiben gedehnt, wobei die Kräfte an der Oberfläche des fibrösen Rings 4-5 F erreichen (s. Abb. 7.1).

Dieser besteht aus mehreren zylindrischen Schichten, in denen die Fasern unter einem Winkel von ungefähr 30° zur Horizontalen angeordnet sind. Dabei ändert sich der Faserverlauf in aufeinanderfolgenden Schichten. Bei identischer äußerer Last treten bei jüngeren und älteren Menschen Unterschiede in der Druckgröße auf die einzelnen Schichten und in dessen Richtung auf (s. Abb. 7.2).

Die mechanische Krafteinwirkung auf die Zwischenwirbelscheiben bei vertikaler Krafteinteilung ist entsprechend groß. Allerdings stellt eine genau vertikale Krafteinwirkung auf die Wirbelsäule keine typische Belastung in der Alltagsmotorik dar. Auch in der normalen Stellung wirkt die Kraft infolge der gekrümmten Wirbelsäulenform nicht exakt entlang der Wirbelsäulenachse (y-Achse). In biomechanischen Untersuchungen hat sich gezeigt, dass Menschen besonders anfällig für Verletzungen sind, wenn die mechanische Belastung auf die Zwischenwirbelscheiben während einer Rumpfbeugung oder -rotation erfolgt.

Bei einer Neigung der Wirbelsäule verschiebt sich der Nucleus pulposus zur Gegenseite und der fibröse Ring steht seitlich etwas hervor (s. Abb. 7.3). Dadurch kann auf die Rückenmarksfortsätze ein schmerzvoller Druck ausgeübt werden.

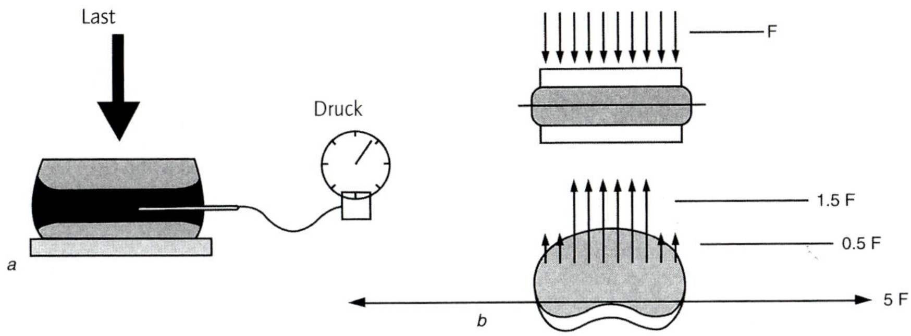

Abb. 7.1: Druck in den Zwischenwirbelscheiben unter einer senkrecht einwirkenden Last. (a) Schema der Messanordnung. (b) Druckverteilung. Die Druckbelastung im Bereich des Nucleus pulposus ist 1,5 x größer als die äußere einwirkende Kraft (F) pro Flächeneinheit. Nach: Nachemson, A. (1975). Towards a better understanding of back pain: A review of the mechanics of the lumbar disc. Rheumatology and Rehabilitation, 14, 129-143.

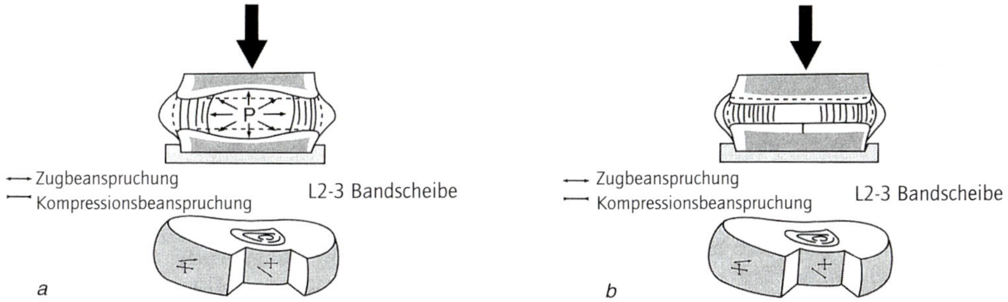

Abb. 7.2: Druck auf die einzelnen Schichten des faserknorpeligen Rings bei normalen Bandscheiben (junge Personen, links) und bei degenerierten Bandscheiben (ältere Personen, rechts). Beachten Sie die Veränderungen in Größe und Richtung des Drucks, Nach: Shirazi-Adl, S. A., Shrivastava, S. C: & Ahmed A. M. (1984). Stress-analysis of the lumbar disc-body unit in compression: A three dimensional non-linear finite element study. Spine, 9, 120-127.

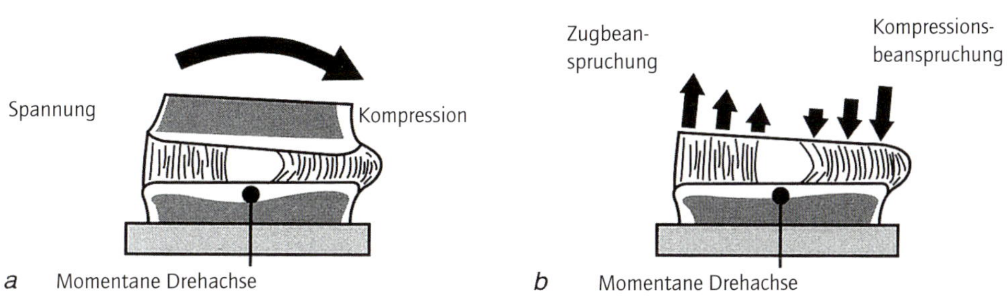

Abb. 7.3: (a) Bandsscheibendeformation. (b) Mechanische Beanspruchung. Aus: White, A. & Panjabi, M. M. (1990). Clinical biomechanics of the spine. (S. 15). Philadelphia: Lippincott, Williams and Wilkins.

7.3 Die mechanische Belastung der Zwischenwirbelscheiben

Die Zwischenwirbelscheiben werden durch Stoßkräfte und statisch wirkende Kräfte belastet. Letztere Belastungsform schließt nicht nur die Belastungen bei bestimmten Körperhaltungen ein, sondern auch die bei relativ langsamen Bewegungen auftretenden Kräfte. Dabei ist es möglich, die stoßförmigen Belastungswellen zu vernachlässigen.

Stoßbelastungen

Bei Landungen nach turnerischen Abgängen von den Geräten, beim Springen und Sprinten wirken Stoßbelastungen, die sich als Schockwelle im Rücken ausbreiten. Anhand der Größe der Beschleunigung von verschiedenen Körperteilen kann die Stoßbelastung abgeschätzt werden.

Beim normalen Gehen beträgt der Unterschied zwischen der Beschleunigung im Beckenbereich und am Kopf 0,5 bis 1,0 g (g – Erdbeschleunigung g = 9,81 m/s^2). Der Rücken muss bei jedem Schritt einen Stoß dieser Größe wegdämpfen. Untersuchungen bei 50-m-Skispringern haben gezeigt, dass die Beckenbeschleunigung beim Landen 10 g überschreitet. Gleichzeitig erreicht der Brustkorbinnendruck 90 mmHg (darauf wird in diesem Kapitel noch eingegangen). Die Belastungen für den Rücken werden verringert, wenn die Skispringer eine tiefe Kniebeuge bei der Landung ausführen (ungefähr 40 cm), mit gestreckten Beinen werden die Belastungen größer. Die Belastung nimmt proportional mit dem Sinus des Winkels zwischen der Richtung des Geschwindigkeitsvektors und dem Aufsprunghang zu. Diese Beispiele verdeutlichen die außerordentlich großen Belastungen für die Wirbelsäule bei Landevorgängen in den verschiedensten Sportarten.

Die Dämpfung (Stoßabsorption) einer Stoßbelastung bei Landevorgängen wird durch den kombinierten Einfluss folgender Vorgänge erreicht:

- Die Eigenschaften des Bodenmaterials,
- die Schuhqualität,
- die Landetechnik,
- die Dämpfungseigenschaften des Bewegungsapparats, insbesondere der Sprung- und Kniegelenke (bei Personen mit Schmerzen im Bereich der Lendenwirbelsäule sind diese Eigenschaften oft abgeschwächt).

RICHTIG LANDEN

Um Rückenverletzungen beim Landen vorzubeugen, sind Matten und Sportschuhe mit guten Dämpfungseigenschaften erforderlich und die Landebewegung ist zweckmäßig auszuführen. Der Boden sollte mit gestreckten Beinen und mit einer Plantarflexion im Sprunggelenk angenommen werden. Unmittelbar nach dem Bodenkontakt erfolgt eine Kniebeugung, um eine harte Landung zu vermeiden. Diese Landung ohne harten Stoßvorgang ist zu üben. Gute Balletttänzer landen, ohne dass ein Ton zu hören ist! Folgen Sie dieser Bewegungsausführung.

Eine „weiche" Landetechnik mit koordinierter Plantarflexion im Sprunggelenk und Kniegelenkflexion reduziert die Kraftspitze. Bei erfahrenen Sportlern werden nur noch 0,5 % der kinetischen Energie des Körpers zur Deformation von Gewebeteilen (Knochen, Knorpel, Wirbelsäule) aufgewandt. Ein harter Landevorgang verbraucht demgegenüber bis zu 75 % der mechanischen Energie des Körpers als Deformationsenergie. Der Unterschied erreicht das Hundertfünfzigfache (75/0,5 = 150).

Die statische Belastung der Zwischenwirbelscheiben

Die auf die Zwischenwirbelscheiben einwirkenden Kräfte können deutlich das Körpergewicht und die gehobene Last überschreiten. Sie werden hauptsächlich durch Muskelspannung erzeugt. Die Betrachtung des aufrechten Stands soll den Belastungsmechanismus beispielhaft veranschaulichen (s. Abb. 7.4).

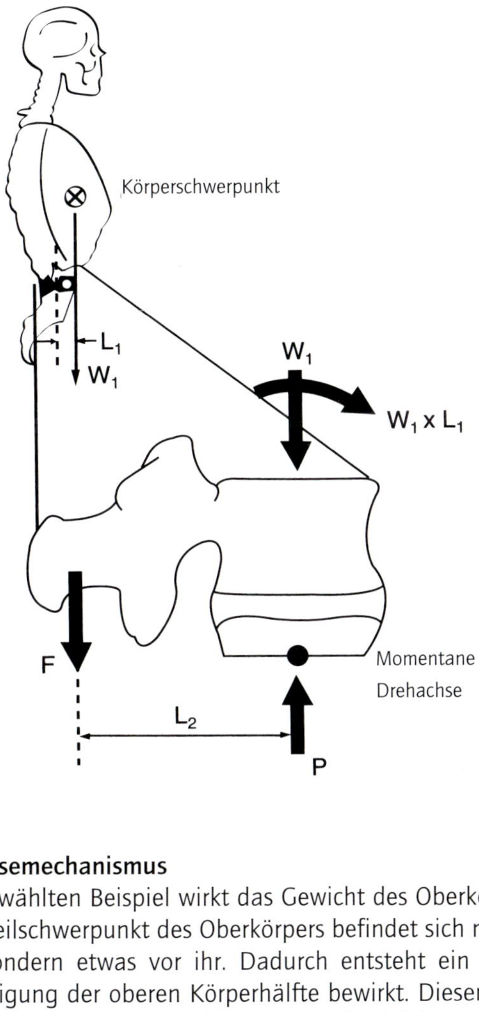

Abb. 7.4: Mechanismus des Entstehens der mechanischen Belastung in den Zwischenwirbelscheiben. W_1 – Gewicht der oberen Körperteile, L_1 – Hebelarm, W_1 L_1 – Flexionsmoment der Schwerkraft, F – Kraft der Rückenstreckmuskulatur, L_2 – deren Hebelarm. Das System befindet sich im Gleichgewicht, wenn $W\ L_1 = F\ L_2$ gilt. Daraus ergibt sich $F = (W_1\ L_1)/L_2$. Die auf die Zwischenwirbelscheibe wirkende Kraft (P) ergibt sich aus der Summe des Gewichts der oberen Körperteile und der Muskelzugkraft, $P = W_1 + F$ oder $P = W_1\ [(1+L_1)/L_2]$. Nach White & Panjabi (1990), Clinical biomechanics of spine (S. 50). Modifikation mit Erlaubnis.

Auslösemechanismus

Im gewählten Beispiel wirkt das Gewicht des Oberkörpers auf L4 (den vierten Lendenwirbel). Der Teilschwerpunkt des Oberkörpers befindet sich nicht direkt über der Zwischenwirbelscheibe, sondern etwas vor ihr. Dadurch entsteht ein Drehmoment der Schwerkraft, das eine Vorneigung der oberen Körperhälfte bewirkt. Diesem Moment muss durch die Rückenstreckmuskulatur entgegengewirkt werden, die sich in unmittelbarer Nähe der Drehachse befindet. Die Drehachse verläuft nahe des Nucleus pulposus und der Hebelarm für den Muskelzug ist nur gering. Um das erforderliche Kraftmoment zu erzeugen, sind entsprechend hohe Kräfte aufzubringen (in Übereinstimmung mit dem Hebelgesetz: Je geringer der Hebelarm, desto größer die erforderliche Kraft). Da die Wirkungslinie der Muskelkraft annähernd parallel zur Wirbelsäule verläuft, wird dadurch im Zusammenwirken mit der Gravitationskraft der Druck auf die Zwischenwirbelscheiben stark erhöht.

Die auf L4 einwirkende Kraft kann dabei Werte im Bereich des Körpergewichts erreichen. Bei Beugebewegungen, beim Heben und bei anderen spezifischen Bewegungen erzeugt die äußere Kraft ein beträchtliches Drehmoment um eine Drehachse, die durch die Zwischenwirbelscheiben verläuft. Muskeln und Bänder der Wirbelsäule verlaufen nahe der Drehachse, sodass die von ihnen entwickelte und übertragene Kraft mitunter das gehobene Gewicht und das Gewicht des Oberkörpers überschreitet. Diese Kraft trägt in hohem Maße zur mechanischen Belastung der Zwischenwirbelscheiben bei (vgl. Tab. 7.1).

Bedeutung des Bauchrauminnendrucks

In mehreren Untersuchungen wurde der Mechanismus und die Bedeutung des **Bauchraumnendrucks (IAP)** untersucht. Die folgenden Darlegungen gehen von den am glaubhaftesten Erklärungsansätzen aus.

Die in der Legende zu Abbildung 7.4 angeführte Gleichung zeigt, dass bei einer Vorbeugung mit einer Masse von 80 kg die Lendenwirbel mit einer Last von 10 kN belastet werden können, womit deren mechanische Belastbarkeitsgrenze überschritten wird.

Tab. 7.1: Auf L3 wirkende Kraft (Körpergewicht) bei verschiedenen Körperhaltungen und Bewegungen

Haltung oder Bewegung	Kraft
Liegend, Rückenlage, Zugkraft von ca. 300 N	0,14
Liegend, Rückenlage, Beine gestreckt	0,43
Aufrechter Stand	1,00
Gehen	1,21
Rumpfbeugen zu einer Seite	1,35
Sitz ohne Rückenstütze	1,43
Isometrische Übungen der Bauchmuskulatur	1,57
Lachen	1,71
Vorbeugung um 20°	1,71
Aufrichten aus Rückenlage, Beine gestreckt	2,50
Heben einer Masse von 20 kg, Rücken gestreckt, Knie gebeugt	3,00
Heben einer Masse von 20 kg aus der Vorbeuge, Beine gestreckt	4,85

Es ist aber auch bekannt, dass Sportler deutlich größere Lasten heben können, ohne sich zu verletzen. Das wird ermöglicht durch die enorme Belastbarkeit individueller anatomischer Strukturen der Wirbelsäule bei trainierten Personen. Diese Berechnungen ziehen jedoch den Einfluss des erhöhten intraabdominalen Drucks nicht in Betracht, dem bei der Ausführung vieler Krafttrainingsübungen eine innere Stützfunktion zukommt (s. Abb. 7.5).

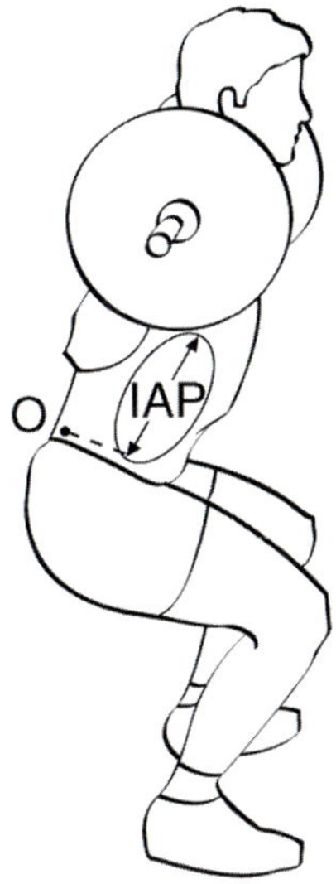

Abb. 7.5: Der innere Stütz für die Wirbelsäule kann mit dem mechanischen Verhalten eines Balls in der Bauchhöhle verglichen werden. Der intraabdominale Druck (IAP) erzeugt ein Streckmoment bezüglich der Drehachse ○ (I bildet den Hebelarm).

Der Bauchrauminnendruck steigt bei muskulären Anstrengungen an, insbesondere bei Nutzung der Valsalva-Atemtechnik. Infolge des inneren Stützes kann der Druck auf die Zwischenwirbelscheiben im Mittel um bis zu 20 % verringert werden, in Extremfällen um bis zu 40 %.

Die praktikabelste Methode zum Messen des Bauchrauminnendrucks besteht im Einführen eines Druckmessfühlers in die Magenhöhle. Der dort gemessene Mageninnendruck entspricht näherungsweise dem Innendruck im Bauchraum. In den Abbildungen 7.6 und 7.7 sind entsprechende Messwerte bei der Ausführung verschiedener Körperübungen angeführt. Ausgehend von den vorliegenden Untersuchungsergebnissen können folgende Schlussfolgerungen abgeleitet werden.

Der Bauchrauminnendrucks verhält sich proportional zum Kraftmoment um eine Drehachse, die durch die Zwischenwirbelscheiben verläuft (jedoch nicht proportional zur entwickelten Kraft oder zur gehobenen Last). Da beim Bewältigen derselben Last verschiedene Bewegungstechniken angewandt werden können, bedingt die äußere Kraft auch unterschiedliche Kraftmomente. In Abhängigkeit vom Hebelarm sind bestimmte Techniken gefährlicher als andere. Es kann ebenfalls geschlussfolgert werden, dass mit Zunahme der Fähigkeit, maximale Lasten zu heben, der Bauchrauminnendrucks ansteigt, wodurch die mechanische Belastung der Wirbelsäule verringert wird.

Der hohe Bauchrauminnendruck wird durch die Aktivität der Bauchmuskulatur, der Zwischenrippenmuskulatur und des **Zwerchfells** erzeugt. Wenn die Größe des Bauchrauminnendrucks und andere Parameter (Last, Körperhaltung) erfasst werden, kann mithilfe spezieller biomechanischer Modelle der Druck auf die Zwischenwirbelscheiben mit ausreichender Genauigkeit bestimmt werden.

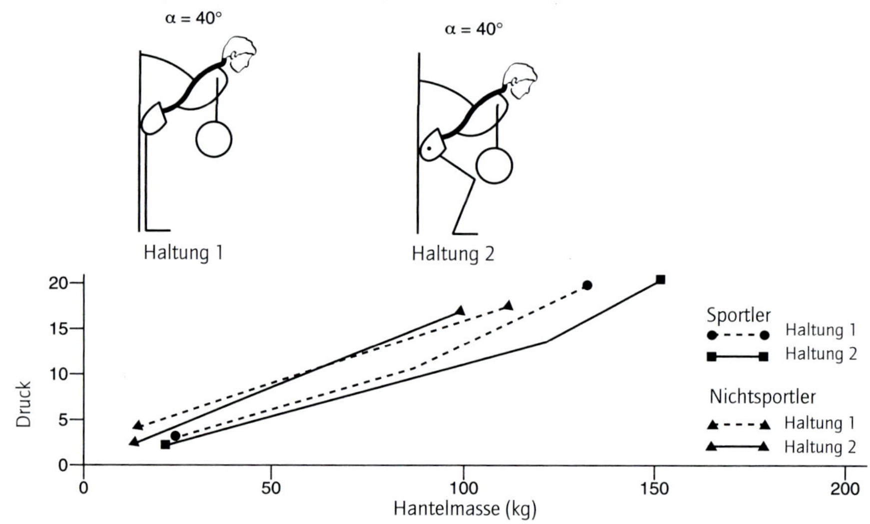

Abb. 7.6: Bauchrauminndruck (Kilopascal) beim Gewichtheben. Aus Zatsiorsky, V. M. & Sazonov, V. P. (1985). Biomechanical foundations in the prevention of injuries to the spinal lumbar region during physical exercise training. Theory and Practice of Physical Culture, 7, 33-40. Abdruck mit Genehmigung.

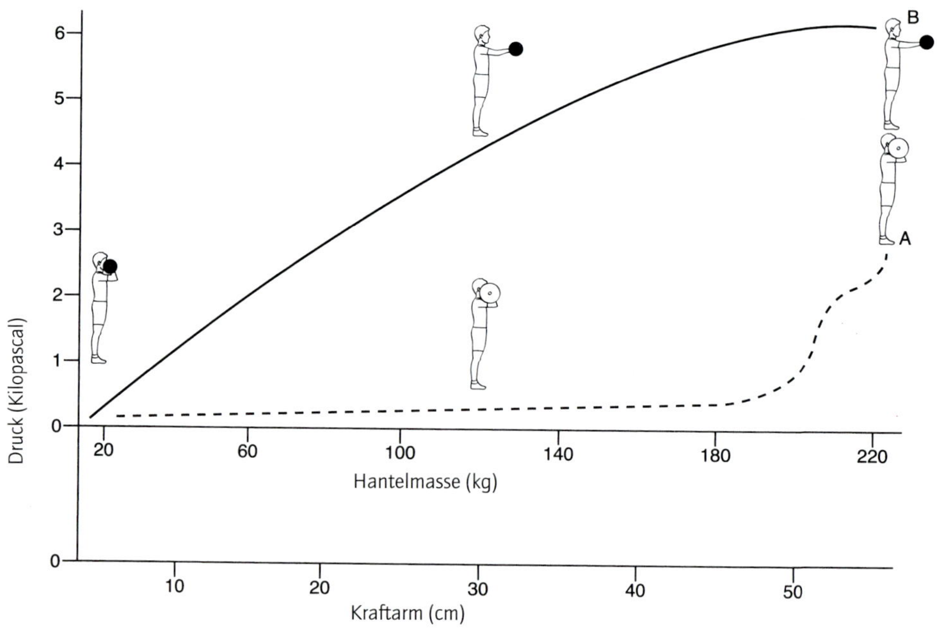

Abb. 7.7: Zunahme des Bauchrauminnendrucks (Kilopascal) bei (A) Last auf den Schultern, (B) Veränderung des Lastarms (konstante Last von 20 kg). Aus: Sazonov, V. P. (1985). Biomechanical studies in the prevention of injuries to the spinal lumbar region during physical exercise training (unveröffentlichte Doktorarbeit in Russisch). Moskau: Zentralinstitut für Körperkultur.

7.4 Verletzungsprävention für die Lendenwirbelsäule

Um Verletzungen im Bereich der Lendenwirbelsäule zu verhindern oder um die Auswirkungen derartiger Verletzungen zu mildern, ist es erforderlich, die auf diesen Bereich einwirkenden Belastungen größtmöglichst zu reduzieren und die Muskeln des Lendenwirbelsäulenbereichs zu kräftigen (Aufbau eines **„Muskelkorsetts"**). Die Menschen unterscheiden sich sehr stark sowohl in der Muskelentwicklung im Lendenwirbelsäulenbereich als auch in der Größe der Maximallast, die sie heben können. Daher sollten auch die Hinweise zur Verletzungsvorbeugung stets individuell zugeschnitten sein. Unter praktischen Gesichtspunkten gibt es einige wichtige Richtlinien zur Prophylaxe von Rückenproblemen. Bestimmte Muskelgruppen sind zu kräftigen und richtige Bewegungstechniken sind anzuwenden. Manche Sportler können von folgenden Maßnahmen profitieren:

- Nutzung speziell entwickelter Geräte, um die Rückenbelastung zu verringern,
- Korrektur der Körperhaltung und Verbesserung der Beweglichkeit und
- Einsatz rehabilitativer Maßnahmen.

Muskelkräftigung

Von Schmerzen im unteren Rückenbereich werden am häufigsten Personen mit schwacher oder unproportional entwickelter Muskulatur, wie beispielsweise der Bauchmuskulatur, betroffen. Eine ausgewogene muskuläre Entwicklung ist für eine Verletzungsprophylaxe unerlässlich. In Ergänzung zur Kräftigung der Rückenstrecker sollten die Sportler nicht nur die gerade, sondern auch die schräge Bauchmuskulatur sowie die kurzen, tiefer gelegenen Rückenmuskeln entwickeln. Diese Zielsetzung ist nicht so einfach zu realisieren, da genau die Übungen einzusetzen sind, die das sogenannte „Muskelkorsett" ausbilden. Diese werden oft mit hohen Belastungen für die Lendenwirbelsäule in Verbindung gebracht. Bei der Kräftigung der Rückenstrecker ist extreme Vorsicht angebracht, insbesondere bei Jugendlichen und Frauen. Die bereits erwähnte Drei-Jahres-Regel sollte angewendet werden.

Übungen für die Bauchmuskulatur

Zunächst soll die Last analysiert werden, die in liegender Haltung auf die Zwischenwirbelscheiben einwirkt. Beim Liegen mit ausgestreckten Beinen wirkt immerhin die beachtliche Last von ungefähr 35-40 % des Körpergewichts auf die Zwischenwirbelscheiben, die im Zusammenhang mit der Aktivität der **inneren Hüftmuskulatur** (großer Lendenmuskel, Darmbeinmuskel, s. Abb. 7.8) steht. Äußerlich zeigt sich das im Erhalt einer **Lumbarlordose**.

Wenn die Beine in den Kniegelenken gebeugt sind, verkürzen sich die Hüftbeuger und ihre Zugkraft geht gegen null. Als Ergebnis verringert sich der Druck in den Zwischenwirbelscheiben und die Schmerzen hören gewöhnlich auf. Als Trainer kann man die Beendigung der Muskelaktivität im Bereich der Lendenwirbelsäule durch das Verschwinden der Lumbarlordose einschätzen. Mit anderen Worten, der Rücken wird flach.

Übungen für die gerade Bauchmuskulatur: Die gerade Bauchmuskulatur erfordert beim Maximalkrafttraining aus drei Gründen besondere Aufmerksamkeit, insbesondere bei Anfängern und

Jugendlichen. Zunächst sind es diese Muskeln, die den Rumpf stabilisieren und die an der Fortbewegung und an vielen anderen Bewegungen beteiligt sind. Weiterhin unterstützt eine gut entwickelte Bauchmuskulatur die Funktion der inneren Organe in der Bauchregion. Schließlich stellt eine entsprechende Kraft dieser Muskelgruppe die beste Garantie gegenüber einem **Bruch** (Hernia) im Bereich der Bauchwand dar (Vortreten eines Teils der Bauchhöhlenorgane an einer „schwachen Stelle" der Bauchwand). Ein Bruch kann beim Heben hoher Lasten durch einen erhöhten Bauchinnendruck hervorgerufen werden, insbesondere bei einer starken Rückenmuskulatur und einer schwachen Bauchmuskulatur. Brüche bei jungen Sportlern müssen dem Trainer als grobe Fehler angelastet werden. Es kommt dazu, wenn das Training der Bauchmuskulatur vernachlässigt wurde. Die Bauchmuskelübungen lassen sich in zwei Gruppen einteilen: (a) Anheben der Beine mit fixiertem Oberkörper und (b) Aufrichten des Oberkörpers mit fixierten Beinen.

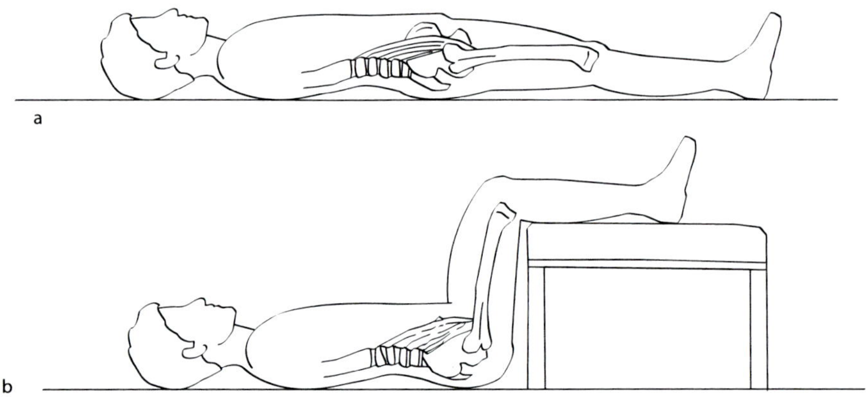

Abb. 7.8: Einfluss der Lenden-Darmbein-Muskulatur auf die Druckentstehung in den Zwischenwirbelscheiben. Im oberen Teil der Abbildung ist die Lenden-Darmbein-Muskulatur gedehnt, ihre Zugkraft wirkt auf den Rücken und erzeugt einen bestimmten Druck auf die Zwischenwirbelscheiben. Die Lumbarlordose bleibt erhalten, wodurch eine gewisse Vorwölbung der hinteren Kante der Zwischenwirbelscheiben bedingt wird (s. Abb. 7.3 oben). Bei LBPS-Patienten im verschlimmerten Zustand kann diese Haltung schmerzhaft sein. Im unteren Teil der Abbildung ist die Lenden-Darmbein-Muskulatur verkürzt und entwickelt keine Zugkraft. Dadurch verringert sich der Druck auf die Zwischenwirbelscheiben, der Rücken wird im Lendenwirbelsäulenbereich gestreckt und die Kanten der Zwischenwirbelscheiben stehen nicht über die Wirbelsäule heraus. Dabei treten gewöhnlich keine Schmerzen auf. Aus: Zatsiorsky V. M. & Sazonov V. P. (1985). Biomechanical foundations in the prevention of injuries of the spinal lumbar region during physical exercise training. Teorija i Praktika Fizcheskoj Kultura, 7, 33-40 (in Russisch) Abdruck mit Erlaubnis der Zeitschrift.

Das Anheben der Beine in Rückenlage erfolgt durch die Aktivität der Hüftgelenkbeuger (die inneren Hüftmuskeln, der vierköpfige Schenkelstrecker und andere). Der gerade Bauchmuskel, der mit seinem unteren Ende am Schambeinhöcker ansetzt, weist nur eine relativ geringe Aktivität auf. Er schützt das Becken und erhöht den Bauchrauminnendruck. Nur wenn die Beine hoch genug angehoben werden, setzt seine Aktivierung ein. An dieser Stelle wirkt nur ein relativ geringes Moment der Erdanziehungskraft, das die Beine nach unten zieht. Da der anfängliche Druck auf die Zwischenwirbelscheiben hoch ist, die Muskelaktivität eher gering bleibt, ist diese Übung als nicht besonders wirksam anzusehen. Auf jeden Fall sollte sie nicht die einzige Übung sein, um die Bauchmuskulatur zu trainieren.

Das Beineanheben im Hang ist deutlich effektiver (dabei kontrahiert der gerade Bauchmuskel, wenn das Schwerkraftmoment der Beine das Maximum erreicht). Diese Übung ist aber nur von trainierten Personen ausführbar. Der sogenannte „Korbhang" ist ein Beispiel für Übungen dieser Gruppe. Der Sportler hängt mit gestreckten Beinen an einer horizontalen Stange . Die Knie werden bis zum Brustkasten angehoben, bis sich das Becken aufwärts und nach hinten bewegt. Danach hängt der Sportler gestreckt aus.

Das Rumpfaufrichten bildet die Hauptübung für die gerade Bauchmuskulatur. Personen, die zu Schmerzen im unteren Rückenbereich neigen, sollten diese Übung mit gebeugten Beinen ausführen. In dieser Stellung ist die Belastung für den Rücken geringer und die Wirkung auf die Bauchmuskulatur ist größer, da die inneren Hüftbeuger verkürzt sind und nicht an der Erzeugung des Muskelkraftmoments teilnehmen. Beim Rumpfaufrichten aus der Ausgangslage mit gestreckten Beinen wird der Hauptanteil des aufrichtenden Drehmoments von den Hüftbeugern erzeugt (die jedoch in diesem Fall nicht das eigentliche Trainingsziel bilden). Der Druck auf die Zwischenwirbelscheiben erreicht hohe Werte (vergleichbar wie bei einer Oberkörpervorneigung mit einem 20-kg-Gewicht in den Händen). Diese Übung ist jedoch nicht für Personen zu empfehlen, die sich in der Wiederherstellungsphase nach einer Rückenverletzung befinden.

Das Rumpfaufrichten sollte mit angebeugtem Rumpf erfolgen. Zunächst werden Kopf und Schultern angehoben (das Vorschieben von Brustkorb und Bauch mindert die Aktivität der Bauchmuskulatur). Das Rumpfaufrichten hat jedoch auch Nachteile. Die Bauchmuskeln sind die Hauptakteure nur auf den ersten 30°-45° der Beugebewegung, während die Hüftbeuger die letzten 45° bewirken. Da die Hüftbeuger eine kurze Bewegungsamplitude aufweisen, kann das zu ihrer Verkürzung führen und diese wiederum zu einer Hyperlordose.

Personen mit Problemen im unteren Rückenbereich können sich selbst eine Beschränkung auf den ersten Bewegungsteil auferlegen (bis zu einem leichten Anheben des Schultergürtels). Bei dieser Übungsaufführung sind die Kniegelenke stärker gebeugt (bis auf 140°-150°) und der Rumpf wird bis zu 30° angehoben.

Eine der am häufigsten für Personen mit Rückenproblemen empfohlenen Übungen ist das Becken- und Beinanheben in Rückenlage. Diese Übung ähnelt in ihrem ersten Teil einem Ellbogen-Schulter-Stand (s. Abb. 7.9, Übung 5). Dabei tritt nur ein geringer Druck in den Zwischenwirbelscheiben auf, und die Bauchmuskulatur wird spürbar eingezogen.

Für Personen, die unter Rückenschmerzen im Lendenwirbelsäulenbereich leiden und die nur ein geringes Muskelkraftniveau besitzen, werden isometrische Übungen empfohlen. Ihnen wird geraten, mit dem Training des Muskelkorsetts nach einer Verschlimmerung der Rückenschmerzen im Lendenwirbelsäulenbereich zu beginnen.

Der Wert dieser Übungen besteht darin, dass sie eine bestimmte Belastung auf die Bauchmuskulatur ausüben, ohne den Druck auf die Zwischenwirbelscheiben wesentlich zu erhöhen. Nach einer normalen Einatmung wird die Bauch- und Rückenmuskulatur bei geschlossener Stimmritze und angespanntem rektalen Schließmuskel kontrahiert, wobei eine lang anhaltende Ausatmung durchgeführt werden soll. Da diese Form der Belastung durch die Aktion der Rumpfmuskulatur und des Zwerchfells erzeugt wird, rufen mehrere Wiederholungen einen Trainingseffekt hervor.

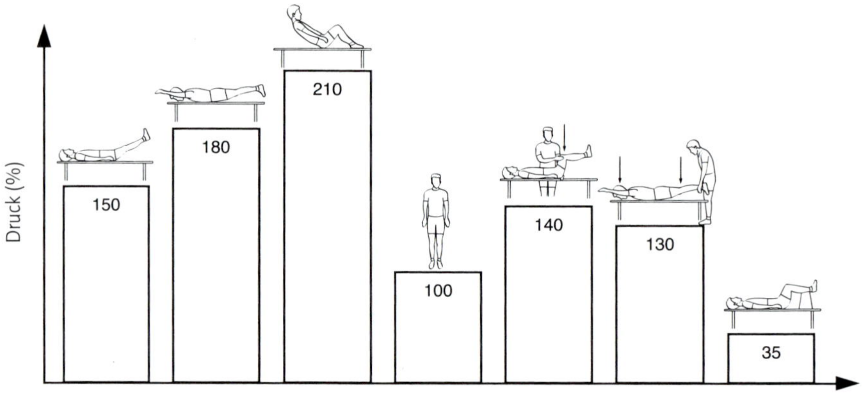

Abb. 7.9: Druck in den Zwischenwirbelscheiben (in % des Drucks in aufrechter Haltung) bei verschiedenen Übungen zur Kräftigung des Muskelkorsetts. Aus: Nachemson, A. L. (1976) The lumbar spine, an orthopaedic challenge. Spine (1). 59-71.

Diese Übung sollte 10-15 x mit Muskelspannungen von 3-5 s ausgeführt werden mit einer drei- bis fünfmaligen täglichen Wiederholung. Im Ergebnis von Experimenten mit einer doppelten Blindkontrolle haben isometrische Übungen eine fraglos bessere Trainingswirkung gezeigt als andere Übungsarten.

Übungen für die schräge und innere Bauchmuskulatur: Bei vielen Bewegungen, wie dem symmetrisch ausgeführten Gewichtheben, entsteht der hohe Bauchrauminnendruck hauptsächlich durch Aktivität der schrägen und der inneren Bauchmuskeln und weniger durch die gerade Bauchmuskulatur. Der Grund dafür besteht darin, dass die gerade Bachmuskulatur ein Moment erzeugt, das den Rumpf vorwärts beugt. Dem muss durch ein Moment der Rückenstrecker entgegengewirkt werden. Je größer die Aktivität des vierköpfigen Schenkelstreckers, desto größer ist der Bauchrauminnendruck (eine erwünschte Erscheinung). Gleichzeitig aber erhöht sich mit der Aktivität das Beugemoment, dem durch die Rückenstrecker entgegengearbeitet werden muss, um resultierend das erforderliche Rückenstreckmoment zu erzeugen. Dies führt dazu, dass die Rumpfbeuger beim Gewichtheben nur in einem gewissen Maße aktiviert sind. Der Bauchrauminnendruck wird hauptsächlich durch die schräge Bauchmuskulatur (und das Zwerchfell) aufgebaut. Zusätzlich verstärkt die kräftige schräge Bauchmuskulatur die **Faszien** des Rückenstreckers. Diese stützen den Rücken und mindern die Beanspruchung der Rückenstrecker. Übungen für die schräge und innere Bauchmuskulatur wie Rumpfdrehungen gegen einen Widerstand und seitliches Rumpfaufrichten sollten in die Trainingsprogramme aufgenommen werden.

Übungen für die kurze und tiefe Rückenmuskulatur: Die Muskulatur im Lendenwirbelsäulenbereich, die die Wirbel miteinander verbindet (Zwischendornmuskeln, die die Dornfortsätze miteinander verbinden, Zwischenquerfortsatzmuskeln zwischen den Querfortsätzen), kann mit gewöhnlichen Körperübungen nur schwer erreicht werden.

Folgende Trainingsübungen sind für diese Muskeln zu empfehlen. Der Sportler steht mit dem Rücken an der Wand, wobei Fersen, Gesäß, Schultern und Hinterkopf die Wand berühren. Der nächste Schritt ist auf die Lumbarlordose gerichtet. Der Rücken soll vollständig gestreckt werden, so, dass der Bereich der Lendenwirbelsäule an die Wand gedrückt wird. Dabei soll der Kontakt zur Wand an den anderen Körperstellen bestehen bleiben (s. Abb. 7.10). Das ist auch für Spitzensportler oft eine schwierige Übung. In diesem Fall kann die Übung auch im Liegen ausgeführt werden. Wenn sie beherrscht wird, kann die Unterstützung durch die Wand weggelassen werden. Es sollten 5-6 Wiederholungen von jeweils 4-5 s Dauer ausgeführt werden.

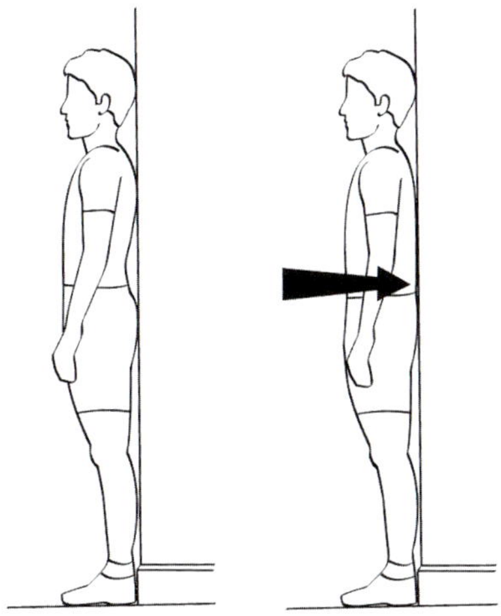

Abb. 7.10: Eine Übung für die kurzen und tiefer gelegenen Rückenmuskeln („Beckenkippung")

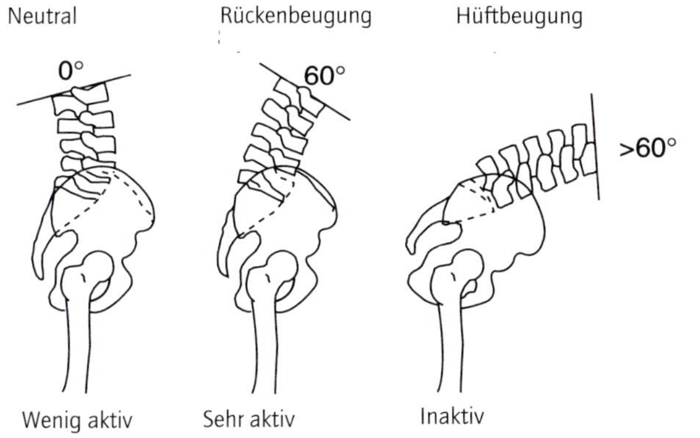

Abb. 7.11: Die Aktivität der Muskeln, die die Wirbelsäule bei einer Vorwärtsneigung stützen. Die Lumbarflexion erfolgt aus einer 45°-60°- Position, bis die hinteren Bänder gestrafft sind. Im zweiten Teil der Bewegung wird eine Beckendrehung ausgeführt, bis die Beckenbewegung passiv durch die Gesäßmuskulatur und die Oberschenkelbeuger eingeschränkt wird. In dieser Haltung ist keine Muskelaktivität feststellbar. Das Rumpfgewicht wird im Gleichgewicht gehalten durch passive Kräfte der M.-erector-spinae-Faszie, der hinteren Bänder und der Muskulatur. Zatsiorsky V. M. & Sazonov V. P. (1985). Biomechanical foundations in the prevention of injuries of the spinal lumbar region during physical exercise training. Teorija i Praktika Fizcheskoj Kultura, 7, 33-40 (in Russisch) Abdruck mit Erlaubnis der Zeitschrift.

Anforderungen an eine zweckmäßige Bewegungsausführung

Wenn der Körper vorgebeugt wird, nimmt als Erstes die Aktivität der Rückenstreckmuskulatur zu. Bei einer tiefen Vorbeuge verschwindet diese Aktivität fast vollständig (s. Abb. 7.11). Die Bänder und Faszien des Rückens tragen die Last. Da sie nahe der Drehachse gelegen sind, müssen sie beachtliche Kräfte entwickeln, um dem Moment der Schwerkraft entgegenwirken zu können. Dabei entsteht ein recht hoher Druck auf die Zwischenwirbelscheiben.

Ein „Rundrücken" stellt eine Gefährdung beim Gewichtheben dar, da als Folge der Rückenflexion im Lumbarbereich die Kompressionsbelastung auf den vorderen Teil der Zwischenwirbelscheiben einwirkt. Bei der Streckung wirkt die Belastung auf den hinteren Teil. Damit tritt eine Konzentration des Drucks auf. Dieser Druck, d. h. die Kraft pro Flächeneinheit, nimmt ein beachtliches Ausmaß an (s. Abb. 7.12).

ARBEITEN SIE MIT EINER CHECKLISTE

Besondere Vorsicht ist beim Krafttraining von Frauen, sehr großen Männern und Jugendlichen geboten. Überprüfen Sie Folgendes:

- Besteht eine dringende Notwendigkeit für ein Krafttraining mit der Scheibenhantel? Es gibt zahlreiche Krafttrainingsübungen ohne freie Gewichte, seien Sie kreativ.
- Kräftigen Sie die Rumpfmuskulatur – die Rückenstrecker und die Bauchmuskeln.
- Haben die Sportler ausreichende Erfahrung im Krafttraining (ohne die Scheibenhantel?) Erinneren Sie sich an die Drei-Jahres-Regel. Wurde dieses Prinzip beachtet?
- Nutzen Sie Krafttrainingsgeräte vor dem Einsatz freier Gewichte.
- Lernen Sie korrekte Hebetechniken. Beobachte die Bewegungsausführung beim Heben.
- Fangen Sie mit geringen Lasten an. Unangemessene Lasten, weniger die Hantel selbst, bilden die Verletzungsursachen. Für die Mehrheit der Sportler ohne genügende Erfahrung stellt die Hantelstange ohne Scheiben eine ausreichende Last dar.
- Nutzen Sie Hebegürtel und Polsterungen.
- Lehren Sie die richtige Atemtechnik.
- Lesern, die sich für das Krafttraining für Frauen, junge Sportler und Senioren interessieren, wird die Lektüre der Kapitel 9, 10 bzw. 11 empfohlen.

Ein praktischer Ratschlag besteht darin, die Lumbarlordose beim Gewichtheben beizubehalten. (s. Abb. 7.13). Weiterhin sollten, wenn es nur irgendwie möglich ist, Lasten aus der Kniebeuge angehoben werden und nicht durch Bücken. Dieses Bewegungsmuster sollte von Kindheit an erlernt werden, damit eine richtige Hebetechnik zur Gewohnheit wird. Die Körpererziehung sollte Wert auf die Kräftigung der Beinstreckmuskulatur legen, damit es subjektiv bequemer ist, aus der Kniebeuge eine Last anzuheben, als sich zu bücken.

Jugendliche Sportler (wie im Tennis, Basketball, Volleyball) vernachlässigen oft das Konditionstraining einschließlich der Kraftentwicklung in den ersten Jahren ihres Merkjahresaufbaus. Mit 20 Jahren müssen sie feststellen, dass ihre sportliche Leistungsfähigkeit durch ihr schlechtes Fitnessniveau begrenzt wird. Dann versuchen sie, auf schnellem Wege ihre Kraftleistungen zu verbessern, indem sie Trainingsprogramme aus anderen Sportarten wie der Leichtathletik (insbesondere mit freien Gewichten) kopieren. Leichtathleten haben aber mit 20 Jahren eine mehrjährige Aufbauphase hinter sich. Es ist für Anfänger unmöglich, derartige Trainingsprogramme zu übernehmen, das ist einfach zu gefährlich.

Das belegt das Beispiel eines Konditionstrainers, der Anfang der 80er Jahre mit der UdSSR-Tennismannschaft der Frauen arbeitete. Er besaß weder Erfahrungen im Training auf diesem Niveau noch hatte er eine Konzeption für das Krafttraining. Das von ihm empfohlene Training kopierte Krafttrainingsprogramme anderer Sportarten. Und das Ergebnis? Nach sechs Monaten hatte neun von 10 Sportlerinnen Schmerzen im Bereich der Lendenwirbelsäule, acht von ihnen konnten nicht mehr vollständig wiederhergestellt werden und mussten sich vom internationalen Sport vorzeitig verabschieden.

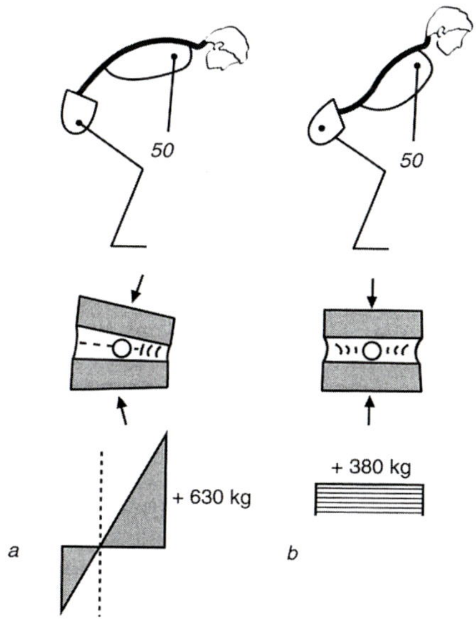

Abb. 7.12: Krafteinwirkung auf die Zwischenwirbelscheiben beim Heben einer Masse von 50 kg mit unterschiedlicher Hebetechnik. Links mit falscher Technik (runder Rücken), rechts richtige Technik. Die Kompressionskraft erreicht an den Zwischenwirbelscheiben im Lendenwirbelsäulenbereich 6,2 kN und 3,7 kN. Aus Zatsiorsky, V. M. (1966). Die körperlichen Eigenschaften von Sportlern. Moskau: FiS (in Russisch). Abdruck mit Erlaubnis des Verlags.

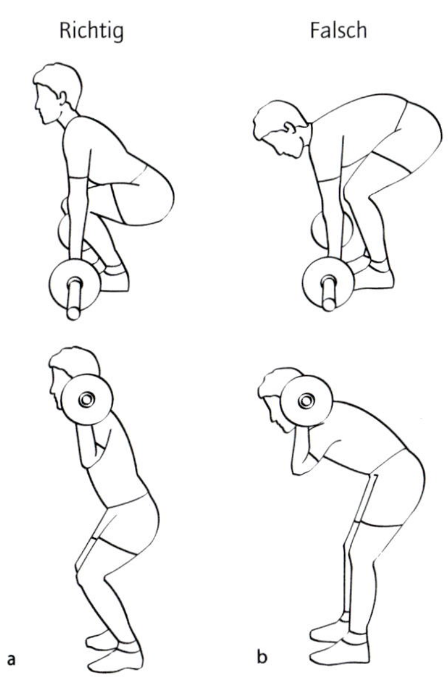

Abb. 7.13: Richtige (links) und falsche (rechts) Technik beim Gewichtheben. Aus Zatsiorsky, V. M. & Sazonov, V. P. (1985). Biomechnanische Grundlagen für Verletzungsprophylaxe für die Lendenwirbelsäule beim sportlichen Training. Teoria i Praktika Fizcheskoj Kulturij, (7), 38-70 (in Russisch). Abdruck mit Erlaubnis der Zeitschrift.

Geräte und Vorrichtungen

Es können verschiedene Geräte genutzt werden, um den Bauchrauminnendruck zu erhöhen und um den Lendenwirbelsäulenbereich zu stützen. Dazu gehört ein spezielles Polster, das bei der Übungsausführung zur Streckung der Wirbelsäule genutzt wird (s. Abb. 7.14). Hebegürtel können ebenfalls empfohlen werden, um den Bauchrauminnendruck zu vergrößern und die Rückenbelastung zu mindern. Diese Gürtel wurden entwickelt, um eine Stütze gegen Rückendeformationen zu geben. Das ist bei einer Übung wie dem Standdrücken von Wichtigkeit. Allerdings ist diese Übung nicht mehr im olympischen Programm enthalten. Mit der Entwicklung von Gürteln um den Taillenbereich wird eine vergleichbare Wirkung beabsichtigt. Nach vorliegenden Untersuchungsergebnissen bewirken Gürtel, die den Bauch und weniger den Rücken unterstützen, eine stärkere Zunahme des Bauchrauminnendrucks und damit konsequenterweise auch in höherem Maße eine Minderung der Rückenbelastung (s. Abb. 7.15).

Haltungskorrektur und Entwicklung der Beweglichkeit

Eine ausgeprägte Lumbarlordose erhöht das Risiko für Verletzungen im unteren Rückenbereich. Die Lordose gleicht die Neigung des Kreuzbeins (und folglich des Beckens) zur Vertikalen aus. Die Stellung des Kreuzbeins wird durch den Kreuzbeinwinkel bestimmt, der durch den oberen Teil des ersten Kreuzbeinwirbels und die Horizontale gebildet wird. Normalerweise gilt: Je kleiner dieser Winkel ist, desto besser. Eine mehr vertikale Stellung des Kreuzbeins gibt der lumbosakralen Verbindung mehr Stabilität.

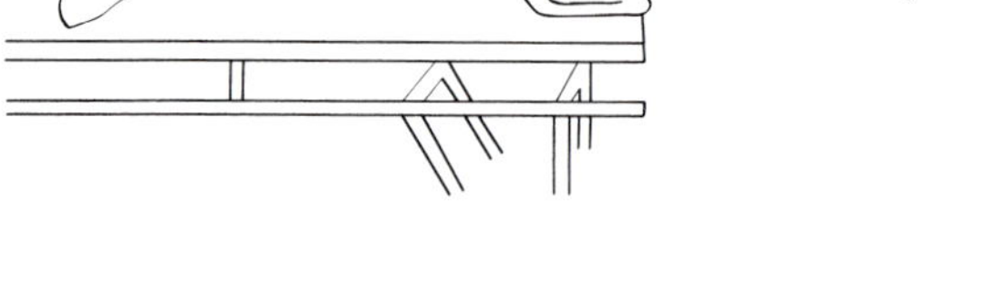

Abb. 7.14: Nutzung einer Decke unter dem Bauch, um den Bauchrauminnendruck (IAP) zu vergrößern und um die Zwischenwirbelscheiben zu entlasten. Aus Zatsiorsky, V. M. & Sazonov, V. P. (1985). Biomechnanische Grundlagen für Verletzungsprophylaxe für die Lendenwirbelsäule beim sportlichen Training. Teoria i Praktika Fizcheskoj Kulturij, (7), 38-70 (in Russisch). Abdruck mit Erlaubnis der Zeitschrift.

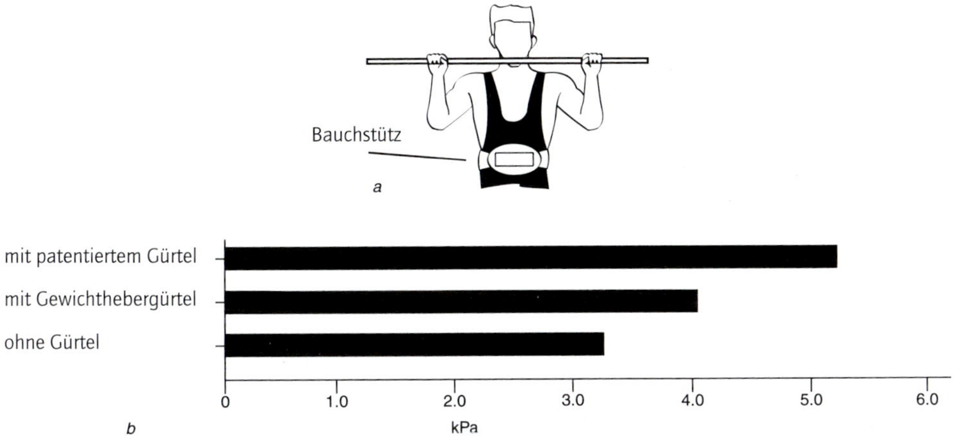

Abb. 7.15: Bauchrauminnendruck (IAP) bei unterschiedlichen Bedingungen. Oben – ein patentierter Gürtel für eine ausgeprägte Bauchstützung (Russisches Patent Nr. 1378843 von V. M. Zatsiorsky und V. P. Sazonov vom 8. November 1987). Darunter – IAP beim Heben von zwei 10-kg-Hanteln (Schulterflexion mit gestreckten Armen) unter drei Bedingungen: mit Gürtel zur Bauchunterstützung, normaler Gewichthebergürtel und ohne Gürtel. Aus: Zatsiorksy, V. M. & Sazonov, V. P. (1987). Stützgürtel zur Reduzierung der Verletzungsgefahr für die Lendenwirbelsäule beim Gewichtheben und bei Krafttrainingsübungen. Teoria i Praktika Fizceskoj Kulturij, (3), 15-18 (in Russisch). Abdruck mit Erlaubnis der Zeitschrift.

Die Neigung des Beckens kann durch eine Kraftentwicklung der entsprechenden Muskeln korrigiert werden. Dabei ist festzustellen, dass bei übergewichtigen Personen infolge des wirkenden Körpergewichts das Becken schräger steht. Die erste Empfehlung lautet daher, überflüssige Körpermasse abzubauen. Die entsprechenden zu kräftigenden Muskeln sind

- die Rumpfbeuger (gerader Bauchmuskel) und die Hüftstrecker (Hamstrings). Diese Muskeln neigen im aktiven Zustand dazu, den Kreuzbeinwinkel zu verkleinern, indem sie das Kreuzbein in eine vertikalere Position bringen und, korrespondierend dazu, das Becken in eine horizontale Position bringen. Es wird angenommen, dass die Bauchmuskeln eine ausrecheinde Beckenkippung kontrollieren.
- die Rumpfstrecker und Hüftbeuger (vierköpfiger Schenkelstrecker). Diese Muskeln drehen den Rumpf in eine mehr horizontale Stellung.

Sportler, die viele Kniebeugen mit der Scheibenhantel ausführen und die dabei die Kräftigung der Bauchmuskulatur sowie das Dehnen der Hüftbeuger vernachlässigen, weisen oft flexible Hamstrings auf, während die Bauchmuskulatur schwach ist und die Hüftbeuger angespannt sind. In diesem Fall entsteht eine übermäßige Beckenkippung nach vorn. Um die Hyperlordose auszugleichen, bauchen die Bandscheiben nach hinten aus und setzen damit die Wirbelflächen unter Druck. Die von der Wirbelsäule ausgehenden Nervenfortsätze können gedrückt werden, wodurch Schmerzen entstehen. Um die Beckenkippung und die Hyperlordose zu korrigieren, sind die Bauchmuskeln zu kräftigen und Dehnungsübungen auszuführen, um die Anspannung der Hüftbeuger zu mindern.

HABEN SIE PROBLEME IM UNTEREN RÜCKENBEREICH?
Konsultieren Sie als Erstes einen Arzt. Fragen Sie nach der Diagnose. Gewöhnlich ist eine Röntgenaufnahme oder eine Kernspintomografie erforderlich, möglicherweise auch beides. Heben Sie die Ergebnisse für die Zukunft auf. Wenn keine ernsthaften Abweichungen festgestellt wurden und ein Training erlaubt ist, dann gehen Sie schrittweise wie folgt vor:

Schritt 1: Für den Zeitraum akuter Schmerzen. Entspannungsübungen für mindestens 1-2 Wochen und isometrische Übungen, wie sie im Abschnitt über Übungen für die gerade Bauchmuskulatur beschrieben wurden. Die Zielsetzung für die Entspannungsübungen besteht in der Reduzierung und anschließenden vollständigen Beseitigung der muskulären Verspannungen. Folgende Beispiele für Entspannungsübungen können gegeben werden:

- Im Liegen Entspannen der Gesichtsmuskulatur, entspannen Sie die Augenlider. Die Augen sollten während des gesamten Vorgangs halb geschlossen sein.

- Führen Sie isometrische Übungen für die Bauchmuskulatur durch.

- Entspannen Sie die Nackenmuskulatur. Der Kopf soll frei zur rechten Seite kippen ohne jeglichen Widerstand, es wirkt nur die Schwerkraft. Warten Sie drei Sekunden, führen Sie ein Kopfkreisen durch, entspannen Sie erneut. Lassen Sie den Kopf zur linken Seite fallen. Wiederholen Sie die Übung zu jeder Seite 3-4 x.

- Beugen Sie das linke Knie, der Fuß bleibt am Boden, entspannen Sie sich. Lassen Sie das Bein sich strecken, der Fuß gleitet dabei über den Boden, auch dabei wird nur die Schwerkraft genutzt. Wiederholen Sie mit jedem Bein drei- bis fünfmal.

- Beugen Sie einen Arm, entspannen Sie sich, lassen Sie den Arm fallen. Üben Sie mit den anderen Arm, entspannen Sie sich, wiederholen Sie mehrere Male.

- Wiederholen Sie die Entspannungsübungen in umgekehrter Reihenfolge. Entspannen Sie sich, entspannen Sie sich, entspannen Sie sich.

Schritt 2: Wenn die Schmerzen nachlassen. Mindern Sie vorübergehend die Belastung für die Lendenwirbelsäule (nutzen Sie beispielsweise anstelle von Kniebeugen Beinstreckungen im Liegen). Analysieren Sie folgende Einflussfaktoren:

Ihr Trainingsablauf	Wurde der Rücken überlastet? Wurden viele Kniebeugen und Zugübungen in der letzten Zeit durchgeführt?
Ihr Leistungsniveau	(a) Sind Ihre Rückenstrecker, die gerade und schräge Bauchmuskulatur sowie die unmittelbar an der Wirbelsäule gelegene Muskulatur (Epaxialmuskulatur) kräftig genug? Haben Sie es versäumt, sie zu trainieren? (b) Wie ist Ihre Beweglichkeit ausgebildet? Können Sie mit den Fingerspitzen den Boden erreichen? Sind Ihre Hüftbeuger verkürzt?

	(c) Ist Ihr Becken zu stark abgekippt in Ihrer Grundstellung? Haben Sie eine ausgeprägte Lumbarlordose?
Ihre Hebetechnik	Haben Sie einen Rundrücken beim Gewichtheben? Fragen Sie jemanden, der Sie beobachten soll.
ihr Abdominalstütz	Tragen Sie einen Gürtel beim Gewichtheben? Hat dieser Gürtel eine Abdominalstütze? Nutzen Sie Polsterungen?
Ihre Wiederherstellungs-maßnahmen	Welche Wiederherstellungsmaßnahmen nutzen Sie gewöhnlich zwischen den Trainingseinheiten? Keine? Das ist nicht ratsam.

Entsprechend den Antworten sind die korrigierenden oder vorbeugenden Maßnahmen festzulegen. lesen Sie dieses Kapitel nochmals aufmerksam durch und stellen Sie fest, was für Sie am besten ist. Befolgen Sie die neue Vorgehensweise. Wenn derartige Maßnahmen ergriffen werden, können neun von 10 Sportlern wieder völlig hergestellt werden oder haben nur noch geringfügige Rückenprobleme.

Rehabilitative Maßnahmen

Um nach lang anhaltenden Belastungen (Gewichtheben, Rudern) die ursprünglichen Maße der zusammengepressten Bandscheiben wiederherzustellen, werden gewöhnlich entsprechende Maßnahmen empfohlen. Dazu gehören 5-15-minütige Massagen oder Schwimmen in warmem Wasser (ca. 30°) nach einer Trainingseinheit mit hohen Hebelasten. Das Schwimmen kann durch ein Bad im Whirlpool ersetzt werden.

Wenn die Belastung von den Zwischenwirbelscheiben weggenommen wird, nimmt deren Hydration zu (s. Abb. 7.16).

Viele Trainer empfehlen, beim Krafttraining zwischen den Hebungen Aushängeübungen einzubauen. Bei der Mehrzahl der Sportler verringert sich auch während solcher Hängeübungen die Rückenlänge. Gewöhnlich tritt eine reflektorische Aktivierung der Rumpfmuskulatur ein und die kontrahierten Muskeln verhindern die Rückenverlängerung. Folglich werden auch die Maße der Zwischenwirbelscheiben nicht wiederhergestellt. Auch können sich nicht alle Sportler im Hängen entspannen.

Darüber hinaus tritt eine vollständige Hydration erst nach länger andauernder Entlastung von den Kompressionskräften ein, und dafür reicht das Aushängen allein nicht aus. Zugübungen für den Rücken haben sich als wirksamer erwiesen. Abbildung 7.17 veranschaulicht die Vorgehensweise. 2 x wöchentliche Zugentlastungen (individuell angepasste Zugkräfte bis zu 1 kN bei Spitzengewichthebern im Superschwergewicht) sind sehr wirkungsvolle Wiederherstellungsmaßnahmen.

Eine Zugentlastung wird nur für Sportler empfohlen, die im Rückenbereich nicht vorgeschädigt sind. Daher sind vorausgehende Untersuchungen und eine ärztliche Erlaubnis erforderlich. Wenn ein Sportler ständig von Schmerzen im Lendenwirbelsäulenbereich geplagt wird, kann die Zugentlastung auch einen negativen Einfluss haben. Abbildung 7.18 zeigt den Grund dafür. Während des Zugs verringert sich die Lordose und die Wirbelsäule wird gestreckter. Dabei tritt eine relative Verschiebung der Rückenmarkfortsätze in Steißrichtung ein. Wenn sich die Vorwölbung der Zwischenwirbelscheibe über einen Rückenmarkfortsatz geschoben hat, mildert daher der Zug die Schmerzen (positiv). Wenn sich die Vorwölbung jedoch unterhalb des Wurzelfortsatzes befindet, wird der Schmerz verstärkt (negativ). Der Arzt muss die Entscheidung treffen, ob eine Zugentlastung im konkreten Fall angebracht ist.

Patienten, die Schmerzen auf Grund eines Bandscheibenvorfalls haben, versuchen, den Schmerz zu lindern, indem sie den neuralen Wurzelast weiter vom Ort des Vorfalls fortbewegen: Beim Stehen oder Gehen neigen sie den Oberkörper zu einer Seite. Dies deutet auf den relativen Ort des eingeklemmten Wurzelastes hin: Wenn der Patient sich von der schmerzenden Seite wegbewegt, liegt der Wurzelast oberhalb des Vorfalls. Für einen derartigen Patienten ist Traktion nicht empfehlenswert, denn dadurch würden die Schmerzen verschlimmert. Wenn der Patient sich jedoch zur schmerzenden Seite hinneigt, ist dies ein Zeichen dafür, dass der Wurzelast sich unterhalb des Vorfalls befindet. Für diesen Patienten kann Traktion sinnvoll sein. Wie dem auch sei, die Entscheidung sollte von einem Arzt getroffen werden.

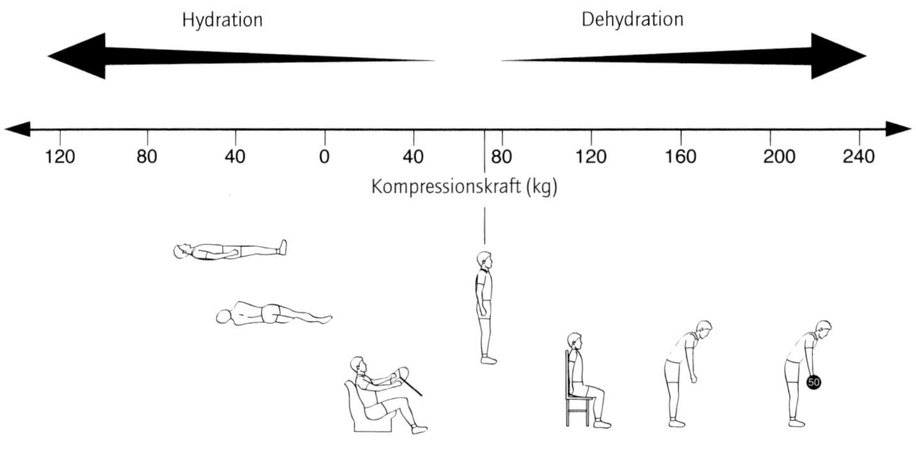

Abb. 7.16: Druck in den Zwischenwirbelscheiben und Wassersättigung des Nucleus pulposus (am L3-Wirbel). Aus: Nachemson, A. (1975). Towards a better understanding of back pain: A review of the mechanics of the lumbar disc. Rheumatology and Rehabilitation, 14, 129-143.

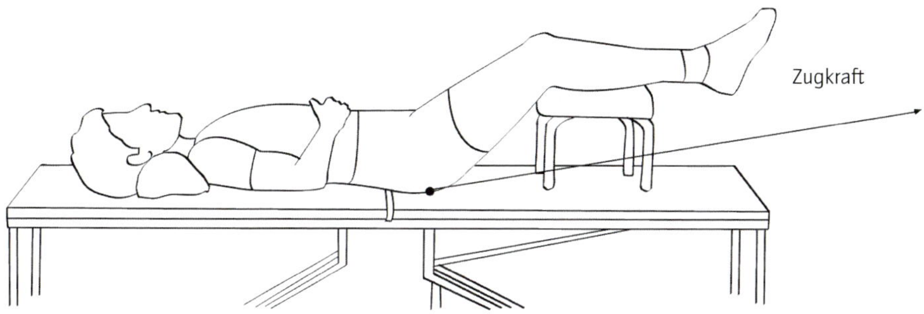

Abb. 7.17: Eine Vorrichtung (Zugtisch) zum Einsatz für die Rückenentlastung. Die Beine des Sportlers sind gebeugt und die Zugkraft wirkt unter einem Winkel zur Horizontalen (um den Rücken in flacher Lage zu halten). Aus: Zatsiorsky, V. M. & Aruntiunjan, S. S. (1987). Rückenentlastung als rehabilitative Maßnahme. Wissenschaftsinformation. Moskau: Zentralinstitut für Körperkultur (in Russisch).

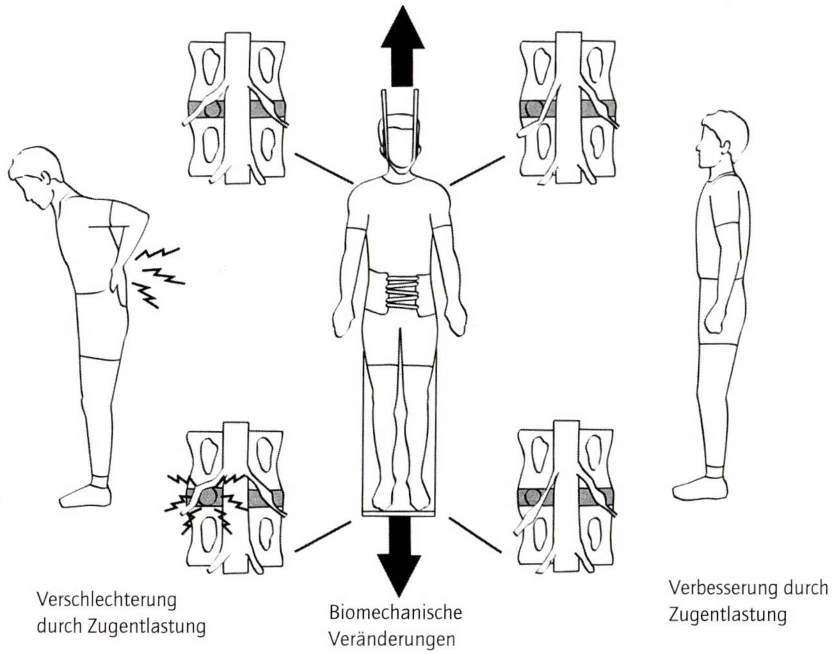

Abb. 7.18: Der Einfluss von Zugentlastungen am Rücken auf den Schmerz. Aus White, A. & Panjabi, M. M. (1992). Clinical biomechanics of the spine. 2. Aufl. Philadelphia: J. B. Lippinott. Abdruck mit Erlaubnis.

7.5 Zusammenfassung

Trainer und Sportler sollten beim Krafttraining der Verletzungsprävention im Bereich der Lendenwirbelsäule besondere Aufmerksamkeit widmen.

Aus biomechanischer Sicht sind besondere Kennzeichen der Zwischenwirbelscheiben ihre Wassersättigung und ihr Innendruck. Während einer vertikalen Belastung entspricht die mechanische Belastung der Bandscheibe der Belastung der aufeinanderfolgenden Wirbel. Auf keinen Fall ist sie geringer. Bei Verbiegungen der Wirbelsäule wird der zentrale gallertige Kern zur Gegenseite verschoben und der faserknorpelige Ring wölbt sich etwas vor. Das kann zu schmerzhaften Druckwirkungen auf die Rückenmarkfortsätze führen.

Die mechanischen Belastungen der Zwischenwirbelscheiben können in stoßartige und statische Belastungen klassifiziert werden. Stoßbelastungen treten in charakteristischer Weise bei Landevorgängen auf. Sie können gemindert werden durch das Zusammenwirken der dämpfenden Eigenschaften des Bodens, der Sportschuhe und des motorischen Systems mit der Landetechnik. Eine weiche Landetechnik mit koordinierter Sprunggelenkplantar- und Kniegelenkflexion mindert die Bremskraftspitzen.

Die statischen Belastungen auf die Zwischenwirbelscheiben werden hauptsächlich durch Muskelanspannungen und Sehnenkräfte verursacht und weniger durch äußere Kräfte. Beim Gewichtheben kann die extrem hohe Belastung der Lendenwirbelsäule durch einen erhöhten Bauchrauminnendruck gemindert werden, der eine innere Stützfunktion ausübt. Im Ergebnis kann der Druck auf die Zwischenwirbelscheiben im Mittel um 20 % und in Extremfällen um 40 % verringert werden. Mit der Leistungsentwicklung im Gewichtheben steigt auch der Bauchrauminnendruck an, wodurch die mechanische Belastung der Wirbelsäule verringert wird.

Um Verletzungen im Lendenwirbelsäulenbereich vorzubeugen, sind die einwirkenden Belastungen so gering wie möglich zu halten und die Muskeln dieses Bereichs zu kräftigen (Aufbau eines „Muskelkorsetts"). Zu den prophylaktischen Maßnahmen gehören Muskelkrafttraining und eine richtige sportliche Technik.

Zu den zu kräftigenden Muskeln zählen neben der Rückenstreckmuskulatur die gerade Bauchmuskulatur und die kurzen, tiefer gelegenen Rückenmuskeln. Eine zweckmäßige sportliche Technik hilft ebenfalls, Verletzungen zu vermeiden. Die Lumbarlordose ist beim Gewichtheben beizubehalten. Wenn irgendwie möglich, sollten Lasten aus der Kniebeuge und nicht aus dem Bücken hochgehoben werden.

Hebegürtel und Polsterungen können den Bauchrauminnendruck erhöhen und die Wirbelsäule stabilisieren. Korrekturen der Körperhaltung und die Vervollkommnung der Beweglichkeit sind weiterhin zu empfehlen, insbesondere für Menschen mit starker Lumbarlordose. Um eine Beckenkippung und Hyperlordose zu korrigieren, muss die Bauchmuskulatur gekräftigt werden und einer Verkürzung der Hüftbeuger muss entgegengewirkt werden.

Um die Maße und Eigenschaften der Zwischenwirbelscheiben nach hohen und lang andauernden Belastungen wiederherzustellen, sind rehabilitative Maßnahmen angebracht. Diese beinhalten Massage, Schwimmen im warmen Wasser und insbesondere Zugentlastungen für den Rücken.

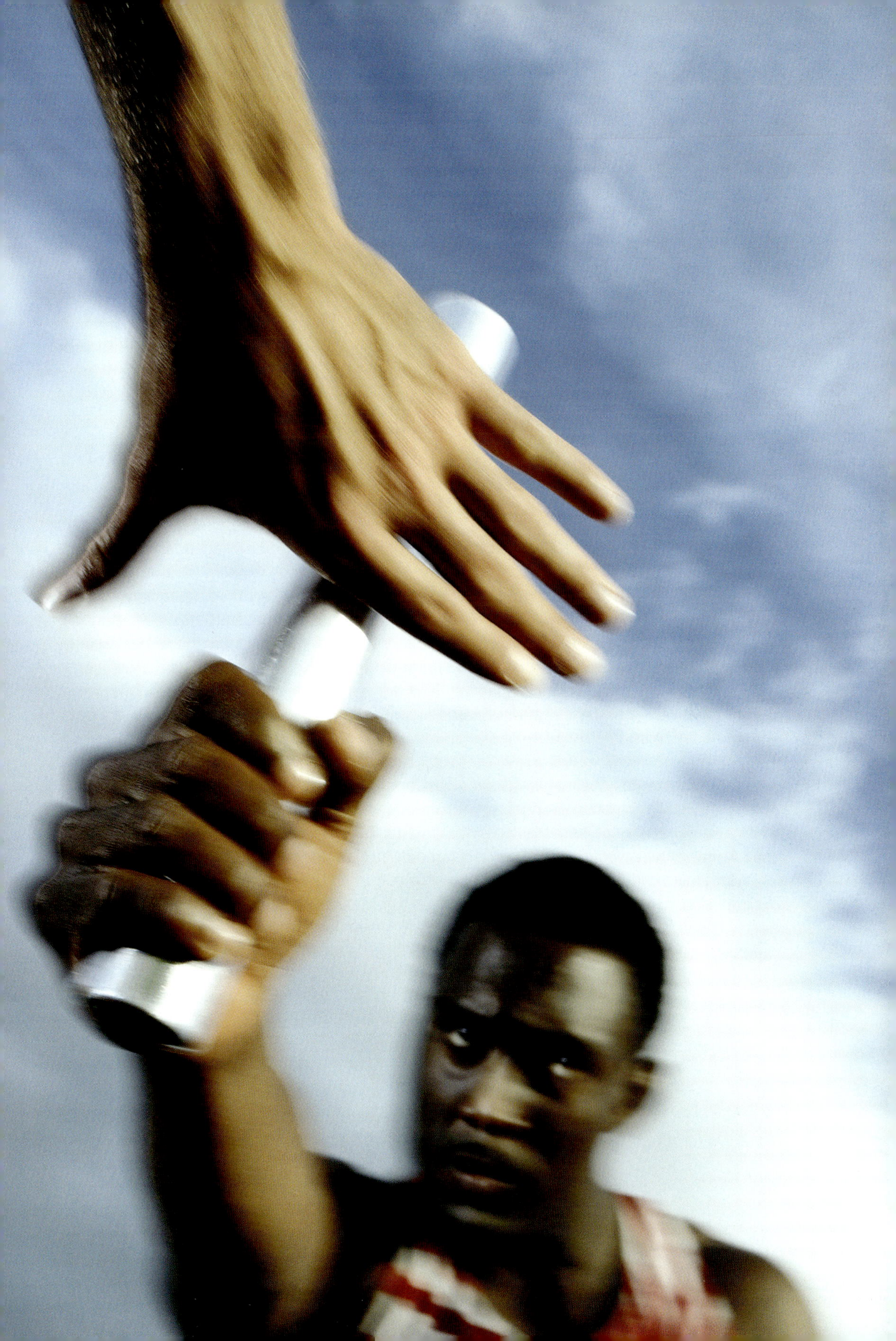

8 Zielgerichtetes spezielles Krafttraining

Maximalkrafttraining wird unter verschiedenen Zielsetzungen durchgeführt. Diese spezifischen Ziele schließen die Kraft- und Schnellkraftentwicklung ebenso ein wie die Erhöhung der Muskelmasse, der Ausdauer und die Verletzungsprophylaxe. In diesem Kapitel betrachten wir die Besonderheiten der verschiedenen Krafttrainingsmethoden. Gewöhnlich werden hohe Widerstände zur Vergrößerung der Muskelkraft eingesetzt, das heißt zur maximalen Kraft, die ein Sportler bei einer bestimmten Bewegung entwickeln kann. Unter den olympischen Sportarten gilt dieses Kriterium beispielsweise für das Gewichtheben. Bisher wurde vorrangig das Training unter der Kraft-Zielstellung betrachtet. Bevor andere Zielstellungen diskutiert werden sollen, ist es hilfreich, einige Anmerkungen zum Training von erfahrenen Kraftsportlern zu machen.

8.1 Kraftentwicklung

Die Idee, auf der das Training erfahrener Sportler beruht, besteht nicht darin, die Kraft an sich als eigenständigen Faktor zu entwickeln, sondern die beiden zugrunde liegenden muskulären und neuralen Faktoren. Um die neuromuskuläre Koordination zu verbessern (Rekrutierung motorischer Einheiten, Entladefrequenz, Synchronisation, das gesamte Koordinationsmuster), ist bevorzugt die Methode maximaler Krafteinsätze anzuwenden. Um andererseits die Ausbildung der Muskelhypertrophie zu stimulieren, sind die Methoden wiederholter und submaximaler Krafteinsätze geeigneter. Durch die Übungsauswahl, die Trainingsintensität und die Trainingslast (Umfang) kann eine positive Adaptation in die erwünschte Richtung hervorgerufen werden. Andererseits bewirken Standardübungen und eine konstante Last nur eine verfrühte Akkommodation und Verbrauchtheit.

Alle drei Aspekte des Maximalkrafttrainings (Übungstyp, Trainingsmethode – maximale oder submaximale Krafteinsätze – und Trainingsumfang) sollten in einer abgestimmten Weise verändert werden. Da keine negative Überlagerung der Trainingswirkungen beim Einsatz von Methoden mit unterschiedlich großen Widerständen erfolgt, können diese Methoden prinzipiell im Mikrozyklus und auch an einem Trainingstag und in einer Trainingseinheit kombiniert werden. So ist es beispielsweise möglich, die Hantel mit Maximallast einmal zu heben (1 RM) und anschließend in der Trainingseinheit die Methode maximaler Krafteinsätze anzuwenden. Allerdings bringt die zeitlich abgestimmte Aufeinanderfolge von Übungsauswahl, Methoden und Belastungen bessere Ergebnisse. Bei einer typischen zeitlichen Aufeinanderfolge wird ein Übungskomplex nach zwei Mesozyklen gewechselt. So werden beispielsweise in zwei aufeinanderfolgenden Mesozyklen nur zwei oder drei für das Reißen spezifische Trainingsübungen eingesetzt, wobei insgesamt neun zur Verfügung stehen. Diese für das Reißen spezifischen Übungen werden hinsichtlich der Bewegungsausführung und der Hantelposition in der Ausgangsstellung klassifiziert. Die Bewegungsausführungen sind (a) die Wettkampfübung (die Hantel wird aus einer tiefen Beugestellung in eine tiefe Kniebeuge gehoben), (b) das Standreißen (die Hantel wird nur mit leicht gebeugten Beinen über dem Kopf fixiert) und (c) Zugübungen (die Hantel wird nur über Schulterhöhe gezogen und nicht über dem Kopf fixiert). Dabei bestehen drei Ausgangsstellungen: (a) vom Boden, (b) von Blöcken und (c) aus dem Hang. Daraus ergeben sich insgesamt neun Kombinationsmöglichkeiten.

Bei einem typischen zeitlichen Ablauf werden die dominierenden Methoden in jedem Mesozyklus gewechselt, wobei im ersten Mesozyklus die Entwicklung der Muskelhypertrophie im Vordergrund steht (hauptsächlich durch die Methoden submaximaler und wiederholter Krafteinsätze). Die Variation der Trainingsbelastung basiert auf der empirischen „60 %-Regel".

TRAININGSZIEL: MAXIMALKRAFT
Kombinieren Sie hochintensives Training (um die neuromuskuläre Koordination zu entwickeln) und die Methoden wiederholter oder submaximaler Krafteinsätze, um die Muskelhypertrophie zu entwickeln. Wechseln Sie die Trainingsübungen regelmäßig ab und variieren Sie die Trainingsbelastung.

8.2 Schnellkraftentwicklung

In vielen Sportarten werden Krafttrainingsübungen eingesetzt, um die Schnellkraft oder die Bewegungsgeschwindigkeit bei einem gegebenen äußeren Widerstand (Körpergewicht, Gerätemasse) zu entwickeln und weniger zur Maximalkraftentwicklung an sich. Bei dieser Zielsetzung wird die Maximalkraft als Voraussetzung für eine hohe Bewegungsgeschwindigkeit angesehen. Allerdings ist die Transmutation des erreichten Kraftniveaus in entsprechende Geschwindigkeitsverbesserungen nicht leicht zu erreichen. Zwei Aspekte sind von erstrangiger Bedeutung: die richtige Übungsauswahl und der zeitliche Ablauf des Trainings.

Den Anforderungen nach Übungsspezifik sollte in vollem Umfange entsprochen werden. Im Vordergrund sollte die Wettkampfübung mit Zusatzwiderständen stehen (das bezieht sich auf das Training von Spitzensportlern und nicht von Anfängern). Wir verweisen auf die entsprechenden Ausführungen in Kapitel 6 (Wettkampfübungen mit Zusatzbelastung). Die Wirkungsrichtung dieses Widerstands sollte der Spezifik gerecht werden (bei den Lokomotionen – in horizontaler Richtung). Seine Größe sollte kein Ausmaß annehmen, bei dem sich die Bewegungsausführung stark ändert.

Zu Beginn eines Trainingsabschnitts ist es ratsam, die Sportler in der Wettkampfübung mit Zusatzgewichten zu testen (ebenso auch mit verringertem Widerstand, wenn das möglich ist). Damit kann für jeden Sportler festgestellt werden, welchem Teil der Kraft-Geschwindigkeits-Kurve er zuzuordnen ist (s. Abb. 8.1). Beispielsweise können Kugelstoßer sowohl mit dem Wettkampfgerät (7,257 kg) als auch mit 8-kg- und 9-kg-Kugeln getestet werden. Beim Vergleich der Testwerte mit den entsprechenden Daten von Spitzensportlern kann der Trainingsplan für einen bestimmten Zeitabschnitt präzisiert werden. So ist die Aussage möglich, ob der Sportler sein Augenmerk auf das Training mit schweren oder leichten Geräten legen sollte.

Trainer und Sportler sollten bei der Übungsauswahl für das Schnellkrafttraining all die Aspekte der Übungsspezifik beachten, die in Kapitel 6 beschrieben wurden (einbezogene Muskeln, Widerstandscharakteristik, zeitlicher Ablauf der Kraftentwicklung, Bewegungsgeschwindigkeit, Bewegungsrichtung und die Beziehung zwischen Kraftentwicklung und Körperposition). Es sollten dieselben Muskeln wie bei der Wettkampfübung einbezogen werden und die Widerstandscharakteristik sollte den Verhältnissen bei der Wettkampfübung so nahe wie möglich kommen. So ist es sinnvoll, isokinetische Übungen für das Landtraining in Wassersportarten (Schwimmen, Rudern, Kanu) zu empfehlen, die durch eine geringe Bewegungsgeschwindigkeit

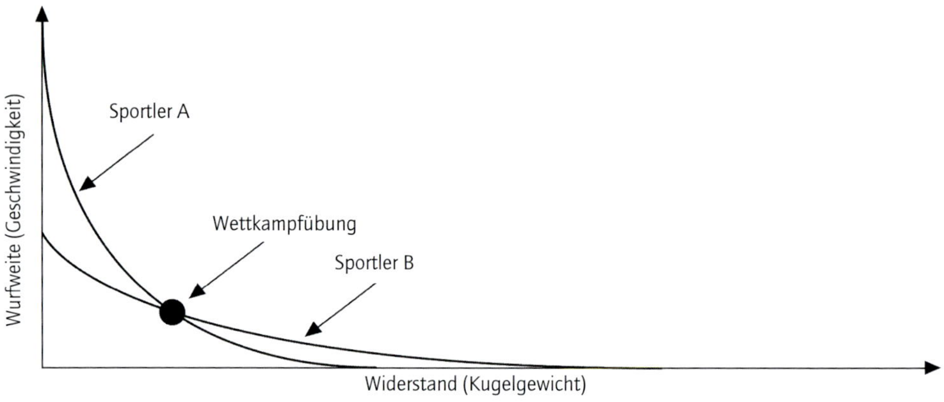

Abb. 8.1: Testleistungen von zwei Sportlern mit derselben Weite beim Standkugelstoß. Die Leistungen unterschieden sich beim Stoßen schwerer Geräte. Da Sportler A mit der schweren Kugel eine geringere Leistungsfähigkeit als Sportler B aufweist, kann gefolgert werden, dass sein Kraftpotenzial durch den Einsatz schwerer Geräte deutlich erhöht werden kann. Sportler B sollte den Trainingsschwerpunkt in eine andere Richtung lenken (Vervollkommnung der sportlichen Technik, Einsatz leichter Geräte und dergleichen).

und eine hohe Kraftanspannung über den gesamten Bewegungsraum gekennzeichnet sind, nicht aber für Schnellkraftsportarten. Andererseits sind Übungen mit freien Gewichten nicht für das Training von Schwimmern geeignet, da sie keine Muskelentspannung unmittelbar nach dem Krafteinsatz ermöglichen.

Wenn für die Kraftentwicklung bei einer Wettkampfübung nur eine kurze Zeit zur Verfügung steht (weniger als 0,3 s), wird gegenüber der Maximalkraft die Kraftentwicklung pro Zeiteinheit (der Kraftgradient) zum entscheidenden Faktor. Der Vergleich zwischen der maximalen Kraftentwicklung und der verfügbaren maximalen Kraft bei einer schnellen Bewegung hat sich als hilfreich bei der Trainingsplanung erwiesen. Wenn das Explosivkraftdefizit (die Differenz zwischen der Maximalkraft und den Kraftwerten bei Absprung, Abwurf usw.) zu groß ist (über 50 % von F_{mm}), ist ein Krafttraining, das auf die Erhöhung der Maximalkraft abzielt, nicht effektiv. Die vergrößerte Maximalkraft steht nicht zur Erhöhung der Bewegungsgeschwindigkeit (Bewegungsleistung) zur Verfügung. Infolge des kurzzeitigen Krafteinsatzes kann der Maximalwert nicht entwickelt werden, sodass die Kraftentwicklung pro Zeiteinheit (der Kraftgradient) und nicht die Maximalkraft das primäre Trainingsziel darstellt.

Maximale konzentrische Krafteinsätze, wie beim Heben maximaler Lasten, können den Kraftgradienten bei manchen Sportlern verbessern. Da jedoch derartige Bewegungen mehr die Maximalkraft ansprechen und weniger den Kraftgradienten, bringt dieses Vorgehen bei Spitzensportlern kaum positive Ergebnisse.

Um den Kraftgradienten zu vergrößern, werden Übungen mit maximal schnellen Muskeleinsätzen gegen hohe Widerstände angewandt. Infolge der großen Last ergeben sich relativ geringe Bewegungsgeschwindigkeiten, aber die Geschwindigkeit der muskulären Aktion (der Kraftgradient) muss extrem groß sein. Dabei sind auch maximale Willensanstrengungen erforderlich. Die Übungen sind in ausgeruhtem Zustand zu absolvieren, gewöhnlich unmittelbar nach der Erwärmung. Der typische Trainingsablauf beinhaltet drei Serien mit jeweils drei Wiederholungen bei einer Last um 90 % des Maximums. Die Erholungspausen zwischen den Serien sollten lang sein (ungefähr 5 min). In dieser Zeit können andere Muskelgruppen trainiert werden. Wenn das Trainingsziel darin besteht, den Kraftgradienten zu entwickeln, werden derartige Übungen gewöhnlich 4 x wöchentlich eingesetzt, zum Erhalt des erreichten Niveaus 2 x wöchentlich. Infolge der eintretenden Akkommodation sollten nach 6-8 Wochen die Übungen gewechselt werden.

Der Kraftgradient kann auch durch das Training mit reversibler Muskelarbeit entwickelt werden (siehe die in diesem Kapitel folgenden Ausführungen zum Dehnungs-Verkürzungs-Zyklus).

Die Bewegungsgeschwindigkeit ist eine weitere wichtige Größe von Krafttrainingsübungen zur Schnellkraftverbesserung. Die charakteristische Zielstellung besteht darin, die Bewegungsgeschwindigkeit bei einem gegebenen äußeren Widerstand zu vergrößern. In der Kraft-Geschwindigkeits-Beziehung führt das zu einer Verschiebung der entsprechenden Kraft- und Geschwindigkeitswerte vom Punkt F-V_1 zu Punkt F-V_2 (s. Abb. 8.2a). Es ist allerdings unmöglich, die Lage eines Punktes auf der Kraft-Geschwindigkeits-Kurve zu verändern (z. B. die Bewegungsgeschwindigkeit bei einem bestimmten Widerstand), ohne die Lage der Gesamtkurve zu beeinflussen (z. B. die Geschwindigkeit bei unterschiedlichen Widerständen). Die folgenden vier Möglichkeiten der Veränderung der Kraft-Geschwindigkeits-Werte sind möglich.

Bei der ersten Variante (s. Abb. 8.2b) erstrecken sich die positiven Geschwindigkeitsveränderungen über den gesamten Bereich der Kraft-Geschwindigkeits-Kurve. Wenn es sich hierbei um die Kraft-Geschwindigkeits-Kurve von Wurfbewegungen nach einem Trainingsabschnitt handeln würde (bei der das Gerätegewicht variiert und die Weite gemessen wurde), dann könnte der Sportler sowohl mit dem leichten als auch mit dem schweren Gerät weiter stoßen. Eine derartige Veränderung ist typisch für junge Sportler und bei Spitzensportlern nur selten feststellbar. Ein Training mit hohen Lasten und geringen Geschwindigkeiten begünstigt die Zunahme der Bewegungsgeschwindigkeit bei hohen Lasten (s. Abb. 8.2c) und mit dem schweren Gerät ist eine Leistungsentwicklung zu verzeichnen. Das ist die im Sport am häufigsten anzutreffende Vorgehensweise. Das Training mit geringen Widerständen und hohen Geschwindigkeiten bewirkt eine Leistungsentwicklung in diesem unteren Lastbereich (s. Abb. 8.2d). Das ist eine hilfreiche, zusätzliche Trainingsstrategie, die mit einem Training im oberen Lastbereich abgewechselt werden sollte (während oder unmittelbar vor der Periode der Leistungsprägung).

Das Training im mittleren Lastbereich (beispielsweise nur mit dem Wettkampfgerät) führt zu einer Streckung der Kraft-Geschwindigkeits-Kurve (s. Abb. 8.2e). Dabei entwickelt sich die Leistungsfähigkeit im mittleren Bereich der Kurve, wie es im Ergebnis eines spezifischen Trainings mit konstantem Gerätegewicht eintritt. Derartige Veränderungen der Kraft-Geschwindigkeits-Beziehung sind nur von kurzer Dauer (gewöhnlich nur über eine Saison) und die

Höhe des Zuwachses ist relativ gering. Die Kraft-Geschwindigkeits-Kurve kann gestreckt werden, sie kann jedoch keine konvexe Form annehmen. Für eine nachhaltige Leistungsentwicklung in einem Lastbereich müssen also auch Verbesserungen in Zonen mit geringem und höherem Widerstand erreicht werden. Das führt zu einer kontroversen Situation. Einerseits hängen die Trainingsleistungen von der Übungsgeschwindigkeit ab. Um die Leistung mit dem Standardgewicht zu verbessern, muss der Sportler im Kraft-Geschwindigkeits-Bereich wie bei der Wettkampfübung trainieren. Die spezifischen Trainingswirkungen auf die Kraft-Geschwindigkeits-Kurve sind in Abbildung 8.2e zu sehen. Diese Veränderung ist jedoch nur von kurzer Dauer. Andererseits lassen sich deutliche Verbesserungen bei weniger spezifischen Übungen mit hohen Lasten und geringen Geschwindigkeiten erzielen ebenso wie im Bereich geringer Lasten und hoher Geschwindigkeiten. Derartige Überlegungen werden beim Training von Spitzensportlern angestellt (s. Abb. 8.3).

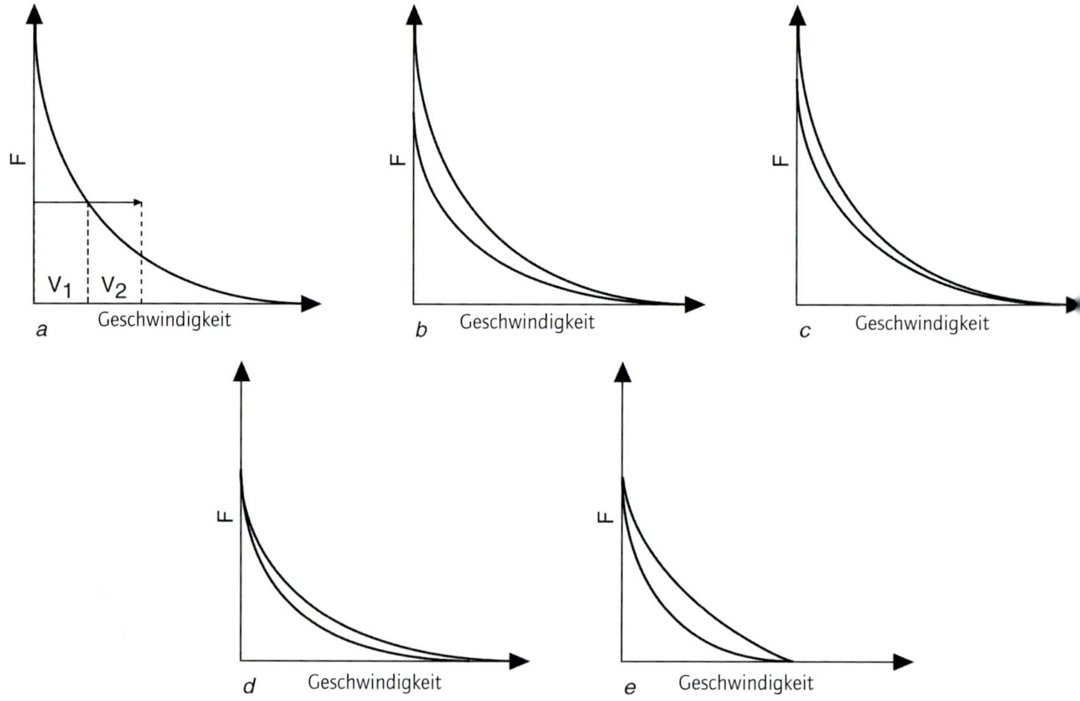

Abb. 8.2: Veränderungen in der Kraft-Geschwindigkeits-Beziehung durch Trainingswirkung. Siehe die Erläuterungen im Text.

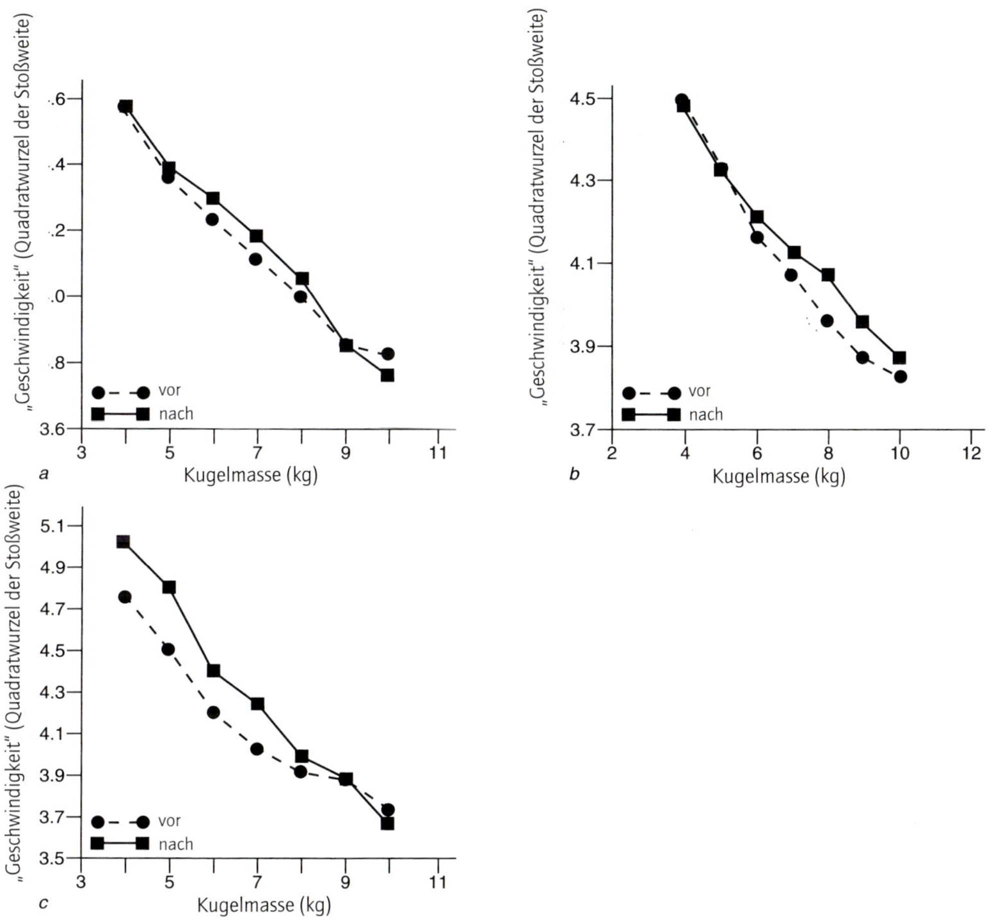

Abb. 8.3: Leistungen im Standkugelstoßen vor und nach einem siebenwöchigen Training mit Kugeln unterschiedlicher Masse. Mit 4-bis 10-kg-Kugeln wurde getestet. (a) Nur Nutzung der 7,257-kg-Wettkampfkugel (N = 4), (b) Einsatz schwerer Kugeln (8-10 kg), in den Trainingseinheiten wurden 70 % schwere Kugeln eingesetzt, 30 % der Stöße erfolgten mit dem 7,257-kg-Wettkampfgerät (N = 4), (c) Einsatz leichter Kugeln (4,5-6 kg), in den Trainingseinheiten wurden 70 % leichte Kugeln eingesetzt (N = 3). Im Kugelstoßen stellt die Stoßweite eine Funktion der Abfluggeschwindigkeit (v_0), des Abflugwinkels (α) und der Ausstoßhöhe (h) dar:

$$\text{Weite} = \frac{v^2}{g} \cdot \cos\alpha \left(\sin^2\alpha + \sqrt{\sin^2\alpha + \frac{2gh}{v^2}}\right),$$

mit g – Endbeschleunigung. Da die Stoßweite vom Quadrat der Abfluggeschwindigkeit abhängt, repräsentiert die als Ordinate dargestellte Quadratwurzel der Weite (näherungsweise) die Abfluggeschwindigkeit. Aus: Zatsiorsky, V. M. & Karasiov, N. A: (1978). Der Einsatz unterschiedlich schwerer Kugeln im Training von Spitzenkugelstoßern. Moskau: Zentralinstitut für Körperkultur (in Russisch).

TRAININGSZIEL: MUSKELLEISTUNG
Setzen Sie bei der Wettkampfübung Zusatzwiderstände ein. Das ist oft der schnellste Weg, um Fortschritte in der Leistungsentwicklung zu erzielen. Er ist aber auch unzulänglich, da die anfängliche Entwicklung infolge der Akkommodation nicht lange anhält. Andere Trainingsmaßnahmen sind erforderlich.

Erhöhen Sie die Maximalkraft. Es ist für Sportler unmöglich, hohe Kräfte bei schnellen Bewegungen zu entwickeln, wenn sie bei einer langsamen Bewegung keine vergleichbaren oder größeren Kräfte entwickeln können. Jedoch darf die Bedeutung der Maximalkraft zur Schnellkraftentwicklung nicht überschätzt werden. Ein starker Sportler zu sein, ist nicht gleichbedeutend damit, ein schnellkräftiger Sportler zu sein. Es stimmt zwar, dass alle Spitzensportler in den Schnellkraftsportarten sehr stark sind. Jedoch können nicht alle starken Menschen schnellkräftige Bewegungen ausführen, wenn größere Kräfte und hohe Bewegungsgeschwindigkeiten zusammentreffen. Trainieren Sie die Kraftentwicklung pro Zeiteinheit (den Kraftgradienten): Wenn die für die Kraftentwicklung zur Verfügung stehende Zeit kurz ist, hat der Kraftgradient mehr Bedeutung als die Maximalkraft. Vergrößern Sie nicht nur die maximale F_{mm}, sondern auch die dynamische Kraft – die Kraft, die bei hohen Bewegungsgeschwindigkeiten zu entwickeln ist. Verwenden Sie Übungen, die äußerste Muskelkrafteinsätze bei moderaten Widerständen abverlangen (Methode dynamischer Krafteinsätze). Setzen Sie spezifische Übungen ein, um die reversible Muskelarbeit (Dehnungs-Verkürzungszyklus) zu entwickeln. Sie stellt eine spezielle motorische Eigenschaft dar.

Die Bewegungsrichtung ist eine Schlüsselstelle für die Trainingswirkung. Bei vielen Bewegungen werden die Muskeln vor der Verkürzung kraftvoll gedehnt (Dehnungs-Verkürzungs-Zyklus, reversible Muskelarbeit). Wie in Kapitel 2 beschrieben, sind die der reversiblen Muskelarbeit zugrunde liegenden Mechanismen komplexer Natur. Aus diesem Grund ist die reversible Muskelarbeit sehr spezifisch, insbesondere bei hochtrainierten Sportlern, und sollte als eine eigenständige motorische Eigenschaft trainiert werden (vergleichbar mit der anaeroben Ausdauer und mit dem Kraftgradienten). Die Übungen, die unter dieser Zielstellung einzusetzen sind, wurden in Kapitel 6 beschrieben.

Zusammenfassend besteht das Training zur Schnellkraftentwicklung aus (a) der Wettkampfübung mit zusätzlichem Widerstand und (b) aus Hilfsübungen. Die Letzteren zielen auf die Entwicklung (a) der Maximalkraft, (b) des Kraftanstiegs, (c) der dynamischen Kraft (die Muskelkraft, die bei hohen Bewegungsgeschwindigkeiten entwickelt werden kann) und (d) der Kraft im Dehnungs-Verkürzungs-Zyklus (reversible Muskelarbeit) ab. Das Verhältnis der Übungen dieser Gruppe zueinander sollte für jeden Sportler individuell bestimmt werden und sollte sich bei Veränderung der Leistungsfähigkeit auch verändern.

8.3 Muskelmasse

Während die Muskelhypertrophie ein vordergründiges Ziel der Bodybuilder darstellt, sind Sportler nicht vordergründig an der Zunahme der Muskelmasse interessiert. Jedoch stellt die Muskelhypertrophie eine wichtige Möglichkeit der Muskelkraftentwicklung dar. In einigen Sportarten kann ein hohes Körpergewicht von Vorteil sein und die Sportler sind daher interessiert, ihre Muskelmasse zu vergrößern (Linienspieler im Football, Werfer). Daher werden auch Trainingsmethoden der Bodybuilder in anderen Sportarten genutzt.

Das Hauptziel eines solchen Trainings besteht in der maximalen Aktivierung des Proteinkatabolismus (Abbau von Muskelproteinen), der seinerseits die Synthese kontraktiler Proteine während der Wiederherstellungsphasen stimuliert. Da der Gesamtbetrag des abgebauten Proteins bei Trainingslasten zwischen 5-7 und 10-12 Wiederholungen am größten ist, wird dafür diese spezielle Trainingsintensität empfohlen (Methode wiederholter Krafteinsätze und Methode submaximaler Krafteinsätze). Die Trainingsgestaltung wird ebenfalls durch die Zielstellung, den Proteinabbau zu stimulieren, bedingt:

- Kurze Ruhepausen zwischen den Serien von 1-2 min im Vergleich von 3-5 min im Training der Gewichtheber, bei denen die Zielsetzung im neuronalen Output liegt.

- Training von höchstens 2-3 Muskelgruppen oder Körperteilen in einer Trainingseinheit oder an einem Trainingstag, am folgenden Tag werden die anderen Muskelgruppen einbezogen. Diese Vorgehensweise wird als **Splittraining** bezeichnet. Die Arme, Schultern und die Bauchmuskeln werden z. B. am ersten Tag trainiert, die Beine am zweiten Tag, Brust und Rücken am dritten Tag und der vierte Tag ist ein Ruhetag.
  Durch das Splitsystem wird eine Muskelgruppe in der Trainingseinheit vollständig ermüdet, anschließend hat sie Zeit zur Wiederherstellung (im angeführten Beispiel ungefähr 72 h). Die jeweiligen Muskelgruppen werden dabei 2x pro Woche trainiert. Das Splitsystem wird niemals unter der Zielstellung eingesetzt, die neuralen Mechanismen der Kraftsteigerung zu vervollkommnen.

- Mehrere Übungen (gewöhnlich 2-5) werden für dieselbe Muskelgruppe in einer Trainingseinheit eingesetzt. Die Übungen können in der Reihenfolge variieren. Beispielsweise kann das Armbeugen mit einer Hantel abwechselnd in suppinierter und pronierter Haltung erfolgen. In den eingesetzten Muskelgruppen sollte jedoch keine Abwechslung erfolgen. Es sollten alle Übungen für die jeweilige Muskelgruppe hintereinander ausgeführt werden. So sind beispielsweise alle Übungen für die Rückenmuskulatur zuerst anzuwenden, dann die für den Brustkorb. Die Idee besteht darin, auch dadurch die Muskelgruppen so stark wie möglich zu aktivieren und völlig zu ermüden. Die leicht abgewandelten Übungen für ein und dieselbe Muskelgruppe werden aufeinanderfolgend eingesetzt. Diese Methode, **Flushing** genannt, beruhte ursprünglich auf der Annahme, dass eine Zunahme der Blutzirkulation das Muskelwachstum stimuliert. Bis zu 20-25 Serien pro Muskelgruppe können in einer Trainingseinheit ausgeführt werden. Tabelle 8.1 gibt einen zusammenfassenden Vergleich zum Training der Muskelmasse und der Muskelkraft.

TRAININGSZIEL: MUSKELMASSE

Aktivieren Sie den Proteinabbau in den betreffenden Muskelgruppen während der Trainingseinheiten und die Proteinsuperkompensation in den Erholungspausen. Nutzen Sie Gewichte, die zwischen 5-6 und 10-12 x bewältigt werden können (Methode der wiederholten Krafteinsätze und Methode submaximaler Krafteinsätze).

Befolgen Sie die in Tabelle 8.1 gegebenen Empfehlungen.

Tab. 8.1: Trainingspläne zur Entwicklung von Muskelhypertrophie oder Muskelkraft (neurale Faktoren)

Trainingsvariable	Muskelhypertrophie	Muskelkraft (neurale Faktoren)
Zielstellung	Aktivierung und Ermüdung der einbezogenen Muskeln	Rekrutierung einer maximalen Anzahl motorischer Einheiten mit optimaler Entladefrequenz
Intensität (Wiederholungsmaximum)	Von 5-7 bis 10-12	1-5
Pausen – zwischen Serien – zwischen Trainingseinheiten, die auf die gleichen Muskelgruppen zielen	 Kurz (1-2 min) Lang (48-72 h)	 Lang (2-5 min) Kurz (24-48 h)
Übungen in einer Trainingseinheit	3 oder weniger Muskelgruppen (Splitsystem)	Viele Muskelgruppen
Aufeinanderfolge von Übungen in einer Trainingseinheit	Übungen für eine Muskelgruppe können variieren, Übungen für verschiedenen Muskelgruppen wechseln einander nicht ab	Empfehlenswert
Trainingsumfang (Last Wiederholungen, Serien)	Groß (4-5 x)	Geringer (4-5 x)

8.4 Ausdauerleistungsfähigkeit

Ausdauer wird als die Fähigkeit definiert, der Ermüdung zu widerstehen. So wie die menschlichen Tätigkeiten verschiedenartig sind, so sind auch die Art und Weise und die Mechanismen der Ermüdung unterschiedlich. Die Ermüdung, die bei der Arbeit am Fingerergografen auftritt, hat wenig Gemeinsamkeiten mit der Ermüdung eines Marathonläufers oder Boxers. Daher unterscheiden sich auch die entsprechenden Arten der Ausdauer.

Muskuläre Ausdauer

Die muskuläre Ausdauer zeigt sich bei Übungen mit hohen Lasten, wie beispielsweise beim wiederholten Bankdrücken, die keine hohen Anforderungen an die Aktivierung des kardiovaskulären und respiratorischen Systems stellen. Die Ermüdung wird bedingt durch die Funktionsweise von Elementen des neuromuskulären Systems, die direkt in die Bewegungsausführung einbezogen sind.

Die muskuläre Ausdauer wird entweder durch die Anzahl der Wiederholungen charakterisiert, die bis zum Abbruch ausgeführt werden können (beispielsweise die maximale Anzahl von Zügen, von Kniebeugen mit einem Bein), oder durch die Zeit, die erforderlich ist, um eine vorgegebene Anzahl von Hebungen oder Körperhaltungen auszuführen. In beiden Fällen kann die Belastung in Absolutwerten angegeben werden, wie Kilogramm oder Newton (z. B. eine 50-kg-Hantel), oder relativ zur Maximalkraft (z. B. ein Hantelgewicht von 50 % der F_{mm}). Dementsprechend werden **absolute** und **relative Ausdauerkennziffern** ermittelt. Bei der Bestimmung der absoluten Ausdauer werden die individuellen Unterschiede in der Muskelkraft vernachlässigt. Das ist der Fall, wenn ein Sportler eine bestimmte Last heben soll. Wird die relative Ausdauer ermittelt, werden alle einbezogenen Sportler aufgefordert, eine Last von einer bestimmten prozentualen Höhe der jeweiligen Maximalkraft zu bewältigen.

Die absoluten Ausdauerkennziffern zeigen eine beachtliche Korrelation zur Muskelkraft. Personen mit einem hohen Kraftniveau können eine Krafttrainingsübung häufiger hintereinander ausführen als weniger starke Personen (s. Abb. 8.4). Allerdings ist diese Korrelation erst bei einem Widerstand von mindestens 25 % der Maximalkraft feststellbar. Bei geringerer Last nimmt die Anzahl der möglichen Wiederholungen stark zu, und das erfolgt unabhängig vom Niveau der Maximalkraft (s. Abb. 8.5): Die relativen Maximalkraftkennziffern korrelieren nicht positiv mit der Maximalkraft, sie weisen oft eine negative Beziehung auf.

Es soll anhand eines Beispiels die Beziehung zwischen Kraft und Ausdauer veranschaulicht werden. Angenommen, zwei Sportler erreichen im Bankdrücken 100 und 60 kg. Es liegt auf der Hand, dass der erste Sportler die 50-kg-Hantel öfter drücken kann als der zweite und dass damit die absolute Ausdauerkennziffer für diesen Sportler besser ist. Wenn von beiden Sportlern gefordert wird, die 10-kg-Hantel zu drücken (weniger als 25 % der jeweiligen Maximalkraft), dann ist es nicht möglich, vorauszusagen, wer eine größere Ausdauer aufweist. In diesem Fall wird die Ausdauer (ausgedrückt durch die Wiederholungsanzahl) nicht vom Kraftniveau bestimmt. Wenn beide Sportler ein Hantelgewicht von 50 % ihrer Maximalkraft drücken (50 und 30 kg), dann ist es ebenfalls nicht möglich, vorherzusagen, wer von beiden die größere Ausdauer aufweist. In diesem Fall korreliert die Ausdauer ebenfalls nicht mit der Kraft.

Da das individuell unterschiedliche Kraftniveau der Sportler im Wettkampf nicht berücksichtigt wird, ist in der Praxis das Augenmerk auf die absolute Ausdauer zu legen. Wie festgestellt wurde, hängen diese Kennziffern maßgeblich vom Kraftniveau ab. Wenn der Widerstand, den ein Sportler bewältigen muss, zunimmt, wirkt sich das auch auf die Kraft-Ausdauer-Beziehung aus. Wenn es erforderlich ist, mehrfach Lasten von über 75-80 % der maximalen Muskelkraft zu bewältigen, dann besteht keine Notwendigkeit für ein spezielles Ausdauertraining. Bei geringerem Widerstand müssen Kraft und Ausdauer gleichermaßen entwickelt werden. Ein Turner, der den Kreuzhang nicht drei Sekunden halten kann, wie es die Regeln erfordern, muss sein Kraftniveau verbessern, nicht die Ausdauer. Aber wenn ein Turner vier Kreuzhänge in seiner Kür ausführt und den fünften nicht halten kann, dann muss er seine Ausdauer verbessern (gemeinsam mit der Kraft). In diesem Fall sind wiederholte Krafttrainingsübungen mit 40-80 % der Maximalkraft zu empfehlen. Dabei werden so viele Wiederholungen wie möglich ausgeführt. Wenn der Widerstand weniger als 20-25 % der Maximalkraft beträgt (z. B. bei einem Trainingsprogramm, das auf die Verbesserung der Maximalkraft gerichtet ist), dann tritt keine unmittelbare Verbesserung der sportlichen Leistungsfähigkeit ein. Sportler aus derartigen Disziplinen, wie beispielsweise Marathonläufer, setzen auch kaum Widerstände im Training ein.

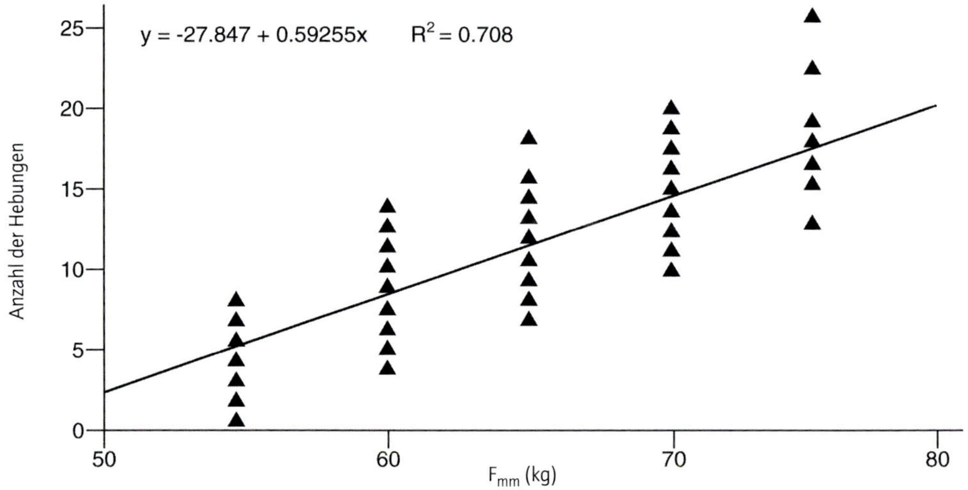

Abb. 8.4: Beziehungen zwischen maximaler Hantelmasse (kg) bzw. maximalem Hantelgewicht F_{mm}, N beim Bankdrücken und Wiederholungsanzahl mit einer 50-kg-Hantel, ebenfalls Bankdrücken. Alle zwei Sekunden war eine Hebung auszuführen. Als Probanden dienten 16-18-jährige Ringer (N = 60). Ihre Maximalkraft erreichte im Mittel 645 N. Die 50-kg-Hantel stellte damit etwa 75 % der mittleren F_{mm} der Stichprobe dar. Die Anzahl der dargestellten Messwerte liegt unter dem Stichprobenumfang (60), da einige Probanden die gleichen Testleistungen aufwiesen. Wenn F_{mm} und die Anzahl der Hebungen einander entsprachen, waren die Punkte deckungsgleich.

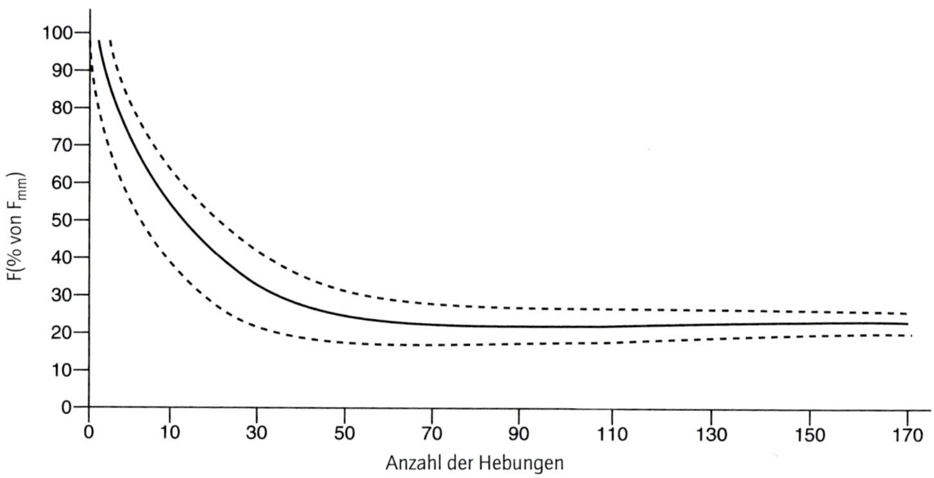

Abb. 8.5: Abhängigkeit der Wiederholungsanzahl im Bankdrücken vom relativen Hantelgewicht. Mittelwerte von 16 Gewichthebern. Die durchgezogene Linie repräsentiert die gerundeten Mittelwerte, die unterbrochenen Linien geben die Standardabweichungen an.
Beide Angaben aus: Zatsiorsky, V. M. & Kulik, N. (1965). Zwei Arten von Ausdauerkennwerten. Teoria i Praktivka Fizceskoij Kulturij, 27 (2), 35-41 (in Russisch). Abdruck mit Erlaubnis der Zeitschrift.

Um den potenziellen Wert des Krafttrainings in einer bestimmten Sportart zu beurteilen, sollte die Kraftentwicklung bei der Wettkampfübung mit der maximalen Kraft bei einer vergleichbaren Bewegung verglichen werden. Beispielsweise entwickelt ein Ruderer im Skull bis zu 1 kN an der Griffstelle des Ruders. An Land können in vergleichbarer Körperhaltung Kräfte von 2,2-2,5 kN entwickelt werden. Das bedeutet, dass der Sportler beim Rudern Kräfte entwickeln muss, die 40-50 % seiner F_{mm} erreichen. Da der Kraftanteil unter Wettkampfbedingungen hoch ist, besteht kein Zweifel daran, dass Krafttraining für Ruderer zur Entwicklung der Maximalkraft sinnvoll ist. Es muss jedoch mit der Entwicklung der muskulären Ausdauer kombiniert werden.

Zirkeltraining ist ein effektives und bequemes Mittel zur Verbesserung der muskulären Ausdauer. Die Trainingsgruppe wird entsprechend der verfügbaren Stationen in mehrere (7-12) Gruppen eingeteilt. Jeder Sportler führt an den einzelnen Stationen jeweils eine Übung aus, wobei nacheinander alle Stationen durchlaufen werden (s. Abb. 8.6). Übungen mit dem eigenen Körpergewicht, freie Gewichte, Krafttrainingsmaschinen und Dehnungsübungen können an den verschiedenen Stationen eingesetzt werden. Die aufeinanderfolgenden Stationen sollten nicht die gleichen Muskelgruppen einbeziehen. Die Sportler wechseln relativ zügig von einer Station zur nächsten mit kurzen Ruhepausen dazwischen. Ein Durchgang ist beendet, wenn alle Stationen von jedem Sportler absolviert wurden. Die Gesamtzeit dafür wird vorgegeben.

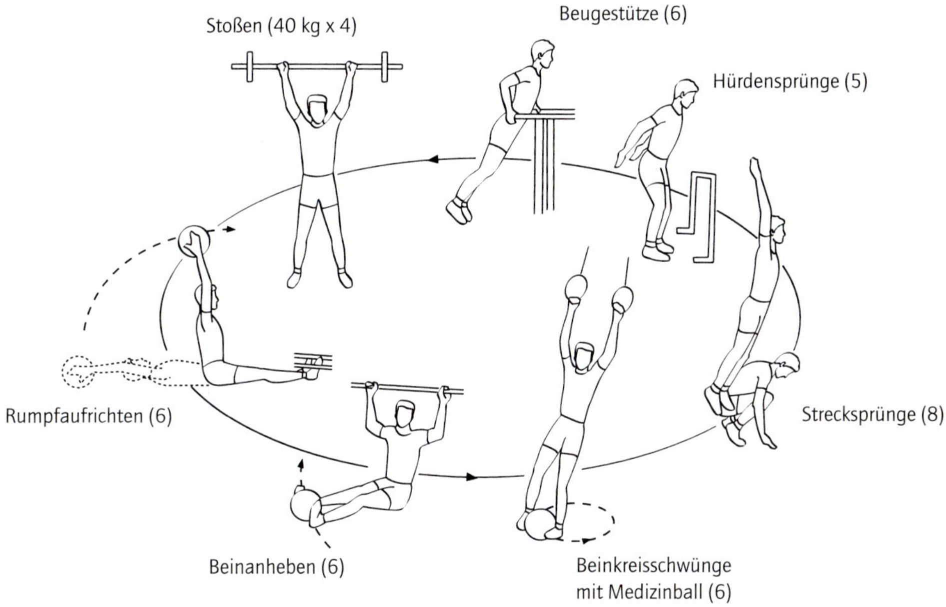

Abb. 8.6: Beispiel für ein Zirkeltraining. Aus: Zatriorsky (1996). Die motorischen Eigenschaften von Sportlern, S. 156. Moskau: FIS (in Russisch). Nachdruck mit Erlaubnis des Verlags.

TRAININGSZIEL: MUSKULÄRE AUSDAUER

Vergleichen Sie die Kraftwerte (F), die bei der interessierenden Bewegung entwickelt werden (beispielsweise bei jedem Ruderschlag) mit den Werten der Maximalkraft F_{mm} bei einem einzelnen Krafteinsatz in einer vergleichbaren Bewegung und in der günstigsten Körperposition.

Wenn F > 80 % der F_{mm}, dann sollte keine Ausdauer trainiert werden, trainieren Sie in diesem Fall die Maximalkraft. Wenn F > 20 % der F_{mm}, dann sollte keine Maximalkraft trainiert werden, trainieren Sie in diesem Fall die Ausdauer. Wenn 20 % < F < 80 % der F_{mm}, dann sollten Maximalkraft und muskuläre Ausdauer trainiert werden. Benutzen Sie dazu die Methode der submaximalen Krafteinsätze. Variieren Sie die Widerstandsstärke. Die Übungen in den Sets müssen bis zur Erschöpfung durchgeführt werden. Benutzen Sie dazu das Zirkeltraining

Alle Merkmale eines Trainingsprogramms (Spezifik, Richtung, Komplexität, Trainingsbelastung) können beim Zirkeltraining bequem an die spezifischen Belange angepasst werden. In der Praxis ist jedoch nur eine relativ geringe Anzahl von Zirkeltrainingsprogrammen in Anwendung. Beim Zirkeltraining werden gewöhnlich Lasten von 50-70 % des Wiederholungsmaximums bei 5-15 Wiederholungen pro Station eingesetzt. Die Ruhepause zwischen den Stationen beträgt 15-30 Sekunden. Es werden 1-3 Durchgänge absolviert mit einer Gesamtdauer von 15-30 Minuten.

Ausdauersportarten

In den Ausdauersportarten treffen hohe energetische Anforderungen auf einen steigenden Sauerstoffverbrauch und erhöhten anaeroben Metabolismus. Das kardiovaskuläre und respiratorische System ist in höchstem Maße aktiviert. Die sportliche Leistung wird eher durch die zentralen Systeme für die Zirkulation, Respiration und für den Wärmeaustausch begrenzt als durch die periphere Muskelfunktion allein. Zwischen der lokalen und der generellen Ausdauer hat sich nur eine geringe Korrelation gezeigt. Versuche, das Training in der Vorbereitungsperiode bei Ausdauersportlern (Eisschnellläufer, Skilangläufer) auf Übungen zur lokalen Ausdauerentwicklung (Einbein-Kniebeugen) zu begrenzen, haben sich als ineffektiv erwiesen. Die Sportler verbesserten ihre Leistungsfähigkeit bei den Einbein-Kniebeugen von 30-50 Wiederholungen bis auf mehrere hundert Wiederholungen (und sogar über 1.000 Wiederholungen), ohne eine spürbare Verbesserung in der Wettkampfleistung zu erzielen. Daher war über viele Jahre hinweg das Training der lokalen Ausdauer unter Ausdauersportlern wenig populär. Es wurde als Verschwendung von Zeit und Kraft angesehen.

Gegenwärtig sieht die Situation jedoch anders aus. Da für eine optimale Leistungsausprägung in vielen Sportarten sowohl die Ausdauer- als auch die Kraftentwicklung erforderlich ist, werden Krafttrainingsübungen von Ausdauersportlern extensiv genutzt. Allerdings besteht die Zielstellung nicht darin, die Maximalkraft per se zu vergrößern, sondern, und das ist der wichtigste Teil dieses Konzepts, in der Vergrößerung der Kraft, die von den langsamen Muskelfasern entwickelt wird. Wir erinnern, dass die Muskeln des Menschen aus verschiedenen Fasertypen bestehen, grob in langsame und schnelle Fasern eingeteilt. Die langsamen Muskelfasern sind bestens an längere aerobe Arbeit angepasst. Die schnellen Muskelfasern, die an kurzzeitige Aktivitäten angepasst sind, sind durch eine hohe Kraft- und Leistungsabgabe sowie einen schnellen Kraftanstieg gekennzeichnet. Ein Krafttraining ist hauptsächlich auf die Vergrößerung der maximalen Muskelkraft gerichtet und spricht dabei vorrangig die schnellen motorischen Einheiten (mE) an. Bei Ausdauerleistungen aktiviert jedoch ein frühzeitiges Einbeziehen der mE den anaeroben Metabolismus und bewirkt eine frühzeitige Ermüdung.

In den Ausdauersportarten besteht eine genau gegensätzliche Zielstellung. Der Sportler möchte seine Arbeitsfähigkeit mit einer bestimmten Intensität so lange wie möglich aufrechterhalten, indem die langsamen Muskelfasern einbezogen werden. Nur unter diesen Bedingungen erfolgt die Stoffwechselantwort auf die Belastung aerob und die Arbeitsfähigkeit kann aufrechterhalten werden. Die Einbeziehung von schnellen Muskelfasern ist bei lang andauernder Arbeit aus einleuchtenden Gründen nicht wünschenswert. Je geringer die Anzahl der aktivierten schnellen Fasern, desto besser. Daher sollte die Kraft, die von einem Sportler bei einer Ausdauerleistung aufgebracht wird, nicht mit der Maximalkraft verglichen werden, sondern nur mit der Kraft der langsamen (ermüdungsresistenten, oxidativen) Muskelfasern.

Die langsamen Muskelfasern passen sich nicht an erhöhte Kraftanforderungen mit den „klassischen" Krafttrainingsmethoden an. Diese Methoden sind darauf gerichtet, die schnellen Muskelfasern zu rekrutieren und zu trainieren. Um das Kraftvermögen von Ausdauersportlern zu verbessern, sind lang andauernde Übungsserien mit relativ geringen Widerständen angebracht. Der Bereich der durch den Trainingsreiz angesprochenen mE sollte sich auf die langsamen mE erstrecken. Unter Trainern ist die Auffassung verbreitet, dass die Muskeln auf dem höchsten Niveau ihrer aeroben Kapazität arbeiten müssen. So umfassen Übungsserien beispielsweise Hebungen von fünf Minuten Dauer. Der mehrfache Olympiasieger im 1.500-m-Freistilschwimmen und Weltrekordinhaber Vladimir Salnikov führte in den 80er Jahren bis zu 10 Übungen an einem speziellen Trainingsgerät aus. Jede Serie dauerte 10 Minuten. Dieses Training, das von Schwimmexperten als Krafttraining bezeichnet wurde, erinnerte nur entfernt an das Training der Gewichtheber.

Es ist schwierig, ein derartiges Krafttraining mit dem Ausdauertraining zu verbinden. Die Anforderungen der beiden Bereiche sind zu unterschiedlich. Das Maximalkrafttraining stimuliert beispielsweise die Muskelhypertrophie, wodurch die Kapillarendichte und das Mitochondrienvolumen verringert werden. Diese Veränderungen stehen im Gegensatz zur Ausdauer. Im Gegensatz dazu bewirkt Ausdauertraining eine Zunahme der Kapillarendichte und des Volumens der Mitochondrien und kann zu einer Verringerung der Muskelfasergröße führen. Wenn Kraft- und Ausdauertraining gleichzeitig absolviert werden, ist es für den Organismus schwierig, sich an die gegensätzlichen Anforderungen anzupassen. Folglich verschlechtert die Kombination von Ausdauer- und Krafttraining den Kraftzuwachs im Vergleich zu einem alleinigen Krafttraining. Das trifft auch auf das Ausdauertraining zu. Wenn sich der Zeitraum zwischen den beiden Übungstypen verringert, wird die gegenseitige Behinderung größer. Ein Training am selben Tag beeinträchtigt die Entwicklung in einem größeren Maße als ein Training an aufeinanderfolgenden Tagen. Ein weiterer Faktor, der das Zusammenwirken beeinflusst, ist die Größe der Trainingsbelastung. Je höher die Belastung, umso unverträglicher wird das Krafttraining mit dem Ausdauertraining.

Die Lösung besteht im aufeinanderfolgenden Training von Kraft und Ausdauer, indem zunächst der Schwerpunkt auf das Krafttraining gelegt wird und danach auf das Ausdauertraining (s. Abb. 8.7). Die umgekehrte Reihenfolge ist weniger effektiv. Die motorische Eigenschaft, die nicht das primäre Trainingsziel während eines Mesozyklus darstellt, sollte im Niveau durch eine entsprechende Trainingsbelastung erhalten bleiben (mit Ausnahme der Phase der Leistungsausprägung, in der eine verminderte Belastung angebracht ist).

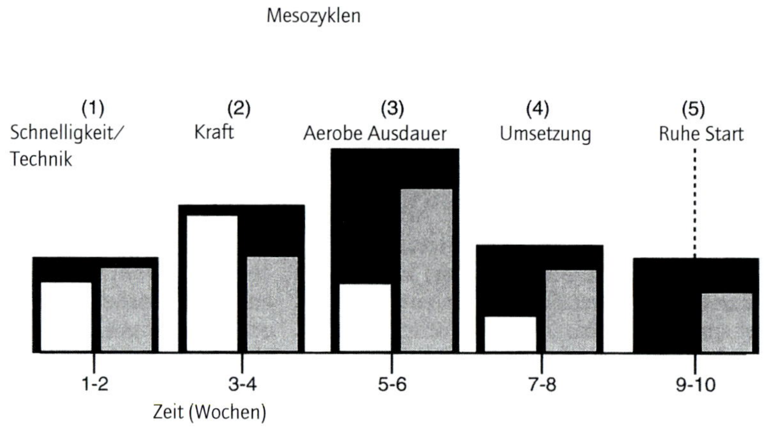

Trainingsdauer	■	11 h 40 min	11 h 60 min	11 h 90 min	10 h 45 min	10 h 40 min
Belastung im Krafttraining	□	50%	100%	50%	25%	0%
Strecke (km)	▒	40-60	55-77	88-120	40-60	20-30
Zeit für Trocken-übungen (h)		8	11	7	5	0
% Kontrolle der Herzfrequenz pro Trainingseinheit		0	25	100	50	0

Abb. 8.7: Trainingsplan von Vladimir Salnikov (Olympiasieger 1980 und 1988 im 1.500-m-Freistilschwimmen), aufgestellt von seinem Trainer Igor Koshkin. Beachten Sie: (1) Auf den Krafttrainings-Zyklus folgt das ausdauerorientierte Training. (2) Nichtzielgerichtete motorische Eigenschaften werden mit einer Belastung trainiert, die deren Niveauerhalt sichert. Diese Belastung ist etwa 2-3 x geringer als die entwickelnde Belastung. Beispielsweise wurde im Kraftmesozyklus 11 Stunden pro Woche an Land trainiert, während der Leistungsausprägung nur fünf Stunden. Der Schwimmumfang betrug maximal 120 km und minimal 40 km. (3) Es werden die weniger üblichen, kurzen Mesozyklen von zwei Wochen Dauer genutzt, gewöhnlich dauern Mesozyklen vier Wochen. Aus: Vorbereitungen der Schwimmnationalmannschaft auf die Olympischen Spiele 1980 in Moskau (1981). Forschungsbericht Nr. 81-5 (S. 241). Moskau: Allunions-Forschungsinsitut für Körperkultur (in Russisch).

TRAININGSZIEL: GRUNDLEGENDE (KARDIO-RESPIRATORISCHE, INSBESONDERE AEROBE) AUSDAUER

Streben Sie die Vergrößerung der Kraft der langsamen, oxidativen motorischen Einheiten (Fasern) an, die ermüdungsresistent sind. Setzen keine maximalen Gewichtsbelastungen ein. Nutzen Sie submaximale Lasten in Verbindung mit einer hohen Wiederholungsanzahl. Setzen Sie Kraft- und Ausdauerprogramme nacheinander ein.

8.5 Verletzungsvorbeugung

Maximalkrafttraining führt sowohl zur Zunahme der Muskelkraft als auch zur Vergrößerung der Kraft in den Bindegewebsstrukturen um die Gelenke (Sehnen, Bänder, Kraft an der Sehnen-Knochen-Verbindungsstelle). Das Krafttraining erhöht die mineralischen Bestandteile im Knochengewebe. Ein kräftiger Muskel absorbiert mehr Energie als ein schwacher Muskel, bevor der Punkt erreicht ist, an dem eine Muskelverletzung auftritt. Das ist von Bedeutung für die Verletzungsprävention.

Um bereits bei der Trainingsplanung das Verletzungsrisiko zu mindern, sind zu berücksichtigen: (a) die Muskelgruppen und die Gelenkbewegungen, (b) das Muskelgleichgewicht und (c) die Bewegungskoordination.

Die zu kräftigenden Muskelgruppen können in spezifische (die in einer Sportart aktiv einbezogen sind) und unspezifische eingeteilt werden. Die wichtigsten unspezifischen Muskelgruppen, die gerade bei jungen Sportlern in der Hauptsache trainiert werden sollten, sind die Bauchmuskulatur und die Rumpfstrecker. Diese **Kernstabilität** – die auch von der Kraft der Hüftabduktoren und der äußeren Hüftrotation abhängt – spielt eine wichtige Rolle bei der Verletzungsprophylaxe.

Die Kräftigung dieser Muskelgruppen ist als Grundlage für ein intensives Training anzusehen. Die spezifischen Muskelgruppen unterscheiden sich in den verschiedenen Sportarten und können von der Nackenmuskulatur (Football, Ringen) bis zu den kleinen Fußmuskeln (Sprung, Sprint) reichen.

Die Muskulatur und die Gelenkstrukturen sind nicht nur im Hinblick auf die Gelenkbewegungen zu kräftigen, die bei der Wettkampfübung erfolgen, sondern auch für andere Gelenkbewegungen. Es ist besonders wichtig, die Gelenkstrukturen bei lateralen Bewegungen zu kräftigen (**Abduktion – Adduktion**) und bei Rotationen um die Längsachse des jeweiligen Körperglieds (Eversion – Inversion des Fußes beispielsweise). Fußballspieler führen viele Übungen zur Kräftigung der Kniestrecker aus. Knieverletzungen werden jedoch häufig durch laterale Kräfte verursacht, die bei seitlichen Bewegungen auftreten oder bei Kollisionen. Wenn die Muskulatur und die Gelenkstrukturen, die das Knie seitlich stabilisieren, nicht entsprechend gekräftigt sind, besteht ein hohes Verletzungsrisiko. Das trifft auch auf die Bewegungen im Sprunggelenk zu. Wenn nur die Plantarflexion trainiert wird, kann der Sportler den hohen, lateral auf den Fuß wirkenden Kräften nicht widerstehen. Die Kraft kann dann zu gering sein, um eine Hyperinversion (oder Hypereversion) zu vermeiden, eine Verletzung ist die Folge. Unglücklicherweise wirkt der Widerstand bei den so populären Krafttrainingsmaschinen nur in eine Richtung, sie besitzen nur einen Freiheitsgrad. Dadurch braucht der Benutzer keine Stabilisierungsarbeit, wie beim Üben mit freien Gewichten, zu leisten. Sportlern, die an Krafttrainingsgeräte gewöhnt sind, geht ein sehr wichtiger Aspekt der Bewegungskoordination verloren – die Gelenkstabilisierung. Gerade wenn ein Ziel des Krafttrainings in der Gelenkstabilisierung besteht, setzen Trainer und Krankengymnasten isokinetische Geräte ein, die nur Kniebeugungen und Streckungen zulassen. Laterale Bewegungen werden unglücklicherweise nicht trainiert, sie würden aber die Muskeln und Strukturen treffen, die das eigentliche Trainingsziel bilden.

Das muskuläre Gleichgewicht ist ebenfalls sehr wichtig, um Verletzungen zu verhindern. Eine große Ungleichheit in der Kraft beider Beine sollte korrigiert werden. Wenn ein Bein deutlich stärker ist als das andere, so führt der Läufer einen kräftigeren Abdruck mit dem stärkeren Bein aus und landet dann auf dem schwächeren Bein. Dieses wird dabei systematisch überbelastet und weist ein größeres Verletzungsrisiko auf. Ein Leistungsunterschied von 10 % und mehr oder eine Differenz im Oberschenkelumfang von mehr als 3 cm erfordert ein spezielles Training für das schwächere Bein. Weiterhin kann eine Dysbalance zwischen den Muskeln und ihren Antagonisten auftreten (beispielsweise zwischen dem Quadrizeps und den Hamstrings). Die Kraft für die Kniestreckung wird vom Quadrizeps entwickelt, während das Abbremsen des Unterschenkels von den Hamstrings besorgt wird. Sie absorbieren die vom Quadrizeps entwickelte Energie. Wenn ein muskuläres Ungleichgewicht besteht, indem der Quadrizeps relativ zu stark ist, kann eine Überforderung der Hamstrings auftreten. Untersuchungen haben ergeben, dass die Hamstrings nicht unter 60 % der Quadrizepskraft entwickeln sollten, um das Verletzungsrisiko zu minimieren. Diese Empfehlung trifft auf Kraftwerte zu, die bei einer Winkelgeschwindigkeit von 30°/s erfasst wurden.

TRAININGSZIEL: VERLETZUNGSPRÄVENTION

Kräftigen Sie die Bauchmuskulatur, die Rückenstrecker und die Hüftgelenkmuskulatur. Kräftigen Sie die für die jeweilige Sportart spezifischen Muskelgruppen. Die Muskeln müssen sowohl für die Gelenkbewegungen bei der Wettkampfübung gekräftigt werden als auch für andere Gelenkbewegungen. Muskuläres Ungleichgewicht ist ebenso zu korrigieren wie Unterschiede zwischen den Extremitäten. Nutzen Sie Übungen, die den Dehnungs-Verküzungs-Zyklus ansprechen.

Schließlich ist der Bewegungskoordination von Krafttrainingsübungen Aufmerksamkeit zu widmen. Die Mehrheit der Übungen nutzt den Dehnungs-Verkürzungs-Zyklus, und Verletzungen passieren häufig während der Dehnungsphase oder beim Übergang von der Dehnung zur Verkürzung, wenn maximale Muskelkräfte auftreten (s. Kap. 2). Daher sollten Übungen, die auf die Verringerung der Verletzungsanfälligkeit abzielen, den Dehnungs-Verkürzungs-Zyklus beinhalten. Bei diesen Übungen werden die Muskeln unter natürlichen Bedingungen trainiert. Die richtige Bewegungskoordination, die Muskelkraft und die Beweglichkeit werden gleichzeitig trainiert. Als Beispiel können Seriensprünge auf einer speziellen gebogenen (dreieckigen) Oberfläche angeführt werden (s. Abb. 8.8). Werden sie regelmäßig und korrekt ausgeführt, kräftigen sie die anatomischen Strukturen der Sprunggelenke und vermindern die Gefahr von Verstauchungen und Verrenkungen.

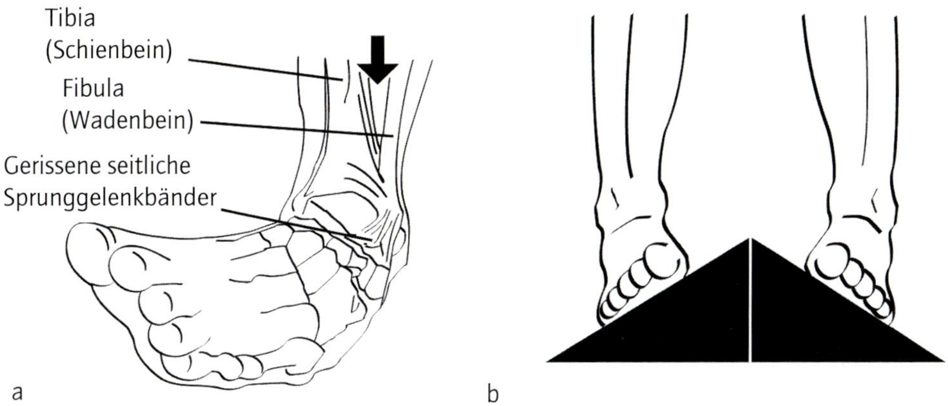

Abb. 8.8: (a) Übermäßige Inversion des Fußes auf Grund inkorrekter Landung. Eine derartige Landung verursacht eine Sprunggelenkverstauchung. Die falsche Landung wurde dadurch verursacht, dass die Sprunggelenkmuskeln der Fußinversion keinen geeigneten Widerstand entgegensetzen. Um die Kraft dieser Muskeln zu steigern und dem Sportler beizubringen, diese Muskeln während der Landung zu aktivieren, können wiederholte Niederhochsprünge auf einer Dreieckskonstruktion durchgeführt werden. Diese Sprünge sollten mit sehr moderater Intensität ausgeführt werden. (b) Fußposition während der Kontaktphase bei wiederholten Sprüngen zur Verbesserung der Fähigkeit des Sportlers, der Fußinversion einen Widerstand entgegenzusetzen. Die stützenden Oberflächen dieses Hilfsgeräts treffen sich an der Spitze des Dreiecks. Zur Verbesserung der Fähigkeit, der Fußeversion einen Widerstand entgegenzusetzen, sollte ein Hilfsgerät eingesetzt werden, bei dem sich die stützenden Oberflächen unten treffen.

8.6 Zusammenfassung

Die grundlegende Idee im Krafttraining zur Kraftentwicklung besteht nicht darin, die Kraft an sich als eingeständiges Ganzes zu trainieren, sondern die zugrunde liegenden muskulären und neuralen Faktoren zu entwickeln. Um die neuromuskuläre Koordination zu entwickeln (Rekrutierung motorischer Einheiten, Entladefrequenz, Synchronisation motorischer Einheiten, gesamtes Koordinationsmuster), ist die Methode maximaler Krafteinsätze am besten geeignet. Um anderweitig die Muskelhypertrophie zu stimulieren, sollten die Methoden wiederholter und submaximaler Krafteinsätze angewandt werden.

Da die Maximalkraft als eine Voraussetzung für eine hohe Bewegungsgeschwindigkeit angesehen wird, erfordert die Transmutation in Geschwindigkeit oder Leistung den Einsatz der Wettkampfübung mit Zusatzlasten und von Hilfsübungen, um die Maximalkraft, den Kraftanstieg pro Zeiteinheit, die dynamische Kraft und die Kraft im Dehnungs-Verkürzungs-Zyklus zu entwickeln. Wenn die Zeit für die Entwicklung der Maximalkraft bei der Wettkampfübung begrenzt ist, besteht das primäre Trainingsziel in der Entwicklung des Kraftgradienten und weniger in der Maximalkraft.

Das Ziel der Übungen zur Vergrößerung der Muskelmasse besteht im Proteinabbau in den einzelnen Muskelgruppen. Dadurch wird seinerseits die Synthese kontraktiler Proteine in den Erholungsintervallen angeregt. Die wirksamste Belastung liegt unter dieser Zielstellung im Bereich von 5-7 und 10-12 Wiederholungsmaxima.

Ausdauer wird als die Fähigkeit definiert, der Ermüdung zu widerstehen. So wie sich die menschlichen Tätigkeiten unterscheiden, sind der Charakter und die Mechanismen der Ermüdung unterschiedlich, und damit auch die Ausdauer. Die muskuläre Ausdauer wird gekennzeichnet entweder durch die Anzahl der bis zum Abbruch möglichen Wiederholungen oder durch die Zeitdauer, die für eine vorgegebene Anzahl von Wiederholungen oder Bewegungsausführungen erforderlich ist. In beiden Fällen kann die Belastung entweder in Absolutwerten angegeben werden (z. B. Heben einer 50-kg-Hantel) oder in Relation zur Maximalkraft (Heben einer Hantellast von 50 % der F_{mm}). Bei Widerständen über 25 % der Maximalkraft korreliert die absolute Ausdauerkennziffer positiv mit der Muskelkraft. Die relativen Ausdauerkennziffern korrelieren meistens negativ mit der Maximalkraft.

Da die Sportler beim Wettkampf nicht nach ihrer Kraft eingeteilt werden, sollte sich in der Praxis auf die absolute Ausdauer konzentriert werden. Sportler, für die der Widerstand weniger als 75-80 % der maximalen Muskelkraft beträgt, sollten die Entwicklung von Kraft und Ausdauer anstreben. Um den potenziellen Wert eines Krafttrainings in einer bestimmten Sportart einschätzen zu können, ist die Kraft, die ein Sportler in der Wettkampfübung aufbringen kann, mit seiner Maximalkraft in einer ähnlichen Bewegung zu vergleichen. Das Zirkeltraining stellt eine wirksame und praktikable Möglichkeit dar, die muskuläre Ausdauer zu entwickeln.

Während das Krafttraining hauptsächlich auf die maximale Einbeziehung und Kräftigung der schnellen motorischen Einheiten abzielt, besteht in den Ausdauersportarten genau die gegensätzliche Zielstellung – mit einer vorgegebenen Intensität so lange wie möglich zu arbeiten unter vordergründiger Einbeziehung der langsamen Muskelfasern. Die „klassischen" Krafttrainingsmethoden sind nicht geeignet, diese langsamen Fasern zu trainieren. Ausdauersportler nutzen zur Erhöhung ihres Kraftvermögens relativ geringe Widerstände und lange Übungsfolgen. Die Zielstellung besteht nicht darin, die Maximalkraft per se zu vergrößern, sondern die Kraftproduktion der langsamen Muskelfasern zu verbessern.

Ein Krafttraining ist nur schwer mit Ausdauerbelastungen zu kombinieren. Wenn das Kraft- und Ausdauertraining gleichzeitig erfolgt, bestehen Schwierigkeiten für den Organismus, sich an die widersprüchlichen Anforderungen anzupassen. Die Lösung des Problems wird erreicht, indem zuerst ein Krafttraining absolviert wird und danach das Ausdauertraining.

Die Trainingsinhalte zur Verringerung des Verletzungsrisikos sind auf die Muskelgruppen, Gelenkbewegungen, auf das muskuläre Gleichgewicht und die Bewegungskoordination gerichtet.

In die Trainingsplanung sind sowohl die unspezifischen als auch die spezifischen Muskelgruppen einzubeziehen, die in einer bestimmten Sportart aktiv einbezogen sind. Die wichtigsten unspezifischen Muskelgruppen, die insbesondere bei jungen Sportlern zu trainieren sind, sind die Bauchmuskulatur, die Rumpfstrecker und die Hüftgelenkmuskulatur. Die Muskulatur und die Gelenkstrukturen sind nicht nur im Hinblick auf die Erfordernisse der Wettkampfübung zu kräftigen, sondern auch für andere Gelenkbewegungen. Es ist besonders wichtig, die Gelenkstrukturen bei lateralen Bewegungen und bei Rotationsbewegungen um die Längsachse der Körperglieder zu kräftigen.

Ein weiterer Aspekt der Verletzungsvorbeugung besteht in der Vermeidung oder Korrektur muskulärer Dysbalancen zwischen Agonisten und Antagonisten wie auch zwischen den Extremitäten. Um die Verletzungsanfälligkeit zu mindern, sollten auch Übungen mit reversibler Muskelarbeit einbezogen werden.

Teil III
Training für besondere Gruppen

Mit der Untersuchung des Trainings von Frauen, Kindern und älteren Sportlern soll in Teil III ein Einblick in die Besonderheiten des Trainings spezieller Personengruppen gegeben werden.

Kapitel 9 ist den besonderen Aspekten des Frauentrainings gewidmet. Zwar bestehen zwischen den Trainingsprogrammen von Frauen und denen von Männern keine Unterschiede, aber es ist wichtig, einige der Herausforderungen zu verstehen, mit denen Frauen sich konfrontiert sehen. Gibt es echte Geschlechtsunterschiede? Wie beeinflussen diese Unterschiede die Gestaltung eines Trainingsprogramms? Dies sind nur zwei der in Kapitel 9 angesprochenen Fragen. Auch sozialpsychologische Aspekte des Körperbilds beeinflussen den Erfolg von Krafttrainingsprogrammen, denn aus Angst, zu viel Masse zu entwickeln, kann es vorkommen, dass weder die richtigen Belastungen noch die optimalen Trainingsmethoden gewählt werden. Kapitel 9 vermittelt tiefere Einsichten in eine optimale Trainingsgestaltung, indem die Unterschiede der Kraft von Frauen im Vergleich zur Kraft der Männer, die Einflüsse des Menstruationszyklus und die Unterschiede der den Anpassungen an Krafttraining bei Frauen zugrunde liegenden Mechanismen erklärt werden.

In Kapitel 10 wird das Krafttraining junger Sportler untersucht. Vor weniger als 20 Jahren rieten viele Ärzte jungen Sportlern noch davon ab, Gewichte zu heben, weil sie nicht nur befürchteten, dass dadurch das Wachstum gehemmt würde, sondern auch der Meinung waren, das Gewichtheben im Kindesalter sei ineffektiv. Sind Krafttrainingsprogramme sicher für junge Sportler? Wenn ja, worin bestehen die Unterschiede zu den Programmen von Erwachsenen? Viele professionelle Organisationen haben bezüglich dieser Themen eine Übereinstimmung erzielt. Vor diesem Hintergrund wird ein Überblick über die Richtlinien gegeben, die bei der Gestaltung eines Krafttrainingsprogramms für Kinder unterschiedlicher Altersstufen zu berücksichtigen sind. In Kapitel 10 werden die grundlegenden Bedürfnisse eines sicheren Kindertrainings und die Wichtigkeit der Aufsicht durch einen erfahrenen Erwachsenen diskutiert. Sicherheit ist in jedem Krafttrainingsprogramm wichtig, aber für junge Sportler ist sie von allerhöchster Priorität, um Verletzungen der Wachstumsfugen zu verhindern und um neben der sportlichen Leistung auch das Wachstum und die Entwicklung zu optimieren. Angesichts der vielen Mythen, die das Krafttraining von Kindern umgeben, ist es wichtig, über die Fakten Bescheid zu wissen. Mithilfe dieses Wissens sind Praktiker in der Lage, sichere und effektive Krafttrainingsprogramme für junge Sportler zu entwickeln.

In Kapitel 11 wird ein genauerer Blick auf den Alterungsprozess und das Training älterer Sportler geworfen. Ein Verständnis des Alterungsprozesses vermittelt Einsichten in die Anpassungsmechanismen, die die Reaktion auf Training beeinflussen. Das Altern beeinflusst die absolut zu erreichenden Zuwächse. Welche Arten von Programmen sollten beim Training älterer Sportler eingesetzt werden? Wie groß sind die zu erwartenden Verbesserungen? Kann Training den Alterungsprozess verzögern? Derartige Fragen beeinflussen nicht nur die Programmgestaltung und die Erwartungen im Zusammenhang mit dem Training älterer Sportler, sondern sie sind auch wichtig zur Entwicklung spezifischer Trainingsziele. Das Herauszögern altersbedingter Verluste sollte das Ziel der meisten Krafttrainingsprogramme sein. Die Verbesserung der Leistung ist entscheidend für ein erfolgreiches Altern und ganz besonders für ältere Sportler.

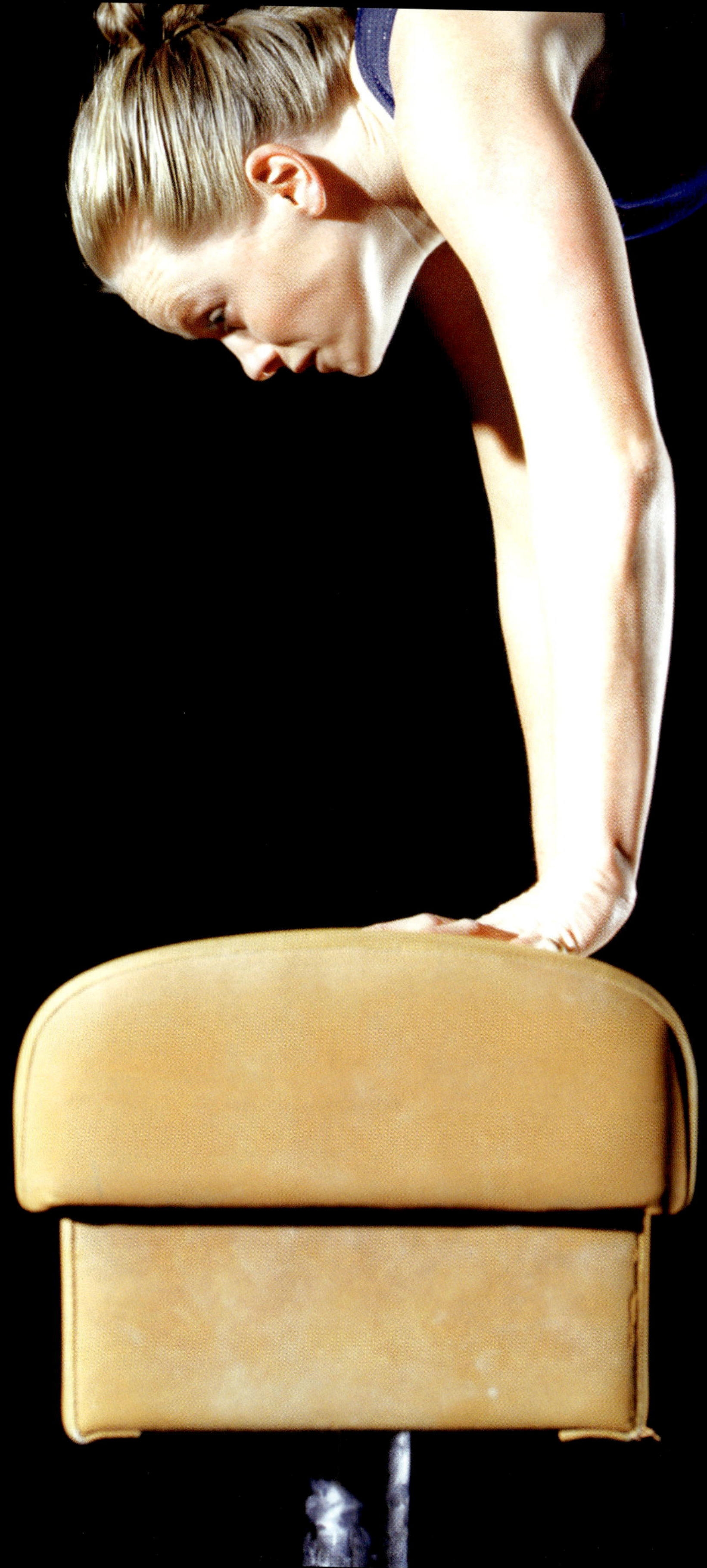

9 Krafttraining für Frauen

Im Verlaufe der letzten 20 Jahre haben alle Spitzensportlerinnen Krafttraining eingesetzt, um ihre Leistung zu verbessern und um Verletzungen vorzubeugen. Es ist wichtig, dass die Programme individualisiert werden, denn jede Person verfügt über ein unterschiedliches anatomisches und physiologisches Profil, dem das Trainingsprogramm angepasst werden muss. Individuelle Diagnosen und Trainingsanleitungen für jede Frau sind entscheidend für die Optimierung der für den Erfolg in einer bestimmten Sportart erforderlichen spezifischen Art der körperlichen Entwicklung. Die Anforderungen einer Sportart und die erforderliche körperliche Entwicklung reichen vom Erzeugen spontaner Kraft in einer Disziplin wie dem Kugelstoßen bis hin zu überlangen Laufdisziplinen wie dem Marathonlauf. Ein sportartspezifisches Trainingsprogramm ist erforderlich, um über diese Spannbreite von Sportarten hinweg Vorteile zu bringen.

Während der letzten 30 Jahre ist die Anzahl sportlich aktiver Frauen weltweit dramatisch angestiegen. Mit dieser Zunahme der Sportgelegenheiten hat das Verletzungsrisiko genauso zugenommen wie die Notwendigkeit einer besseren körperlichen Vorbereitung. Darüber hinaus haben die Anforderungen an die Schnelligkeit, Schnellkraft und Intensität in allen Spielen und Wettkämpfen zugenommen. Dadurch ist auch die Notwendigkeit gestiegen, dass Frauen sich körperlich besser vorbereiten, um ihr Leistungsniveau zu steigern. Auf Grund der komplexeren Kraft- und Konditionstrainingsprogramme an den High Schools und Colleges hat sich die körperliche Entwicklung der Frauen erheblich verändert. Dies lässt sich leicht am Unterschied zwischen den heutigen Sportlerinnen und denen vor 30 Jahren hinsichtlich der Figur, der Körpergröße, der Muskularität, der Muskeldefinition und der Muskelfunktion erkennen. Die traditionellen Geschlechterrollen haben sich gewandelt und das Krafttraining hat dazu geführt, dass immer mehr Frauen ihre optimale körperliche Entwicklung erreichen und den Anforderungen ihrer jeweiligen Sportart gerecht werden. In diesem Kapitel werden die besonderen Aspekte des Krafttrainings für Frauen untersucht, um optimale Programme für sie zu entwickeln.

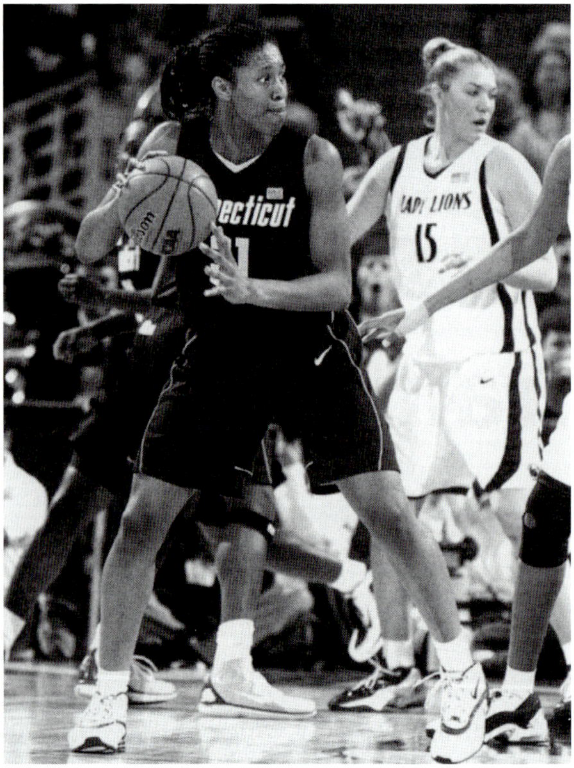

Weibliche Spitzensportlerinnen führen ein Krafttraining durch, um ihre Leistung zu verbessern und Verletzungen vorzubeugen.

9.1 Die Notwendigkeit des Krafttrainings für Frauen

Angesichts der höheren Anforderungen an die Schnellkraft, die Schnelligkeit und die Intensität auf allen Ebenen des Frauensports gibt es eine klare Notwendigkeit für eine gesteigerte Rumpfkraft zusammen mit einer verbesserten Gesamtkörperkraft. Einer der Hauptunterschiede zwischen Männern und Frauen besteht im deutlichen Unterschied hinsichtlich des Umfangs und der Kraft des Oberkörpers, und in vielen Fällen sind es gerade die körperlichen Fähigkeiten des Oberkörpers, die die Leistungsergebnisse begrenzen (d. h. die Schmettergeschwindigkeit im Volleyball, die Wurfweite im Basketball). Eine hohe Leistungsfähigkeit erfordert aber auch die Integration der Kraft in die Gesamtkörperbewegungen (z. B. die Sprint- und Sprungbewegungen sowie die Richtungswechsel).

Oberkörperumfang und Kraftanforderungen

Unabhängig davon, ob es sich um eine College-Basketballspielerin zwischen 20 und 30 Jahren oder um eine Altersklassensportlerin zwischen 50 und 60 handelt, besteht die Hauptherausforderung, der sich die Mehrheit der Frauen ausgesetzt sieht, in der Entwicklung der Rumpfmuskulatur. Die Bedeutung und die Funktion des Oberkörpers nimmt kontinuierlich zu, von der Entwicklung der für die Körperhaltung entscheidenden lokalen **Muskelausdauer** einer Elitelangstreckenläuferin und der Rumpfkraft, die eine Kugelstoßerin benötigt. Da die Rumpfkraft bei der Ausübung sportlicher Techniken vom Sprint bis hin zum Basketballwurf eine wichtige Rolle spielt, müssen Trainingsprogramme für Frauen diese Kraft besonders betonen. Es hat sich herausgestellt, dass Frauen über eine geringere Anzahl von Muskelfasern verfügen und dass der Querschnitt ihrer Muskelfasern kleiner ist als der männlicher Muskelfasern. Um unter diesen Bedingungen die Rumpfmuskulatur zu entwickeln, müssen alle verfügbaren Muskelfasern aktiviert werden. Damit die Entwicklung aller im Körper verfügbaren Muskeln angeregt wird, bedarf es höherer Belastungen. Es kann auch sein, dass der Einsatz von Bodybuildingtechniken erforderlich ist, um die Hypertrophie bestimmter Muskelgruppen des Oberkörpers zu entwickeln. Diese Techniken können dann in ein aus Kraft- und Schnellkraftübungen bestehendes Gesamtkörperprogramm integriert werden.

Schnellkraftanforderungen

Die Entwicklung der Schnellkraft des gesamten Körpers mit Übungen wie schnellkräftiges Umsetzen und anderen olympischen Hebeübungen ist entscheidend für die Steigerung der sportlichen Leistungsfähigkeit. Die Gesamtkörperschnellkraft ist eine Trainingskomponente, die in fast allen Frauensportarten immer mehr an Bedeutung gewinnt. Sie ist daher ein unbedingter Bestandteil jedes Krafttrainingsprogramms. Die Notwendigkeit der Verbesserung dieser körperlichen Fähigkeit lässt sich an den Veränderungen erkennen, die in vielen Sportarten stattgefunden haben, von den kraftvollen Aufschlägen im Tennis bis hin zu den größeren körperlichen Reboundanforderungen im Frauenbasketball. Die gestiegenen Schnellkraftanforderungen im Sport werden mittlerweile als Status quo betrachtet, dem durch bessere Krafttrainingsprogramme und bessere Qualifikation der Sportler begegnet werden muss (siehe Abb. 9.1). Die Entwicklung der Schnellkraft ist folglich eine entscheidende Komponente jedes Krafttrainingsprogramms für Frauen.

Frauen verfügen hinsichtlich der Rumpfkraft und der muskulären Entwicklung über ein größeres Potenzial als Männer. Dies liegt daran, dass effektive Trainingsprogramme für den Oberkörper fehlen. Im Allgemeinen bedeutet das Folgendes:

1. Jeder Oberkörpermuskel muss in mehr Winkelbereichen trainiert werden.
2. Die Übungen sollten mit Schnellkraftübungen der geschlossenen kinetischen Kette verbunden werden.
3. Höhere Widerstände müssen eingesetzt und in ein periodisiertes Krafttrainingsprogramm integriert werden.
4. Es sollte ein Mehrsatztraining durchgeführt werden.
5. Es sollte ein periodisiertes Trainingsformat gewählt werden.

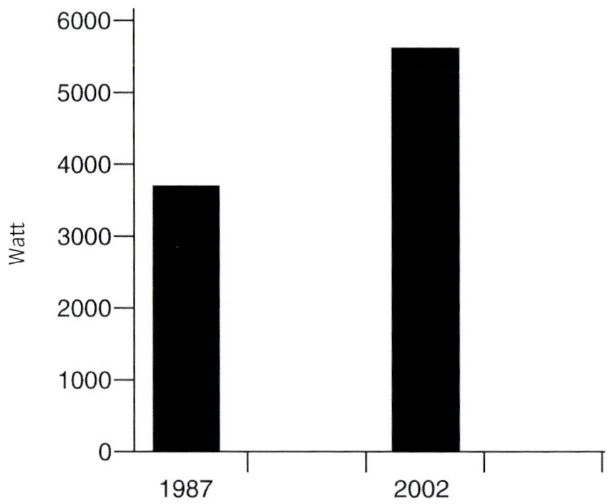

Abbildung 9.1: Von Volleyballspielerinnen der Universität Connecticut erreichte Werte des maximalen Krafteinsatzes bei einem vertikalen Countermovement-Sprung (unveröffentlichte Daten aus dem Labor von Dr. Kraemer)

9.2 Vorteile von und Mythen in Bezug auf das Krafttraining für Frauen

Zu den Vorteilen eines geeigneten Krafttrainingsprogramms für Sportlerinnen gehören die folgenden (Fleck & Kraemer, 2004; Ebben & Jensen, 1998):

- Verbesserte Knochenmodellierung zur Steigerung der Knochenkraft und zur Reduzierung des Osteoporoserisikos.
- Stärkeres Bindegewebe zur Verbesserung der Gelenkstabilität und zur Unterstützung der Verletzungsprophylaxe.
- Gesteigerte funktionale Kraft für sportliche und Alltagsaktivitäten.
- Zunahme der fettfreien Körpermasse und Reduzierung des nichtfunktionalen Körperfetts.
- Gesteigerter **Stoffwechselumsatz** auf Grund der Zunahme der Muskelmasse und Abnahme des Fettanteils.
- Verbessertes Selbstwertgefühl und Selbstvertrauen.
- Verbesserte Leistungsfähigkeit in den sportspezifischen Techniken.

Bestimmte Faktoren können diese Vorteile reduzieren oder eliminieren. Dazu gehören der ausschließliche Einsatz von Krafttrainingsmaschinen, das Training mit zu leichten Lasten und die fehlende Progression hinsichtlich des Widerstands oder der Intensität. Da das Krafttraining jedoch fast jedes körperliche System beeinflussen kann, ist sein korrekter Einsatz im Rahmen eines Konditionstrainingsprogramms für Sportlerinnen möglicherweise erfolgsentscheidend.

Bestimmte Missverständnisse in Bezug auf Frauen und Krafttraining haben dazu geführt, dass die Vorteile des Krafttrainings für Frauen auf Grund ungeeigneter Trainingsprogramme eingeschränkt wurden. Derartige Missverständnisse beziehen sich primär auf die Aspekte, die Ebben und Jensen (1998) in ihrem klassischen Übersichtsartikel „Debunking myths that block opportunity" dargelegt haben.

Trainierbare Muskelmerkmale

Es ist wichtig, im Auge zu behalten, dass jede Sportart einen unterschiedlichen Schwerpunkt auf verschiedene Trainingsmerkmale des neuromuskulären Systems legt. Im Allgemeinen handelt es sich bei diesen trainierbaren Merkmalen um die folgenden:

- die Entwicklung der fettfreien Körpermasse;
- die Entwicklung der Maximalkraft;
- die Entwicklung der maximalen Schnellkraft;
- die Kraftausdauer.

Die Ausgewogenheit dieser Trainingskomponenten hängt von den Anforderungen der spezifischen Sportart und dem individuellen Sportler ab.

Entwicklung der fettfreien Körpermasse

Selbst Sportlerinnen haben Angst, zu „massig" zu werden oder zu viele Muskeln zu entwickeln. Dass sich viele Frauen auf Grund dessen weigern, bestimmte Arten von Trainingseinheiten auszuführen, hat ihre Entwicklung limitiert. Dieser Widerstand ist noch deutlicher in Sportarten, die nicht als typische Kraft- oder Schnellkraftsportarten gelten. Die Befürchtung, zu viel Masse zu entwickeln, ist aber unbegründet, und die Entwicklung der fettfreien Körpermasse ist bei Frauen extrem wichtig, vor allem im Bereich des Oberkörpers. Damit die Muskelmasse entwickelt wird, muss diese Entwicklung durch das Trainingsprotokoll stimuliert werden; anders formuliert, das Muskelgewebe muss aktiviert werden.

Die Stimulation der Muskeln ist eine Funktion der Aktivierung der motorischen Einheiten. Dies bedeutet, dass die beim Training involvierten motorischen Einheiten (Alpha-Motoneuronen und ihre zugehörigen Muskelfasern) zur Kontraktion stimuliert werden müssen. Die Aktivierung der motorischen Einheiten und ihr Bezug zu einer Krafttrainingseinheit wird am ehesten verständlich, wenn man das Grundkonzept des Größenprinzips bei der Vorgabe von Übungsroutinen untersucht (siehe Kap. 3). Dieses Grundkonzept von Faktoren in Bezug auf die Größe der

FOLGENDE ENTWICKLUNGSHEMMENDE MYTHEN SIND ABZUSCHAFFEN:
Mythos 1: Krafttraining bewirkt, dass Frauen Muskelmasse entwickeln und schwerer werden. In Wahrheit trägt Krafttraining zur Reduzierung des Körperfettanteils und zur Zunahme der fettfreien Körpermasse bei. Diese Veränderungen führen möglicherweise zu einer leichten Steigerung des Gesamtgewichts, da fettfreie Körpermasse mehr wiegt als Fett. Krafttraining bewirkt jedoch eine erhebliche Zunahme der Kraft, wobei der Beinumfang unverändert bleibt oder abnimmt und der Oberkörperumfang nur geringfügig zunimmt. Zu einer deutlichen Zunahme des Extremitätenumfangs kommt es lediglich bei Frauen mit einer genetischen Prädisposition für Hypertrophie, die ein Training mit hohen Umfängen und Intensitäten absolvieren.

Mythos 2: Frauen sollten andere Trainingsmethoden als Männer verwenden. Frauen werden häufig dazu ermutigt, an Kraftmaschinen zu trainieren und die Bewegungen langsam und kontrolliert auszuführen, aus Angst davor, freie Gewichte und manuelle Widerstände einzusetzen oder explosive Bewegungen (Bewegungen mit hoher Geschwindigkeit gegen geringe Widerstände) bzw. Übungen gegen das eigene Körpergewicht auszuführen, in der Annahme, dies könnte zu Verletzungen führen.

Tatsächlich gibt es keine Belege dafür, dass Frauen sich beim Krafttraining leichter verletzen als Männer. Geeignete Übungsanleitungen und -techniken sind notwendig, um das Verletzungsrisiko sowohl der Frauen als auch der Männer zu verringern. Alle Teilnehmer an Krafttrainingsprogrammen sollten ein Programm absolvieren, bei dem die Intensität und die Belastung allmählich gesteigert werden.

Des Weiteren sollten sportspezifische Übungen die biomechanischen und Geschwindigkeitsmerkmale der Sportart, für die man trainiert, möglichst genau imitieren. Die beste Methode,

motorischen Einheit wurde von Wissenschaftlern auf vielerlei Weise betrachtet. Untersucht wurde dabei auch die Größe, bezogen auf

1. die Anzahl der Muskelfasern in einer motorischen Einheit,
2. die Größe der Muskelfaserquerschnittsfläche und
3. die Höhe des zur Entladung eines Neurons notwendigen elektrischen Reizes (Quanten der Neurotransmitterentladung).

Ein grundlegendes Verständnis des Größenprinzips ist entscheidend, um einen Einblick in die Faktoren zu gewinnen, die mit der Stimulierung der Muskeln beim Krafttraining zu tun haben. Für das Frauentraining ist dieses Prinzip von besonderer Relevanz. Die meisten Frauen haben Angst davor, schwere Gewichte zu heben, tatsächlich jedoch werden die in den größeren Muskelfasern enthaltenen motorischen Einheiten nur beim Einsatz hoher Widerstände stimuliert oder trainiert.

Das Größenprinzip diktiert, dass motorische Einheiten, von der kleinsten angefangen bis zur größten, nach einem sequenziellen Muster aktiviert werden, um den externen Anforderungen dies zu erreichen, ist der Einsatz von Übungen der geschlossenen kinetischen Kette, bei denen mehrere Gelenke und Muskelgruppen angesprochen sowie die für die betreffende Sportart typischen Bewegungsumfänge realisiert werden. So bietet beispielsweise die Push-Press-Übung (Frontdrücken) einen besseren Trainingsreiz zur Verbesserung der für die Kugelstoßleistung wichtigen Armstreckung als Trizeps-Kickbacks.

Mythos 3: Frauen sollten Training mit hohen Intensitäten oder Lasten vermeiden. Frauen werden typischerweise dazu ermuntert, bei ihren Kraftübungen mit geringeren Gewichten zu trainieren, wie z. B. mit leichten Kurzhanteln. Häufig liegen diese leichten Trainingslasten erheblich unter denen, die notwendig wären, um physiologische Anpassungen hervorzurufen, und ganz bestimmt unter den von Männern verwendeten Lasten.

Die meisten Frauen sind in der Lage, mit höheren Umfängen und Intensitäten zu trainieren, als bislang angenommen wurde. Frauen müssen sogar mit ausreichend hohen Intensitäten trainieren, um Anpassungen der Knochen, Muskeln, des Knorpelgewebes, der Bänder und Sehnen zu erreichen. Wenn die Trainingsintensität sich als unzureichender Reiz erweist, bleiben die Trainingseffekte minimal. Um aus dem Krafttraining maximalen Nutzen zu ziehen, sollten Frauen ihre Übungen gelegentlich im Bereich von oder nahe des Wiederholungsmaximums (RM) für jede Übung absolvieren.*

**Aus: W. P. Ebben & D. R. Jensen (1998). Strength training for women: Debunking myths that block opportunity. The Physician and Sportsmedicine, 26(5): 86-97. Abdruck mit Genehmigung von W. P. Ebben.*

der Übung gerecht zu werden (d. h., um das Hantelgewicht zu heben). Die Anzahl der aktivierten motorischen Einheiten wird in Bezug gesetzt zu den Anforderungen der Widerstände, die zur Entwicklung der für die Ausführung der Trainingsbewegung notwendigen spezifischen Kraft- und Schnellkraftentfaltung eingesetzt werden. Die Größe der von klein bis groß reichenden motorischen Einheiten sowie die von Muskel zu Muskel stark variierende Ansammlung motorischer Einheiten wird darüber hinaus durch viele Faktoren beeinflusst. Es ist wichtig zu verstehen, dass es auch interindividuelle Unterschiede gibt, da nicht alle Frauen (oder Männer) über die gleichen Ansammlungen motorischer Einheiten in einem gegebenen Muskel verfügen (so gibt es z. B. im Quadrizeps eines Elitelangstreckenläufers weniger schnell zuckende (FT) Muskeln als im gleichen Muskel eines 100-m-Sprinters). Derartige Unterschiede unterstreichen auch die inhärenten Unterschiede zwischen den unterschiedlichen Sportlertypen, von Kraft- und Schnellkraftsportlern bis hin zu Ausdauersportlern. Somit diktiert das Bataillon der motorischen Einheiten, die ein Sportler besitzt, teilweise das Leistungspotenzial für verschiedene Aktivitäten. In Abbildung 9.2 werden theoretische Beispiele unterschiedlicher Arten von Ansammlungen motorischer Einheiten bei unterschiedlichen Sportlern dargestellt.

Innerhalb des Konstrukts des Trainingsprogramms müssen mehrere Faktoren der Programmgestaltung berücksichtigt werden, wenn man versucht, die optimale Anzahl der motorischen Einheiten in einem Muskel maximal zu stimulieren. Jedes Mal, wenn man den Winkel verändert, sei es der Gelenkwinkel oder der Kraftangriffswinkel, verändert man die Übung derart, dass unterschiedliche motorische Einheiten eingesetzt werden. Versucht man, die optimale Muskelmasse zu entwickeln, ist es wichtig, Übungen zu verwenden, die unterschiedliche biomechanische Winkel stimulieren (d. h. Gelenkwinkel oder Kraftangriffswinkel). Nur so kann sichergestellt werden, dass der gesamte Muskel stimuliert wird. Will man motorische Einheiten mit höherer Schwelle stimulieren, so sind ebenfalls höhere Widerstände erforderlich. Dies ist besonders wichtig, wenn es um die Schnellkraftentwicklung bei Frauen geht. Der Einsatz höherer Trainingsumfänge (z. B. beim Mehrsatztraining) spielt auch bei der Entwicklung der fettfreien Körpermasse eine wichtige Rolle, da periodisierte Mehrsatztrainingsprogramme sich einem Ein-Satz-Kreistraining für Frauen als überlegen erwiesen haben. Schließlich können all diese Programmelemente in ein periodisiertes Trainingsprogramm zur Erreichung einer optimalen Progression und optimaler Ergebnisse integriert werden.

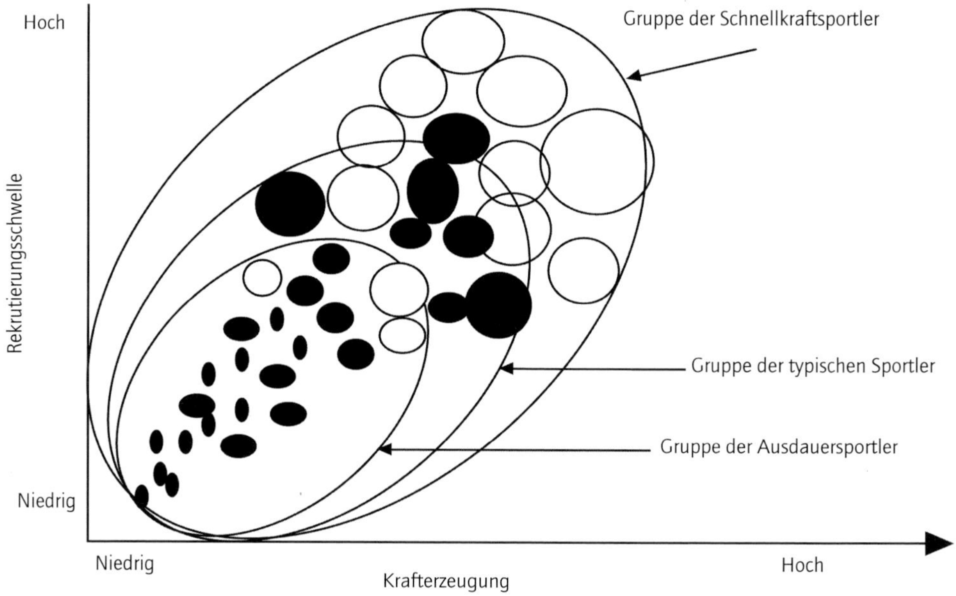

Abbildung 9.2: Ein theoretisches Paradigma für das Größenprinzip. Die Kreise repräsentieren die motorische Einheit und die damit zusammenhängenden Fasern, wobei die größeren Kreise eine höhere Anzahl von Fasern oder größere Fasern enthalten. Die bei einem bestimmten Sportler gefundene Ansammlung motorischer Einheiten wird durch die gruppierten Ellipsen angezeigt.

Kraftentwicklung

Die Entwicklung der Kraft ist sowohl bei Frauen als auch bei Männern in erheblichem Ausmaß von Widerstands-Belastungs-Schemata abhängig. Sehr oft kann das Fehlen schwerer Lasten (3-5 RM oder > 90 % von 1 RM) im Trainingsprogramm die Effektivität der Kraftoptimierung reduzieren. Es ist hinreichend belegt, dass Frauen schwere Lasten benötigen, um die maximale 1-RM-Kraft zu entwickeln. Noch deutlicher ist das Fehlen schwerer Lastenschemata in vielen Frauensportarten, wodurch die Fähigkeit zur Aktivierung des gesamten Muskelgewebes wie auch zur Verbesserung der Bindegewebskraft und -dichte reduziert wird. Während einige Sportarten keine massive Kraft erfordern (z. B. Crosslauf), sind schwere Lasten zur optimalen Entwicklung des Bindegewebes, wie der Bänder, Sehnen und Knochen, notwendig.

Den effektivsten Rahmen für derartige schwere und sehr schwere Lasten stellt der Einsatz eines periodisierten Trainingsplans dar (d. h. die Verwendung klassischer linearer oder nichtlinearer Programme). Ein derartiger Plan ermöglicht die Regeneration nach belastungsintensiven Trainingseinheiten und ist ein notwendiges Element eines optimalen Programms. Wiederum ist zu betonen, dass es kein „Kochbuch" der Programmgestaltung gibt, es aber dennoch notwendig ist, bestimmte wichtige Merkmale in jedes Programm einzubauen. Die folgende Übersicht unter der Überschrift „Periodisiertes Programm zur Entwicklung von Kraft und Schnellkraft" ist ein Beispiel für ein nichtlineares periodisiertes Trainingsprogramm, das in mehreren Untersuchungen mit Frauen angewandt wurde.

Entwicklung der Muskelschnellkraft

Die Muskelschnellkraft ist ein wichtiges Leistungsmerkmal in fast allen Frauensportarten. Die für Konditionstrainingsprogramme einflussreiche Basisgleichung lautet: $P = Fd / t$. Training mit schweren Lasten beeinflusst den Kraftteil der Gleichung, während das Training der mechanischen Schnellkraft zusammen mit Körpermassebewegungen sowie sehr schnellen Bewegungen die Geschwindigkeitskomponente der Gleichung beeinflussen. Folglich spielen das Training mit schweren Widerständen wie auch das explosive Schnellkrafttraining in jedem Krafttrainingsprogramm für Frauen eine wichtige Rolle. Viele Programme konzentrieren sich lediglich auf die Kraftkomponente, aber genauso wichtig ist das Training der Geschwindigkeitskomponente. Bei konzentrischen Bewegungen nimmt die Schnellkraft umso mehr zu, je mehr die Last vom isometrischen Ausgangspunkt an abnimmt. Eine 1-RM-Hebeaktion setzt sich aus einer großen Kraftkomponente und einer relativ kleinen Schnellkraftkomponente zusammen. Die maximale Schnellkraft kann innerhalb der Bewegung erst nach einer deutlichen Abnahme des Widerstands erzeugt werden. Dies wird als maximaler mechanischer **Schnellkraftoutput** bezeichnet (Kraemer & Newton, 2000) (siehe Abb. 9.3). Die maximale mechanische Schnellkraft wird typischerweise irgendwo zwischen 30 und 45 % von 1 RM bei der Sprungkniebeuge und beim Bench Throw realisiert, der Bereich kann bei Hebeübungen wie dem Hang Clean (Anreißen und Umsetzen aus dem Hang), dem Zug (Pull) etc. höher liegen (z. B. 60 und 70 % von 1 RM). Es wurde jedoch beobachtet, dass dieser Prozentsatz bis auf 60 % von 1 RM ansteigen kann. Bei spezifischerem Training der Geschwindigkeitskomponente geht die maximale mechanische Schnellkraft allmählich wieder auf 30-45 % von 1 RM zurück. Olympische Gewichtheber absolvieren jedoch typischerweise kein maximales Training mit einem derart niedrigen Prozentsatz von 1 RM. Dies ist möglicherweise der Grund dafür, dass der maximale Schnellkraftwert bei diesen Hebeübungen so hoch liegt.

PERIODISIERTES PROGRAMM ZUR ENTWICKLUNG VON KRAFT UND SCHNELLKRAFT

Die Progressionen hinsichtlich des Widerstands und der Anzahl der Sätze setzen sich über 12 Wochen fort mit einer aktiven Erholungswoche nach einem 12-wöchigen Zyklus.

Übungen

Montag (schwer)	Mittwoch (moderat)	Freitag (leicht)
Hantel-Kniebeuge (Barbell Squat)	Hang Clean (Anreißen und Umsetzen aus dem Hang)	Sprungkniebeuge (Jump Squat) (Belastung: 30 % von 1 RM)
Bankdrücken (Bench Press)	Beinstreckung (Leg Extension)	Schulterpresse mit Kurzhanteln (Dumbbell Shoulder Press)
Beinpresse (Leg Press) (Schlitten)	Kreuzheben (Deadlift) mit durchgedrückten Beinen	Hoher Zug (High Pull)
Kabelrudern im Sitzen (Cable Seated Row)	„Pec Dec Fly"	Bankdrücken (Bench Press)
Latziehen (Lat-Pulldown)	Kurzhanteldrücken auf der schiefen Ebene (Dumbbell Incline Press)	Rudern im Sitzen (Seated Row)
Schulterpresse (Shoulder Press)	EZ-Arm Curl	Arm Curl mit Kurzhanteln (Dumbbells)
Situps	Trizepsdrücken (Triceps Pushdown)	Situps
Leg Curl	Überstreckung (Hyperextension)	Kreuzheben (Deadlift) mit durchgedrückten Beinen
Kurzhantelrudern im Stand (Dumbbell Upright Row)	Kniebeuge mit Ausfallschritt (Split Squat)	Ausfallschritt (Lunge)

Regenerationspausen zwischen den Sätzen und Übungen:

- Montag: 3-4 min
- Mittwoch: 1-2 min
- Freitag: 2-3 min; Sprungkniebeugen 3-4 min

Widerstands- und Satzbereiche:

- Montag: 3-5-RM-Zone, 3-5 Sätze
- Mittwoch: 6-8-RM-Zone, 2-4 Sätze
- Freitag: 12-14-RM-Zone, 1-3 Sätze; Sprungkniebeugen, 6 Sätze à 3 Wiederholungen

Mit freundlicher Genehmigung des Labors von Dr. Kraemer.

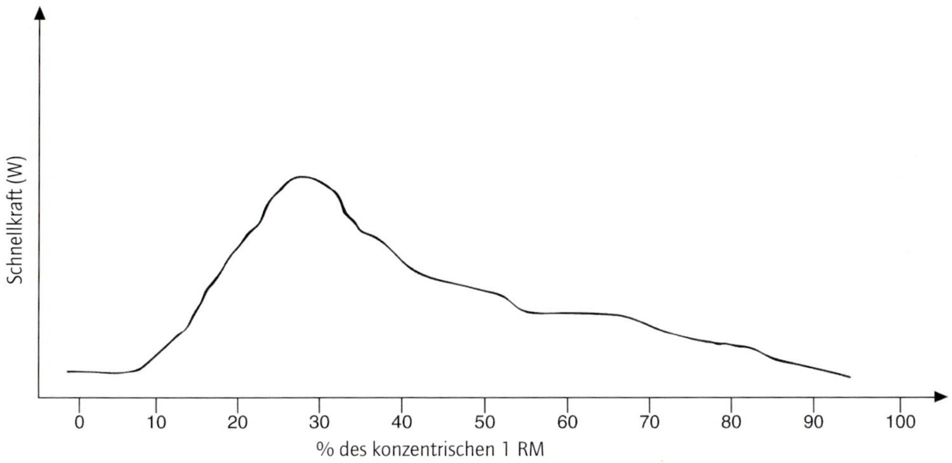

Abbildung 9.3: Theoretische Beziehung zwischen dem bei einer konzentrischen Übung verwendeten Widerstand und dem beobachteten Krafteinsatz. Die mechanische Kraftspitze wird normalerweise bei etwa 30-45 % des konzentrischen 1 RM bei Übungen wie Sprungkniebeugen und Bench Throws erreicht. Die Wahl der Übungen ist wichtig, um jegliche Abbremsung der Masse zu vermeiden.

Beim Schnellkrafttraining ist es von ganz entscheidender Bedeutung, dass Übungen gewählt werden, bei denen die Abbremsung der Bewegung über den gesamten Bewegungsumfang eingeschränkt ist. Dies erfordert typischerweise eine Übung, bei der eine kontinuierliche Beschleunigung der Masse möglich ist, oder eine Maschine bzw. **pneumatische Übungen**, die Bewegungen mit hoher Geschwindigkeit ermöglichen. Wenn die Masse nicht frei bewegt werden kann, versucht der Körper, das Gelenk durch die Aktivierung antagonistischer Muskeln zu schützen, indem die Agonistenentladung eingeschränkt wird. Dadurch wird die betreffende Übung im Hinblick auf die Schnellkraftentwicklung ineffektiv. Die Muskelschnellkraft kann auch mit einem ergänzenden Training des Dehnungs-Verkürzungs-Zyklus entwickelt werden. In diesem Zusammenhang werden vor der schnellen Verkürzung plyometrische Muskelaktionen absolviert. Derartige Drills unterstützen die Schnellkraftentwicklung durch Betonung der Geschwindigkeitskomponente der Schnellkraftgleichung.

Es ist zwingend notwendig, dass man hinsichtlich der Entwicklung der Maximalkraft keine Kompromisse macht, da jede diesen Teil der Schnellkraftgleichung betreffende Trainingsreduktion zu einem Schnellkrafttrainingsplateau führen kann. Die Entwicklung der Maximalkraft ist von entscheidender Bedeutung für Verbesserungen der Schnellkrafterzeugung. Untersuchungsergebnisse belegen, dass ein Verzicht auf hohe Belastungen mit einer Konzentration auf rein mechanische Schnellkraftbelastungen in Kombination mit leichteren Widerständen zu einem Schnellkraftplateau und zu einer Kraftabnahme innerhalb einer Trainingsperiode führen können. Daher müssen hohe Widerstände in Trainingseinheiten und -zyklen eingesetzt werden, wobei Widerstände zwischen 90 und 100 % von 1 RM zum Einsatz kommen. Kraft- und

Schnellkraftentwicklung interagieren miteinander und müssen im Verlauf eines gesamten Trainingsprogramms angesprochen werden. Programme, bei denen die Konzentration nur auf einer Komponente liegt, entweder auf der Kraft oder der Schnellkraft, bewirken eine reduzierte Entwicklung der jeweils anderen Komponente.

Lokale Muskelausdauer

Die Fähigkeit zur Ausführung mehrfacher Muskelkontraktionen zu unterschiedlichen Prozentanteilen des Maximums kann auch ein wichtiges und trainierbares Merkmal in einem Krafttrainingsprogramm für Sportler sein. Die Fähigkeit zur Erzeugung mehrfacher Krafteinsätze steht in Bezug zur Entwicklung der lokalen Muskelausdauer. Das Training zur Verbesserung der lokalen Muskelausdauer sollte definiert sein. Wird im Rahmen des Programms versucht, eine hochintensive oder eine niedrigintensive lokale Muskelausdauer zu entwickeln? Eine hochintensive Muskelausdauer wird durch die Verwendung schwererer Lasten entwickelt (60-80 % von 1 RM), wobei die Belastungspausen kurz sind und mehrere Sätze absolviert werden. Diese Ausdauer, die vielfache Wiederholungen ermöglicht, kann bei höheren Prozentsätzen der Maximal- und Schnellkraftentwicklung in Sportarten, die wiederholte, hochintensive Belastungen erfordern, besonders wichtig werden. Man spricht in diesem Zusammenhang von Schnellkraft- oder Kraftausdauer, worin sich die Notwendigkeit derartiger wiederholter hochintensiver Belastungen widerspiegelt.

Umgekehrt kann die weniger intensive Muskelausdauer mit einer hohen Wiederholungsanzahl entwickelt werden. Der Einsatz von Sätzen mit Widerständen zwischen 40 und 60 % von 1 RM oder oberhalb von Belastungen im Bereich von 20 RM führt zu einer Verbesserung der lokalen Muskelausdauer (Kraftausdauer) mit nur geringen oder gar keinen Auswirkungen auf die 1-RM-Kraft. Wenn dies ein benötigtes Merkmal für einen Sportler darstellt, dann muss das Trainingsprogramm diese höheren Wiederholungsbereiche während bestimmter Zyklen innerhalb des periodisierten Programms berücksichtigen.

Ein derartiges Training kann sowohl auf isolierte Übungen als auch auf Mehrgelenkübungen, die den gesamten Körper einbeziehen, verteilt werden. Es muss darauf geachtet werden, dass die Übungstechnik und das Übungsformat am Ende dieser Sätze kontrolliert werden, da die Ermüdung stets negativ auf die motorische Leistung wirkt. Eine weitere Methode zur Verbesserung dieses Merkmals der Muskelleistung ist der Einsatz kürzerer Erholungspausen zwischen den Sätzen, mit Belastungen, die nur 8-10 Wiederholungen ermöglichen.

Das Training der lokalen Muskelausdauer (Kraftausdauer) verbessert nicht nur die Muskelleistung, sondern ermöglicht auch die Variation des Intensitätsprofils unterschiedlicher Trainingstage oder -zyklen innerhalb eines periodisierten Trainingsprogramms. Wenn der Gesamttrainingsumfang nicht zu einer Entleerung der Glykogenspeicher der Muskelfasern führt, werden viele motorische Einheiten, die nicht für die leichteren Belastungen verwandt werden, geschont, was eine Erholungszeit für diese höherschwelligen motorischen Einheiten bedeutet. Dies kann durchaus die Grundlage der Wirksamkeit unterschiedlicher Modelle periodisierter Trainingsprogramme bilden, besonders nichtlinearer Methoden, bei denen unterschiedliche Trainingsintensitäten an bestimmten Tagen anstelle kompletter Trainingswochenzyklen eingesetzt werden.

9.3 Physiologische Gegensätze zwischen Männern und Frauen

Im Verlaufe der vergangenen 20 Jahre ist deutlich geworden, dass Frauen mithilfe von Programmen trainiert werden können, die fast identisch mit denen der Männer sind (Fleck & Kraemer, 2004). Dennoch müssen bei der Gestaltung von Krafttrainingsprogrammen für Frauen mehrere Fakten berücksichtigt werden. Während das Krafttraining schon seit vielen Jahren ein fester Bestandteil der Kraft- und Schnellkraftsportarten der Frauen ist, hat man in anderen Frauensportarten (z. B. Tennis, Golf, Fußball, Basketball) erst im Verlauf der letzten 10 Jahre mit dem Einsatz aggressiverer Krafttrainingsprotokolle begonnen.

Angesichts der Tatsache, dass Krafttraining in immer mehr Sportarten als Teil des Konditionstrainingsprogramms eingesetzt wird, ist es wichtig, einige Informationen zu geben, die gewisse Befürchtungen zerstreuen und die physiologischen Effekte derartiger Programme erklären können. Der Trainer muss die Trainierenden nicht nur hinsichtlich des Verhaltens im Kraftraum, sondern auch in Bezug auf die Übungstechniken, Testroutinen und Trainingsmaßnahmen instruieren. Darüber hinaus muss er den Sportlern genug Zeit geben, um Mannschafts- und Individualziele im Konditionstraining zu entwickeln. Auf Grund der großen Spannbreite physiologischer Variationen innerhalb einer Sportart ist die Individualisierung bzw. die Arbeit mit dem einzelnen Sportler entscheidend, wenn es darum geht, die Sportlerinnen über die Wirkungen eines derartigen Trainings auf den Körper aufzuklären. Die häufigste Befürchtung vieler Sportlerinnen besteht darin, dass sie glauben, durch Krafttraining über kurz oder lang wie Männer auszusehen. Wenn diese Befürchtung dazu führt, dass die Frauen sich beim Krafttraining nicht völlig wohlfühlen, kann dies die Trainingsqualität negativ beeinflussen. Ohne die zusätzliche Einnahme anaboler Mittel ist die Gefahr, dass Frauen durch Krafttraining das Aussehen von Männern gewinnen, aber sehr gering.

Muskelfaserunterschiede

Frauen verfügen nicht nur über weniger Muskelfasern als Männer, sondern ihre Muskelfasern sind auch kleiner als die von Männern. Derartige Fakten stehen dem Mythos, durch natürliches Krafttraining das Aussehen von Männern zu gewinnen, entgegen. Frauen verfügen über dieselbe Muskelfasertypverteilung wie Männer, d. h. Typ-I-Fasern (langsam zuckende Fasern) und Typ-II-Fasern (schnell zuckende Fasern) und all ihre Subtypen. Langsam zuckende Fasern kommen primär bei Ausdauerbelastungen zum Einsatz, während schnell zuckende Fasern hauptsächlich bei Schnelligkeits-, Kraft- und Schnellkraftanforderungen eingesetzt werden. Hinsichtlich des Verhältnisses der Muskelfasergrößen besteht bei untrainierten Personen ein Geschlechtsunterschied. Etwa 75 % der untrainierten Frauen verfügen über langsam zuckende Fasern, die größer sind als die schnell zuckenden Fasern. Es kann sein, dass untrainierte Frauen mit einem größeren Potenzial in den Kraft- und Schnellkraftsportarten zu den anderen 25 % der Frauen gehören. Die Ursachen derartig unterschiedlicher Ausgangspositionen für untrainierte Frauen sind nach wie vor unklar. Es gibt Spekulationen, dass es daran liegt, dass das Alltagsaktivitätsprofil von Frauen durch weniger Kraft- und Schnellkraftanforderungen gekennzeichnet ist. Es könnte sich aber auch um einen wirklichen Geschlechtsunterschied handeln.

Wie dem auch sei, diese Unterschiede hinsichtlich der Muskelfasern können ein Krafttrainingsprogramm dahingehend beeinflussen, dass Frauen infolge eines Krafttrainingsprogramms ausgeprägtere Kraftanstiege erleben. Zu diesen Anstiegen kommt es nach Erreichen eines Plateaus, auf dem die schnell zuckenden Fasern zusätzliche Zeit benötigen, um aufzuholen und die langsam zuckenden Fasern in der Größe zu überholen. Auf Grund dieses Trainingsphänomens ist es wichtig, schwerere Lasten einzusetzen, um ein schnelleres Wachstum der in den höherschwelligen motorischen Einheiten vorliegenden Typ-II-Muskelfasern anzuregen. Darüber hinaus kann es bei einer Dominanz von langsam zuckenden Muskelfasern zu einem schnelleren Abtrainieren kommen, sodass häufigere Erhaltungseinheiten (z. B. zwei Trainingseinheiten statt einer Einheit pro Woche) erforderlich sind, vor allem in den Phasen des Trainings, die der Beibehaltung der Form dienen. Das Verhältnis von männlichen und weiblichen Fasertypen im Altersverlauf ist in Abbildung 9.4 dargestellt.

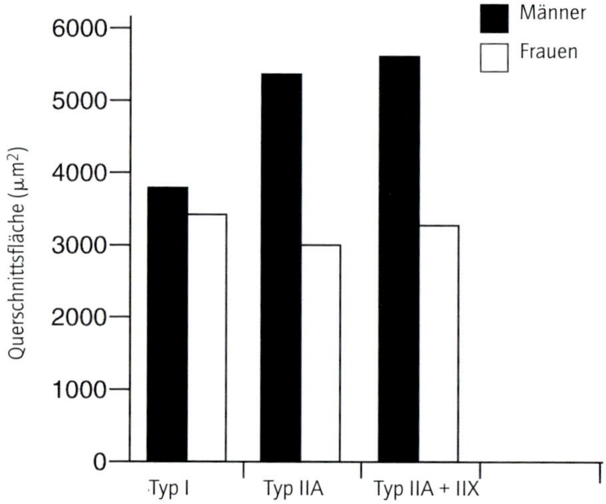

Abbildung 9.4: Das Verhältnis zwischen jungen (20-25 Jahre), untrainierten Männern (N = 15) und Frauen (N = 15) hinsichtlich des Querschnitts der unterschiedlichen Fasertypen. Es besteht ein signifikanter Unterschied (p < .05) zwischen allen Muskelfasertypen, wobei die Männer über größere Querschnittsflächen verfügen (unveröffentlichte Daten aus dem Labor von Dr. Kraemer).

Unterschiede hinsichtlich Kraft und Schnellkraft

Die Unterschiede zwischen Männern und Frauen hinsichtlich der Anzahl der Muskelfasern und der Querschnittsfläche der Fasern schlagen sich in einer unterschiedlichen Absolutkraft nieder. Korrekturen hinsichtlich der Körperhöhe und -masse können hin und wieder die Unterschiede im Bereich der Kraft der unteren Extremitäten kompensieren, nicht jedoch die Unterschiede im Bereich der Rumpfkraft. Dies unterstreicht die Notwendigkeit der Entwicklung der Rumpfkraft von Frauen.

Die mittlere Gesamtkörperkraft einer durchschnittlichen Frau beträgt etwa 60 % der mittleren Gesamtkörperkraft eines durchschnittlichen Mannes. Die durchschnittliche Rumpfkraft von Frauen schwankt zwischen 25-55 % der durchschnittlichen Rumpfkraft von Männern. Es wurde gezeigt, dass die Kraft der unteren Extremitäten einen höheren Prozentsatz von etwa 70-75 % ausmacht (Fleck & Kraemer, 2004). Der Geschlechtseinfluss zeigt sich noch bei den Rekorden der Powerlifter (Kraftdreikämpfer) und Gewichtheber, sowohl hinsichtlich der Einzeldisziplinen als auch hinsichtlich der Gesamtergebnisse.

Es ist wichtig, darauf hinzuweisen, dass diese Ergebnisse sich auf Vergleiche breiter Gruppen ähnlicher Sportler oder untrainierter Personen unter sehr spezifischen Vergleichsbedingungen beziehen. Es ist offensichtlich, dass eine bestimmte Frau bei einem einfachen Vergleich ohne Matchingvariable (z. B. Alter, Körpergröße) eine größere Kraft demonstrieren könnte als ein Mann. Dies war in einer Untersuchung der Fall, in der eine Frau, die Wettkämpfe im **Powerlifting** (Kraftdreikampf) bestritten hatte, 235 kg aus der Kniebeuge heben konnte, während es keinem einzigen Mann gelang, diesen Wert in der 1-RM-Kniebeuge auch nur annähernd zu erreichen. Die Konstruktion des Vergleichs ist zum Verständnis der geschlechtsbezogenen Effekte wichtig.

Vorliegenden Berichten zufolge verfügt eine durchschnittliche Frau über 54-73 % der maximalen vertikalen Sprungfähigkeit und über 75 % der maximalen Standweitsprungfähigkeit eines durchschnittlichen Mannes (Fleck & Kraemer, 2004). Auf den Standweitsprung bezogen, bedeutet dies, dass eine durchschnittliche Frau etwa 63 % der Schnellkraft eines durchschnittlichen Mannes erzeugt. Eine Möglichkeit zur Erklärung dieses Sachverhalts sind Unterschiede im Größenverhältnis der Muskelfasertypen zwischen Männern und Frauen. Etwa 70-75 % der Frauen verfügen über Typ-I-Muskelfasern mit einer Querschnittsgröße, die die Querschnittsgröße ihrer Typ-II-FT-Muskelfasern übertrifft. Bei höheren Bewegungsgeschwindigkeiten könnte die Schnellkraft beeinträchtigt werden, wenn die Kraft-Geschwindigkeits-Kurve von Frauen sich von der der Männer unterscheiden würde. Es scheint jedoch so zu sein, dass der Kraftabfall bei Zunahme der Bewegungsgeschwindigkeit bei beiden Geschlechtern ähnlich ist und dass hinsichtlich der Maximalgeschwindigkeit während der Kniestreckung zwischen Männern und Frauen kein Unterschied besteht. Die Kraftentwicklungsrate könnte die realisierte Schnellkraft („power output") beeinflussen. Bei Männern sind viele Muskeln auch durch größere Fiederungswinkel (d. h. der Zugrichtungswinkel der Muskelfaser relativ zur Zugrichtung, die zur Erzeugung von Bewegungen notwendig ist) gekennzeichnet, was die Mechanik der Muskelaktionen ebenfalls beeinflusst. Es scheint, als sei die Kraftentwicklungsrate bei durchschnittlichen Frauen langsamer als bei durchschnittlichen Männern (Fleck & Kraemer, 2004). Daher ist das Explosivkrafttraining für Sportlerinnen entscheidend, damit sie ihre Kraftentwicklungsrate und Schnellkraftleistungen steigern.

Unterschiede hinsichtlich der Hormonkonzentrationen

Der offensichtlichste Faktor, der den unterschiedlichen Mechanismen der männlichen und der weiblichen Anpassungen an Krafttraining zugrunde liegt, ist das männliche Hormon Testosteron. Zwar verfügen sowohl Männer als auch Frauen über gewisse Ruhekonzentrationen dieses Hormons im Kreislauf, aber diese sind bei Frauen 10-20 x niedriger als bei Männern (siehe Abb. 9.5) (Kraemer & Ratamess, 2003). Dieser Unterschied ist am deutlichsten, wenn es bei

Jungen und Mädchen im Jugendalter zu Veränderungen kommt, da Testosteron für die größere Muskelkraft, den größeren Schulterumfang und die größere Kraft der Jungen verantwortlich ist. Bei Frauen wird der größte Anteil dieses Hormons in der Nebennierenrinde produziert, während die Produktion in den Eierstöcken geringer ist. Einige Frauen verfügen jedoch über eine höhere Konzentration an Nebennierenandrogenen, was ihnen hinsichtlich der Trainierbarkeit der Muskulatur einen Vorteil gegenüber anderen Frauen gibt. Dennoch sind die Werte 10-20 x geringer als bei Männern, aber man kann leichte Steigerungen auf Grund der Trainingsbelastung wie auch geringfügige Zuwächse im Verlauf der Trainingsperiode feststellen. Bedenken hinsichtlich des Zusammenhangs zwischen Testosteron und anderen pathologischen Erscheinungen haben eine eher epidemiologische Basis, und es wurde keine Verbindung zu trainingsbezogenen Veränderungen bei Frauen hergestellt.

Es scheint, als seien Frauen hinsichtlich der Unterstützung der Veränderungen in den Muskeln, Knochen und im Bindegewebe abhängiger von der Ausschüttung des Wachstumshormons und seiner Varianten oder Aggregate aus der Hirnanhangdrüse zusammen mit Wachstumsfaktoren. Es wurde beobachtet, dass die Konzentrationen bioaktiver Wachstumshormone (mittels Bioassay bestimmtes Wachstumshormon) bei Frauen in Ruhe höher sind als bei Männern und dass die krafttrainingsbedingten Veränderungen unterschiedlich sind. Selbst die normalen Wachstumshormonkonzentrationen sind bei Frauen höher als bei Männern und stellen möglicherweise kompensatorische Mechanismen zur Unterstützung anaboler Anpassungen in der Muskulatur sowie im Bindegewebe dar (Kraemer & Ratamess, 2003).

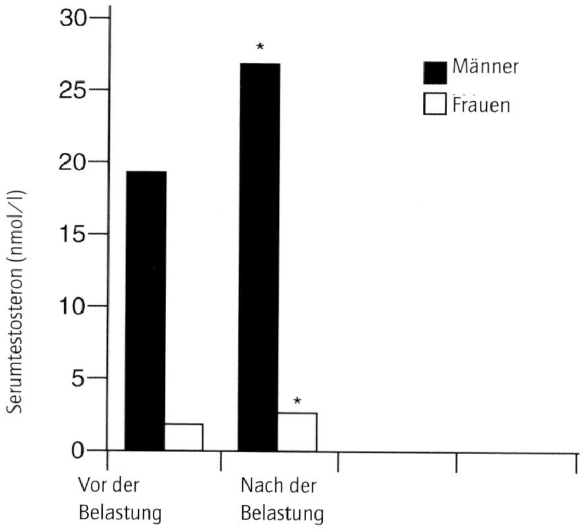

Abbildung 9.5: Das Verhältnis zwischen jungen (20-25 J.), trainierten Männern (N = 12) und trainierten Frauen (N = 12) im Hinblick auf die Gesamtserumtestosteronreaktionen vor und nach einer Krafttrainingseinheit. Beide Geschlechter zeigten einen signifikanten (= p < .05 im Vergleich zu den Werten vor dem Training) Anstieg nach der Trainingseinheit, wobei die Veränderung bei den Männern größer als bei den Frauen war. Beachten Sie, dass die Konzentrationen der Frauen deutlich geringer als die der Männer sind. (Unveröffentlichte Daten aus dem Labor von Dr. Kraemer)*

Fleck und Kraemer (2004) haben postuliert, dass die folgenden Faktoren sich auf die anabolen Unterschiede bei Frauen wie auch auf die Trainingsanpassungen beziehen. Übernormale Zunahmen der fettfreien Körpermasse und der Extremitätenumfänge bei einigen Frauen sind vermutlich durch mehrere Faktoren bedingt, z. B. durch

- eine höhere als normale Ruhekonzentration an Testosteron, Wachstumshormonen oder anderen Hormonen,
- eine höhere als normale hormonale Reaktion auf Krafttraining,
- ein niedrigeres als normales Östrogen-Testosteron-Verhältnis,
- eine genetische Disposition zur Entwicklung großer Muskelmassen und
- die Fähigkeit zur Durchführung eines intensiveren Krafttrainings.

Frauen zeichnen sich im Vergleich zu Männern durch schnellere Muskelfaserreaktionen aus. Es wurde gezeigt, dass sich die Isoforme der Myosin-ATPase innerhalb von zwei Trainingseinheiten zum schnelleren Typ hin verändern, während bei Männern zur Stimulierung derselben Veränderungen vier Trainingseinheiten erforderlich sind. Dies zeigt, dass Frauen sehr gut auf den Krafttrainingsreiz reagieren. Entscheidend ist, dass die Belastungen optimal sind und das Trainingsprogramm variiert wird, sodass ein geeigneter Trainingsreiz erzeugt wird, der die notwendigen, zu Anpassungen führenden physiologischen Reaktionen auslöst.

Die Entwicklung eines effektiven Trainingsprotokolls ist der erste Schritt der Entwicklung eines Trainingsprogramms. Es hat sich herausgestellt, dass Trainingsprotokolle für Frauen dann effektiv sind, wenn sie variierte Trainingsanforderungen aufweisen (periodisiertes Training), multiple Sätze und ein variiertes Belastungsschema, das schwerere Widerstände zur Kraftentwicklung beinhaltet. Die Integration von Trainingsprotokollen, die die trainierbaren Muskelmerkmale proportional zur Wichtigkeit für die jeweilige Sportart ansprechen, ist entscheidend für ein erfolgreiches Krafttrainingsprogramm für Frauen.

9.4 Krafttrainingsrichtlinien für Sportlerinnen

Ein gut gestaltetes Trainingsprogramm für eine Frau sollte sowohl ihre individuellen Bedürfnisse als auch die Anforderungen der Sportart, die sie betreibt, berücksichtigen. Die folgenden Richtlinien könnten für Frauen gut geeignet sein, nachdem jedes Programm auf individuelle und sportspezifische Weise entwickelt wurde. Wie von Ebben und Jensen im Jahr 1998 dargelegt wurde und in Einklang mit der Position der National Strength und Conditioning Association (NSCA), könnten die folgenden Merkmale als wesentlich für ein Krafttrainingsprogramm für Frauen angesehen werden:

1. Gut gestaltete Krafttrainingsprogramme enthalten Übungen mit freien Gewichten und Hanteln sowie Übungen, bei denen gegen das eigene Körpergewicht gearbeitet wird. So-

wohl Frauen als auch Männer sollten diese Übungen in ihr Training einbauen und Frauen sollten mit denselben Intensitäten wie Männer trainieren.

2. Der Einsatz von Krafttrainingsmaschinen und Bauchmuskelübungen muss nicht abgebrochen werden, aber der Schwerpunkt sollte auf den Einsatz von Übungen mit freien Gewichten gelegt werden, einschließlich Übungen für die unteren Extremitäten, bei denen die Füße Bodenkontakt halten, wie z. B. der Ausfallschritt, diagonale Ausfallschritt, das Ausfallschrittgehen (Walking Lunge), der Step-up, der laterale Step-up und die Kniebeuge.
3. Frauen sollten auch Rumpfübungen einbauen, die mehrere Muskelgruppen beanspruchen, wie z. B. das Bankdrücken, das Schrägbankdrücken, das Latziehen (Latissimus dorsi Pulldown), Klimmzüge und Rückenextension.
4. Frauen, die eine Kraftgrundlage entwickelt haben, sollten den Einsatz von Ganzkörperübungen berücksichtigen, wie das Frontdrücken, das Anreißen und Umsetzen aus dem Hang (Hang Clean), das schnellkräftige Umsetzen (Power Clean), das Umsetzen und Ausstoßen sowie das Ausstoßen und Reißen.
5. Ein Trainingsprogramm sollte mehrere Ebenen und mehrere Gelenke einbeziehende, funktionale Übungen betonen, weil diese die intermuskuläre Koordination, Propriozeption und Balance entwickeln und zur Entwicklung einer Kraft beitragen, die sich auf sportliche und Alltagsaktivitäten übertragen lässt. So ist z. B. der Step-up der Beinstreckmaschine überlegen, weil dadurch die funktionelle Kraft entwickelt wird, die für das Treppensteigen beim gleichzeitigen Tragen von Einkaufstüten nötig ist.
6. Für Sportler, die Sportarten mit Bodenkontakt betreiben, wie z. B. Basketball, ist die Kniebeuge der Beinpressmaschine überlegen, da die Kniebeuge den Anforderungen dieser Sportarten eher entspricht und ein besseres Gleichgewicht, Gewicht und Körperkontrolle auf allen drei Bewegungsebenen erfordert.

9.5 Verletzungshäufigkeit

Jahrelang „spielten Frauen sich in Form", wodurch sie in Situationen kamen, in denen ihre Körper nicht bereit für die Anforderungen der jeweiligen Sportart waren. Die Verletzungshäufigkeit in einem Kraftraum ist selbst bei Einsatz aggressiver Trainingstechniken geringer als in fast allen Wettkampfsportarten. Es wurde geschätzt, dass auf 1.000 Trainingsstunden 2,8 oder weniger Unfälle kommen, wobei es sich bei den meisten Verletzungen um Überlastungsschäden im Lendenwirbelsäulenbereich oder im Bereich der Knie und Füße handelt. Zusätzlich kommt es in Zeiten erhöhter Trainingsbelastungen typischerweise zu einer Zunahme von Verletzungen, vor allem während der ersten beiden Wochen der Sportausübung und unmittelbar im Anschluss an die Ferien. Die zeitliche Beziehung zwischen Trainingsbelastung und Verletzungshäufigkeit lässt auf eine ursächliche Verbindung schließen. Jedes Mal, wenn der Umfang oder die Intensität einer Trainingsbelastung gesteigert wird, sollte behutsam vorgegangen werden, da es sich hierbei um sensible Zeitpunkte handelt, zu denen die Übungstechnik und die Toleranz gegenüber der Trainingseinheit vom Kraft- und Konditionstrainer sorgfältig kontrolliert werden müssen.

Es wurde beobachtet, dass bei Frauen, und besonders bei Basketballspielerinnen, höhere Verletzungsraten im Bereich des **vorderen Kreuzbandes** zu verzeichnen sind als bei Männern.

Zwar wird dieses Thema noch intensiv diskutiert, aber es wurde in diesem Zusammenhang die Frage gestellt, ob Frauen anders als Männer trainieren sollten, um dieses deutliche Verletzungspotenzial zu verringern. Es ist bekannt, dass das vordere Kreuzband bei Männern dicker ist als bei Frauen und dass die Breite der Trochanterkerbe bei größeren Männern zunimmt, nicht jedoch bei größeren Frauen. Diese engere Trochanterkerbe kann zusammen mit anatomischen Faktoren, deren Behandlung den Umfang dieses Kapitels sprengen würde, die Disposition von Frauen für Kreuzbandverletzungen erhöhen. In einem klassischen Überblicksartikel haben Pettitt und Bryson (2002) eine umfangreiche Liste von Empfehlungen für Kraft- und Konditionstrainingsprogramme vorgelegt, die besonders bei Basketballspielerinnen zur Vermeidung von Verletzungen des vorderen Kreuzbandes beitragen sollen. Leser, die detailliertere Angaben zu diesem Problem wünschen, werden auf diesen Übersichtsbeitrag verwiesen.

9.6 Menstruationszyklus und Krafttraining

Zur Rolle des **Menstruationszyklus** im Krafttraining liegen überraschend wenige Daten vor. Obwohl sehr variabel, wurde bei trainierten Frauen eine Abnahme der normalen prämenstruellen Symptome, wie z. B. Brustvergrößerung, Appetitsteigerung, Völlegefühl und Stimmungswechsel, beobachtet. Dies hat zu einem allgemeinen Konzept geführt, wonach aktive Frauen weniger Probleme mit prämenstruellen Symptomen haben als nichtaktive Frauen. Wie viel Training erforderlich ist und wann eine derartige Aktivität für das Menstruationsprofil einer Sportlern nachteilig wird, ist nach wie vor ein Thema von hohem Interesse. Zu den menstruellen Abnormitäten gehört die **Amenorrhoe**, d. h. das Ausbleiben der Menstruationsblutung. Unter einer primären Amenorrhoe versteht man in diesem Zusammenhang eine Verzögerung der Menarche über das 16. Lebensjahr hinaus, während unter sekundärer Amenorrhoe das Ausbleiben der Menstruation bei einer Frau, die bereits menstruiert hat, verstanden wird. Bei der **Dysmenorrhoe** handelt es sich um eine schmerzhafte Menstruation, bei **Hypermenorrhoe** um eine hinsichtlich Umfang und Dauer exzessive oder verlängerte uterine Blutung, die in regelmäßigen Abständen auftritt, und unter **Oligomenorrhoe** versteht man seltene oder leichte Menstruationsblutungen. Es ist bemerkenswert, dass Frauen, die höheren Alltagsbelastungen ausgesetzt sind, häufiger unter Dysmenorrhoe, Hypermenorrhoe und abnorm langen Menstruationszyklen leiden.

Trainingsbelastung und Menstruationszyklus

Es ist nicht nur das Training, das zu Unregelmäßigkeiten des Menstruationszyklus führen kann. Zu den anderen, möglicherweise zu Menstruationsabnormalitäten führenden Faktoren gehört eine unzureichende Kalorienaufnahme. Diese kann mit sportlichem Training und Wettkämpfen interagieren und menstruelle Probleme fördern. Viele Sportarten, bei denen ein niedriges Körpergewicht leistungsverbessernd wirkt (z. B. Turnen, Crosslauf) oder bei denen Gewichtsklassen bestehen (z. B. Gewichtheben, Frauenringen), können Probleme mit einem normalen Menstruationszyklus provozieren. Des Weiteren können hohe, intensive Trainingsumfänge zusammen mit geringer Kalorienaufnahme derartige Probleme fördern.

Es ist bekannt, dass eine sekundäre Amenorrhoe bei Sportlerinnen häufiger vorkommt als bei Frauen, die einen weniger aktiven Lebensstil pflegen. Bei dieser Korrelation handelt es sich nicht um den Beweis eines Ursache-Wirkungs-Zusammenhangs. Einem neuen Paradigma zufolge stellen die Menstruationsprobleme hinsichtlich ihres Schweregrades ein Kontinuum dar, wobei sie durch körperliche, ernährungs- und verhaltensbezogene Komponenten, die den Schweregrad modifizieren, beeinflusst werden.

Für Frauen ist es wichtig, dass die Gesamtkalorienaufnahme und die Nahrungszusammensetzung (d. h. Eiweißaufnahme) gewährleistet ist, um sowohl den Energiebedarf zu decken als auch die Wiederherstellung und den Umbau des Muskelgewebes zu gewährleisten. Viele Frauen nehmen nicht genug Eiweiß auf, um den für die Eiweißsynthese nach einer Krafttrainingseinheit bestehenden Bedarf an Aminosäuren zu decken. Ein derartiges Ernährungsverhalten und weitere Ernährungsdefizite (z. B. eine reduzierte Kalziumaufnahme) können dazu beitragen, dass die optimale Anpassung an eine Trainingseinheit und ein Trainingsprogramm begrenzt ist. Zusätzlich können sie sehr wohl ein wichtiger Faktor sein, der zu Menstruationsstörungen beiträgt.

Interessanterweise berichteten 25 % von 199 olympischen Gewichtheberinnen in einem Durchschnittsalter von 16 Jahren, dass sie eine unregelmäßige Monatsblutung hätten; bei nur drei dieser Sportlerinnen im Alter zwischen 13 und 15 Jahren hatte die Menstruation noch nicht eingesetzt. Langstreckenläuferinnen nannten folgende Faktoren, die das Risiko von Menstruationsstörungen steigern können: längere Trainingsstrecken, eine höhere Intensität und Häufigkeit des Trainings sowie eine längere Dauer der Trainingseinheiten. Aber nicht alle Sportlerinnen, die ein umfangreiches, hochintensives Training absolvieren, leiden unter Menstruationsstörungen. Wiederum ist es die Interaktion zwischen Kalorienaufnahme, sportlicher Belastung und psychologischen Faktoren, die auf unterschiedliche Weise zu Menstruationsproblemen beiträgt, und das Ausmaß dieser Störungen ist sehr individuell.

Menstruationszyklus und Leistung

Dysmenorrhoe oder menstruationsbedingte Bauchschmerzen können mit der Zunahme prämenstrueller Symptome ebenfalls zunehmen. 60-70 % der erwachsenen Frauen berichten von Dysmenorrhoe, die mit dem Alter der Frauen zunimmt. Viele unter Migräne leidende Frauen beobachten eine Zunahme der Kopfschmerzen und Migräneattacken zum Zeitpunkt der Menstruation. Es wurde geschätzt, dass mehr als 60 % der unter Migräne leidenden Frauen unter menstruationsbedingter Migräne leiden. Ähnlich wie bei den prämenstruellen Symptomen tritt eine Dysmenorrhoe bei Sportlerinnen weniger häufig als in der normalen Bevölkerung auf, und sie ist, wenn sie auftritt, weniger ausgeprägt. Prämenstruelle Symptome oder Dysmenorrhoe könnten einen beeinträchtigenden Effekt auf die sportliche Leistung haben, und einige Forscher empfehlen die Einnahme oraler Kontrazeptiva oder Progesteroninjektionen, um das Auftreten der Monatsblutung zu kontrollieren und einen Zusammenfall von Monatsblutung und Wettkämpfen zu vermeiden.

Obwohl die Kraft im Verlauf des normalen menstruellen Zyklus nicht variiert, deuten einige Untersuchungen darauf hin, dass die beste körperliche Leistungsfähigkeit wahrscheinlich zwischen der unmittelbaren postmenstruellen Phase und dem 15. Tag des Menstruationszyklus vorliegt. Olympische Medaillenerfolge wurden jedoch in allen Phasen des Menstruationszyklus

EINIGE RATSCHLÄGE FÜR SCHWANGERE SPORTLERINNEN

Es mag überraschend klingen, dass das mit dem Heben schwerer Gewichte während der Schwangerschaft verbundene Verletzungsrisiko nicht das Baby, sondern die Mutter betrifft. Schwangerschaftshormone führen dazu, dass die Bänder weicher werden, wodurch die Beckendehnung erleichtert wird, um Raum für den Geburtsvorgang zu schaffen. Als Konsequenz weicherer Bänder sind die Gelenke weniger stabil, als dies normalerweise der Fall ist, und das Verletzungsrisiko nimmt zu. Daher sollten Frauen während der Schwangerschaft kein neues oder aggressiveres Krafttrainingsprogramm beginnen. Ein vorher absolviertes langfristiges Krafttraining trägt allerdings erheblich dazu bei, dass Frauen nach der Entbindung schneller wieder ihr normales Krafttraining aufnehmen können.

Carl Petersen (2005), ein Physiotherapeut, der mit vielen schwangeren Frauen gearbeitet hat, gibt folgenden Ratschlag: „Setzen Sie die Übungen fort, die Ihnen keine Probleme bereiten, aber überlasten Sie sich nicht dadurch, dass Sie neue, ungewohnte Hebetechniken ausprobieren oder die Widerstände zu hoch wählen. Am besten sind Übungen, die Ihre täglichen Aktivitäten imitieren, wie z. B. Step-ups, Split Squats (Kniebeugen mit Ausfallschritt) und Mini-Ausfallschritte."

Im Folgenden finden Sie einige Vorschläge für spezifische Übungen, die während der Schwangerschaft absolviert werden können:

Übung	Vorsichtsmaßnahmen
Squats (Kniebeugen)	Der Bewegungsumfang sollte reduziert werden (die Knie sollten nicht über einen 90°-Winkel hinaus gebeugt werden). Wenn Sie die Kniebeugen intensivieren wollen, sollten Sie das Tempo verringern (d. h., gehen Sie langsamer in die Hocke, während Sie bis drei oder vier zählen).
Beinpressen	Beinpressen tragen zur Festigung der unteren Bauchmuskeln bei, wodurch Ihr Rücken geschützt wird. Beschränken Sie diese Übung jedoch nur auf die ersten drei Monate (Übungen in Rückenlage sollten vor dem zweiten Dreimonatsblock aufgegeben werden).
Hüftabduktorenmaschine	Das Training an der Hüftabduktorenmaschine entwickelt die Kraft im Bereich der Hüfte, wodurch Haltungsveränderungen vorgebeugt wird. Sorgen Sie dafür, dass die unteren Bauchmuskeln fest bleiben, um eine Überstreckung des Rückens zu vermeiden. Wenn Sie ein Gefühl der Taubheit, Schmerzen oder eine Reizung im hinteren Bereich der Oberschenkel (Ischiassymptome) verspüren, sollten Sie den Arzt aufsuchen.
Bauchmuskeltraining	Konzentrieren Sie sich darauf, Kontrolle über Ihre untere Bauchmuskulatur zu gewinnen, indem Sie Beckenbodenübungen absolvieren (sog. „Kegels" = Anspannen und Loslassen des Pubococcygealmuskels). Traditionelle Situps sollten Sie aus dem Übungsprogramm streichen.

erbracht. Somit ist die Auswirkung des Menstruationszyklus auf die Leistung unklar und wahrscheinlich ausgesprochen individuell. Oligomenorrhoe oder sekundäre Amenorrhoe dürfte keine Auswirkung auf die Leistung haben. Von der Teilnahme an Konditionstrainingsprogrammen und sportlichen Wettkämpfen muss während der Menstruation nicht abgeraten werden, denn zur Zeit deutet alles darauf hin, dass die negativen Effekte ausgesprochen individuell sind, und nachteilige Auswirkungen auf die Gesundheit wurden nicht beobachtet.

9.7 Die Sportlerinnentriade

Mit dem Begriff **Sportlerinnentriade** ist eine ganze Gruppe von Problemen gemeint, die Sportlerinnen betreffen können. Die Triade setzt sich aus den folgenden drei Faktoren zusammen, von denen jeder Einzelne der Gesundheit, Fitness und Leistung einer Sportlerin schaden kann.

1. **Essstörungen**. Bei Essstörungen handelt es sich um ein Problemspektrum, das von einem unangemessenen Körperbild bis hin zu Essattacken und anschließender Nahrungsausscheidung reicht. Bei Anorexia nervosa (bewusst herbeigeführtes Verhungern) und Bulimia nervosa (übermäßige Nahrungszufuhr und anschließendes gewaltsames Ausscheiden dieser Nahrung) handelt es sich um medizinische Probleme, die von besonders ausgebildeten Ärzten behandelt werden müssen. Ernährungsberater oder Konditionstrainer sollten nicht versuchen, diese medizinischen Probleme zu behandeln. Eine Identifikation des Problems durch ein sportärztliches Team ist entscheidend für eine erfolgreiche Behandlung.

2. **Amenorrhoe**. Wie bereits besprochen, bedeutet Amenorrhoe, dass über längere Zeit der Menstruationszyklus ausfällt. Mit primärer Amenorrhoe wird der Zustand bezeichnet, dass bis zum 16. Lebensjahr noch keine Monatsblutung stattgefunden hat. Sekundäre Amenorrhoe bedeutet, dass trotz ansonsten normaler Periode drei oder mehr Monatsblutungen hintereinander ausfallen.

3. **Osteoporose**. Hierbei handelt es sich um das klassische Krankheitsbild einer anormal geringen Knochenmineraldichte. Dadurch erhöht sich das Risiko von Knochenbrüchen, besonders in höherem Alter.

Beim Vorliegen von Ernährungsstörungen ist ein Krafttraining, gelinde formuliert, schwierig, da der Eiweiß- und Kalorienbedarf, der zur Regeneration und zum Wiederaufbau der Muskulatur erforderlich ist, nicht gedeckt wird. Typischerweise tritt anorektisches Verhalten in Zusammenhang mit Ausdauerbelastungen auf, da es zu einem höheren Kalorienverbrauch oder einer Reduzierung der Körpermasse in Bezug steht. Nach einer Korrektur der Kalorien- und Nährstoffaufnahme wurde Krafttraining als Unterstützung der Sporttherapie eingesetzt, aber in diesem Bereich ist wenig gearbeitet worden, und Konditionstrainer müssen in derartigen Situationen sorgfältig mit den Ärzten zusammenarbeiten.

Auch Männer sind anfällig für Essstörungen (z. B. Bulimie bei Ringern), vor allem in Sportarten mit Gewichtsklassen oder in Sportarten, bei denen das erwünschte Körperbild nur mit extremer Diät zu erreichen ist.

Wenn Krafttraining nicht mit Kaloriendefiziten oder dramatischen Ausdauertrainingsumfängen verbunden ist, ist es bei den unterschiedlichen Arten von Amenorrhoe weniger problematisch. Auf Grund des engen Bezugs zum Essverhalten können eine Ernährungsanalyse und -beratung von Sportlerinnen bei der Kontrolle dieses Aspekts der Sportlerinnentriade helfen.

Krafttraining wird als wichtige Interventionsmaßnahme bei Osteoporose angesehen, da es zum Knochenerhalt beiträgt. Noch wichtiger ist es, mit Krafttraining zu einem frühen Zeitpunkt im Leben einer Frau zu beginnen, denn auf diese Weise kann eine maximale Knochenmasse und -dichte vor Erreichen des Erwachsenenalters aufgebaut werden. Das Ausmaß der Erkrankung diktiert die Effektivität des Krafttrainings, und wenn die Krankheit bei jüngeren Sportlerinnen auftritt, steht sie normalerweise im Zusammenhang mit ein oder mehreren Triadeinteraktionen und damit verbundenem Verhalten.

Krafttrainingsprogramme wurden bei all diesen Problemen durchgeführt.

Obwohl die Ursachen der unterschiedlichen Komponenten der Sportlerinnentriade sehr vereinfacht werden können, kann es sein, dass bestimmte Sportlerinnen anfälliger als andere sind und dass die Ursachen variieren. In vielen Sportarten gibt es sehr subjektive Beurteilungskriterien, die die Körperform und das Körperbild miteinbeziehen. Sportarten wie Eiskunstlauf, Turnen und Turmspringen setzen Frauen großen Belastungen aus, da die Körperform im Wettkampf sowohl zur Geltung gebracht als auch einer Betrachtung unterzogen wird. Einige Trainer fördern Essstörungen sogar, indem sie ignorante Kommentare abgeben und an die Sportlerinnen Forderungen in Bezug auf Körpermasse oder -fett stellen. Derartig kleine, aber negative Einflüsse können bei einigen Frauen weitreichende und schädliche Auswirkungen haben. Alle Trainer und im Sport tätigen Personen sollten daher sorgfältig darauf achten, derartige Bemerkungen zu unterlassen, weil sie negative Auswirkungen auf die Gesundheit einer Frau haben können. Krafttrainer sollten sich dieser Aspekte auch im Zusammenhang mit den unterschiedlichen sportspezifischen Trainingsprogrammen, mit denen sie arbeiten, bewusst sein.

Sportlerinnen sind für die Sportlerinnentriade in folgenden Sportarten anfällig:

1. Sportarten mit subjektiver Beurteilung (z. B. Tanz, Eiskunstlauf, Turmspringen, Kunstturnen, Aerobic).
2. Ausdauersportarten (z. B. Langstreckenlauf, Radsport, Skilanglauf).
3. Sportarten, in denen Frauen körperbetonende Kleidung tragen (z. B. Volleyball, Schwimmen, Turmspringen, Skilanglauf, Leichtathletik, Cheerleading).
4. Sportarten mit Gewichtsklassenunterteilung (z. B. Ringen, Gewichtheben, Rudern, einige Kampfsportarten).
5. Sportarten, bei denen der präbuszente Körper betont wird (z. B. Eiskunstlauf, Kunstturnen, Turmspringen).

Je jünger die Frau ist, wenn derartige Faktoren ins Spiel kommen, desto dramatischer können die Auswirkungen sein. Zusätzlich werden viele Frauen durch Reifeprozesse in den Sportarten beeinträchtigt, bei denen auf Grund der biomechanischen Anforderungen an die sportlichen Fertigkeiten unreife Körperform und -funktionen von Vorteil sind (z. B. Turmspringen, Eiskunstlauf und Kunstturnen).

ZUSAMMENFASSUNG DER PUNKTE AUS DEM POSITIONSPAPIER DER NSCA ZUM KRAFTTRAINING FÜR FRAUEN

Im Bemühen, die wichtigen Aspekte des Themas Krafttraining für Frauen besser zu verstehen, bildete die NSCA eine Untersuchungsgruppe, die ihre Ergebnisse im Jahr 1990 in Form eines Positionspapiers veröffentlichte. Im Folgenden werden die wichtigsten Punkte dieser Vereinbarung zum Krafttraining für Frauen vorgestellt.

1. Geeignete Kraft- und Konditionstrainingsprogramme können die sportliche Leistung verbessern, die physiologischen Funktionen optimieren und das Verletzungsrisiko reduzieren. Diese Effekte sind für Sportlerinnen genauso positiv wie für Sportler.

2. Auf Grund ähnlicher physiologischer Reaktionen sieht es so aus, als sollten Männer und Frauen auf grundsätzlich gleiche Weise ihre Kraft trainieren, d. h., sie sollten ähnliche Methoden, Programme und Übungsformen einsetzen.

3. In den unteren Extremitäten scheint die relative Kraft (d. h. die Kraft in Bezug zur fettfreien Körpermasse) von Frauen in etwa der der Männer zu entsprechen.

4. Frauen können durch ein Krafttraining eine relativ, nicht jedoch absolut gleiche Muskelhypertrophie erreichen wie Männer.

5. Sportlerinnen scheinen die gleiche Fasertypverteilung aufzuweisen wie Männer, obwohl die Querschnittsfläche der weiblichen Fasern kleiner zu sein scheint.

6. Es gibt wenig wissenschaftliche Belege dafür, dass das Einsetzen einer normalen Monatsblutung die sportliche Leistung beeinflusst.

7. Bei Sportlerinnen, deren Menstruationszyklus ausgesetzt hat, ist das Risiko von Muskel- und Skelettverletzungen höher. Sportlerinnen, die unter Amenorrhoe oder anderen Menstruationsstörungen leiden, sollten ihren Gynäkologen aufsuchen.

8. Empfehlenswert ist ein Krafttraining, das mehrgelenkige und strukturelle Übungen enthält. Ein derartiges Training setzt das Skelettsystem ausreichend hohen Belastungen aus und erhöht die Kalziumspeicherung im Knochen.

9. Hinsichtlich des Einflusses von Krafttraining auf die Schwangerschaft liegen wenig Daten vor. Anekdotische Belege deuten jedoch darauf hin, dass ein Krafttraining während der Schwangerschaft nicht mit Unsicherheiten behaftet ist; bei der Auswahl der Trainingsintensitäten und -formen sollte man jedoch dem gesunden Menschenverstand folgen.

10. Da die Ausschüttung des Hormons Relaxin dazu führt, dass die Sehnen und Bänder in Vorbereitung auf die Geburt weicher werden, ist bei schwangeren Frauen nach den ersten drei Monaten Vorsicht bei der Ausführung mehrgelenkiger Übungen mit schweren Gewichten (Kniebeugen, Kreuzheben, Reißen und Umsetzen) geboten. Auf Grund der Mög-

lichkeit einer gesteigerten Körpertemperatur bei schwangeren Frauen sollten ebenfalls bei allen Übungen Vorbeugemaßnahmen hinsichtlich Kleidung und Umweltbedingungen getroffen werden.

11. Krafttraining hat sich als vorteilhaft für Veränderungen der Körperzusammensetzung bei nur minimalen Veränderungen des Körpergewichts erwiesen.

12. Da Frauen im Allgemeinen im Rumpfbereich schwächer als Männer sind, sollten erwachsene Frauen dem Training der Rumpfkraft besondere Aufmerksamkeit widmen.

Abdruck mit freundlicher Genehmigung der National Strength Coaches Association (2005). Strength training for female athletes, NSCA Position Statement (Colorado Springs, CO: National Strength and Conditioning Association). Zugriff unter: www.nsca-lift.org/Publications/posstatements.shtml, aufgerufen am 13.10.05

9.8 Zusammenfassung

Die Entwicklung eines Krafttrainingsprogramms für Sportlerinnen erfordert, dass man die Anforderungen der jeweiligen Sportart mit den körperlichen Eigenschaften der Frauen in Einklang bringt. Entscheidend ist die Individualisierung der Programme zur Vorbereitung des weiblichen Körpers auf die Sportart. Dies bedeutet, dass man verschiedene Aspekte der körperlichen Entwicklung anspricht. Die trainierbaren Merkmale der Muskulatur sollten zusammen mit der für Frauen spezifischen Verletzungsprävention (z. B. Vorbeugung von Verletzungen des vorderen Kreuzbandes) berücksichtigt werden. Die Entwicklung der Schnellkraft ist in den meisten heutigen Sportarten entscheidend und wird durch die Optimierung der Kraft unterstützt. Die Entwicklung des Oberkörpers (sowohl die Muskelkraft als auch -größe betreffend) ist ein primäres Ziel zur Leistungsverbesserung in den meisten Sportarten. Obwohl zwischen dem Training der Männer und dem der Frauen nur geringfügige Unterschiede bestehen, sollte man nicht annehmen, dass die Reaktionen auf eine bestimmte Trainingseinheit oder während eines ganzen Trainingszyklus identisch sind. Wie bei den Männern ist auch bei den Frauen eine Evaluation des Fortschritts und eine Feinabstimmung der Trainingsvorgaben zur Optimierung eines Krafttrainingsprogramms notwendig.

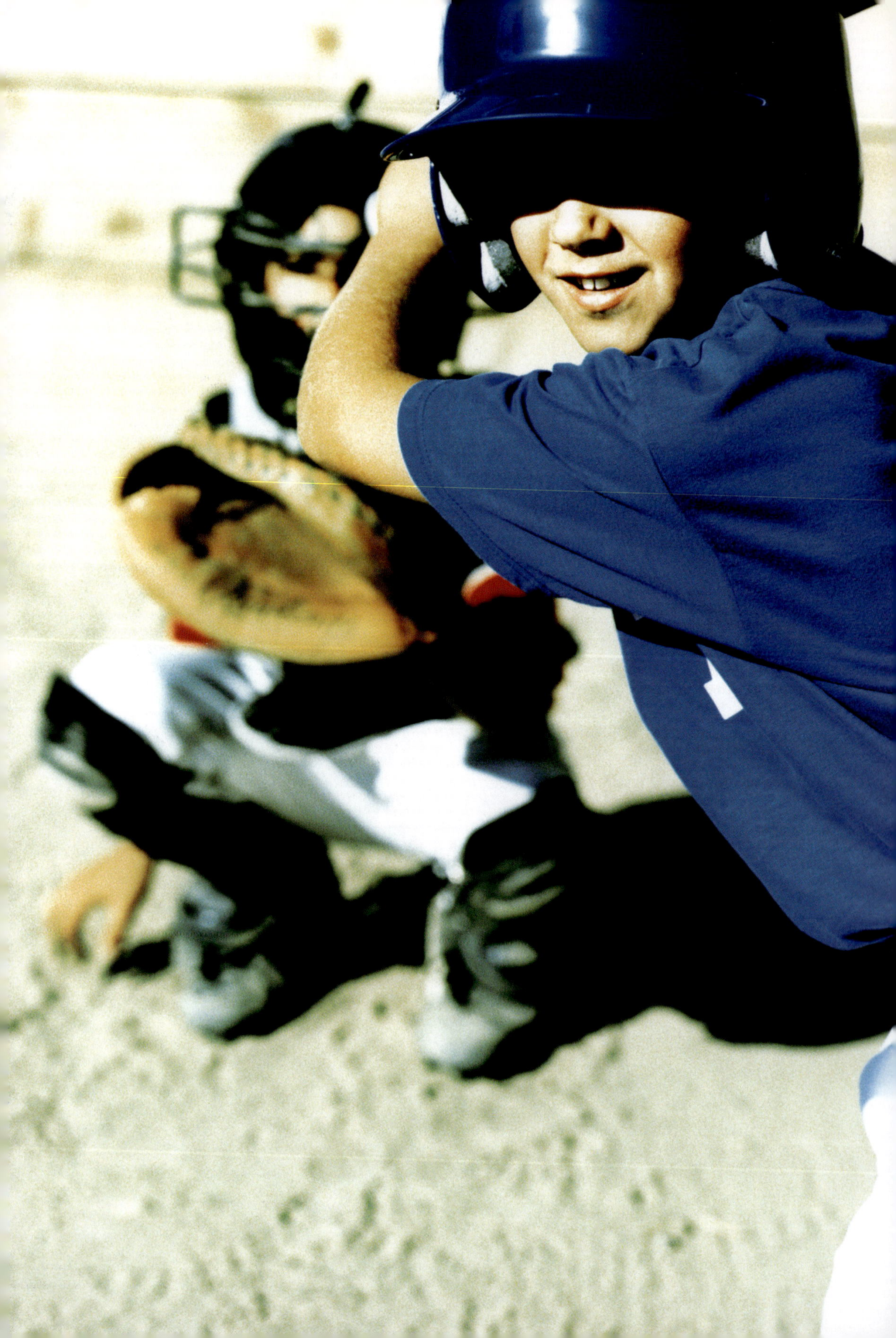

10 Krafttraining für junge Sportler

Das Krafttraining für junge Sportler hat im Verlauf der letzten 15 Jahre an Popularität gewonnen, weil Eltern, Trainer und Sportmediziner sich seiner Vorteile selbst für 5-6 Jahre alte Kinder bewusst geworden sind. Bis zu diesem Zeitpunkt war der Fortschritt so langsam gewesen, weil Bedenken hinsichtlich der Wirksamkeit, Sicherheit und Angemessenheit der Trainingsprotokolle bestanden. Wenn ein Trainingsprotokoll für junge Sportler entsprechend modifiziert wird, können sie an einer großen Vielfalt von Krafttrainingsprogrammen teilnehmen. Neben den Vorteilen einer verbesserten sportlichen Leistung und Verletzungsprophylaxe können junge Sportler auch gesundheitlich von einem Krafttraining profitieren.

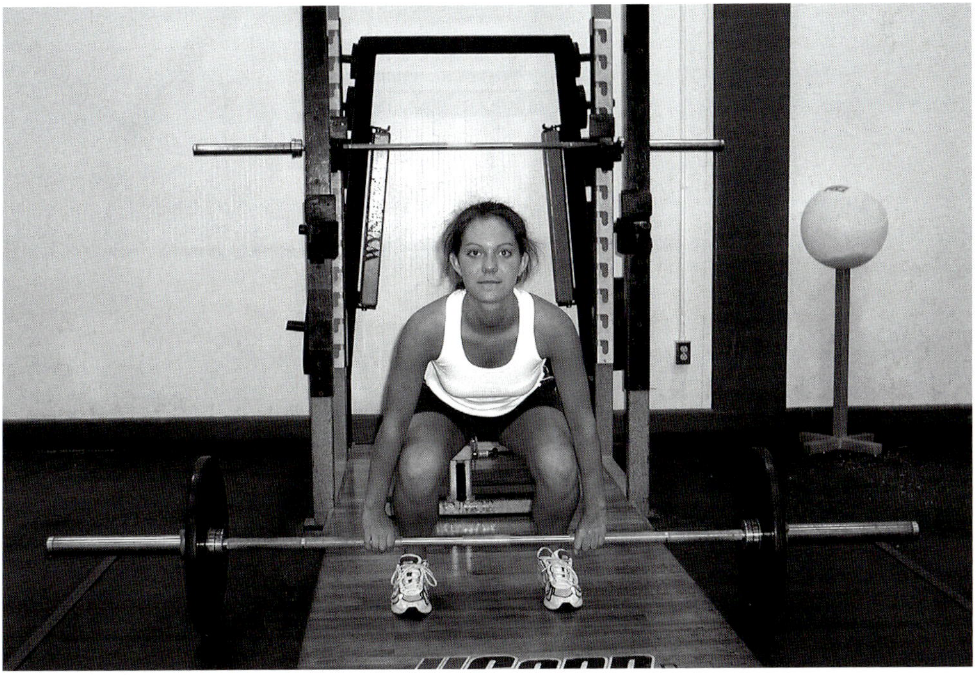

Neben einer Verbesserung der Leistung bringt ein Krafttraining bei jungen Sportlern gesundheitliche Vorteile, besonders im Hinblick auf das Muskel- und Bindegewebe.

Während Experten auf der einen Seite den Einsatz von Krafttrainingsprogrammen bei Kindern unterstützt haben, haben sie auf der anderen Seite Eltern, Lehrer und Trainer auf die Notwendigkeit aufmerksam gemacht, die Programme sorgfältig zu gestalten sowie auf eine kompetente Aufsicht und ein korrektes Vermitteln der Übungstechnik zu achten. Diese Bereiche sind von herausragender Bedeutung für sichere und effektive Krafttrainingsprogramme für Kinder. Einige der Vorteile (z. B. Leistungssteigerung während der Präadoleszenz) bedürfen weiterer Untersuchungen, um anekdotenhafte und klinische Eindrücke erklären zu können. Ein verbessertes Verständnis der Wirkungen des Krafttrainings hat jedoch bereits unrealistische Befürchtungen hinsichtlich des Einsatzes von Krafttraining bei Kindern ansatzweise beseitigen können.

Zu den primären Fragen, Krafttrainingsprogramme für jüngere Sportler betreffend, gehören die folgenden:

1. Ist es sicher für junge Sportler, Gewichte zu heben?
2. Wann können junge Sportler mit dem Gewichtheben beginnen?
3. Haben junge Sportler Vorteile vom Gewichtheben?
4. Welche Art von Programm sollten junge Sportler verwenden?

10.1 Sicherheit und Krafttraining für junge Sportler

Beim Krafttraining junger Sportler kommt der Sicherheit eine entscheidende Bedeutung zu. Verletzungen werden vor allem durch fehlerhafte Übungstechniken, eine mangelhafte (oder fehlende) Hilfestellung und/oder Unfälle verursacht. Die Verletzungsprävention ist ein wichtiger Faktor und die Reduzierung bzw. sogar Beseitigung des Verletzungspotenzials eines Krafttrainingsprogramms kann sich als klügste Maßnahmen beim Training junger Sportler erweisen. Die Verletzungsarten betreffen typischerweise das Muskel- und Bindegewebe und können durch geeignete Vorbeugungsmaßnahmen verhindert werden.

FETTLEIBIGKEIT UND INAKTIVITÄT

Im Zeitraum 1999-2000 waren 15 % aller Kinder und Teenager im Alter von 6-19 Jahren übergewichtig (3 x so viele wie in der Statistik von 1980). Über 10 % der Kinder im Alter von 2-5 Jahren waren zu schwer (7 % waren es 1994). Weitere 15 % der Kinder und Teenager sind als übergewichtsgefährdet anzusehen. Das durchschnittliche Kind in den USA bewegt sich weniger als 15 Minuten pro Tag intensiv und nur 43 Minuten mäßig. Durchschnittlich verbringen Kinder 17 Stunden pro Woche vor dem Fernsehgerät, zusätzlich zu der Zeit, die sie mit dem Spielen von Video- und Computerspielen verbringen.

Angesichts des hohen Vorkommens von Fettleibigkeit bei Kindern in der westlichen Welt sind viele Kinder nicht in der Lage, einfache Liegestütze, Klimmzüge und Situps durchzuführen. Es wurde gezeigt, dass es vielen Kindern sogar schwerfällt, Übungen unter Verwendung des eigenen Körpergewichts zu absolvieren, und die Unfähigkeit, eine Übung durchzuführen, hat auf Grund des negativen Feedbacks und herabgesetzten Selbstwertgefühls ihrerseits einen erheblichen negativen Einfluss auf den Wunsch des Kindes, Sport zu treiben. Die Fähigkeit, die eigene Körpermasse heben zu können, ist entscheidend für eine optimale sportliche Leistung, und Krafttrainingsübungen sollten eingesetzt werden, um die Belastung zu verringern und das grundlegende Fitnessniveau der jungen Sportler zu verbessern, sodass sie die Fähigkeit entwickeln können, ihre eigene Körpermasse bei Übungen wie Liegestütze und Klimmzüge zu kontrollieren. Eine Progression bei den unterschiedlichen Übungen an Geräten und mit freien Gewichten kann dazu beitragen, die eigene Körpermasse zu kontrollieren und zu bewegen. Hierbei handelt es sich um ein entscheidendes Merkmal der sportlichen Leistungsfähigkeit.

Ein Krafttrainingsprogramm kann sowohl die Körperzusammensetzung verbessern als auch das Aktivitätsprofil des Kindes erheblich steigern.

Primäre Faktoren zur Vermeidung von Verletzungen

Die primären Ursachen von Verletzungen in Krafttrainingsprogrammen sind Fehler in der Übungstechnik oder Unfälle. Beide Ursachen können schlimmere Auswirkungen haben, wenn weder auf eine richtige Unterweisung noch auf die Aufsicht geachtet wird. Unfallbedingte Verletzungen kommen dann vor, wenn keine Regeln für die Benutzung des Kraftraums bestehen (z. B. Benutzung ohne Schuhe) und bei Gerätemängeln (z. B. mangelhafte Konstruktion einer Bank, sodass diese dem benutzten Gewicht nicht standhält). Beide Faktoren können von einem ausgebildeten Kraft- und Konditionstrainingsexperten ausgeschlossen werden. Andere Faktoren, die das Verletzungspotenzial erhöhen, sind Überlastungen auf Grund einer unangemessenen Programmgestaltung, wie es z. B. der Fall ist, wenn heranwachsende Jungen täglich 20-30 Sätze von Armcurls absolvieren, um ihre Bizepsmuskeln zu entwickeln. Kinder, die beim Krafttraining sich selbst überlassen werden, erreichen keine optimalen Ergebnisse. Daher betonen alle größeren amerikanischen Sportorganisationen, einschließlich der National Strength and Conditioning Association (NSCA), des American College of Sports Medicine (ACSM), der American Academy of Pediatrics (AAP) und der American Orthopaedic Society for Sports Medicine (AOSSM), dass Krafttrainingsprogramme für Kinder von Erwachsenen beaufsichtigt und von ausgebildeten Fachkräften gestaltet werden sollten. Ein beaufsichtigtes Krafttraining hat sich als sicher und effektiv auch für Sportler im Kinderalter erwiesen (Guy & Micheli, 2001). Eine kompetente Aufsicht bedeutet, dass die verantwortliche Person über ein Verständnis darüber verfügt, wie die Technik der Übungen aussieht, welche Belastungen zu wählen sind und worin sich Kinder hinsichtlich ihrer Krafttrainingsbedürfnisse und -anforderungen von Erwachsenen unterscheiden. Trainer und Eltern können bei diesem Prozess zwar helfen, aber die Kinder sollten von einem zertifizierten Kraft- und Konditionstrainingsspezialisten trainiert werden, der dafür garantiert, dass alle Sicherheitsmaßnahmen bei der Arbeit mit jungen Sportlern getroffen wurden.

Richtige Hebetechniken

Einer der wichtigsten Sicherheitsaspekte für junge Sportler im Kraftraum ist ein Verständnis der richtigen Hebetechnik. Es ist auch entscheidend, dass Trainer wissen, wie sie die Übungstechnik Kindern vermitteln sollen. Die diesbezügliche Ausbildung von Trainern ist anspruchsvoll, da die Komplexität der Übungstechniken zunimmt. Hebetechniken mit freien Gewichten wie Kniebeugen, Ausfallschritte (Lunges) und Bankdrücken wie auch die olympischen Hebetechniken, wie Ziehen (Pulls), Umsetzen und Reißen, werden in ein Krafttrainingsprogramm eingebaut, und häufig nimmt auf Grund der Unfähigkeit des Trainers, eine Übung richtig zu unterrichten, die Gefahr sowohl einer akuten Verletzung als auch chronischer Überlastungsschäden zu. Das Verständnis sowohl der richtigen Übungstechnik als auch der Beaufsichtigungsanforderungen ist daher eine unbedingt notwendige Voraussetzung eines sicheren und effektiven Krafttrainingsprogramms.

Das Unterrichten der richtigen Übungstechniken spielt für das Training mit freien Gewichten wie auch für das Training an Kraftgeräten eine große Rolle. Ausführliche Erklärungen der Übungstechniken finden sich bei Kraemer und Fleck (2005), die über 120 Übungen im Detail beschreiben.

Richtige Hilfestellung

Bei Übungen an Krafttrainingsmaschinen wie auch bei Hantelübungen ist die Hilfestellung ebenso wichtig wie die richtige Übungstechnik. Die Hilfestellung bezieht sich auf die Unterstützung des Trainierenden im benötigten Ausmaß. Helfer unterstützen den Trainierenden nicht nur beim Absolvieren der Wiederholungen, sondern korrigieren auch mangelhafte Übungstechniken. Helfer sind für ein sicheres Krafttrainingsprogramm von entscheidender Bedeutung. Die folgende Checkliste, die von Helfern stets benutzt werden sollte, wurde von Kraemer und Fleck (2005) entwickelt:

1. Sie müssen die richtige Übungstechnik kennen.
2. Sie müssen die richtige Hilfestellung kennen.
3. Sie müssen kräftig genug sein, um dem Trainierenden bei dem von ihm eingesetzten Gewicht helfen zu können.
4. Sie müssen wissen, wie viele Wiederholungen der Trainierende zu absolvieren beabsichtigt.
5. Richten Sie stets Ihre gesamte Aufmerksamkeit auf den Trainierenden.
6. Unterbrechen Sie die Übung bei einer falschen Technik.
7. Wenn die eingesetzte Technik nicht richtig ist, korrigieren Sie sie.
8. Sie müssen den Handlungsplan im Falle einer Verletzung kennen.

Das Hauptziel der Hilfestellung besteht in der Verletzungsverhütung. Ein Trainierender sollte stets über einen Helfer verfügen. Kein Trainierender sollte Kraftübungen ohne eine ausreichende Aufsicht absolvieren, wozu auch ein Helfer gehört. Der Helfer wie auch der Trainierende sollten sowohl die richtige Ausführungstechnik als auch die richtige Hilfestellungstechnik für alle im Rahmen eines Trainingsprogramms eingesetzten Übungen kennen. Wenn die Trainierenden über genügend Verantwortungsbewusstsein verfügen, können sie sich gegenseitig Hilfestellung geben. Wenn die Kinder oder Erwachsenen sich nicht gegenseitig unterstützen können, müssen Sie die Hilfe anderer ausgebildeter Erwachsener suchen oder Sie müssen die Anzahl der gleichzeitig trainierenden Personen reduzieren.

Korrekte Geräteeinstellung

Es ist wichtig, dass man sich der großen Bedeutung der richtigen Geräteanpassung für ein sicheres Training mit jungen Sportlern bewusst ist. Wenn ein Kind nicht richtig in ein Krafttrainingsgerät passt, kann es zu einer ganzen Reihe von Problemen kommen. Dazu gehören unvollständige Bewegungsumfänge bei den Übungen, ungeeignete Belastungen, die zu akuten Verletzungen oder Überlastungsschäden führen können, und eine ungeeignete Muskelentwicklung. Bei der Verwendung freier Gewichte können diese Probleme zwar beseitigt oder reduziert werden, aber dennoch muss die richtige Anpassung der Geräte für jedes einzelne Kind überprüft werden. Die meisten Krafttrainingsgeräte sind für „Normalpersonen" hergestellt, was bedeutet, dass die Extremitäten und Körpermaße eines Kindes nicht zu der Maschine passen. Dies gilt besonders für Geräte mit variablem Widerstand, bei denen sich also der Widerstand über den Bewegungsumfang hinweg ändert, da die Kraftkurven (d. h. die über den Bewegungsumfang produzierbaren Kraftmuster) von Kindern nicht mit denen von Erwachsenen übereinstimmen. Eine einzige Maschine kann grundsätzlich nicht zur Vielfalt der Kraftkurven passen, die in einer Population junger Sportler zu finden sind. Das alleinige Bewegen des Sitzes nach oben oder unten oder das Auswechseln eines Kissens trägt nicht immer zur Entschärfung der Situation bei. Parallel zum Problem der richtigen Anpassung existiert das Problem, dass das Krafttrainingsgerät ein zu hohes Gewicht hat, um eine Wiederholung zu absolvieren, oder dass die Abstände zwischen den einzelnen Belastungsstufen zu groß sind. Wenn sowohl hinsichtlich der Anpassung als auch der Belastung Zweifel bestehen, sollten Sie eine alternative Hantelübung anbieten (siehe Kraemer und Fleck, 2005).

Korrekte Atemtechnik

Im Allgemeinen sollte der Heber sowohl unmittelbar vor als auch während der Absenkphase einatmen und während der Hebephase jeder Wiederholung ausatmen. Es ist wichtig, während des Hebens nicht den Atem anzuhalten. Das Atemanhalten kann den Blutdruck erhöhen und auch die Gehirndurchblutung reduzieren, was zu Benommenheit oder Ohnmacht und in der Folge davon zu Verletzungen führen kann. Da das Ziel von Krafttrainingsprogrammen für Kinder nicht darin besteht, maximale oder annähernd maximale Lasten zu heben, ist ein exzessives Atemholen nicht notwendig. Eine richtige Atmung sollte unterrichtet und stets gefordert werden.

Die richtige Technik einiger Beispielübungen

Im Folgenden werden einige Beispielübungen vorgestellt, die Bestandteil der meisten Krafttrainingsprogramme für Kinder und Jugendliche sind.

Bankdrücken (Bench Press)

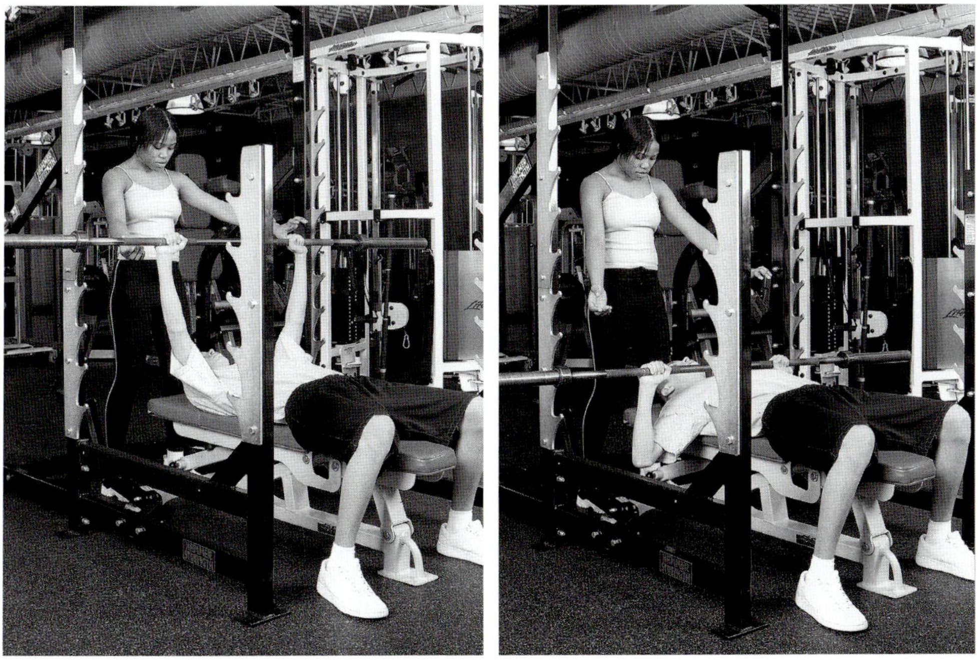

Ausgangsposition: Liege in Rückenlage flach auf der Bank. Greife die Hantel mit dem Kammgriff, wobei deine Handflächen nach oben zeigen. Deine Hände sind weiter als schulterbreit auseinander. Halte die Hantel in Armlänge über deinem Brustkorb. Dein Hinterkopf, deine Schulterpartie und dein Gesäß haben Kontakt mit der Bank. Deine Füße stehen weiter als schulterbreit auseinander und befinden sich flach auf dem Boden. Der Kniewinkel beträgt 90°.

Bewegung und Endposition: Senke die Hantel kontrolliert bis auf die Mitte deines Brustkorbs, den sie berührt. Strecke dann deine Arme und bewege die Hantel wieder in die auf Armlänge entfernte Position. In der Phase, in der die Hantel den Oberkörper berührt, bilden deine Oberarme einen 65-90°-Winkel zum Rumpf. Von der Seite betrachtet, bewegt sich das Ende der Hantel in einem fließenden Bogen zwischen der Position auf Armlänge und der Position der Brustberührung.

Hilfestellung: Bei Verwendung leichter Gewichte kann ein Helfer hinter dem Kopf des Hebers stehen und, wenn nötig, assistieren. Wenn schwere Gewichte gehoben werden, sollten zwei Helfer assistieren, wobei jeweils einer an jedem Hantelende steht, sodass die beiden sich ansehen.

Kniebeuge (Squat)
Ausgangsposition: Stehe aufrecht, wobei deine Füße hüftbreit oder etwas weiter auseinanderstehen und flach auf dem Boden aufgestellt sind, dein Gewicht auf dem Mittelfuß- und Fersenbereich verlagert ist, deine Zehen gerade nach vorne oder etwas nach außen zeigen, dein Kopf aufrecht gehalten und dein Blick nach vorne gerichtet ist, die Hantel auf den Spitzen deiner Schulterblätter ruht, deine Hände die Hantelstange mit einem Kammgriff umfassen, wobei deine Handflächen nach oben zeigen und deine Hände sich schulterbreit oder etwas weiter auseinander befinden. Nimm die Ausgangsposition ein, indem du die Hantel von der Halterung abhebst.

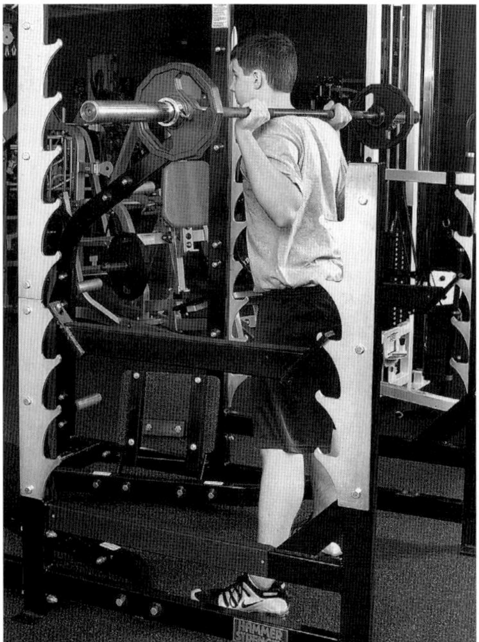

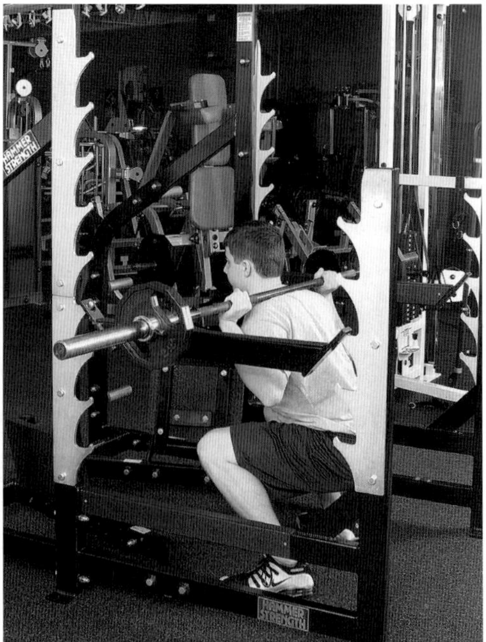

Squat (Kniebeuge)

Bewegung und Endposition: Beuge deine Knie und Hüften auf eine kontrollierte Weise, bis die Oberseiten deiner Oberschenkel sich parallel zum Boden befinden. Deine Knie sollten sich nach vorne bewegen und sich während der Beugung auf einer Linie über deinen Zehen befinden. Kehre auf kontrollierte Weise wieder in die Ausgangsposition zurück; obwohl dein Rumpf sich nach vorne neigt, sollte er die ganze Zeit über so aufrecht wie möglich gehalten werden, deine Füße bleiben flach auf dem Boden und dein Gewicht bleibt stets auf dem Mittelfuß- und Fersenbereich. Halte deinen Kopf aufrecht und deinen Blick stets nach vorne gerichtet, deine Schultern bleiben die ganze Zeit über hinten.

Hilfestellung: Kniebeugen sollten in einer Halterung oder in einer anderen Sicherheitsvorrichtung absolviert werden. Zwei oder drei Helfer sind empfehlenswert, wobei zwei an beiden Enden der Hantel und einer hinter dem Übenden steht.

Rudern im Sitzen (Seated Cable Row)

Ausgangsposition: Sitze auf dem Sitz, wobei dein Rumpf etwa einen 90°-Winkel mit deinen Oberschenkeln bildet. Deine Füße stehen hüftbreit auseinander und ruhen flach auf den Fußstützen, deine Knie sind leicht gebeugt. Dein Rumpf sollte aufrecht und dein Rücken leicht nach hinten gebogen sein. Dein Hals und Kopf befinden sich auf einer Linie mit deinem Rücken. Fasse die Griffe mit einem Kammgriff und halte sie mit gestreckten Ellbogen auf Armlängendistanz. Stelle die Länge der Zugseile oder die Sitzposition bei entspannt gehaltenen Schultern so ein, dass du in der Startposition einen Widerstand verspürst.

Bewegung und Endposition: Ziehe den Griff kontrolliert zu dir hin, bis er deinen Brustkorb berührt. Der Zug beginnt durch das Zusammenziehen deiner Schulterblätter und die an-

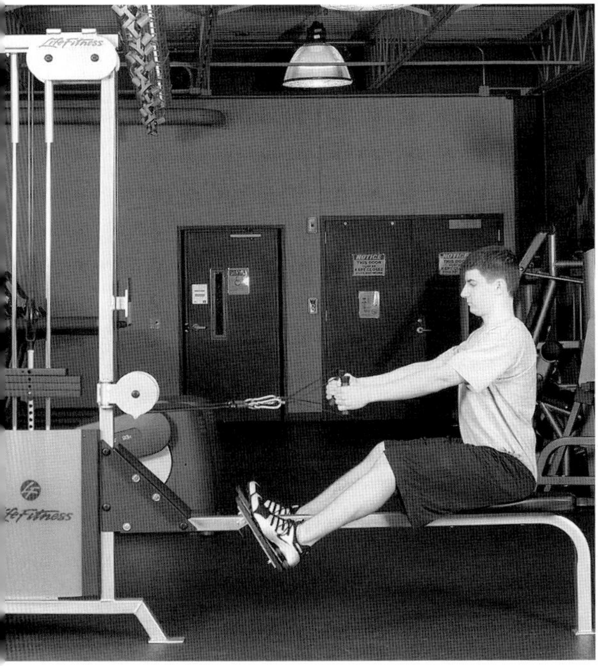

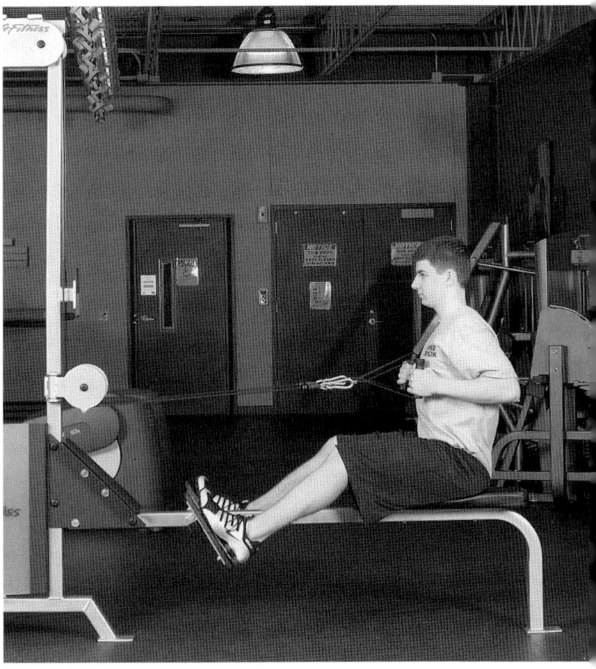

Rudern im Sitzen (Seated Cable Row)

schließende Beugung deiner Ellbogen. Wenn der Griff deinen Brustkorb berührt, sind deine Schultern immer noch einander angenähert und deine Ellbogen befinden sich etwas hinter deinem Rücken. Wenn du deine Schulterblätter einander angenähert hast, bleiben sie während der gesamten Zugbewegung in dieser Stellung und trennen sich nicht vor Ende der zurückgeführten Position. Halte kurz die Position, in der der Griff deinen Brustkorb berührt und führe den Griff dann auf kontrollierte Weise zur Ausgangsposition zurück, indem du zuerst deinen Ellbogen streckst und dann deine Schulterblätter auseinanderführst.

Variationen: Verschiedene Griffe, die unterschiedliche Handpositionen erlauben, können eingesetzt werden, wie auch Griffarten unterschiedlicher Breite. Während der Zugbewegung lassen sich auch Höhe und Distanz der Ellbogen vom Körper variieren.

Hilfestellung: Eine richtige Positionierung und Beibehaltung einer guten Technik während der Übung ist alles, was notwendig ist, eine eigentliche Hilfestellung ist nicht erforderlich.

Ausfallschritt (Lunge)
Ausgangsposition: Stehe aufrecht, Füße flach auf dem Boden und hüftbreit oder etwas weiter auseinander, Rumpf und Kopf aufrecht, Blick nach vorne gerichtet, die Hantel ruht auf den Spitzen deiner Schulterblätter, genauso wie die Hantelposition bei der Kniebeuge mit der Hantel im Nacken, deine Hände greifen die Hantelstange breiter als schulterbreit auseinander mit einem Kammgriff und nach vorne zeigenden Handflächen. Hebe die Hantel von der Halterung, um die Ausgangsposition einzunehmen.

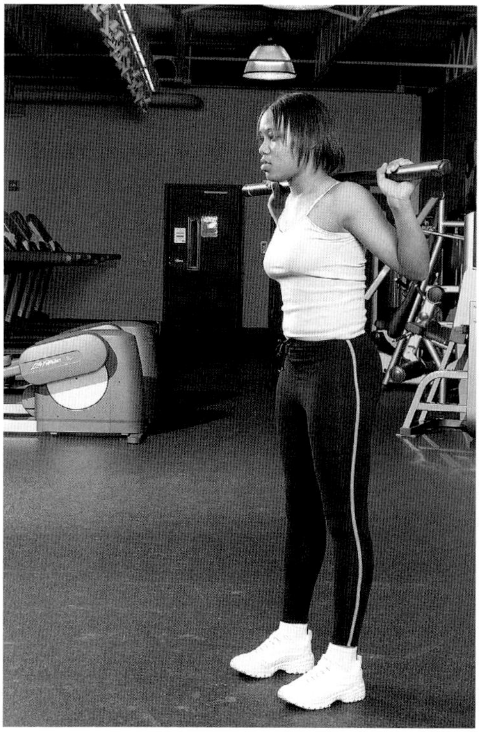
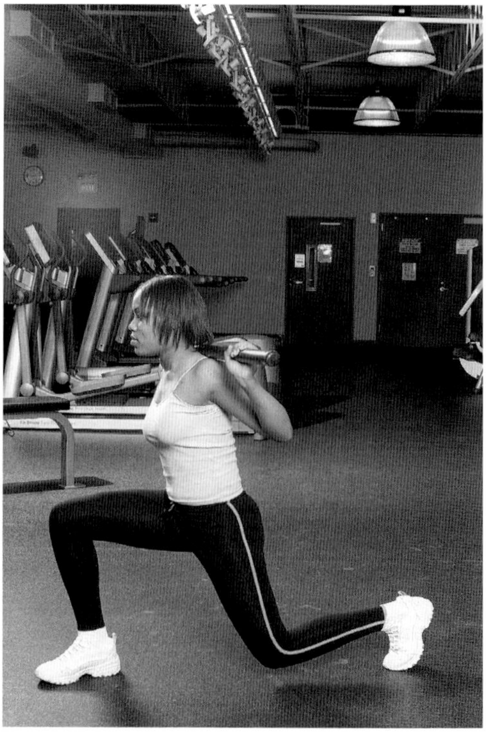

Lunge (Ausfallschritt)

Bewegung und Endposition: Mache auf kontrollierte Weise mit einem Bein einen Schritt nach vorne, sodass deine Füße nach diesem Schritt immer noch schulterbreit auseinanderstehen. Der Schritt sollte lang genug sein, sodass sich das Knie deines vorderen Beins in der Endposition über dem Mittelfußbereich und nicht vor deinen Zehen oder hinter deiner Ferse befindet. Beuge auf kontrollierte Weise das Knie deines vorderen Beins, bis das Knie deines hinteren Beins fast den Boden berührt. Der Fuß des vorderen Beins bleibt die ganze Zeit über flach auf dem Boden, während dein hinterer Fuß sich beim Beugen des vorderen Knies auf die Zehen aufrichten kann. Strecke dein vorderes Bein nach der Beugung auf kontrollierte Weise, ohne dein Knie zu arretieren. Wiederhole diese Bewegung, bis du die gewünschte Anzahl an Wiederholungen absolviert hast. Drücke dich nach Absolvieren der gewünschten Wiederholungsanzahl mit deinem vorderen Bein vom Boden ab und kehre mit zwei kurzen Rückwärtsschritten deines vorderen Beins zur Ausgangsposition zurück. Wiederhole diesen Bewegungsablauf mit dem anderen Bein, bis du die gewünschte Wiederholungsanzahl absolviert hast. Dein Rumpf sollte während des gesamten Bewegungsablaufs so aufrecht wie möglich bleiben.

Hilfestellung: Die Technik ist entscheidend. Typische Technikfehler sind die folgenden: Der Schritt nach vorne ist zu kurz, sodass das Knie des den Schritt ausführenden Beins sich vor deinen Zehen befindet, wenn das Knie gebeugt ist; der Schritt nach vorne ist zu lang, sodass das Knie des den Schritt ausführenden Beins sich bei gebeugtem Knie hinter deiner Ferse befindet; deine Füße stehen nach Ausführen des Schritts nach vorne nicht hüftbreit auseinander, was zu Gleichgewichtsproblemen während der Übungsausführung führt, da die Stützbasis zu klein ist; und du hältst deinen Rumpf nicht so aufrecht wie möglich, wodurch die Lendenwirbelsäule einer zu hohen Belastung ausgesetzt wird. Für die Hilfestellung und Sicherheit bei allen Ausfallschritten ist es wichtig, dass ein Schritt nach vorne, der nicht die richtige Länge hat, das Bein, das den Schritt ausführt, einer zu hohen Belastung aussetzt. Empfehlenswert sind jeweils zwei Helfer an beiden Hantelenden (Langhantel). Beim Ausfallschritt mit Kurzhanteln ist normalerweise keine Hilfestellung erforderlich. Der Ausfallschritt mit Kurzhanteln ist leichter auszuführen als der Ausfallschritt mit der Langhantel, weil es leichter fällt, den Rumpf aufrecht zu halten, wodurch die Belastung der Lendenwirbelsäule reduziert wird.

Arten von Muskel- und Skelettverletzungen

Krafttraining mit Kindern birgt wie die meisten anderen körperlichen Aktivitäten auch einige Risiken von Muskel- und Skelettverletzungen in sich. Dieses Risiko ist aber nicht größer als das bei anderen Sport- oder Freizeitaktivitäten, die Kinder regelmäßig ausüben. Im Rahmen einer prospektiven Studie, in der die Häufigkeit von Sportverletzungen bei Kindern über den Zeitraum eines Jahres ausgewertet wurde, wurde festgestellt, dass Krafttraining für 0,7 % von 1.576 Verletzungen verantwortlich war, während 19 bzw. 15 % aller Verletzungen im Football bzw. Basketball auftraten. Wurden die Daten in Bezug auf 100 Teilnehmer ausgewertet, standen Football (28,3 % der Verletzungen) und Ringen (16,4 %) an der Spitze der Liste, wohingegen Krafttraining in dieser Abschlussanalyse nicht enthalten war. Dennoch ist die Sorge, dass es zu akuten und chronischen Verletzungen im Bereich der Wachstumsfugen kommen könnte, durchaus berechtigt. Daher sollte sich ein Krafttraining für junge Sportler nicht vorrangig auf das Heben maximaler oder nahezu maximaler Lasten konzentrieren. Wiederum muss die Betonung stets auf einer korrekten Technik liegen, weil die meisten Verletzungen beim Krafttraining mit einer mangelhaften Bewegungstechnik zusammenhängen (siehe zur Bewegungstechnik Kraemer & Fleck, 2005). Junge Sportler benötigen Zeit, um sich an die Belastungen eines Krafttrainings anzupassen und einige Kinder empfinden das Training in einem bestimmten Alter als schwierig oder haben keinen Spaß am Training. Interesse, Wachstum, Reife und Verständnis tragen allesamt zur Einstellung eines Kindes dem Training gegenüber bei.

Verletzungen des Wachstumsknorpels

Zusätzlich zur Möglichkeit von Verletzungen, die normalerweise bei Erwachsenen auftreten können, besteht bei Kindern im vorpubertären Alter das Risiko von Verletzungen im Bereich des Wachstumsknorpels. Wachstumsknorpel kommt an drei Orten vor: (a) an der Epiphysenplatte oder Wachstumsplatte, (b) an der Oberfläche der Epiphyse oder des Gelenks und (c) im Bereich des Sehnen- oder Epiphysenansatzes. Das Längenwachstum der Röhrenknochen des Körpers vollzieht sich, von den Epiphysenplatten ausgehend, an jedem der Röhrenknochen. Auf Grund von Hormonveränderungen verknöchern diese Epiphysenplatten nach der **Pubertät**. Nach der **Verknöcherung** ist ein Wachstum der Röhrenknochen nicht mehr möglich. Folglich ist auch ein Größenwachstum von diesem Zeitpunkt an unmöglich. Die Epiphyse funktioniert als Stoßdämpfer zwischen den ein Gelenk bildenden Knochen. Ein Schaden im Bereich dieses Knorpels kann zu einer rauen Gelenkoberfläche und als Folge hiervon zu Schmerzen bei der Gelenkbewegung führen. Der Wachstumsknorpel im Bereich der Apophysenansätze der Hauptmuskel-, Sehnen- und Knocheneinheiten garantiert eine solide Verbindung zwischen Sehne und Knochen. Eine Beschädigung des Wachstumsknorpels an dieser Stelle kann Schmerzen verursachen und auch das Risiko einer Trennung von Sehne und Knochen erhöhen. Alle drei Orte der Wachstumsknorpel sind während des jugendlichen Wachstumsschubs auf Grund von Faktoren, wie z. B. einer erhöhten Muskelfestigkeit im Bereich der Gelenke, verletzungsanfälliger.

Akute Verletzungen

Bei akuten Verletzungen handelt es sich um einzelne, zu einer Verletzung führende Traumata. Akute Verletzungen des Skelettsystems wie Schäden des Wachstumsknorpels oder Knochenfrakturen, sind beim Krafttraining sehr selten. Das häufigste akute Verletzungsrisiko für Krafttrainierende im vorpubertären Alter, wie auch bei Erwachsenen, sind Muskelzerrungen. Zerrungen sind vielfach das Ergebnis eines ungenügenden Aufwärmens vor der Trainingseinheit. Vor Absolvieren der Hauptsätze einer Einheit sollten mehrere Aufwärmsätze durchgeführt werden. Die andere häufige Ursache einer Zerrung ist der Versuch, ein zu hohes Gewicht über eine bestimmte Anzahl von Wiederholungen zu heben. Jungen Sportlern sollte vermittelt werden, dass die Anzahl der Wiederholungen pro Satz eine Richtlinie für die akzeptable Anzahl zu absolvierender Wiederholungen ist.

Es wurde von Fälle von Frakturen der Epiphysenplatte bei Krafttrainierenden im vorpubertären Alter berichtet. Diese Zone ist bei Kindern verletzungsanfällig, weil die Epiphysenplatte noch nicht verknöchert ist und noch nicht über die strukturelle Festigkeit des reifen Knochens von Erwachsenen verfügt. Bei all diesen Fallberichten wurden Hebeübungen ausgeführt, bei denen das Gewicht über den Kopf gehoben wurde (d. h. Drücken über dem Kopf, Umsetzen und Ausstoßen), bei nahezu maximalen Lasten. Diese Fallberichte legen zwei Vorsichtsmaßnahmen für vorpubertäre Krafttrainingsprogramme nahe. Erstens sollten maximale und fast maximale Hebeübungen (1 RM) bei vorpubertären Sportlern nicht im Vordergrund stehen, vor allem dann nicht, wenn ohne Aufsicht trainiert wird. Zweitens sollte bei jungen Sportlern die Übungstechnik ganz besonders betont werden (besonders bei Hebeübungen über Kopfhöhe), weil eine mangelhafte Technik bei allen Verletzungen eine Rolle spielt.

Die höchsten Frakturhäufigkeiten bei Jungen sind im Alter von 12-14 Jahren zu verzeichnen. Dabei handelt es sich um die Altersspanne unmittelbar vor dem größten Körperlängenzuwachs bzw. vor dem Wachstumsschub. Es scheint, als läge die erhöhte Frakturrate an einer mangelnden Kortikalknochendicke und einem zu geringen Mineralgehalt im Vergleich zum linearen Knochenwachstum. Daher ist es wichtig, dass der von Jungen im Alter von 12-14 Jahren verwendete Widerstand im Krafttraining kontrolliert wird. Dasselbe dürfte für Mädchen im Alter zwischen 10 und 13 Jahren gelten.

Akute Traumata können sowohl bei Erwachsenen als auch bei Kindern zu Problemen im Lendenwirbelsäulenbereich führen. Beim Krafttraining kann ein akutes Trauma durch das Heben maximaler oder fast maximaler Gewichte und durch den Versuch des Absolvierens zu vieler Wiederholungen verursacht werden. In vielen Fällen hängen Rückenschmerzen mit einer mangelhaften Technik bei der Kniebeuge oder beim Kreuzheben zusammen. Bei der Ausführung dieser Übungen ist es wichtig, den Rücken aufrecht zu halten und den Beineinsatz besonders zu betonen. Dadurch wird das Drehmoment in der Lumbalregion gering gehalten, wodurch die Lendenwirbelsäule vor übermäßiger Belastung geschützt wird.

Chronische Verletzungen

Chronische Verletzungen oder Überlastungsverletzungen werden durch wiederholte, zu Verletzungen führende Mikrotraumata verursacht. Beim Schienbeinreizsyndrom und bei Ermüdungsfrakturen handelt es sich um typische Überlastungsverletzungen. Eine mangelhafte Technik über lange Zeiträume kann zu Überlastungsverletzungen führen (z. B. auf Grund des Einsatzes von dem Kind nicht passenden Krafttrainingsmaschinen mit variablen Widerständen).

Es ist möglich, alle drei Bereiche des Wachstumsknorpels durch körperliche Belastungen zu schädigen. Zum Beispiel führen durch das Pitching beim Baseball verursachte, wiederholte Mikrotraumata im Bereich der Schulter zu Schäden der Epiphysenplatte des Oberarmknochens. Dieser Schaden verursacht Schmerzen bei der Schulterbewegung und wird im Amerikanischen „Little-League-Schulter" genannt. Der Wachstumsknorpel auf der Gelenkoberfläche vorpubertärer Gelenke ist verletzungsanfälliger als dieser Bereich bei Erwachsenen. Dies gilt besonders für den Gelenkknorpel im Bereich des Sprung-, Knie- und Ellbogengelenks. Bei der Osteochondritis dissecans handelt es sich um eine Störung, bei der sich ein Knorpelfragment und subchondraler Knochen von der Gelenkfläche trennen. Am häufigsten findet sich Osteochondritis dissecans im Bereich des Knies, aber der Ellbogen und das Sprunggelenk können auch betroffen sein. Wiederholte Mikrotraumata scheinen für viele Fälle von Osteochondritis dissecans am Ellbogen junger Baseballpitcher und am Sprunggelenk junger Läufer verantwortlich zu sein. Der Wachstumsknorpel im Bereich eines Sehnenübergangs in den Knochen kann für die Schmerzen im Zusammenhang mit der Schlatter-Osgood-Krankheit verantwortlich sein. Obwohl die Ursache der Schlatter-Osgood-Krankheit noch nicht ganz geklärt ist, gibt es Hinweise darauf, dass diese Erkrankung z. T. durch winzige Abrissfrakturen verursacht wird (d. h. Abriss der Sehne vom Knochen). Ähnliche Verletzungen bei Jugendlichen könnten mit einer mangelhaften Übungstechnik beim Krafttraining zusammenhängen.

Wiederholte Mikrotraumata können eine Kompressionsfraktur der Wirbelkörper verursachen, was zu Schmerzen führt. Während des Wachstumsschubs zeigen viele Kinder die Tendenz zur Entwicklung einer Lendenwirbelsäulenlordose. Bei einer Lordose handelt es sich um eine ausgeprägte Kurvenausbildung der normal gekrümmten Lendenwirbelsäule. Eine exzessive Lordose kann eine extreme, nach innen gerichtete Wölbung im Bereich der Lendenwirbelsäule verursachen. Dieser Zustand wird auch **Hohlkreuz** genannt. Mehrere Faktoren tragen zu einer Lordose bei, einschließlich eines gesteigerten Wachstums im Bereich des Vorderteils der Wirbelkörper und eine zu feste hintere Oberschenkelmuskulatur. Nicht jede Lordose bedarf der medizinischen Behandlung. Wenn die Wölbung jedoch starr (fest) ist, ist eine medizinische Bewertung angezeigt.

Rückenverletzungen

Rückenprobleme auf Grund von Krafttraining lassen sich durch Übungen zur Stärkung der Bauchmuskeln (z. B. Situps) und zur Stärkung der Rückenmuskeln (z. B. „Guten-Morgen-Übung", Rückenüberstreckungen) verringern. Die Kräftigung dieser Bereiche hilft bei der Beibehaltung der richtigen Übungstechnik und reduziert die Belastung der Lendenwirbelsäule. Bei Durchführung der Übungen zur Kräftigung der Lendenwirbelsäule sollte die Belastung so leicht oder moderat gewählt werden, dass mindestens 10 Wiederholungen möglich sind.

Wenn die Sicherheitsstandards für das Krafttraining mit Jugendlichen, wie Aufsicht durch Erwachsene, sichere Geräte und altersspezifische Trainingsrichtlinien, nicht beachtet werden, besteht die Möglichkeit gravierender Verletzungen. In einer Fallstudie kam ein neun Jahre alter Junge zu Tode, als eine Hantel von einer Bankdrückhalterung herunterrollte und auf seine Brust fiel. Dieser tödliche Unglücksfall unterstreicht die Wichtigkeit der Aufsicht durch Erwachsene und sicherer Trainingsgeräte für alle Krafttrainingsprogramme für Jugendliche, insbesondere aber für jüngere Kinder.

Alle Übungs- oder Aktivitätsempfehlungen für Kinder weisen sowohl Risiken als auch Vorteile auf. Obwohl es durch Krafttraining zu Verletzungen kommen kann, kann das Risiko durch eine sorgfältige Aufsicht durch Erwachsene, eine korrekte Unterrichtung, eine geeignete Programmgestaltung und eine sorgfältige Auswahl der Trainingsgeräte minimiert werden. Es gibt keine Sicherheitsgründe, die der Teilnahme vorpubertärer Kinder und von Jugendlichen an einem derartigen Krafttrainingsprogramm entgegenstehen.

10.2 Wann man beginnen soll

Eine Voraussetzung für die Entwicklung und Anwendung eines sicheren und effektiven Krafttrainings für Jugendliche ist die Kenntnis der gängigen Trainingsprinzipien und die Berücksichtigung der körperlichen und emotionalen Reife der Kinder. Obwohl es keine Mindestaltervoraussetzung für den Beginn eines Krafttrainings mit Kindern gibt, muss ein Kind mental und emotional dazu bereit sein, die Trainingsanleitungen zu befolgen und sich den Belastungen eines Trainingsprogramms zu unterziehen. Im Allgemeinen sind Kinder, die bereit sind, an Sportaktivitäten teilzunehmen, auch bereit für irgendeine Art von Krafttraining. Dennoch ist eine ärztliche Untersuchung vor der Teilnahme wünschenswert.

Psychische Reife

Die psychische Reife sowie der Wunsch, an derartigen Konditionsprogrammen teilzunehmen, bestimmen die Qualität jedes Krafttrainingsprogramms. Wenn die jungen Sportler nicht verstehen, warum solche Programme wichtig sind, oder nicht über die Reife verfügen, um an einem Krafttrainingsprogramm teilzunehmen, wird der Erfolg eingeschränkt sein, und kein junger Sportler sollte zum Gewichttraining gezwungen werden. Intensives Training eignet sich nicht für alle jungen Sportler und der Burn-out ist ein bekanntes Phänomen im Jugendsport. Wenn man junge Sportler zur Teilnahme an Trainingsprogrammen zwingt, die ihre körperlichen wie auch emotionalen Fähigkeiten übersteigen, steht dies einem langfristigen Erfolg entgegen. Das Training sollte zum festen Bestandteil der Lebensführung werden und keine negativen Assoziationen hervorrufen.

Körperliche Reife

Wenn die Kinder und Jugendlichen reif genug sind, um Sport zu betreiben, sollten sie verstehen, dass es notwendig ist, den eigenen Körper einem Konditionstraining zu unterziehen, um sich den Belastungen einer Sportart auszusetzen. Wie bei anderen Sportlern auch, muss der Körper eines Kindes vorbereitet werden, um den Anforderungen des Wettkampfs gewachsen zu sein. Kinder können an 2-3 Sportarten gleichzeitig teilnehmen (z. B. Fußball, Karate und Basketball). Dies setzt den Körper des jungen Sportlers enormen Belastungen aus, und es ist in dieser Situation manchmal unmöglich, die Zeit für ein Krafttraining zu finden. In einer Gesellschaft, in der das Engagement der Eltern Psychologen zufolge übermäßig hoch ist, bleibt manchmal nur wenig Zeit übrig und das Krafttraining wird oft als Erstes aus dem Zeitplan entfernt. Eine erneute Untersuchung des Zeitplans eines Kindes oder Jugendlichen ist angeraten, um für diesen Aspekt der Sportteilnahme Zeit zu schaffen. Auch heute noch nehmen viele Kinder und Jugendliche an Wettkämpfen teil, ohne über die ausreichende körperliche Vorbereitung zu verfügen, die erforderlich ist, um den Anforderungen der Sportart gewachsen zu sein. Auf Grund der verstärkten Teilnahme am Sport sind die Verletzungsraten in allen Jugendsportarten im Verlaufe der letzten 10 Jahre angestiegen. Daher hat die Notwendigkeit einer besseren Vorbereitung dieser jungen Sportler auf die Trainings- und Wettkampfbelastungen im Sport zugenommen.

Kraft, körperliches Wachstum und Reife

Während der Kindheit kommt es zu vielen dynamischen und schnellen Wachstums- und Entwicklungsveränderungen. Die Muskelkraft nimmt normalerweise vom Kindesalter durch die frühen Teenagerjahre hindurch zu. Zu dieser Zeit steigt die Kraft der Jungen auffallend schnell an, während sie bei Mädchen im Allgemeinen ein Plateau erreicht. Man sollte daran denken, dass die von einem Muskel ausgeübte Maximalkraft sich von der auf die Umwelt ausgeübten Kraft deutlich unterscheidet.

Kraftzuwächse als Ergebnis unangemessener Trainingsreize lassen sich nicht immer von Zuwächsen auf Grund des normalen Wachstums und der normalen Entwicklung unterscheiden. Um Zuwächse zu erreichen, die über das normale Wachstum hinausgehen, muss über längere Zeiträume mit der richtigen Intensität und Häufigkeit trainiert werden.

Mittlerweile liegen überzeugende Belege für die Effektivität des Krafttrainings während des Jugendalters vor (Kraemer & Fleck, 2005). Mehrere Untersuchungen haben gezeigt, dass richtig gestaltete Krafttrainingsprogramme die Entwicklung der Kraft bei Kindern im vorpubertären Alter und bei Heranwachsenden über das Maß hinaus entwickeln können, das normalerweise alleine durch Wachstum und Entwicklung erreicht wird. Selbst Kinder im Alter von sechs Jahren haben von Krafttraining profitiert, wobei die Untersuchungen sich auf Zeiträume von bis zu neun Monaten erstreckten. Derzeit liegen keine eindeutigen Belege für größere Kraftunterschiede auf Basis ausgewählter Krafttests zwischen Jungen und Mädchen im vorpubertären Alter vor.

Viele Aspekte spielen beim Wachstum und bei der Entwicklung eines jungen Sportlers eine Rolle. Wachstum basiert nicht auf einem einzigen Faktor, wie z. B. Körpergröße. Zahlreiche Faktoren beeinflussen die Entwicklung und Fitnesszugewinne. Dazu gehören das genetische Potenzial, die Ernährung und der Schlaf. Die Reifung kann als Fortschritt in Richtung auf den Erwachsenenzustand definiert werden. Mehrere Aspekte können bei der Untersuchung der Reifung eines Kindes betrachtet werden:

- die Körperhöhe,
- die Knochenreife,
- die reproduktive Reife,
- die emotionale Reife.

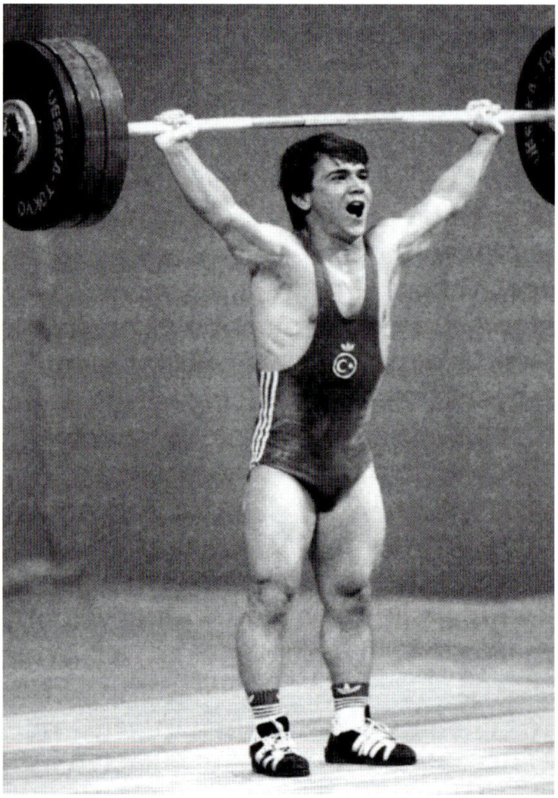

Jeder dieser Bereiche lässt sich klinisch untersuchen. Es ist allgemein üblich, dass der Hausarzt unterschiedliche Messungen durchführt, um die Entwicklung eines Kindes in diesen Bereichen festzustellen. Bei jedem Individuum ist das chronologische vom physiologischen Alter zu unterscheiden. Das physiologische Alter ist besonders wichtig, da es die funktionalen Fähigkeiten und die Leistung bestimmt, und diese Faktoren sollten bei der Entwicklung eines Krafttrainingsprogramms berücksichtigt werden. Das physiologische Alter steht in Bezug zur Reifungsgeschwindigkeit eines Kindes, die von Kind zu Kind unterschiedlich sein kann, da die Reifung innerhalb eines chronologischen Zeitrahmens unterschiedlich verläuft.

Naim Suleymanoglu („Taschenherkules"), Olympiasieger 1988, 1992 und 1996. Er wurde zum besten Gewichtheber des 20. Jahrhunderts gewählt. Er war der Erste, der das Dreifache seines Körpergewichts im Umsetzen und Ausstoßen bewältigte. Dies gelang ihm im Alter von 16 Jahren.

Physiologische Mechanismen der Kraftentwicklung

Neurale Mechanismen scheinen primär für die Kraftverbesserung bei Kindern im vorpubertären Alter verantwortlich zu sein. In mehreren Trainingsuntersuchungen wurden signifikante Verbesserungen der Kraft im vorpubertären Alter ohne entsprechende Zunahmen der groben Extremitätenmorphologie nachgewiesen. Ohne angemessene Konzentrationen zirkulierender Wachstumsfaktoren und Androgene zur Stimulierung von Steigerungen der Muskelgröße scheinen Kinder im vorpubertären Alter mehr Schwierigkeiten zu haben, ihre Muskelmasse zu steigern als ältere Individuen. Daher sollte der Schwerpunkt von Trainingsprogrammen für vorpubertäre Sportler nicht auf derartigen Zielen liegen.

Ohne entsprechende Steigerungen der fettfreien Körpermasse scheinen neurale Anpassungen (d. h. eine gesteigerte Aktivierung der motorischen Einheiten und Veränderungen der Koordination, Rekrutierung und der Entladung der motorischen Einheiten) hauptsächlich für trainingsinduzierte Kraftzunahmen während der Vorpubertät verantwortlich zu sein. Steigerungen der motorischen Leistung und der Koordination der involvierten motorischen Muskelgruppen scheinen auch eine signifikante Rolle zu spielen, weil die gemessenen Steigerungen der trainingsinduzierten Kraft typischerweise größer sind als die Veränderungen der neuromuskulären Aktivierung.

Von dramatischem Einfluss ist die Testosteronausschüttung bei Jungen im Vergleich zu Mädchen. Während der Pubertät ist die Testosteronausschüttung bei Jungen mit beträchtlichen Steigerungen der fettfreien Körpermasse sowie mit anderen geschlechtstypischen Veränderungen der Schulterbreite und der Gesichtsbehaarung verbunden. Trainingsinduzierte Kraftsteigerungen während und nach der Pubertät bei Jungen finden ihre Widerspiegelung in dieser dramatischen Steigerung des zirkulierenden Testosterons (siehe Abb. 10.1). Es wurde gezeigt, dass zwei Trainingsjahre notwendig sind, um bei Jungen im Alter von 14-17 Jahren eine dramatische Steigerung der Testosteronkonzentration nach einer Trainingseinheit zu beobachten (Kraemer & Fleck, 2005).

WACHSTUM IST EIN PULSIERENDER PROZESS

Die schnellste Wachstumsphase findet im Uterus statt. Die Wachstumsrate beträgt dort 0,5-2,5 cm pro Woche. Danach wird das postnatale Wachstum in drei von einander abgegrenzte Phasen unterteilt: Kleinkindalter, Kindheit und Pubertät. Während der ersten Lebensjahre beträgt die durchschnittliche Wachstumsrate 15 cm pro Jahr. Diese sog. Kleinkindwachstumsrate hängt von fötalen Wachstumsfaktoren ab und ist für 79 cm der Endkörperhöhe eines männlichen Erwachsenen verantwortlich. Die Wachstumsrate verlangsamt sich während der Kindheit, im Allgemeinen ab dem Alter von drei Jahren, auf durchschnittlich 6 cm pro Jahr. Die Kindheitskomponente des Wachstums hängt von den Wachstumshormonen ab und trägt 85 cm zur Endkörpergröße bei. Die puberale Wachstumsrate, die auf durchschnittlich 10 cm pro Jahr ansteigt, hängt von den Geschlechtssteroiden ab, sowohl durch direkten Einfluss auf das Wachstum als auch durch die Steigerung der Produktion von Wachstumshormonen und die IGF-Produktion.

Andere Hormon- und Wachstumsfaktoren (z. B. Wachstumshormone, Insulin, insulinähnliche Wachstumsfaktoren) hängen auch mit anabolen Signalen im Körper zusammen und können besonders wichtig für die Muskelentwicklung bei Frauen sein. Die Wachstumshormon- und insulinähnliche Wachtumsfaktor-1 (IGF-1)-Achse gilt als komplex und polymorph. Diese Achse besteht aus den aus dem Hypothalamus stammenden Signalhormonen, die die Ausschüttung von Wachstumshormonen aus der Hirnanhangdrüse stimulieren. Die ausgeschütteten Wachstumshormone zirkulieren dann im Blut und können sowohl die Ausschüttung von IGF-1 aus der Leber als auch den Muskel selbst dazu anregen, das im Muskel inhärente IGF-1 zu aktivieren. Folglich hat das Wachstumshormon, nachdem es aus der Hirnanhangdrüse ausgeschüttet wurde, zahlreiche Auswirkungen auf viele Gewebe. IGF-1 kann mit vielen Geweben interagieren, auch wenn es von den hepatischen Zellen der Leber freigesetzt wird, einschließlich des Muskel- und Knochengewebes. Viele anabole Hormone wie auch Wachstumsfaktoren sind verantwortlich für das körperliche Wachstum und die körperliche Entwicklung und können durch sportliche Aktivität beeinflusst werden.

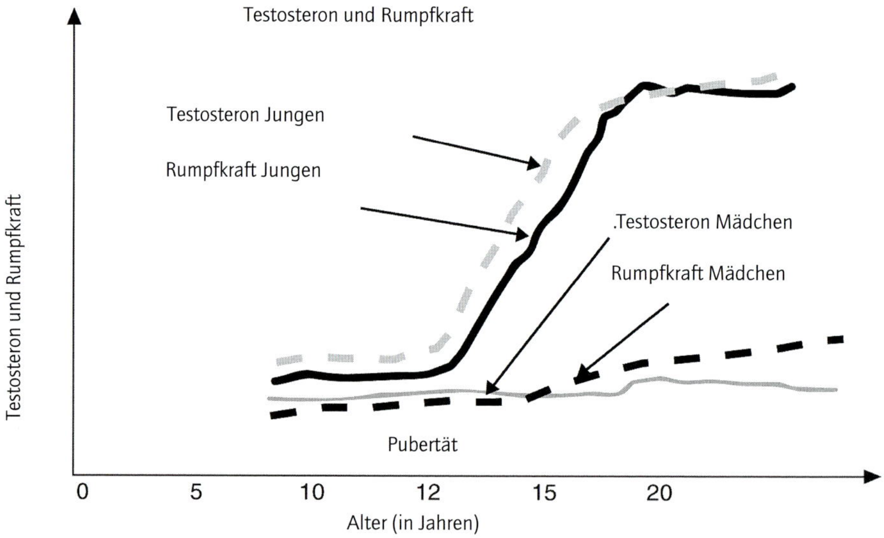

Abbildung 10.1: Theoretische Beziehung zwischen Jungen und Mädchen hinsichtlich der Ruhe-Testosteronkonzentrationen und der Rumpfkraft

10.3 Vorteile des Krafttrainings für junge Sportler

Aus einem richtig gestalteten und durchgeführten Krafttrainingsprogramm für Kinder lassen sich enorme Vorteile ziehen. Zu Verwirrung führten in diesem Zusammenhang wissenschaftliche Untersuchungen in den 1970er Jahren zum Thema „Krafttraining im Kindesalter", die wenige oder gar keine positiven Effekte auf die Kraft zeigten. Dies führte dazu, dass viele glaubten, ein Krafttraining würde für Kinder keine erkennbaren Vorteile haben. Dass derartig falsche Schlussfolgerungen gezogen werden konnten, lag jedoch an einigen entscheidenden, sowohl das Untersuchungsdesign als auch die eigentlichen Tests betreffenden Untersuchungsfehlern. In allen folgenden, Mitte oder Ende der 1980er Jahre und später durchgeführten Untersuchungen konnten Verbesserungen der Kraft und eine Zunahme der fettfreien Körpermasse nach der **Adoleszenz** nachgewiesen werden, wenn derartige Veränderungen möglich sind. Die meisten, während der letzten 10 Jahre, durchgeführten wissenschaftlichen Untersuchungen legen allerdings auch nahe, dass Kinder – unabhängig von Wachstum und Reifung – ihre Kraft unter der Voraussetzung, dass das Krafttraining lange genug durchgeführt wird und die Intensität hoch genug ist, sehr wohl signifikant steigern können. Die Vorteile betreffen dabei nicht nur die Kraft, sondern es kommt auch zu Verbesserungen anderer physiologischer Systeme, wie z. B. der Bindegewebsstärke und -dichte sowie zu einer verbesserten allgemeinen körperlichen Leistungsfähigkeit und zu einer Reduzierung des Verletzungsrisikos (Kraemer & Fleck, 2005).

Die primären Vorteile des Krafttrainings für Kinder sind:

- gesteigerte Muskelkraft und lokale Muskelausdauer,
- Verbesserung der sportlichen Leistung,
- Verletzungsprophylaxe und
- die Entwicklung lebenslanger Sportgewohnheiten.

Kraftzuwachs

Bei jungen Sportlern, die vorher noch kein Krafttraining absolviert haben, führt fast jedes Programm zu einer Kraftverbesserung, wenn es eine gewisse Zeit lang beibehalten wird. Die Programmvariablen Intensität, Anzahl der Sätze und Umfang, die für junge Sportler von entscheidender Bedeutung sind, werden derzeit noch nicht in vollem Umfang verstanden, vor allem bei jüngeren Personen, die über keine Erfahrung mit Krafttraining verfügen. Dennoch kann das eingesetzte Krafttrainingsprogramm nach grundlegenden Anpassungen in einem bestimmten Alter durchaus zu einer spezifischen Trainingsanpassung führen. Diesbezüglich sind langfristigere Untersuchungen in der Zukunft erforderlich. Darüber hinaus sieht es so aus, als müssten Trainingsprogramme periodisiert bzw. im Laufe der Zeit variiert werden. Andernfalls könnte es durchaus sein, dass das Trainingsprogramm auf Grund von Langeweile abgebrochen wird.

Nach acht Wochen progressiven Krafttrainings wurden Muskelkraftzuwächse von bis zu 74 % beobachtet. Nach kurzfristigen Krafttrainingsprogrammen (8-20 Wochen) werden bei Kindern typischerweise Zuwächse von durchschnittlich etwa 30-50 % beobachtet. In welchem Ausmaß diese Gewinne ein Resultat motorischer **Lerneffekte** in frühen Trainingsphasen sind, muss unbedingt geklärt werden. Es wurde berichtet, die während der Vorpubertät erreichten relativen (prozentualen) Kraftverbesserungen seien genauso groß, wenn nicht größer, als die während der Adoleszenz beobachteten relativen Zunahmen. Offensichtlich scheinen die absoluten Kraftgewinne (z. B. der Umfang des gehobenen Gewichts) bei Jugendlichen größer zu sein als bei Kindern im vorpubertären Alter, und Erwachsene können sogar noch größere absolute Gewinne erzielen als junge Heranwachsende.

Wenn ein junger Sportler mit dem Training aufhört, kommt es zum Phänomen des Abtrainierens, und wenn die Zeit ohne Krafttraining lang genug ist, bewirkt die natürliche Wachstumsrate, dass untrainierte Gleichaltrige aufschließen und der körperliche Kraftvorteil der ehemals Trainierten damit verloren geht. Wird genügend Zeit gewährt, scheinen die schnellen Wachstumsphasen junger Sportler sowohl den Untrainierten als auch den zuvor trainierten jungen Sportler zum selben Punkt der physiologischen Entwicklung zu bringen, vor allem während der Wachstumsjahre der Vorpubertät und Adoleszenz.

Einer Studie zufolge war nach 20 Wochen Krafttraining eine einzige Erhaltungseinheit pro Woche nicht ausreichend, um die Kraftgewinne bei vorpubertären Jungen aufrechtzuerhalten, während ein Erhaltungsprogramm mit einem Krafttrainingstag pro Woche bei einer Gruppe pubeszenter männlicher Sportler im selben Maße zur Aufrechterhaltung der Kraftzuwächse nach einem 12-wöchigen Krafttrainingsprogramm beitrug wie zwei Krafttrainingstage pro Woche. Es sind also offensichtlich mehr Informationen erforderlich, bevor spezifische Empfehlungen zur Aufrechterhaltung der Trainingseffekte gemacht werden können.

Dennoch scheint es so zu sein, als sei ein kontinuierliches Training mit mehr als einem Krafttrainingstag pro Woche notwendig, damit junge Sportler ihren Vorteil gegenüber untrainierten Altersgenossen behalten.

Verbesserte sportliche Leistung

Bei Kindern, die Krafttrainingsprogramme absolvierten, wurden Verbesserungen in ausgewählten Leistungen festgestellt. So wurden in mehreren Studien Steigerungen im Weit- und Vertikalsprung festgestellt. Gleichzeitig kam es zu einer Abnahme der Leistungen in Sprint- und Gewandtheitsläufen. Abweichend davon wurde auch von deutlichen Steigerungen der Kraft ohne begleitende Verbesserungen in ausgewählten sportlichen Fertigkeiten nach einigen Krafttrainingswochen berichtet. Dies deutet auf einen fehlenden Transfer vom Krafttrainingsprogramm auf die sportlichen Fertigkeiten hin. Da die Wirkungen des Krafttrainings von der Dauer, Häufigkeit, Geschwindigkeit und dem Umfang der Trainingsreize abhängen, kann der fehlende Transfer möglicherweise durch ein nicht ausreichend spezifisches Programmdesign erklärt werden.

Bei der Betrachtung des Einflusses eines Krafttrainingsprogramms auf eine sportliche Fertigkeit muss das Prinzip der Spezifität berücksichtigt werden. Es scheint, als seien Trainingsanpassungen bei jungen Sportlern, wie bei Erwachsenen, spezifisch hinsichtlich des Bewegungsmusters, der Bewegungsgeschwindigkeit, des Kontraktionstyps und der Kontraktionskraft. Das Ausmaß des Transfers auf die sportliche Fertigkeit hängt zum Teil davon ab, wie gut die Trainingsprogramme in biomechanischer Hinsicht zur Zielbewegung passen. Dass junge Sportler auch sportspezifische Fertigkeiten praktizieren müssen, wirft die Frage auf, wann ein junger Sportler mit dem Einsatz sportspezifischer Trainingsmethoden beginnen sollte. Die Antwort auf diese Frage hängt vom Alter des Sportlers ab und davon, ob der Sportler eine gute und solide Kraftgrundlage geschaffen hat, um auf ihrer Basis mit Kernübungen zu arbeiten.

Während Schlussfolgerungen hinsichtlich der Auswirkungen von Krafttraining auf die sportliche Leistung während der Vorpubertät und Adoleszenz wegen der Probleme des Untersuchungsdesigns und der begrenzten Trainingszeit zur Differenzierung von Leistungseffekten mit hohen

Fertigkeitskomponenten widersprüchlich bleiben, kommt es sicherlich zu einer Verbesserung der körperlichen Entwicklung. Insgesamt gesehen, deuten begrenzte direkte und indirekte Belege sowie Beobachtungen an älteren Populationen darauf hin, dass ein vernünftiges sportspezifisches Krafttrainingsprogramm die sportliche Leistung in gewissem Grad verbessert. Die Reduzierung von Übungseinheiten während der Vor- und Wettkampfsaison zugunsten eines vorbereitenden Krafttrainings erscheint vernünftig, unter der Voraussetzung, dass das Trainingsprogramm kompetent beaufsichtigt wird sowie progressiv gestaltet und von ausreichender Dauer und Intensität ist. Zusätzlich sind periodisierte Trainingsprogramme in Forschungsdesigns notwendig, um Programme zu optimieren, insbesondere langfristige Trainingsprogramme.

Reduzierung des Verletzungsrisikos

Kinder können sich nicht selbst in Form „spielen", weil die Belastungen und Anforderungen der sportlichen Aktivität kein verbessertes Muskel- und Bindegewebswachstum und keine Steigerung der diesbezüglichen Kraft auslösen. Daher ist einer der größten Vorteile des jugendlichen Krafttrainings vielleicht die Fähigkeit, Kinder besser auf die Teilnahme am Sport und an Freizeitaktivitäten vorzubereiten und dadurch das Verletzungsrisiko zu reduzieren.

Eltern und Trainer teilen möglicherweise den Wunsch, das Verletzungsrisiko durch Krafttraining zu reduzieren, aber die Verbesserung der sportlichen Leistung spielt ebenfalls eine wichtige Rolle bei ihrem Interesse, junge Sportler an dieser Form des ergänzenden Konditionstrainings teilnehmen zu lassen. Junge Sportler sehen Krafttraining primär aus der Perspektive einer verbesserten sportlichen Leistung und werden auch durch Krafttraining praktizierende Rollenvorbilder in der High School und im College beeinflusst. Professionelle Organisationen, die nach Wegen suchen, die Verletzungshäufigkeit im Sport und Krafttraining zu reduzieren, können zur Realisierung der Vorteile entscheidend beitragen (Faigenbaum et al., 1996).

Lebenslange Sportgewohnheiten und andere Vorteile

Neben der verletzungsvorbeugenden Wirkung und der verbesserten körperlichen Entwicklung und damit gesteigerten sportlichen Leistung gibt es weitere Vorteile des Krafttrainings. Die Entwicklung des körperlichen Potenzials ist das ultimative Ziel jedes Krafttrainingsprogramms. Der wichtigste Vorteil liegt jedoch möglicherweise in der Entwicklung einer lebenslangen Sportgewohnheit, was jedoch nur dann der Fall ist, wenn die jungen Sportler die Zeit, die sie im Kraftraum verbringen, wirklich genießen. Angesichts der weltweiten Zunahme der Fettleibigkeit ist eine Steigerung der Aktivitätsprofile wichtig für junge Kinder. Um alle potenziellen körperlichen und psychosozialen Gesundheitsvorteile des jugendlichen Krafttrainings auszuschöpfen, müssen Trainer und Übungsleiter den besonderen psychologischen Status und die körperliche Einzigartigkeit der Kinder berücksichtigen.

Zu den weiteren Gesundheits- und Fitnessvorteilen, die ein richtig gestaltetes und umgesetztes Krafttrainingsprogramm für junge Sportler bringen kann, gehören die folgenden:
- verbesserte Blutdruckreaktion bei Belastungen,
- verbesserte Knochenmineraldichte,
- verbessertes Körperzusammensetzungsprofil und
- verbessertes psychologisches Wohlbefinden.

Krafttraining erhöht die Toleranz gegenüber Sport- oder Alltagsstressoren und trägt darüber hinaus zur Senkung der Herz-Kreislauf-Reaktion bei (z. B. Blutdruck bei einer gegebenen Belastung). Des Weiteren hilft es, dass der Körper sich anpasst und die Toleranz gegenüber Blutdruckspitzen bei maximalen Belastungen verbessert wird. Durch die durch das Krafttraining verursachten Belastungen sowie durch den Druck auf und die Biegung der Knochen verbessert sich die Gesamtstruktur des Knochens einschließlich der Knochendichte, was besonders für junge Mädchen einen wichtigen Vorteil darstellt. Krafttraining kann zu Steigerungen der fettfreien Körpermasse führen (Muskeln und Knochen) und zur Reduzierung des Körperfetts beitragen, wodurch es zu einem besseren Gesamtkörperzusammensetzungsprofil kommt. Es hat sich gezeigt, dass Krafttraining das Selbstvertrauen und das Körperbild verbessert und auch dazu beiträgt, dass man sich in psychischer Hinsicht besser fühlt. Derartige Eigenschaften sind wichtig für junge Sportler und gehören zu den positiven Effekten eines konstant durchgeführten Krafttrainingsprogramms.

10.4 Krafttrainingsmythen in Bezug auf Kinder

Trotz des Mythos, dass Krafttraining das strukturelle Wachstum von Kindern blockiert, deuten aktuelle Beobachtungen darauf hin, dass Krafttraining bei Jugendlichen (bis zu 20 Wochen) keine negativen Auswirkungen auf das Wachstumsmuster hat. Wenn altersspezifische Richtlinien zur körperlichen Aktivität sowie Ernährungsempfehlungen beachtet werden (z. B. ausreichende Kalziumzufuhr), hat körperliches Training einschließlich Krafttraining auf jeder Entwicklungsstufe einen positiven Einfluss auf das Wachstum und beeinflusst nicht die natürliche Körperhöhe, die ein junger Sportler erreichen kann. Obwohl Gesundheit nicht nur als Abwesenheit von Krankheit definiert werden sollte, fällt eine operationale, auf Kinder zutreffende Definition von Gesundheit schwer, weil die Verhaltensweisen und Reize, die erforderlich sind, um eine optimale Gesundheit zu erreichen, diskutierbar bleiben. Es ist zwar verlockend, die Ergebnisse von Untersuchungen mit Erwachsenen auf Kinder zu übertragen, aber man muss Vorsicht walten lassen, da das, was für einen Erwachsenen als gesund erachtet wird, nicht notwendigerweise auch für Kinder gesund sein muss. Das Ausmaß, in dem die gegenwärtige Forschung die Nützlichkeit des Krafttrainings im Jugendalter für den Erwerb günstiger gesundheitsbezogener Charakteristika stützt, ist begrenzt. Dennoch unterstützt die aktuelle Forschung die Meinung, dass Krafttraining eher zu einer Verbesserung der allgemeinen Gesundheit von Kindern führt als zu einer Verschlechterung.

Junge Mädchen haben möglicherweise eine unterschiedliche Sichtweise in Abhängigkeit von ihrer Sportart und der Verfügbarkeit von Krafttrainingsräumen in den Schulen und Fitnessklubs. Allzu häufig assoziieren Mädchen Krafttraining mit maskulinen Eigenschaften, und die Angst, zu „massig" oder zu „muskulös" zu werden, schränkt die Teilnahme einiger Mädchen ein. In derartigen Fällen ist eine geeignete Aufklärung und Klärung der Mythen des Krafttrainings notwendig (so können Mädchen z. B. keine übermäßige Muskelmasse entwickeln, weil es ihnen an Testosteron und an Muskelzellen mangelt). Darüber hinaus sind Rollenvorbilder für Mädchen im Kraftraum erforderlich (z. B. erfolgreiche Sportlerinnen, die ein Krafttraining absolvieren), aber auch kompetente Trainer. Dies unterstreicht die Notwendigkeit des richtigen Coachings und einer Aufklärung über das Konditionstraining für Frauen (siehe Kap. 9).

10.5 Krafttrainingsrichtlinien für junge Sportler

Die Trainingsprogramme müssen sowohl zum Alter der jungen Sportler als auch zu ihrem Trainingshintergrund passen. Allzu häufig versuchen Erwachsene, Programme für Erwachsene bei jungen Sportlern einzusetzen, weil sie die wichtigen Wachstums- und Entwicklungsfaktoren nicht kennen, die die physiologischen und psychologischen Fähigkeiten der jungen Sportler beeinflussen. Antworten zu solchen Fragen, wie Trainingswirksamkeit, Vorteile und geeignete Programme haben sowohl das Interesse der Öffentlichkeit als auch der Mediziner auf diese Modalität gerichtet (Kraemer & Fleck, 2005). Im Verlauf der letzten 10 Jahre haben alle größeren sportmedizinischen und sportwissenschaftlichen Organisationen den Einsatz von Krafttraining durch Positionspapiere und Trainingsrichtlinien unterstützt.

Kraemer und Fleck (2005) haben eine Reihe wichtiger Fragen entwickelt, die gestellt werden sollten, wenn es darum geht, Krafttrainingsprogramme für junge Sportler zu entwickeln:

1. Ist das Kind psychologisch und physisch dazu bereit, an einem Krafttrainingsprogramm teilzunehmen?

2. Welche Art von Krafttrainingsprogramm sollte das Kind ausüben?

3. Werden die korrekten Hebetechniken der einzelnen Übungen innerhalb des Programms beherrscht?

4. Sind die Techniken der Hilfestellung für jede Übung des Programms bekannt?

5. Sind die Sicherheitsbedingungen für jedes innerhalb des Programms eingesetzte Gerät bekannt?

6. Passen die Krafttrainingsgeräte richtig?

7. Ist das Trainingsprogramm des betreffenden Kindes ausgewogen? (Das heißt, übt es neben dem Krafttraining noch kardiovaskuläre Aktivitäten und andere Sportarten aus?)

8. Wie bereits oben diskutiert, muss das Risiko möglicher Verletzungen des kindlichen Wachstumsknorpels bei der Programmentwicklung berücksichtigt werden.

Das Kind sollte in der Lage sein, die Belastungen des vorgegebenen Krafttrainingsprogramms zu tolerieren. Im Verlaufe dieses Texts wurden die Konzepte der individualisierten Übungsvorgabe, der richtigen Aufsicht und Programmkontrolle diskutiert. Damit diese Konzepte funktionieren, müssen Eltern, Lehrer und Trainer mit dem Sportler kommunizieren, unabhängig von seinem Alter. Die Erwachsenen sollten zur Diskussion und zum Feedback ermuntern und ein offenes Ohr für die Ängste und Sorgen des Kindes haben. Am wichtigsten ist, dass die Trainer auf ihren gesunden Menschenverstand zurückgreifen und Übungsvariationen, aktive Regenerationspausen und Ruhetage einsetzen. Sie sollten nicht dem Irrtum verfallen, dass mehr besser ist.

Es können zwar Programmvorschläge unterbreitet werden, aber es handelt sich hierbei bloß um allgemeine Richtlinien. Es gibt kein einziges ideales Programm. Junge Sportler sollten mit einem Programm beginnen, das individuell tolerierbar ist und progressiv fortschreitet, je älter sie werden. Dramatische Veränderungen in der Toleranz gegenüber Krafttrainingsprogrammen können die gesteigerte Reife eines Kindes widerspiegeln. Es ist wichtig, die Fähigkeit des Kindes, ein sportliches Trainingsprogramm zu tolerieren, nicht zu überschätzen. Es ist besser, langsam zu beginnen, als die Belastungstoleranz des jungen Sportlers überzustrapazieren und seine Freude an der Sportausübung zu verringern. Wenn man die richtigen Prinzipien des Krafttrainings berücksichtigt, kann ein Programm gestaltet werden, das den Entwicklungsstand des Kindes widerspiegelt. Die Berücksichtigung der korrekten Richtlinien der Programmentwicklung macht es möglich, auf jeder Entwicklungsstufe ein Krafttrainingsprogramm einzusetzen, das weder den Enthusiasmus reduziert noch die Belastungstoleranz überschätzt (Kraemer et al., 2000). Eltern, Lehrer und Trainer müssen stets daran denken, dass nicht sie es sind, für die das Programm entwickelt wird, und dass es den Kindern freigestellt ist, die Teilnahme an einem Übungs- oder Sportprogramm auch zu verweigern. Die Aufgabe der Erwachsenen besteht darin, für eine positive Umgebung zu sorgen, die die teilnehmenden Kinder schützt und ihnen nutzt.

Programm für Anfänger

Der Einsatz von Krafttrainingsprogrammen, bei denen das Kind gegen seinen eigenen Körperwiderstand oder den eines Partners arbeitet, liefert einen effektiven Beitrag zur Steigerung der muskulären Fitness. Ein Problem tritt allerdings dann auf, wenn das Kind übergewichtig und nicht in der Lage ist, mit den nötigen Bewegungsumfängen zu trainieren. In diesem Fall kann auf Partnerübungen zurückgegriffen werden. Ein umfangreicher Überblick über Übungen gegen das eigene Körpergewicht oder gegen das Gewicht eines Partners findet sich bei Kraemer und Fleck (2005). Ein Kind sollte über eine Fitnessgrundlage verfügen, bevor es mit dem Krafttraining beginnt.

Ausgangspunkte und -programme unterscheiden sich erheblich, je nach Alter. Kraemer und Fleck (2005) haben ein Profil von Ausgangspunkten für unterschiedliche Lebensalter entwickelt (siehe Tab. 10.1). Zu Beginn sollten im Rahmen von Krafttrainingsprogrammen für jüngere Kinder (5-6 Jahre) Übungen gegen das eigene Körpergewicht und gegen Partner eingesetzt werden, um ihre Grundlagenkraft zu entwickeln und sie auf weitere Krafttrainingsprogramme in höherem Alter vorzubereiten. Wiederum muss darauf geachtet werden, dass ihre eigene Körpermasse sie nicht überfordert, sodass sie nur wenige oder nur unvollständige Wiederholungen einer Übung schaffen. Wenn Schwierigkeiten auftreten, können Übungen mit leichten Kurzhanteln oder Partnerübungen eingesetzt werden, um die Kraft zu entwickeln, die notwendig ist, damit die Übungen gegen das eigene Körpergewicht leichter fallen.

Besonderheiten des Krafttrainings für junge Sportler

Die Entwicklung eines Krafttrainingsprogramms für junge Sportler sollte dieselben Schritte beinhalten wie die Entwicklung eines Krafttrainingsprogramms für Erwachsene. Ein gut organisiertes und beaufsichtigtes Grundlagentrainingsprogramm für Kinder darf pro Einheit nicht mehr als 20-60 Minuten betragen, bei einer Trainingshäufigkeit von drei Einheiten pro Woche.

Das Krafttrainingsprogramm sollte in einer sowohl Sicherheit als auch Freude vermittelnden Atmosphäre absolviert werden. Die Trainingsumgebung sollte die Programmziele und die mit dem Programm verbundenen Erwartungen widerspiegeln. Wenn das Kind älter wird, stehen fortgeschrittenere Programme im Mittelpunkt. Tabelle 10.1 zeigt eine Programmprogression vom siebten bis zum 16. Lebensjahr. Das Kind muss zur Teilnahme an einem Krafttrainingsprogramm bereit sein und muss verstehen, was notwendig ist, um maximalen Nutzen aus dem Programm zu ziehen.

Tabelle 10.1: Grundlegende Richtlinien der Krafttrainingsprogression bei Kindern

Alter (Jahre)	Richtlinien
7 oder jünger	Das Kind sollte an grundlegende Übungen mit geringen oder keinen Lasten herangeführt werden; das Konzept einer Trainingseinheit sollte entwickelt werden; die Übungstechniken sind zu vermitteln; die Progression sollte von körperbildenden Übungen mit dem eigenen Körpergewicht über Partnerübungen bis hin zu Übungen mit geringen Lasten führen; der Umfang sollte gering gehalten werden.
8-10	Die Anzahl der Übungen sollte allmählich gesteigert werden; die Übungstechniken aller Hebestile sollte vermittelt werden; mit der allmählichen progressiven Erhöhung der Übungslasten sollte begonnen werden; die Übungen sollten einfach gehalten werden; der Umfang sollte langsam gesteigert werden; die Toleranz des Sportlers gegenüber den Belastungen ist sorgfältig zu kontrollieren.
11-13	Alle grundlegenden Übungstechniken sind zu vermitteln; die progressive Steigerung der Last bei jeder Übung sollte fortgesetzt werden; die Betonung liegt auf der Übungstechnik; anspruchsvollere Übungen mit geringen oder ohne Lasten sollten eingeführt werden.
14-15	Es sollte zu fortgeschritteneren Krafttrainingsprogrammen übergegangen werden; sportspezifische Komponenten sollten hinzugefügt werden; die Betonung liegt auf der Übungstechnik; der Umfang sollte erhöht werden.
16 und älter	Die Programme für Erwachsene können eingeführt werden, nachdem ausreichend Grundlagenerfahrungen gesammelt wurden. Wenn ein Kind ohne Vorerfahrungen eine Altersstufe erreicht, muss die Progression von den vorangegangenen Stufen ausgehen und zu höheren Stufen wechseln, sofern die Belastungstoleranz, das Fertigkeitsniveau und das Verständnis dies zulassen.

Mit freundlicher Genehmigung übernommen aus Kraemer W. J. & FleckS . J. (2005). Strength training for young athletes, 2. Aufl. (Champaign, IL: Human Kinetics), S. 13.

DIE POSITION DER NSCA ZUM KRAFTTRAINING FÜR JUNGE SPORTLER

Die folgende Liste von Richtlinien zur Entwicklung von Krafttrainingsprogrammen wurde von der NSCA zusammengestellt (Faigenbaum et al., 1996):

- Jedes Kind sollte in physiologischer und psychischer Hinsicht zur Teilnahme an einem Krafttrainingsprogramm bereit sein.

- Kinder sollten realistische Erwartungen haben. Erinnern Sie die Kinder daran, dass es Zeit kostet, in Form zu kommen und eine neue Fertigkeit zu erlernen.

- Die Übungsumgebung sollte sicher und frei von möglichen Risiken sein.

- Die Trainingseinheit sollte ein jeweils 5-10 Minuten dauerndes Auf- und Abwärmprogramm beinhalten (d. h. aerobe Übungen von geringer Intensität und Stretching).

- Die Trainingsgeräte sollten sich in gutem Zustand befinden und den Größenverhältnissen des Kindes angepasst sein.

- Alle Trainingseinheiten müssen von erfahrenen Fitnessexperten streng beaufsichtigt werden. Idealerweise sollten diese Fitnessexperten über Zertifikate nationaler und internationaler Organisationen (z. B. der NSCA) verfügen.

- Alle Kinder sollten eine sorgfältige und kompetente Unterweisung in der Übungstechnik, den Trainingsrichtlinien und in der Hilfestellung erhalten.

- Alle Kinder sollten in der Etikette des Kraftraums unterwiesen werden (z. B. Platzierung der Gewichte an den richtigen Orten und Respektieren körperlicher Unterschiede).

- Es sollte mit einem Satz und 6-8 Teilkörperübungen begonnen werden. Die Lasten sollten zu Beginn relativ leicht (12-15 Wiederholungsmaxima) sein, sodass noch die richtigen Anpassungen vorgenommen werden können.

- Mit Verbesserung der Kraft sollten die Widerstände allmählich gesteigert werden. Eine 5-10 %ige Steigerung der Gesamtlast ist für die meisten Kinder angemessen.

- Eine Progression kann auch durch die allmähliche Steigerung der Anzahl der Sätze, Übungen und Trainingseinheiten pro Woche erreicht werden (d. h. Zunahme des Trainingsumfangs). Als allgemeine Richtlinie sind 1-3 Sätze mit je 6-15 Wiederholungen von 8-10 Übungen, die an 2-3 nicht aufeinanderfolgenden Tagen pro Woche absolviert werden, empfehlenswert. Während des gesamten Programms sollte die physische und mentale Belastungstoleranz des Kindes kontrolliert werden.

- Jedes Kind sollte sich bei dem vorgegebenen Programm wohlfühlen und sich auf die nächste Trainingseinheit freuen. Wenn ein Kind Probleme mit einem Trainingsprogramm hat, wird vom Fitnessexperten erwartet, dass er die entsprechenden Änderungen vornimmt.

- Im Anschluss an 6-8 Wochen allgemeines Krafttraining können spezifische Mehrgelenkübungen (Bankdrücken, Kniebeuge, Beinpresse) in das Trainingsprogramm auf der Basis individueller Bedürfnisse und Kompetenzen eingeführt werden. Wenn eine neue Übung durchgeführt wird, sollte mit einem relativ leichten Gewicht begonnen werden (oder sogar mit einem Besenstiel), um sich auf das Erlernen der korrekten Technik bei Minimierung muskulärer Beschwerden zu konzentrieren.

- Nach einigen Monaten Krafttraining können anspruchsvollere strukturelle mehrgelenkige Übungen (z. B. olympische Hebetechniken und modifiziertes Umsetzen, Ziehen und Drücken) in das Programm aufgenommen werden, unter der Voraussetzung, dass angemessene Belastungen eingesetzt werden und der Schwerpunkt auf der richtigen Technik liegt. Der Zweck des Vermittelns anspruchsvoller, mehrere Gelenke einbeziehender Hebeübungen für Kinder sollte darin bestehen, die neuromuskuläre Koordination und die technischen Fertigkeiten zu entwickeln. Explosive Bewegungen mit schweren Lasten sollten während der Vorpubertät vermieden werden, können jedoch mit Vorsicht während der Adoleszenz eingeführt werden.

- Wenn ein Kind unbedingt eine neue Übung ausprobieren möchte, sollte ihm erlaubt werden, sich eine Demonstration dieser Übung anzuschauen. Bringen Sie dem Kind bei, wie man die betreffende Übung ausführt, und hören Sie auf alle Probleme, von denen das Kind berichtet.

- Berücksichtigen Sie das Konzept der Periodisierung im Trainingsprogramm des Kindes, indem Sie das Trainingsprogramm im Verlauf des Jahres systematisch variieren.

- Verhindern Sie, dass die Übenden Wettkämpfe untereinander austragen und konzentrieren Sie sich auf ein Training mit viel Bewegung und positiver Verstärkung.

- Stellen Sie sicher, dass alle Kinder Spaß am Krafttraining haben. Zwingen Sie kein Kind zur Teilnahme an einem Krafttrainingsprogramm.

- Übungsleiter und Eltern sollten gute Rollenmodelle sein. Die Demonstration von Unterstützung und Ermutigung trägt zur Beibehaltung des Interesses bei.

- Die Kinder sollten aufgefordert werden, vor, während und nach dem Training viel Flüssigkeit zu sich zu nehmen.

- Ermutigen Sie die Kinder zur Ausübung vieler Sportarten und Aktivitäten.

Altersspezifische Trainingsrichtlinien, Programmvariationen und eine kompetente Aufsicht bewirken, dass die Krafttrainingsprogramme sicher, effektiv und freudvoll für die jungen Sportler werden. Die Übungsleiter müssen die körperliche und emotionale Einzigartigkeit jedes Kindes verstehen, und umgekehrt müssen die Kinder die potenziellen Vorteile und Risiken des Krafttrainings würdigen. Obwohl die Bedürfnisse, Ziele und Interessen der Kinder sich ständig verändern, sollte das Krafttraining als eine grundlegende und vorteilhafte Komponente jugendlicher Fitness- und Sportprogramme betrachtet werden.

Nachdruck mit freundlicher Genehmigung der National Strength and Conditioning Association.

Übungseinteilung

Die Übungen lassen sich auf verschiedene Weise klassifizieren:

- Bei eingelenkigen Übungen werden nur die Muskeln im Bereich eines Gelenks stimuliert.
- Bei mehrgelenkigen Übungen werden koordinierte Bewegungen, die mehr als ein einziges Gelenk beanspruchen, ausgeführt.
- Bei Übungen an Geräten wird die Bewegungsbahn fixiert, und der junge Sportler muss in das betreffende Gerät passen. Da es nicht erforderlich ist, das eigene Gleichgewicht zu halten, ist der Einsatz von Hilfsmuskeln eingeschränkt.
- Bei Übungen mit freien Gewichten ist die Bewegungsbahn nicht festgelegt. Daher werden die Gleichgewichtsfähigkeit und das Koordinationsvermögen beansprucht, um das Gewicht zu heben und die sich bewegende Masse im Gleichgewicht zu halten.
- Strukturelle Übungen erfordern den ganzen Körper, um das Gewicht zu heben, und Koordination bei mehrgelenkigen Übungen.

Beispiele für diese unterschiedlichen Arten von Übungen sind in Abbildung 10.2 dargestellt.

Programmvariablen

Zu Anfang sollte der bei jeder Übung gewählte Widerstand derart gestaltet sein, dass die minimale empfohlene Anzahl von Wiederholungen absolviert werden kann. Ist es möglich, die maximale Wiederholungsanzahl zu bewältigen, wird der Widerstand gesteigert, sodass wiederum die minimale Anzahl von Wiederholungen absolviert werden kann. Die Technik und die richtige Hilfestellung sollten dauernd betont werden. Die Übungen sollten auf kontrollierte Weise absolviert werden, wodurch sich Verletzungen, die dadurch verursacht werden, dass das Gewicht nicht mehr kontrolliert werden kann, vermeiden lassen. Gleichzeitig werden dadurch Beschädigungen des Krafttrainingsgeräts oder der Hanteln vermieden. Das Verständnis, wie eine Übung zu absolvieren ist und wie die richtige Hilfestellung aussieht, ist der erste Schritt innerhalb eines erfolgreichen Gewichttrainingsprogramms, besonders für junge Sportler.

Da die Ziele eines Krafttrainings spezifisch auf die individuellen Bedürfnisse jedes Kindes zugeschnitten sind, unterscheiden sich die Programme voneinander. Vielfältige Kombinationen der aktuellen Programmvariablen (d. h. Übungsauswahl, Reihenfolge der Übungen, verwendete Lasten, Anzahl der Sätze, Länge der Pausen zwischen den Sätzen und Übungen) haben sich als sicher und effektiv für Kinder erwiesen, unter der Voraussetzung, dass die Programmentwickler wissenschaftliche Informationen, etablierte Trainingsprinzipien und gesunden Menschenverstand anwenden. Junge Sportler müssen alle Übungen mit der korrekten Technik absolvieren und die Übungsbelastungen (Lasten und Ruhepausen) müssen sorgfältig kontrolliert werden, um sicherzustellen, dass jedes Kind das gegebene Trainingsprogramm toleriert. Die ideale Vorgehensweise besteht darin, das Krafttraining in ein periodisiertes Konditionstrainingsprogramm einzubauen, bei dem sich der Umfang und die Intensität im Verlaufe des Jahres verändern. Die Übungsleiter müssen die normale Variation der Reifungsvorgänge der jungen Sportler anerkennen und sich der genetischen Prädispositionen für die körperliche Entwicklung bewusst sein.

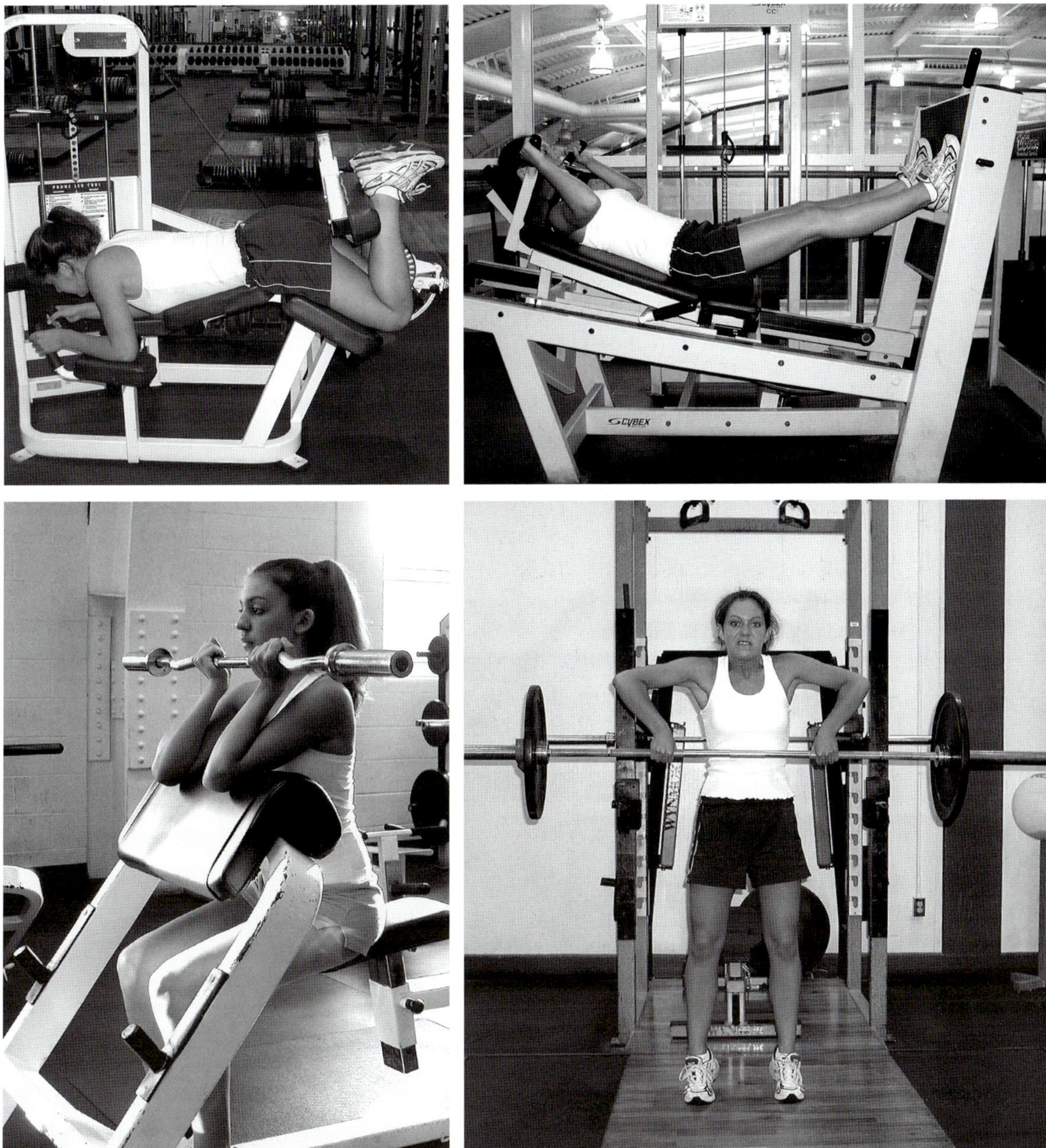

Abbildung 10.2: Die Übungen werden den eingesetzten Geräten und der involvierten Anzahl von Gelenken entsprechend klassifiziert. (a) Beim Beincurl (Leg Curl) handelt es sich um eine eingelenkige Übung am Gerät mit festgelegter Technik. (b) Bei der Beinpresse (Leg Press) handelt es sich um eine mehrgelenkige Übung am Gerät mit fixierter Technik. (c) Beim bilateralen Bizepscurl (Bilateral Biceps Curl) handelt es sich um eine eingelenkige Übung mit freiem Gewicht und mit nicht festgelegter Technik. (d) Beim hohen Zug (High Pull) handelt es sich um eine mehrgelenkige, strukturelle Übung mit freiem Gewicht und mit nicht festgelegter Technik.

Kinder dürfen weder als kleine Erwachsene behandelt werden noch sollten die für Erwachsene geltenden Übungsrichtlinien und Trainingsphilosophien auf Kinder übertragen werden.

Beispielprogramm

In dem im Folgenden vorgestellten Beispielprogramm für Football werden einige der in diesem Kapitel besprochenen Prinzipien diskutiert. Wie jedes andere Beispielprogramm auch, sollte dieses Programm nur als Richtlinie für unterschiedliche Aspekte verschiedener Sportarten dienen. Weitere Programmprofile finden sich bei Kraemer und Fleck (2005).

Das Footballspiel erfordert Schnelligkeit, Kraft und Schnellkraft. Die Anforderungen an die unterschiedlichen Positionen unterscheiden sich etwas voneinander; dennoch kann die Verbesserung dieser drei Faktoren durch Krafttraining zur Verbesserung der sportlichen Leistung und zur Vermeidung von Verletzungen beitragen. Beim Football müssen die jungen Sportler körperlich darauf vorbereitet sein, so zu spielen, dass Verletzungen verhindert werden. Die Quarterbacks müssen sich auf Schulterübungen konzentrieren. Alle Spieler müssen Übungen für den Hals-, Schulter-, Knie- und Sprunggelenkbereich absolvieren, denn in diesen Bereichen kommt es häufig zu Verletzungen.

KRAFTTRAININGSPROGRAMM FÜR FOOTBALL

Programm außerhalb der Saison

Aufwärmen: Allgemeine Übungen in Form von Jogging oder Radfahren von etwa fünf Minuten Dauer, gefolgt von einer allgemeinen Stretchingroutine.

Übungen

Der Heber absolviert die Übungen in der angegebenen Reihenfolge. Kursivdruck kennzeichnet Übungen, die innerhalb dieser Phase nach der Last periodisiert werden können.

- *Bankdrücken (Bench Press)*
- *Kniebeuge oder Beinpresse (Squat/Leg Press)*
- *Überkopfdrücken (Overhead Press)*
- *Kniecurl (Knee Curl)*
- Rudern im Sitzen (Seated Row)
- Kniestreckung (Knee Extension)
- Ellbogencurl (Elbow Curl)
- Bauchmuskelübungen

Ungefähre Zeit

- Drei Trainingseinheiten pro Woche mit mindestens einem Tag zwischen den Einheiten
- 60-70 min pro Einheit

Zusätzliche Übungen zur Verletzungsvorbeugung

- Nackenmuskelübung
- Übungen für die Schulterrotatorenmanschette
- Wadenheben (Calf Raise)

Zusätzliche oder Ersatzübungen

- *Kreuzheben (Deadlift)*
- Latziehen (Lat-Pulldown)
- Ausfallschritt (Lunge)
- *Kniebeuge mit der Hantel vor der Brust (Front Squat)*
- *Bankdrücken mit engem Griff (Narrow-grip Bench Press)*

Anspruchsvolle Übungen

- Der Heber sollte nicht mehr als fünf Wiederholungen pro Satz absolvieren, unter Einsatz von 8-10 RM Lasten für anspruchsvolle Übungen. Wenn eine anspruchsvolle Übung absolviert wird, sollte sie zu Beginn der Trainingseinheit ausgeführt werden.
- Schnellkräftiges Umsetzen (Power Clean) oder Zug eng (Clean Pull) aus Knie- oder Oberschenkelhöhe
- Schnellkräftiges Reißen (Power Snatch) oder Zug breit (Snatch Pull) aus Knie- oder Oberschenkelhöhe

Bemerkungen zum Programm außerhalb der Saison

- Format: Satz – Wiederholung
- Anzahl der Sätze: 2-3
- Last: 10-12 RM
- Regenerationspausen zwischen den Sätzen und Übungen: 2-3 min
- Wiederholungen pro Satz bei Bauchmuskelübungen: 20-30
- Andere: Quarterbacks und offensive Linemen absolvieren ergänzende Übungen für den Schultergürtel.

Programm vor der Saison

Aufwärmen: Allgemeine Übungen in Form von Jogging oder Radfahren von etwa fünf Minuten Dauer, gefolgt von allgemeinem Stretching.

Übungen

Der Heber absolviert die Übungen in der dargestellten Reihenfolge. Kursivdruck kennzeichnet Übungen, die innerhalb dieser Phase nach der Last periodisiert werden können.

- Bankdrücken auf der Schrägbank (Incline Bench Press)
- *Kniebeuge mit der Hantel im Nacken (Back Squat)*
- Latziehen (Lat-Pulldown)
- Kniecurl (Knee Curl)
- Umgekehrter Ellbogencurl oder Ellbogencurl (Reverse Elbow Curl/Elbow Curl)
- Bauchmuskelübungen
- Schultereindrehen und Schulterausdrehen (besonders für Quarterbacks)

Ungefähre Zeit

- Drei Trainingseinheiten pro Woche mit mindestens einem Tag zwischen den Einheiten
- 30-45 min pro Einheit

Zusätzliche Übungen zur Verletzungsvorbeugung

- Wadenheben (Calf Raise)
- Zusätzliche Übungen für die Schulterrotatorenmanschette
- Nackenmuskelübung
- Kniestreckung

Zusätzliche oder Ersatzübungen

- *Bankdrücken mit engem Griff (Narrow-grip Bench Press)*
- Rudern im Sitzen (Seated Row/Bent-over Rowing)
- *Bankdrücken (Bench Press)*
- Handgelenkcurl (Wrist Curl)
- Kreuzheben (Deadlift)

Anspruchsvolle Übungen

- Der Heber sollte nicht mehr als fünf Wiederholungen pro Satz absolvieren, unter Einsatz von 8-10 RM Lasten für anspruchsvolle Übungen. Wenn eine anspruchsvolle Übung absolviert wird, sollte sie zu Beginn der Trainingseinheit ausgeführt werden.
- Schnellkräftiges Umsetzen (Power Clean) oder Zug eng (Clean Pull) aus Knie- oder Oberschenkelhöhe
- Schnellkräftiges Reißen (Power Snatch) oder Zug breit (Snatch Pull) aus Knie- oder Oberschenkelhöhe

Bemerkungen zum Programm vor der Saison

- Format: Satz – Wiederholung
- Anzahl der Sätze: 3
- Last: 8-10 RM
- Regenerationspausen zwischen den Sätzen und Übungen: 1,5-2 min
- Wiederholungen pro Satz bei Bauchmuskelübungen: 20-30

Programm innerhalb der Saison

Aufwärmen: Allgemeine Übungen in Form von Jogging oder Radfahren von etwa fünf Minuten Dauer, gefolgt von einer allgemeinen Stretchingroutine.

Übungen

Der Heber absolviert die Übungen in der dargestellten Reihenfolge.

- Überkopfdrücken (Overhead Press)
- Kniebeuge (Back Squat)
- Bankdrücken (Bench Press)
- Kniecurl (Knee Curl)
- Nackenübung
- Kniestreckung
- Schultereindrehen und Schulterausdrehen
- Bauchmuskelübungen

Ungefähre Zeit

- 1-2 Trainingseinheiten pro Woche mit mindestens einem Tag zwischen den Einheiten
- 25-45 min pro Einheit

Zusätzliche Übungen zur Verletzungsvorbeugung

- Keine

Zusätzliche oder Ersatzübungen

- Bankdrücken auf der Schrägbank (Incline Bench Press)
- Rudern im Sitzen (Seated Row)
- Latziehen (Lat-Pulldown)
- Ausfallschritt (Lunge)
- Kniebeuge mit der Hantel vor der Brust (Front Squat)
- Wadenheben (Calf Raise)
- Bankdrücken mit engem Griff (Narrow-grip Bench Press)

Anspruchsvolle Übungen

- Der Heber sollte nicht mehr als fünf Wiederholungen pro Satz absolvieren, unter Einsatz von 8-10 RM Lasten für anspruchsvolle Übungen. Wenn eine anspruchsvolle Übung absolviert wird, sollte sie zu Beginn der Trainingseinheit ausgeführt werden.
- Schnellkräftiges Umsetzen (Power Clean) oder Zug eng (Clean Pull) aus Knie- oder Oberschenkelhöhe.
- Schnellkräftiges Reißen (Power Snatch) oder Zug breit (Snatch Pull) aus Knie- oder Oberschenkelhöhe

Bemerkungen zum Programm vor der Saison

- Format: Satz – Wiederholung oder Zirkeltraining
- Anzahl der Sätze oder Zirkel: 2-3
- Last: 8-10 RM
- Regenerationspausen zwischen den Sätzen und Übungen: 1-2 min
- Wiederholungen pro Satz bei Bauchmuskelübungen: 20-30

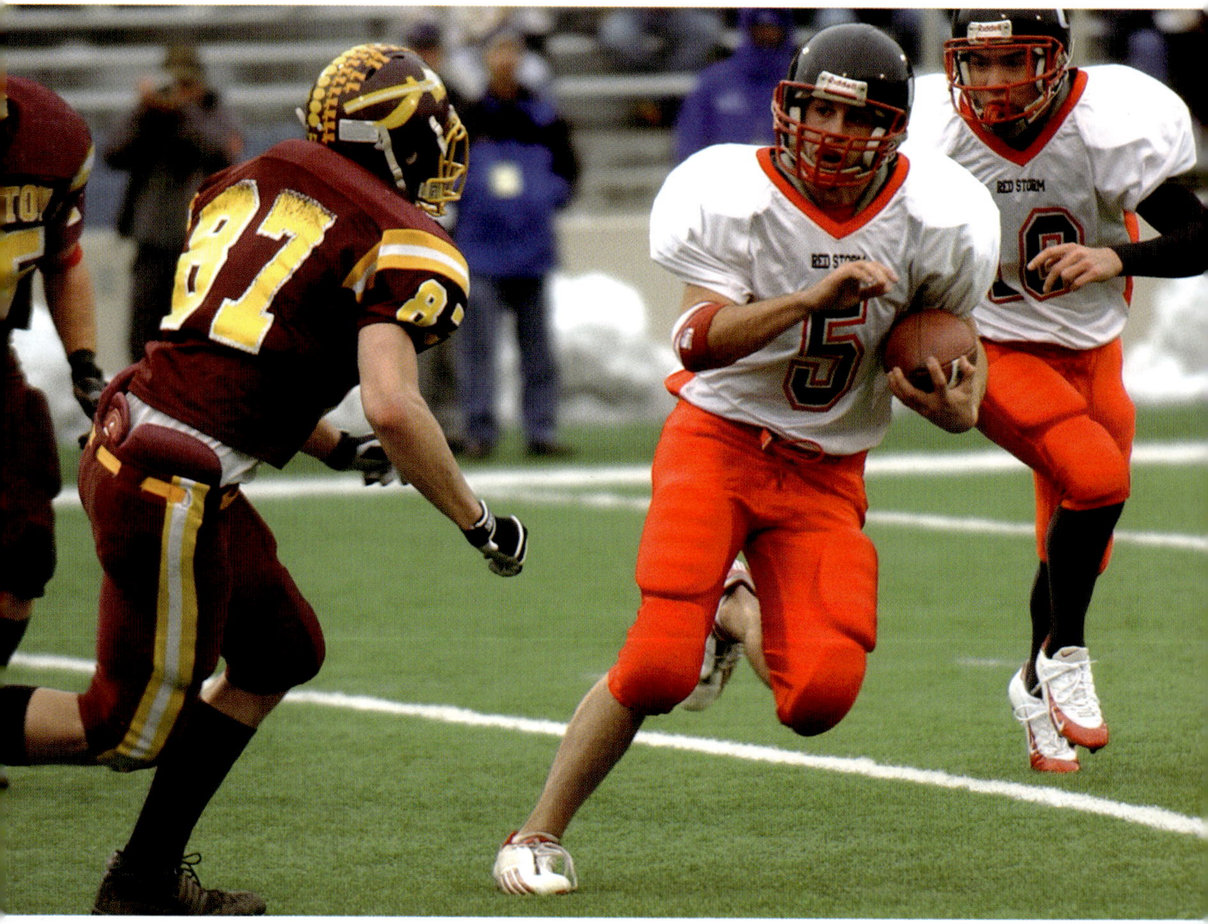

Ein Krafttrainingsprogramm für junge Footballspieler sollte sich auf die Verbesserung der Schnelligkeit, Kraft und Schnellkraft konzentrieren.

10.6 Zusammenfassung

Krafttraining kann ein effektiver und wichtiger Teil des Konditionstrainingsprogramms eines jungen Sportlers sein. Es hat sich gezeigt, dass Krafttraining für Kinder aller Altersgruppen effektiv ist, wenn die geeigneten Prinzipien der Programmgestaltung befolgt werden. Korrekte Übungstechniken und Hilfestellung sind erforderlich, um eine optimale Sicherheit zu erreichen. Dazu gehört auch eine kompetente Beaufsichtigung durch Erwachsene. Die Entwicklung der Kernkraft bzw. Körperstammkraft und der Schnellkraft ist zusammen mit sportspezifischem Training erforderlich, um die Übertragung auf die sportliche Leistung zu erleichtern. Darüber hinaus bringt Krafttraining viele Vorteile für die Gesundheit und Fitness, von der Entwicklung solider Trainingsgewohnheiten bis hin zu verbesserter Knochengesundheit. Erfolgreiche Ergebnisse sind eine Funktion einer optimalen Programmgestaltung und -umsetzung.

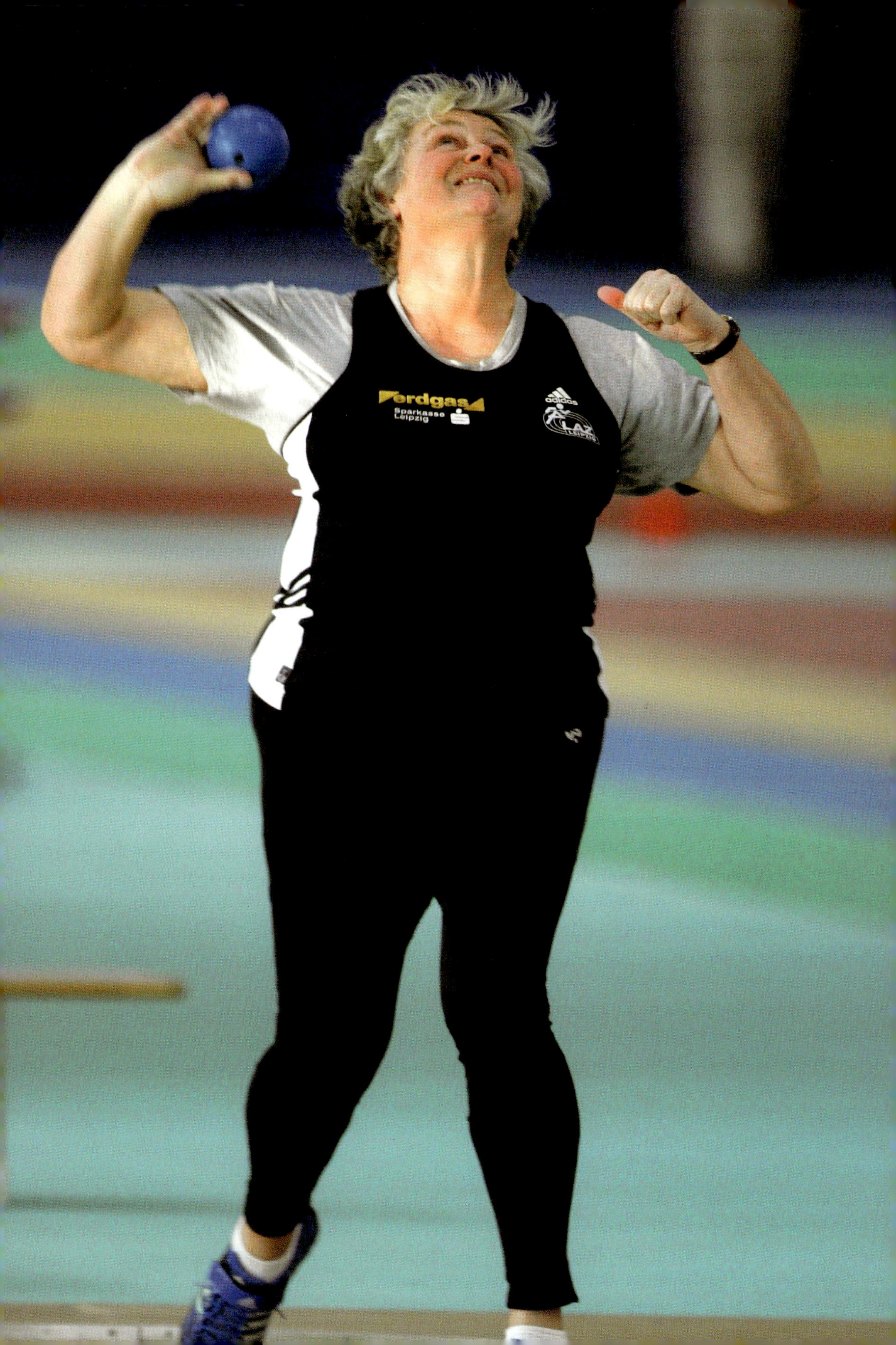
erdgas
Sparkasse
Leipzig
adidas
LAZ

11 Krafttraining für Seniorensportler

Während des sechsten Lebensjahrzehnts kommt es zu dramatischen Veränderungen, aber körperliches Training, einschließlich Krafttraining, kann die Funktion und den physiologischen Status älterer Menschen erheblich über die erwartete Alterskurve heben. Neuere wissenschaftliche Erkenntnisse deuten darauf hin, dass die Muskelreaktionen auf Krafttraining schnell erfolgen und dass die Plastizität des Muskels bis ins hohe Alter erhalten bleibt. Im Kampf gegen den Alterungsprozess und im Bemühen um eine größere Funktionalität hinsichtlich des Ausführens von Alltagsaktivitäten und sportlichen Leistungen sowie um eine Verbesserung des Gesundheitsprofils älterer Personen handelt es sich beim Krafttraining vielleicht um eine der dramatischeren Formen des Konditionstrainings (Häkkinen, 2003). Die Prinzipien des progressiven Krafttrainings lassen sich bis ins hohe Alter beibehalten, und eine Progression ist immer noch möglich (Kraemer et al., 2002; Fleck & Kraemer, 2003). Die Sportler müssen dazu bereit sein, die Härte des Wettkampfs auf sich zu nehmen, denn bei älteren Sportlern dauert es länger, bis Verletzungen ausgeheilt sind, und sie beeinflussen die körperliche Leistungsfähigkeit radikaler und dauerhafter. Folglich sind die körperliche Vorbereitung und die Konzentration auf das Detail bei der sportlichen Leistungserbringung von entscheidender Bedeutung. Krafttraining kann die notwendige körperliche Entwicklung auslösen, die dabei hilft, die mit dem sportlichen Training und Wettkampf verbundenen Belastungen zu tolerieren.

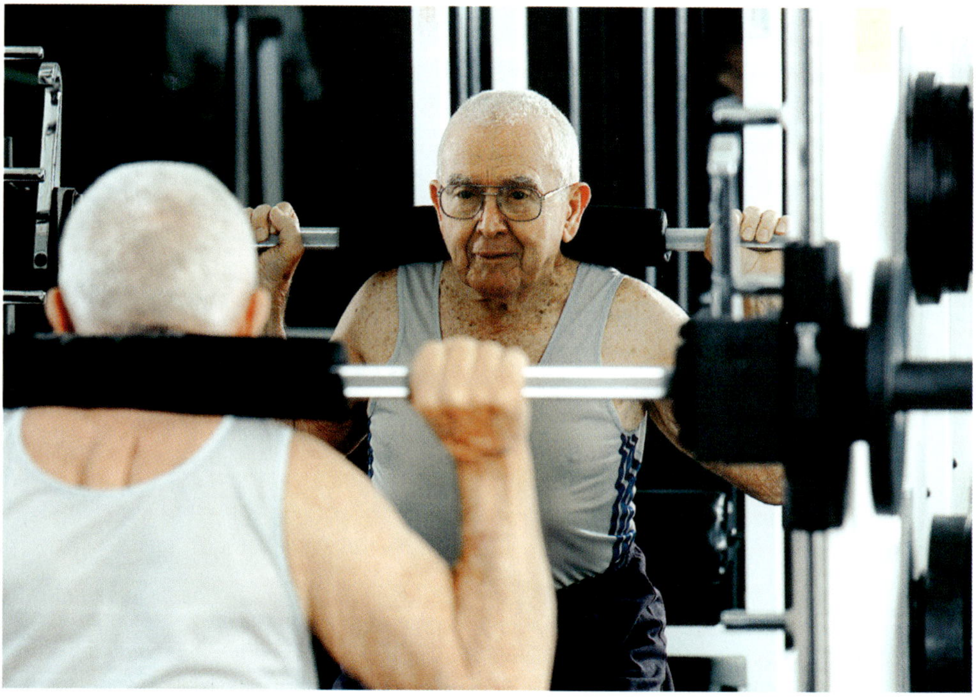

Krafttraining, wie z. B. funktionales isometrisches Training für den Lendenwirbelsäulenbereich, verbessert die körperliche Funktion und kompensiert die negativen Auswirkungen des Alterns, vor allem nach der sechsten Lebensdekade.

11.1 Alter und seine Auswirkungen auf die Kraft und Schnellkraft

Altern ist zwar eine Funktion der Genetik, aber es wird auch von den körperlichen Aktivitätsproblemen beeinflusst. Abgesehen von pathologischen Erscheinungen sind auf den mangelnden Gebrauch zurückzuführende Syndrome, die viele unterschiedliche physiologische Systeme und sowohl die Form als auch die Funktion des menschlichen Körpers beeinflussen können, das gravierendste Problem beim Altern. Verbesserungen des Muskel-, Knochen-, Immun-, Endokrin- und Herz-Kreislauf-Systems lassen sich durch Befolgen korrekt formulierter und zeitlich progressiv verlaufender Konditionstrainingsprogramme erreichen (Singh, 2004).

Die größte Herausforderung, mit der ältere Menschen sich konfrontiert sehen, ist das Beibehalten des Ausmaßes der körperlichen Funktionen und Fähigkeiten im Alterungsprozess. Mit zunehmendem Alter kommt es zu einem Abfall der körperlichen Fähigkeiten. Mithilfe von Krafttraining fällt es leichter, die Funktion beizubehalten. Abbildung 11.1 zeigt die typische Alterungskurve von Männern und wie Krafttraining diese Funktion über das Niveau untrainierter Personen anhebt.

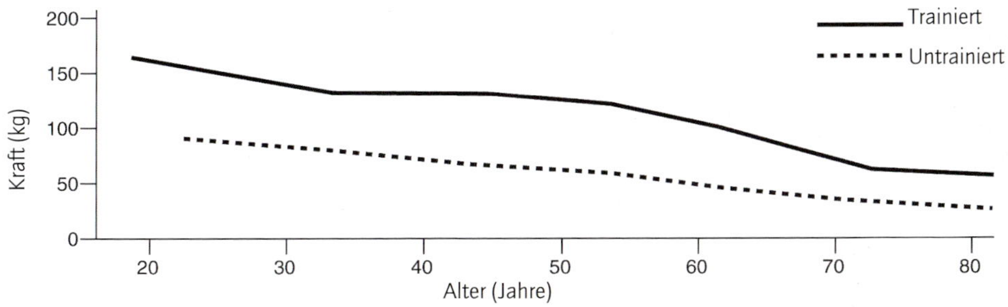

Abbildung 11.1: Alternsbedingte Veränderungen der 1-RM-Kniebeugekraft von Männern

Ältere Kraftsportler haben beeindruckende körperliche Fähigkeiten demonstriert. Die Weltrekorde im Powerlifting (Kraftdreikampf) bei den über 60 Jahre alten Männer sind wie folgt: 164 kg im Bankdrücken (Bench Press), 203 kg in der Kniebeuge (Squat) und 282,5 kg im Kreuzheben (Deadlift). Die Weltrekorde jüngerer Männer in der offenen Klasse sind: 287,5 kg im Bankdrücken, 423 kg in der Kniebeuge und 390 kg im Kreuzheben. Dies zeigt die erheblichen Spannbreiten der Fähigkeiten über das Alter hinweg. Die Belege deuten darauf hin, dass die Muskulatur in allen Altersgruppen auf Krafttraining anspricht. Interessanterweise haben Anton et al. (2004), die die unterschiedlichen Rekorde sowohl im Powerlifting als auch im Gewichtheben untersuchten, festgestellt, dass

1. die maximale anaerobe Muskelschnellkraft, gemessen mittels der maximalen Hebeleistung, schon von früheren Altersstufen an, als ursprünglich gedacht, progressiv abnimmt;

2. das allgemeine Ausmaß des Abfalls der maximalen Muskelschnellkraft bei Fertigkeiten, die komplexere und schnellkräftigere Bewegungen erfordern, größer zu sein scheint;

3. die altersbezogenen Raten des Abfalls bei Frauen nur in den Disziplinen, die komplexere und explosivere Schnellkraft erfordern, größer sind als bei Männern;

4. die Muskelkraft im Bereich des Oberkörpers und der unteren Extremitäten eine ähnliche altersbedingte Abfallrate aufweist.

Folglich beeinflusst das Alter, wie Abbildung 11.1 zeigt, die neuromuskuläre Funktion, aber die Größe des Verlusts fällt bei einer trainierten Person erheblich geringer aus als bei einer untrainierten Person. Es scheint, als sei ein kontinuierliches Krafttraining erforderlich, um die positiven Effekte eines derartigen Trainings bis ins Alter beizubehalten.

Wie bei jeder anderen Aktivität, ist es auch beim Krafttraining entscheidend, dass man früh im Leben damit beginnt. Die frühe Teilnahme an einem Krafttrainingsprogramm beeinflusst das absolute Ausmaß der körperlichen Kraft und Schnellkraft, die ein Individuum zu generieren imstande ist (siehe Kapitel 10). Darüber hinaus können neurologisches Lernen und robuste physiologische Fähigkeiten den Reifungsprozess und das Wachstum fördern. Training in jüngeren Lebensjahren beeinflusst viele Entwicklungsfaktoren in entscheidenden Lebensphasen (z. B. in der Adoleszenz, aber auch in der Präadoleszenz). Genauso wie zu Beginn der Reifungsperiode dramatische Veränderungen der endokrinen Funktion bei Jungen und Mädchen stattfinden, kommt es später im Leben zu bedeutenden Veränderungen derselben Funktion während der **Andropause** (d. h. der Abnahme der männlichen Hormone, die normalerweise um das 50. Lebensjahr auftritt) bei Männern und während der **Menopause** (d. h.

ÄLTERE SPORTLER PROFITIEREN VON SPORTLICHER AKTIVITÄT

Sportliche Aktivitäten haben für ältere Menschen aus dem Blickwinkel der kontinuierlichen Teilnahme am gesellschaftlichen Leben Vorteile. Ältere Sportler leiden weniger unter Spannungszuständen, Müdigkeit, Depressionen, Verwirrung und Ärger, und ihre Lebenskraft ist verbessert.

dem normalerweise zwischen 45 und 55 Jahren stattfindenden Aussetzen der Menstruation) bei Frauen. Es handelt sich hierbei um wichtige physiologische Anzeichen für Veränderungen im endokrinen System, und diese Symptome treten in unterschiedlichen chronologischen Altersstufen auf. Diese Phasen werden **Triggerpunkte der körperlichen Entwicklung** genannt, da sie die Robustheit der Reaktion des Körpers auf physische Veränderungen und Entwicklungsvorgänge entscheidend determinieren.

Verlust des physiologischen Potenzials

Der in höherem Alter stattfindende Verlust von Muskelfasern sowie die Zerstörung lebensfähiger motorischer Einheiten kann zu Muskelschwäche führen. Von den größten Verlusten scheinen die hochschwelligen, schnellen motorischen Einheiten betroffen zu sein. Diese Einheiten sind möglicherweise anfälliger für Funktionsausfälle im Verlaufe der Zeit. Bei Frauen, die bereits mit einer geringeren Anzahl von Muskelfasern beginnen, ist dieser Verlust besonders dramatisch. Bei **Sarkopenie** handelt es sich um den Rückgang der Muskelfasergröße und der gesamten Muskelmasse, was zu einer reduzierten Kraft im Alter führt. Wie bereits erwähnt, handelt es sich hierbei um einen normalen Alterungsprozess, von dem auch Alterssportler nicht verschont bleiben. Mithilfe eines Kraft- und Schnellkrafttrainingsprogramms lässt sich jedoch die Funktion über der Norm beibehalten. Inaktivität kann den programmierten Zelltod (d. h. Apoptose) beschleunigen, wenn die Zellen eine kritische Minimalgröße erreichen und eine ausgeprägte Sarkopenie trägt zu einem Funktionsverlust, zu einem höheren Krankheitsrisiko und zu Mortalität bei. Obwohl die Ursachen der Sarkopenie unklar sind, wurden vier wichtige Faktoren angeführt:

1. Verlust von Alpha-Motoneuronen;

2. Rückgang der Muskelzellkontraktilität;

3. Veränderungen der hormonellen Faktoren, wie der Rückgang der Androgen- und Östrogenerzeugung;

4. Zunahme der Produktion kataboler Zytokine.

Es scheint, als träten derartige Veränderungen auch bei älteren Sportlern auf, allerdings auf viel geringerem Niveau. Kraft- und Schnellkrafttraining beeinflusst die Funktion und Integrität der zugrunde liegenden Zellen, Gewebe und physiologischen Systeme, die für die Aufrechterhaltung der für sportliche Leistungen notwendigen funktionalen Fähigkeiten entscheidend sind.

Zellgrößenhypothese

Möglicherweise weist jede Körperzelle eine durch die genetische Prädisposition festgelegte Minimalgröße auf. Schrumpft eine Zelle unter diese Größe, kommt es zum Zelltod. Der Verlust von Muskelfasern im Altersgang kann das Ergebnis von Muskelzelltod sein oder des Kontaktverlusts mit dem Nerv (Denervierung). Mit dem Alter gehen Muskelfasern verloren, aber andere Fasern durchlaufen bei gesteigerter körperlicher Aktivität einen Reinnervierungsprozess. Verlorene Muskelfasern werden in der Folge durch Fett oder fibröses Bindegewebe ersetzt. Der Verlust von Muskelfasern bedeutet eine Gefährdung der funktionalen Fähigkeit der einzelnen motorischen Einheit zur Krafterzeugung und beeinträchtigt die grundlegenden Stoffwechselfunktionen des gesamten Muskels (wie z. B. den Kalorienverbrauch, der auf Grund der reduzierten Muskelmasse zurückgeht).

Kritische altersabhängige Schwellen des Kraftverlusts

Unter normalen Bedingungen scheint die Kraftleistungsfähigkeit im Alter zwischen 20 und 30 Jahren ihren Gipfelpunkt zu erreichen. Danach halten sich die Veränderungen der Kraftleistungsfähigkeit eher auf geringem Niveau oder es kommt im Verlaufe der nächsten 20 Jahre zu einer leichten Kraftabnahme. Erst im sechsten Lebensjahrzehnt ist sowohl bei Männern als auch bei Frauen ein deutlicher Kraftrückgang zu beobachten. Dieser Rückgang kann bei Frauen dramatischer sein als bei Männern, und Querschnittsuntersuchungen haben das Ausmaß des Kraftverlusts mit dem Alter möglicherweise erheblich unterschätzt. Dieses Ausmaß kann auf ein geringeres Niveau der absoluten Muskelfasergröße im Alter zurückzuführen sein. In Abbildung 11.2 wird der Verlust der Querschnittsfläche der Typ-II-Fasern mit dem Alter dargestellt.

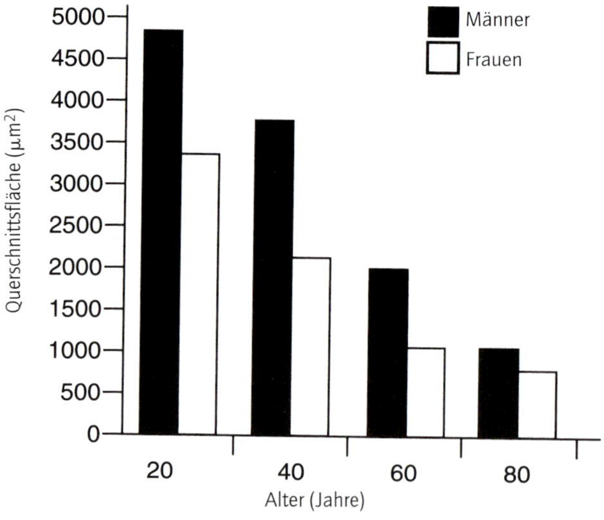

Abbildung 11.2: Veränderungen der Querschnittsfläche der Typ-II-Muskelfasern des M. vastus lateralis bei Männern und Frauen mit dem Alter (N = 12 in jeder Gruppe). Die Querschnittsfläche der Männer war in jeder Altersstufe signifikant größer als die von Frauen ($p < .05$). Unveröffentlichte Daten aus dem Labor von Dr. Kraemer.

Es scheint, als sei der Kraftverlust nach dem 70. Lebensjahr am dramatischsten. Querschnitts- wie auch Längsschnittdaten deuten darauf hin, dass die Muskelkraft im sechsten und siebten Lebensjahrzehnt um etwa 15 % pro Jahrzehnt zurückgeht und danach um etwa 30 %. Die Beibehaltung höherer physiologischer und funktionaler Fähigkeiten scheint nur unter Beibehaltung des Trainings möglich zu sein. Da Kraft das Produkt aus Masse mal Beschleunigung ist, sollte der Trainingsschwerpunkt auf der Beschleunigung liegen, um die Kraftreize zu optimieren.

Verlust der Schnellkrafterzeugung

Es ist seit über einem Jahrzehnt bekannt, dass die Fähigkeit der Schnellkrafterzeugung nicht nur bei älteren Erwachsenen eine wichtige Fähigkeit darstellt, sondern vor allem bei älteren Sportlern. Sowohl bei Männern als auch bei Frauen wurden Korrelationen zwischen den verschiedenen Messdaten der Schnellkraft und den funktionalen Fähigkeiten gefunden. Wie bereits in diesem Buch beschrieben, ist die Schnellkraft spezifisch für Fertigkeitsmerkmale, wobei die Belastung und der Prozentsatz der Maximalkraft den eigentlichen Schnellkrafteinsatz determinieren, der nötig ist, um eine Fertigkeit auszuführen.

Jüngere Männer und Frauen verfügen über die Fähigkeit, Kraft schneller zu erzeugen als ihre älteren Mitmenschen. Krafterzeugungen im Bereich von 0-200 ms auf der Kraft-Zeit-Kurve werden durch das Alter beeinträchtigt. Dies ist sehr wahrscheinlich durch die absoluten Verluste der schnell zuckenden alphamotorischen Einheiten oder durch die Abnahme anderer Größenfaktoren verursacht. Wie in Abbildung 11.2 gezeigt, nimmt die Querschnittsgröße der Typ-II-Muskelfasern und damit der kontraktilen Proteine mit zunehmendem Alter ab, wobei diese Unterschiede ersichtlich werden, wenn man eine Altersspanne bei Männern und Frauen vergleicht. Dieses Merkmal kann auf Grund des inhärenten Vertrauens auf sehr hochschwellige motorische Einheiten, die durch Typ-II-Fasern ergänzt werden, sogar schneller abnehmen als die 1-RM-Kraft. Es wurde geschätzt, dass derartig schnelle Kraftproduktionsfähigkeiten in der Altersspanne zwischen dem 65. und 84. Lebensjahr mit einer Rate von 3,5-4,5 % pro Jahr verloren gehen. Insgesamt gehen zwischen dem 20. und 75. Lebensjahr, in Abhängigkeit vom physiologischen Ausgangsprofil eines Individuums, zwischen 50 und 70 % der Schnellkraftfähigkeit verloren. Die vertikale Sprungkraft und -leistung geht mit dem Alter verloren, wobei sich hierin der Verlust der elastischen Komponenten des Bindegewebes widerspiegelt. Darüber hinaus können die altersbedingten Minderungen der Schnellkraftleistungen mit Sarkopenie und darüber hinaus durch die altersbedingte Zelldehydrierung und Wasserverlust erklärt werden.

Ursachen des altersbedingten Kraftverlusts

Viele unterschiedliche Untersuchungen deuten darauf hin, dass eine Abnahme der Muskelmasse der primäre Grund für die Abnahme der Fähigkeit zur Kraftgenerierung mit zunehmendem Alter ist. Dies ist sogar bei Personen zu beobachten, die zwar trainieren, aber ihre Kraftgenerierung mit den von ihnen eingesetzten Belastungsroutinen nicht optimieren. Es scheint, als sei dieser Effekt auf die Muskelmasse unabhängig von der Muskellokalisierung (obere versus untere Extremitäten) und -funktion (Extension versus Flexion). Die Abnahme der Muskelmasse wird durch die Reduktion der Größe der einzelnen Muskelfasern und den Verlust einzelner Muskelfasern verursacht. Es scheint auch, als würden bevorzugt Typ-II-Fasern (schnell zuckende Fasern) mit zunehmendem Alter verloren gehen. Der beobachtete Rückgang ist bei Typ-II-Fasern ausgeprägter. Von einem durchschnittlich 60 %igen Anteil bei untrainierten jungen Männern ist ein Rückgang auf unter 30 % nach dem Alter von 80 Jahren feststellbar. Auf Grund von Untersuchungen an Elite-Gewichthebern und ihren Leistungen könnte man spekulieren, dass der Verlust hochschwelliger, Typ-II-Muskelfasern enthaltende, motorischer Einheiten derart kompensiert werden kann, dass die Anzahl dieser motorischen Einheiten noch immer über dem Niveau bei altersgleichen Kontrollpersonen liegt, aber völlig verhindern lässt sich dieser Verlust nicht.

Wie von Anton et al. (2004) erwähnt, scheint auch die Fähigkeit der schnellen Kraftgenerierung (Schnellkraftentwicklung) mit dem Alter dramatischer abzunehmen. Die Fähigkeit der Muskeln, schnell Kraft zu erzeugen, ist von entscheidender Bedeutung und dient der Sturzprophylaxe. Die Fähigkeit, schnelle Richtungswechsel ausführen zu können und zu beschleunigen, wird auch durch den Schnellkraftverlust beeinträchtigt.

11.2 Training zur Steigerung der Kraft

Untersuchungen im Verlauf der vergangenen 25 Jahre haben gezeigt, dass sich die Kraft bei älteren Personen mit einer Reihe von Trainingsprotokollen verbessern lässt. Die Verbesserungen der maximalen Krafterzeugung reichen von 18-113 % im Vergleich zu den Vortrainingswerten bei älteren Personen zwischen 60 und 96 Jahren (Häkkinen, 2003). Ein Teil der Zugewinne in den höheren Prozenträngen ist sehr wahrscheinlich auch auf Lerneffekte bei den Maximaltests zurückzuführen. Die höchsten Zugewinne an Kraft werden in der Muskulatur der unteren Extremitäten beobachtet. Im Alterungsprozess nehmen die Krafterzeugungsfähigkeiten älterer Menschen ab. Derzeit liegen jedoch noch keine Daten zur Charakterisierung der erwarteten und in unterschiedlichen Altersstufen möglichen Kraftzuwächse vor. Es scheint, als seien die relativen Verbesserungen der Muskelkraft, besonders von einem untrainierten Zustand ausgehend, in jedem Alter zu beobachten. Bei einem 48-wöchigen Training sind die Kraftzugewinne während der ersten 24 Wochen eines Programms größer als während der zweiten 24 Wochen, was darauf hindeutet, dass ältere Personen einen Großteil des Kraftgewinns bei einer gegebenen Trainingsbewegung innerhalb der ersten sechs Monate erreichen.

Aktivierung der motorischen Einheiten und Muskelhypertrophie

Es sieht so aus, als seien große Kraftzuwächse auf die Verbesserung der Aktivierung der motorischen Einheiten in den trainierten Muskeln zurückzuführen. Hypertrophie trägt mit zunehmender Trainingsdauer und bei geeigneter Nahrungszufuhr zur Steigerung der Muskelkraft bei. Die beobachtbaren großen individuellen Variationen hängen möglicherweise mit dem vorherigen Aktivitätsprofil, der Gesundheit und der Regenerationsfähigkeit der betreffenden Person zusammen.

Die Muskelhypertrophie ist ein Primärmechanismus, der bei der Umsetzung der Muskelkraftverbesserungen hilft. Es wurde beobachtet, dass Typ-I- und Typ-II-Fasern sich im Bereich der Querschnittsfläche vergrößern. Durchschnittlich vergrößert sich die Querschnittsfläche der Typ-II-Fasern deutlicher als die der Typ-I-Fasern, wenn die Belastungen im Rahmen des Trainingsprogramms auch sehr große Lasten beinhalten. Schwerere Lasten mit höheren Kräften ermöglichen die Rekrutierung der hochschwelligen motorischen Einheiten und tragen in umfassenderem Maß zur Aktivierung des verfügbaren Muskelgewebes bei. Die Muskelhypertrophie über die Länge und den Durchmesser des Muskels variiert auf Basis der Aktivierungsbedingungen des Krafttrainingsprotokolls. Eine beachtliche Anzahl motorischer Einheiten muss aktiviert werden, um eine den ganzen Muskel betreffende Hypertrophie zu erreichen. Dies erfordert Übungen, die große Muskelmassen umfassen (z. B. Kniebeugen (Squats)) und die mit schweren Lastenzyklen, die sowohl die Bewegungen des Oberkörpers als auch die der unteren Extremitäten betreffen, absolviert werden.

Hormonausschüttung

Mit höherem Lebensalter nimmt die Hormonausschüttung als Reaktion auf ein Krafttrainingsprotokoll oder einen Belastungsreiz deutlich ab. Dieses Phänomen tritt sowohl bei Männern als auch bei Frauen auf und manifestiert sich zum Teil in der Menopause bei Frauen und der Andropause bei Männern. Derartige altersbezogene Veränderungen der Funktion der endokrinen Drüsen reduzieren die Fähigkeit des Körpers, im gleichen Ausmaß wie bei jungen Männern auf Signale zur Proteinsynthese und metabolischen Unterstützung zu reagieren. Diese reduzierte anabol-hormonale Reaktion (z. B. Testosteron, Wachstumshormon, IGF-1, Insulin) erklärt viele der reduzierten physiologischen Trainingsanpassungen. Abbildung 11.3 zeigt den Unterschied zwischen 30 und 62 Jahre alten Männern. Selbst über eine kurze Trainingsperiode reagieren alte Männer stärker auf den Trainingsreiz, was die dynamischere Reaktionsfähigkeit der Jugend demonstriert. Derartige Veränderungen unterstreichen die Notwendigkeit längerer Erholungsperioden und erklären, warum die absolute Größe der Veränderungen bei älteren Sportler dem Ausmaß der Veränderungen bei jüngeren Sportlern nicht ähnlich.

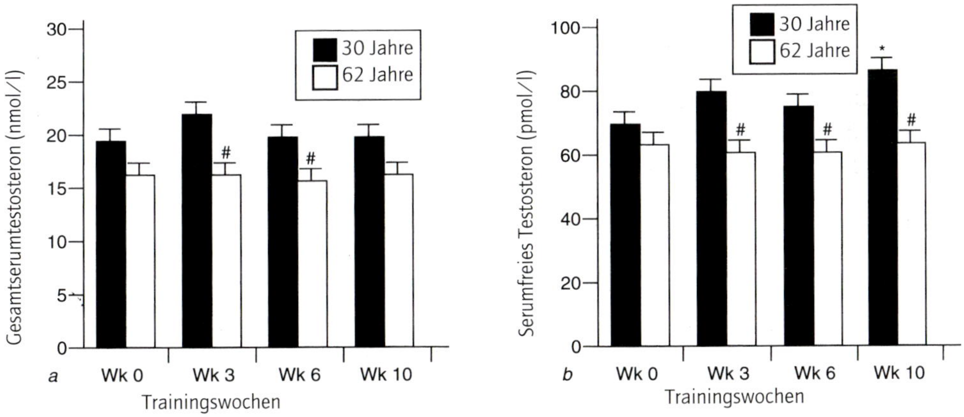

*Abbildung 11.3: Unterschiede hinsichtlich des Testosterons zwischen 30 und 62 Jahre alten Männern im Verlaufe eines 10 Wochen dauernden periodisierten Krafttrainings. # = signifikanter Unterschied zwischen beiden Gruppen und * = signifikante Zunahme des serumfreien Testosterons bei 30-Jährigen nach 10 Wochen Training*
Mit freundlicher Genehmigung übernommen von W. J. Kraemer et al. (1999). Effects of heavy resistance training on hormonal response patterns in younger vs. older men, Journal of Applied Physiology, 87(3), 982-992.

DIE MÄNNLICHE ANDROPAUSE

Mit dem Alter kommt es zu einer Abnahme der Fähigkeiten der endokrinen Drüsen, anabole Hormone (z. B. Testosteron, Wachstumshormon, IGF-1) zu synthetisieren. Folglich sind geringere Konzentrationen dieser Hormone im Blut nachweisbar. In einigen Fällen sind die Konzentrationen so gering, dass Ärzte anabole Präparate als Ersatz für die natürliche Produktion verschreiben, um die negativen Auswirkungen des reduzierten Hormonniveaus auf die Muskeln und Knochen zu kompensieren.

11.3 Training zur Steigerung der Schnellkraft

Frühe wissenschaftliche Studien, die darauf abzielten, die Schnellkraftfähigkeiten älterer Personen über kurze Trainingszyklen zu verbessern, hatten wenig Erfolg. Die Gründe für die begrenzten Verbesserungen scheinen in der eingeschränkten Zeit für die Trainingskomponente, in der Auswahl der Übungen und in den natürlichen, altersbedingten Verlusten im Bereich des neuromuskulären Systems zu liegen. Notwendig ist ein Training unter Einsatz von Schnellkraftübungen (z. B. Zug aus dem Hang (Hang Pulls), Anreißen und Umsetzen aus dem Hang (Hang Cleans), Sprünge mit Gewichten) oder Maschinen, die das Absolvieren explosiver, schnellkraftbetonter Wiederholungen mit hoher Geschwindigkeit ermöglichen (z. B. pneumatische Übungen, die im Gegensatz zu Übungen mit fixierter Bewegungsausführung ohne Verlangsamung absolviert werden). Derartige Veränderungen der Programmgestaltung haben im Resultat gezeigt, dass auch bei älteren Erwachsenen Verbesserungen der Schnellkraft möglich sind.

VERLUST DER NEUROLOGISCHEN FUNKTION MIT DEM ALTER

Es gibt einige Belege dafür, dass die tatsächliche Anzahl der schnellen motorischen Einheiten ab dem 50. Lebensjahr leicht abnimmt, und zwar um etwa 10 % pro Jahrzehnt. Wenn Sportler mit dem Training aufhören, scheinen sie über einen höheren Prozentsatz an langsam zuckenden Fasern zu verfügen. Es wird angenommen, dass dies vor allem auf die selektive Atrophie oder den Verlust von schnellen Fasern zurückzuführen ist.

Schnellkraftveränderungen wurden typischerweise bei den verschiedenen, im Training zum Einsatz kommenden Prozentsätzen von 1 RM beobachtet. Diese bewegen sich normalerweise zwischen 30 und 55 % von 1 RM oder 1 % der Körpermasse (50-70 %). Folglich kann die maximale mechanische Schnellkraft bei höheren Prozentsätzen von 1 RM mittels eines Krafttrainingsprogramms erzeugt werden, hängt aber in hohem Maße von der Kraft- und Schnellkraftkomponente des Programms ab.

Das Training zur Verbesserung der muskulären Schnellkraft älterer Personen hängt von mehreren Faktoren ab. Jeder Teil der Schnellkraftgleichung muss mittels Kraft- und Schnellkraftübungen trainiert werden, wobei die folgenden Aspekte zu berücksichtigen sind:

1. Einsatz geeigneter Übungen, bei denen Bremsmomente während des gesamten Bewegungsumfangs weitgehend ausgeschaltet werden.
2. Belastungen zwischen 30 und 40 % von 1 RM für das Training der mechanischen Schnellkraft.
3. Optimierung der Beschleunigungskomponente der Kraftgleichung.
4. Einsatz plyometrischer Übungen einschließlich Vertikalsprünge und Medizinballübungen zur Entwicklung der Rumpfschnellkraft.
5. Einsatz optimaler Regenerationszeiten (3-7 Tage) zwischen Tagen mit hohen Kraft- oder Schnellkraftbelastungen.
6. Einsatz von Krafttrainingsmaschinen, die Bewegungen mit hoher Schnelligkeit erlauben, und bei denen die Extremitäten nur geringfügig abgebremst werden, um die Gelenkstabilität und -funktion zu schützen. Um diesen Anforderungen an das Schnelligkeits- und Schnellkrafttraining gerecht zu werden, wurden pneumatische Widerstände entwickelt. Isokinetische Widerstände wurden ebenfalls für diesen Zweck eingesetzt, sie unterliegen jedoch hinsichtlich Übungsauswahl und -verfügbarkeit Beschränkungen.

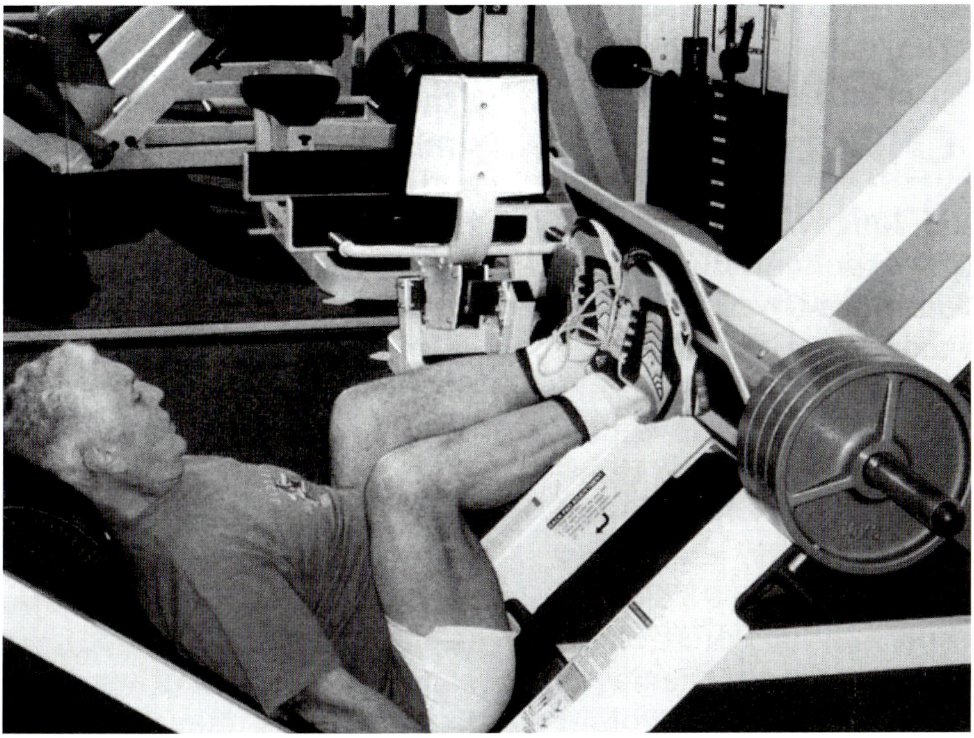

Ein Training zur Verbesserung der Kraft kann über die gesamte Lebensspanne eines Sportlers durchgeführt werden. Selbst über 70 Jahre alte Sportler haben beeindruckende körperliche Fähigkeiten demonstriert. Ein optimales Training erfordert eine solide Kraftgrundlage mit dem Einsatz geeigneter Übungen innerhalb eines periodisierten Programms.

11.4 Ernährung, Altern und Übungsanforderungen

Untersuchungen zur Ernährung, Langlebigkeit und Fitness haben fast exponenziell zugenommen. Für ältere Sportler, die mit dem Training und mit Wettkämpfen fortfahren, ist es besonders wichtig, Ernährungsgewohnheiten zu entwickeln, die den Energiebedarf abdecken und die für die Gewebewiederherstellung notwendigen Nahrungssubstanzen bereitstellen (Campbell & Geik, 2004). Da es mit zunehmendem Alter zu einem Verlust an Gewebeflüssigkeit kommt, sind Hydration und eine ausreichende Flüssigkeitsaufnahme unbedingt erforderlich, ganz besonders beim Krafttraining. Bereits eine Dehydration von nur 3 % kann einen 24-48 Stunden anhaltenden Kraftverlust bewirken. Eine regelmäßige Wasserzufuhr im Verlaufe des Tages ist für ältere Sportler noch wichtiger als für Sportler im Allgemeinen. Die Wasseraufnahme ist nicht nur wichtig für die Regulation des Wärme- und Flüssigkeitshaushalts, sondern eines der ersten Signale der Muskelhypertrophie ist das Anschwellen der Zellen oder die Wasseraufnahme in die Zelle zur Vorbereitung der veränderten osmotischen Anforderungen der letztendlich zur Muskelfaserhypertrophie führenden Proteinansammlung. Nach Campbell und Geik (2004) müssen ältere Sportler bei der Untersuchung ihrer Ernährungsgewohnheiten folgende Punkte beachten:

1. Die Nahrungsaufnahme muss daraufhin kontrolliert werden, ob sie den Anforderungen der Sportart entspricht. Dies betrifft vor allem die Kohlenhydratzufuhr, um die Speicherung von Glukose und ihre Verwendung während der Belastung zu fördern.
2. Die Eiweißzufuhr muss kontrolliert werden, um die Muskelhypertrophie zu fördern.
3. Der Zufuhr bestimmter Mikronährstoffe sollte ebenso Aufmerksamkeit gewidmet werden wie dem potenziellen Bedarf für eine ergänzende Zufuhr bestimmter Vitamine und Mineralien. Dazu gehören die Vitamine B_2, B_6, B_{12}, D, E und Folsäure sowie die Mineralien Kalzium und Eisen.
4. Altersbedingte Veränderungen der Thermoregulation und eine gesteigerte Neigung zur Dehydration unterstreichen die Wichtigkeit einer angemessenen Flüssigkeitsaufnahme zur Aufrechterhaltung der Gesundheit und Leistungsfähigkeit.

Die Ernährung ist ein Faktor, den ältere Sportler zur Steigerung ihrer Leistungsfähigkeit und Verbesserung ihrer Gesundheit einsetzen sollten. Wichtig ist auch das korrekte Timing der Nahrungsaufnahme in Bezug zur Trainingseinheit. So sollten zur Unterstützung der Eiweißsynthese essenzielle Aminosäuren und Kohlenhydrate etwa 30 Minuten vor und nach der Trainingseinheit zugeführt werden. Die durch die Kohlenhydrataufnahme ausgelöste Insulinreaktion unterstützt zusammen mit der Verfügbarkeit von Aminosäuren die Eiweißsynthese des älteren Sportlers sowie seine Regenerationsfähigkeit nach der Trainingseinheit.

Eine verbesserte Gestaltung des Ernährungsverhaltens sollte die Auswirkungen des Krafttrainings auf die Muskelmasse älterer Personen optimieren. Es besteht die Notwendigkeit einer angemessenen Eiweißzufuhr zur Unterstützung der Muskelhypertrophie älterer Sportler. Der Eiweißbedarf kann die empfohlenen Tagesmengen von 0,8 g x kg^{-1} x Tag^{-1} (Campbell und Geik, 2004) übersteigen. Ohne das notwendige Eiweiß und andere Nährstoffe wird eine Zunahme der fettfreien Körpermasse verhindert. Eine ausreichende Zufuhr von Vitaminen, Mineralien, Mikro- und Makronährstoffen ist für eine optimale Funktion im Regenerations- und Remodellierungsprozess der Gewebe beim Krafttraining von entscheidender Bedeutung.

11.5 Regeneration nach dem Krafttraining

Die Regeneration ist für alle Sportler wichtig, aber ganz besonders für ältere Sportler. Die Zeitspanne nach der Trainingseinheit ist für die optimale Gewebewiederherstellung von entscheidender Bedeutung. Die Wiederauffüllung der Energiespeicher wie auch ausreichende Ruhe sind ein ebenso wichtiger Bestandteil des Trainingsprogramms wie das Krafttrainingsprotokoll selbst.

Ruhepausen zwischen den Trainingseinheiten

Es könnte spekuliert werden, dass die Muskeln mit zunehmendem Alter längere Zeitabschnitte zur Regeneration zwischen den Trainingseinheiten benötigen. Das Muskel- und Bindegewebe benötigt länger zur Wiederherstellung, weil der Wassergehalt der Zellen abnimmt und weil die natürliche hormonelle Signalkraft ebenfalls sinkt. Dies deutet darauf hin, dass die Trainingseinheit hinsichtlich ihrer Intensität und ihres Umfangs variiert werden muss, damit eine Regeneration stattfindet, vor allem nach Trainingseinheiten, bei denen es auf Grund hoher Belastungen, exzentrischer Belastungen oder hoher Umfänge zu deutlichen Muskelschäden gekommen ist.

Muskelbiopsieuntersuchungen haben gezeigt, dass 7-10 % der Muskelfasern bei älteren Personen nach einer typischen Trainingseinheit Schäden aufweisen, und dieser Prozentsatz könnte bei älteren Sportlern, die wesentlich belastungsintensivere Trainingsprotokolle absolvieren, noch höher sein. Es scheint, als seien Muskelschäden bei älteren Personen sehr offensichtlich und als ähnelten sie denen bei jüngeren und älteren Männern, die Standard-Krafttrainingsprotokolle absolvieren. In einer weiteren Untersuchung wurde gezeigt, dass ältere Frauen als Reaktion auf eine intensive Krafttrainingseinheit bei einem gegebenen Muskel höhere Prozentsätze von Muskelschäden aufweisen als jüngere Frauen. Dies scheint an der geringeren Größe der Muskeln bei älteren Frauen im Vergleich zu jüngeren Frauen zu liegen, wodurch es zu einer größeren Spannung pro Muskelquerschnittsbereich kommt. Die geringere absolute Muskelmasse und die weniger zahlreichen operationalen motorischen Einheiten führen zusammen zu einem viel größeren Prozentsatz an geschädigter Fläche.

Oxidativer Schaden

Bei der Untersuchung von Markern oxidativer DNS-Schäden bei jüngeren und älteren Männern und Frauen wurden signifikante oxidative Schäden bei den älteren Individuen festgestellt, wobei diese Schäden bei den Männern allerdings größer waren. Diese oxidativen Schäden können auf Grund des Geschlechtsunterschieds durch hormonelle Faktoren reguliert werden. Wie die sportliche Aktivität diese Marker beeinflusst, bleibt unklar, da sportliche Aktivität den oxidativen Stress auf Grund akuter Muskelgewebeschäden und resultierender Entzündung steigern kann. Es ist bekannt, dass Krafttraining vor exzentrischen Schäden schützt, was zu einer schnelleren Regeneration führen kann. Die Dauer der Regenerationszeit hängt jedoch vom Ausmaß der durch das Trainingsprotokoll erzeugten Schäden ab. In einigen Fällen können ältere Gewichtheber nur 1 x alle zwei Wochen eine hochbelastende Trainingseinheit absolvieren. In Abhängigkeit von den spezifischen Programmzielen müssen belastungsintensive und sehr belastungsintensive Tage innerhalb eines Trainingsprogramms sorgfältig geplant werden. Verschiedene Periodisierungsmodelle machen es leichter, dieser Notwendigkeit gerecht zu werden.

Tolerierung der pH-Veränderungen

Die Tolerierung hochintensiver Aktivitäten ist in den meisten Sportarten sehr wichtig. Veränderungen des Säure-Basen-Status und die Tolerierung von Veränderungen des pH-Wertes der Körpergewebe, besonders der Muskeln und des Blutes, sind ein wichtiger Aspekt des Konditionstrainings. Ein Teil dieser notwendigen Anpassung lässt sich durch ein Krafttrainingsprogramm erreichen. Die Tolerierung von Veränderungen des pH-Wertes nimmt mit zunehmendem Alter ab, am wahrscheinlichsten auf Grund des Mangels an Training, das derartige Stoffwechselbedingungen erzeugt.

Es hat sich mittlerweile herausgestellt, dass Laktat nicht die Ursache der pH-Wert-Veränderungen ist, da es nur ein tatsächlich die Pufferungskapazität des Körpers erhöhendes Nebenprodukt der Glykolyse darstellt. Die ATP-Hydrolyse trägt zu den beobachteten Veränderungen bei, und die Entwicklung sowohl der intrazellulären als auch der interzellulären Pufferkapazität kann die Tolerierung derartig dramatischer Veränderungen, wie sie bei sportlichen Wettkämpfen zu beobachten sind, verbessern.

REZEPTFREIE THERAPEUTIKA
In neueren klinischen Untersuchungen gelangte man zur Schlussfolgerung, dass eine örtlich aufzutragende Creme, die aus einer Mischung aus natürlichen Ölen, sogenannten zetylierten Fettsäuren, besteht, den Bewegungsumfang und die körperliche Leistungsfähigkeit älterer, an Kniegelenkarthrose leidenden Personen signifikant verbessert, ohne dabei zu Nebenwirkungen zu führen (Kraemer et al., 2004). Derartige Cremes können die Trainierbarkeit älterer Personen steigern, indem sie den Schmerz reduzieren und sowohl das Gleichgewicht als auch den Bewegungsumfang verbessern.

Die allmähliche Reduzierung der Regenerationspausen zwischen den Sätzen und Übungen (z. B. von 3-4 auf 1-2 Minuten) innerhalb eines Krafttrainingsprotokolls kann die Anpassung eines Individuums unterstützen, was dazu führt, dass den physiologischen Anforderungen durch eine Verbesserung der Pufferkapazität des Blutes und Muskelgewebes besser begegnet werden kann. Es wurde beobachtet, dass etwa zwei wöchentliche Trainingseinheiten über einen Zeitraum von acht Wochen erforderlich sind, um die Pufferkapazität zu verbessern. Es kann jedoch Wochen dauern, bis das Niveau erreicht wird, das benötigt wird, um Veränderungen der Pufferkapazität zu stimulieren. Eine sorgfältige Kontrolle der Ermüdungssymptome ist entscheidend, da es sich bei einem derartigen Training um das anspruchsvollste Training für ältere Sportler handeln kann, vergleichbar mit der Vorbereitung auf 400- oder 800-m-Rennen. Sollten Anzeichen von Übelkeit, Benommenheit oder Schwindel auftreten, muss die Trainingseinheit sofort abgebrochen werden. Die Dauer der Regenerationspausen ist bei der nächsten Trainingseinheit so weit zu erhöhen, dass keine Symptome auftreten. Treten dennoch Symptome auf, so können diese auf ernstliche, zugrunde liegende Erkrankungen oder auf zu hohe Stoffwechselanforderungen hinweisen.

Gelenkbelastung

Ein wichtiger Aspekt der Regeneration ist das Ausmaß der nach der Trainingseinheit zu spürenden Gelenkbelastung. Schwere Belastungen erzeugen extensivere Kompressionskräfte und dies wird durch die Art der eingesetzten Übungen verstärkt. Ein Schlüsselfaktor scheint dabei die Anzahl der Wiederholungen bis zur Übungsaufgabe zu sein. Obwohl das Absolvieren der Übungen bis zur Aufgabe eine populäre Trainingsmethode darstellt, kann es auch größere Kompressions- und Scherbelastungen für die Gelenke bedeuten. Da die meisten Personen angeben können, wann sie in der Lage sind, eine weitere Wiederholung auszuführen und wann nicht, stellt die Begrenzung der Wiederholungszone auf drei Wiederholungen (wählen Sie z. B. eine Belastung, die 3-5 Wiederholungen erlaubt, aber versuchen Sie nicht, auch noch die letzte Wiederholung aus jedem Satz herauszuquetschen) eine Maßnahme dar, die zur Reduzierung der Gelenkschmerzen während der Regenerationspause beiträgt. Diese Art von Training wurde mit Erfolg bei Koronarpatienten angewandt, bei denen das Risiko eines Valsalva-Manövers besteht, wenn sie versuchen, noch vor dem Aufgeben eine letzte Wiederholung zu erzwingen.

11.6 Krafttraining und Knochengesundheit

Die Entwicklung des Bindegewebes (d. h. der Knochen, Sehnen, Bänder und der nonkontraktilen Elemente im Muskelgewebe) durch das Kraft- und Schnellkrafttraining ist entscheidend für die Verletzungsprophylaxe sowie die Gesundheit der älteren Sportler. Es wurde gezeigt, dass Seniorensportlerinnen über stärkere Knochen verfügen und weniger zu Osteoporose neigen als normale Kontrollpersonen und auch als Seniorensportlerinnen, die nur Ausdauertraining betreiben.

Um die Kompressionskräfte, exzentrischen Belastungen und Belastungsanforderungen des Körpers bei sportlicher Betätigung tolerieren zu können, muss das Bindegewebe stark genug sein, um ein signifikantes elastisches Element beizusteuern. Die Knochen müssen imstande sein, die harten Anforderungen an die strukturelle Integrität im Sport auszuhalten. Das erfordert ein Krafttrainingsprogramm mit geeigneten Trainingsbelastungen und -kräften, die die Entwicklung der Bindegewebekraft fördern. Der Knochen als strukturelles Gewebe reagiert auf Belastungen, Kompression und Belastungsfrequenzen mit Anpassungen. Die Übungsanweisungen müssen die Belastungsanforderungen widerspiegeln.

11.7 Krafttrainingsrichtlinien für Seniorensportler

Die Prinzipien der Programmgestaltung sind dieselben, unabhängig vom Alter des Sportlers. Auf Grund von Variationen der funktionellen Kapazität vieler älterer Personen handelt es sich beim besten Programm um ein individualisiertes, sodass man den Bedürfnissen und medizinischen Eigenarten jeder Person gerecht werden kann. Gegenwärtig gibt es nur eine begrenzte Anzahl von Studien, in denen periodisierte Krafttrainingsprogramme für ältere Sportler untersucht wurden. Weitere Untersuchungen sind zwar nötig, aber es scheint, als würden periodisierte Krafttrainingsprogramme für ältere Personen besser geeignet sein. Darüber hinaus scheint ein in das Gewichttraining integriertes, funktionales Widerstandstraining, (d. h. der Einsatz von Übungen in einer instabilen Umgebung) die muskuläre Balance, Kraft und funktionale Kapazität wesentlich zu verbessern.

Wie bei anderen Sportlern auch, besteht die Entwicklung eines Krafttrainingsprogramms für Seniorensportler aus der Entwicklung von Vortestmethoden, dem Setzen individueller Ziele, der Gestaltung eines Programms und der Entwicklung von Evaluations-

VERLETZUNGSPOTENZIAL UND ALTERN

Ältere Sportler scheinen anfälliger für bestimmte Verletzungen zu sein, z. B. Tendinitis im Bereich der Rotatorenmanschette und Bizepssehnenscheidenentzündung, Patellofemoralarthrose, Trochanterbursitis (Schleimbeutelentzündung im Bereich der Hüftaußenseite), Quadrizepstendinitis und -risse, Gastrocnemiuszerrungen, Knochenbrüche (bei Frauen nach der Menopause) und bandscheibenbedingte Rückenschmerzen. Zur Verletzungsprophylaxe tragen beispielsweise bestimmte, in das Programm integrierte Übungen bei (z. B. Übungen für die Rotatorenmanschette), eine Variation der im Programm eingesetzten Belastungen (z. B. leichter, moderater und sorgfältiger Einsatz schwerer Lasten), der Verzicht auf die Belastung bis zum Abbruch bei den einzelnen Wiederholungssätzen sowie das Hören auf den eigenen Körper und der Verzicht darauf, trotz Schmerz und Übersäuerung das Training fortzusetzen.

methoden. Die Evaluation des Trainingsprozesses sollte Tests der Kraft (wenn möglich, unter Einsatz der im Training verwendeten Geräte), der Körperzusammensetzung, der funktionalen Fähigkeiten (z. B. Stuhlheben, Aufstehen vom Stuhl), von Veränderungen der Muskelgröße, ernährungsdiagnostische Maßnahmen sowie das medizinische Verfolgen der Bedingungen vor Aufnahme des Trainings umfassen.

Bestimmung der medizinischen Unbedenklichkeit

Das American College of Sports Medicine (ACSM) schlägt vor, Personen, die ein Trainingsprogramm aufnehmen möchten, einer der folgenden Kategorien zuzuordnen:

1. Scheinbar gesund: weniger als ein koronarer Risikofaktor (Bluthochdruck, Rauchen) Herz-Kreislauf- oder Stoffwechselerkrankung.
2. Mit höherem Risiko: mehr als zwei koronare Risikofaktoren oder Herz-Kreislauf- oder Stoffwechselerkrankungssymptome.
3. Personen, bei denen früher Herz-Kreislauf-, Lungen- oder Stoffwechselerkrankungen festgestellt wurden.

In allen Fällen ist die Konsultation und Zustimmung eines Arztes empfehlenswert, mit zusätzlichen von der ACSM empfohlenen funktionalen Tests für Personen der Kategorie 3. Es wird empfohlen, dass ältere Sportler sorgfältig mit ihrem Hausarzt zusammenarbeiten, um ihre Gesundheit zu optimieren und die Risiken eines belastungsintensiveren Trainingsprogramms zu minimieren.

Progressionsrate

Das Hauptproblem älterer Sportler besteht in der Wahl der richtigen Progression, ohne Verletzungen oder akute Überlastungen zu erleiden. Die Regeneration nach einer Trainingseinheit dauert länger und Sorgfalt ist angebracht, um die physiologische Fähigkeit des Körpers zur Gewebewiederherstellung nach einer Trainingseinheit nicht zu überschätzen. Ein Überblick über die Progression wurde in einem Positionspapier der ACSM vorgestellt (Kraemer et al., 2002).

Die Gestaltung und Qualität eines Krafttrainingsprogramms für ältere Sportler sollte so aussehen, dass ihre Lebensqualität und ihr Wettkampferfolg durch die Steigerung verschiedener Komponenten der muskulären Fitness einschließlich der Muskelhypertrophie, -kraft, -schnellkraft und der lokalen Muskelausdauer verbessert wird. Empfehlenswert sind Programme, die durch Variation, allmählich progressive Überlastungen, Spezifität und eine sorgfältige Beachtung der Regeneration gekennzeichnet sind (Kraemer et al., 2002).

Wenn das langfristige Krafttrainingsziel des älteren Sportlers in der progressiven Entwicklung eines höheren Niveaus der Muskelkraft und -hypertrophie besteht, sprechen Untersuchungsergebnisse für die besondere Betonung der Variation innerhalb des Krafttrainingsprogramms. Es ist wichtig, dass die Progression allmählich stattfindet, denn das Potenzial der Kraftanpassung scheint hoch zu sein. Erwähnenswert ist auch, dass die Anpassungsrate wie auch das Ausmaß der Anpassungen geringer wird, nachdem im Verlaufe des ersten Jahres grundlegende Verbesserungen erreicht wurden.

Die Programmgestaltung für ältere Sportler sollte die wichtigen Elemente der sportlichen Leistung unter Verwendung eines periodisierten Trainingsprogramms berücksichtigen. Im Zentrum jedes Programms steht die Kraft, wobei Schnellkraftübungen und eine verbesserte Toleranz gegenüber einem reduzierten pH-Wert zur Verbesserung der unterschiedlichen Dimensionen der körperlichen Fähigkeiten älterer Sportler erforderlich sind. Zusammen mit der Verbesserung der Säure-Basen-Pufferungskapazität wird sich auch die lokale Muskelausdauer verbessern.

11.8 Zusammenfassung

Zu den Vorteilen des Krafttrainings für ältere Erwachsene gehören: eine gesteigerte Kraft, Ausdauer und Muskelleistungsfähigkeit, eine verbesserte Beweglichkeit, mehr Energie sowie ein verbessertes Selbstbild und Selbstvertrauen. Wie bei allen Sportlern sind die Kraft und Schnellkraft die beiden wichtigsten Komponenten eines Krafttrainingsprogramms für ältere Sportler. Die Muskelkräftigung führt zu einer Verbesserung der körperlichen Alltagsleistungen und der Lebensqualität. Zusätzlich bewirkt Krafttraining eine Verbesserung der kardiovaskulären Ausdauer, indem es die Belastung des Herz-Kreislauf-Systems reduziert, weil die Ausdaueraktivitäten mit einem signifikant geringeren Prozentsatz der maximalen Willkürkontraktionen erfolgen. Die Steigerung der Muskel- und Knochenmasse bringt wichtige Vorteile für die Gesundheit und das Regenerationspotenzial der Sportler mit sich. Die korrekte Gestaltung und Progression eines Krafttrainingsprogramms für ältere Sportler sind für die Verbesserung der sportlichen Leistungsfähigkeit und Gesundheit von entscheidender Bedeutung.

Glossar

A

Abduktion – Bewegung eines Körperglieds weg von der Medianebene des Körpers.
absolute Ausdauerkennziffer – Bestimmung der Ausdauer bei einer bestimmten Anzahl von Probanden, die alle einen Widerstand von gleicher Größe überwinden (z. B. Heben einer 50-kg-Hantel).
Adaptation – die Anpassung eines Organismus an seine Umwelt.
Adduktion – Bewegung eines Körperglieds zur Medianebene des Körpers hin.
Adenosintriphosphat (ATP) – eine biochemische Substanz, die von allen Zellen als unmittelbare Energiequelle genutzt wird.
Adoleszenz – Übergang in der Entwicklungsphase zwischen Kindheit und Erwachsenenalter. Die Adoleszenz stellt die Periode dar, in der ein Mensch zwar biologisch bereits ausgewachsen ist, jedoch emotional noch nicht über die Stabilität verfügt, um als erwachsen zu gelten. Die Adoleszenz beginnt im Allgemeinen im Alter um 13 Jahre und endet im Alter um 21 Jahre.
aerob – unter Verbrauch von Sauerstoff.
aerobe Übung – eine Übung, bei der die Energie durch den eingeatmeten Sauerstoff gewonnen wird.
afferent – zum Zentralnervensystem hinführend.
agonistische Muskeln – Muskeln, die Bewegungen veranlassen und ausführen.
A-Gradient – ein Parameter, um die Geschwindigkeit der Kraftentwicklung unmittelbar vor Erreichen des Kraftmaximums bei explosiven Krafteinsätzen zu charakterisieren; A-Gradient = $F_{0,5}/(T_{max}-T_{0,5})$.
Akkommodation – Verringerung der Aufwendungen für die Antwortreaktion eines biologischen Objekts bei gleichbleibendem Reiz.
akkommodierender Widerstand – Zunahme der Muskelkraft über die gesamte Bewegungsamplitude.
akkumulierender Mesozyklus – Mesozkylus zur Vergrößerung des Leistungspotenzials eines Sportlers durch Verbesserung der grundlegenden körperlichen Eigenschaften (Konditionierung) ebenso wie der sportlichen Technik (motorisches Lernen).
Aktin – eines der beiden Proteine in den Muskelfilamenten, das andere ist das Myosin.
Aktivierung der motorischen Einheit – Stimulierung einer motorischen Einheit und ihrer Fasern.
akkute (Trainings-)Wirkung – Veränderungen, die während des Übens auftreten.
Akzentuierung – Entwicklung der Muskelkraft vorrangig in der Gelenkstellung, in der bei der Wettkampfübung der größte Krafteinsatz erfolgt.
Alpha-Motoneuronen – siehe Motoneuronen.
Amenorrhoe – Ausbleiben der monatlichen Regelblutung. Dabei wird zwischen primärer A., bei der die Regelblutung bis zum Alter von 16 Jahren noch nicht eingetreten ist, und sekundäre A., bei der die Regelblutungen nach einer normalen Zyklustätigkeit länger als vier Monate ausbleiben, unterschieden.
Aminosäuren – organische Verbindungen („Bausteine"), die die Muskelproteine bilden.
Anabolismus – Synthese komplexer Substanzen aus einfacheren Aufbaustoffen, das Gegenteil des Katabolismus.
anabolisch – den Anabolismus unterstützend.
anaerob – ohne Sauerstoff.

anatomische Anpassung – die Verbindung der Einatmungsphase mit der Rumpfstreckung und der Ausatmungsphase mit der Rumpfbeugung.
Andropause – Periode abnehmender Androgenkonzentration bei Männern im mittleren Lebensalter; die männliche Version der Menopause. Wird im Englischen auch ADAM genannt („androgen decline in the aging male").
Annulus fibrosus – ein faserknorpeliger Ring, der den äußeren Teil der Zwischenwirbelscheiben bildet.
antagonistische Muskeln – Muskeln, die Spannung gegen die Spannung eines anderen Muskels entwickeln.
Arbeit – das Produkt aus Kraft und Weg.
Ausdauer – die Fähigkeit, der Ermüdung zu widerstehen.
Ausdauerkennziffer – siehe absolute Ausdauerkennziffer.
äußere Bewegung – eine Bewegung, die nur anhand ihrer Geometrie beschrieben wird. Wenn bei verschiedenen Versuchen jeweils alle Körperteile sich auf gleichen oder ähnlichen Bewegungsbahnen bewegen, unabhängig von den einwirkenden Kräften, Zeiten, Geschwindigkeiten usw.
äußere Kraft – die zwischen Sportlerkörper und Umgebung wirkende Kraft.
ATP – siehe Adenosintriphosphat.
Axon – eine Nervenfaser.

B

ballistisches Stretchen – eine schnelle Dehnungsbewegung.
Bauchrauminnendruck (IAP) – der Druck im Bauchraum.
Belastung zum Abtrainieren – eine Belastung, die entweder zu einer Leistungsverringerung oder zu einer Verringerung der funktionellen Möglichkeiten führt, oder auch zu beiden.
Bench Throw – Übung, bei der der Übende, auf einer Bank liegend, eine Hantel oder einen Medizinball explosiv nach oben drückt, den Gegenstand exzentrisch zur Brust zurückführt, um die Hantel/den Ball dann wieder schnell nach oben zu führen und kurz loszulassen, um die Hantel dann wieder aufzufangen. Die Übung sollte möglichst fließend durchgeführt werden.
Bindegewebe – stützende Gewebe im Körper, z. B. Sehnen, Bänder, Knochen und Knorpel.
biomechanische Anpassung – Verbindung des Ausatmens mit der akzentuierten Bewegungsphase, unabhängig von deren Richtung oder von der anatomischen Körperstellung.

D

Dehnungsreflex (myotatischer Reflex) – die Kontraktionsantwort eines Muskels auf seine vorangegangene Dehnung.
Dehnungsrezeptor – siehe Muskelspindel.
Dehnungs-Verkürzungs-Zyklus – siehe reversible Muskelarbeit.
Diaphragma – Zwerchfell, eine dünne Muskelplatte, die Brust- und Bauchraum voneinander trennt.
Dickes Filament – ein Myofilament aus Myosin.
Diuretikum – ein Arzneimittel, das die Urinabsonderung vergrößert.
Doppelter Stress-Mikrozyklus – zwei Stress- (oder Stoß-)Mikrozyklen hintereinander.
Drehmoment (Kraftmoment) – durch Kraft erzeugter Dreheffekt; das von einem Muskel erzeugte externe Drehmoment ist ein Produkt der vom Muskel erzeugten Kraft und dem Muskelkraftarm.

Drei-Jahres-Regel – die Empfehlung, Maximalkraftübungen erst nach einer dreijährigen allgemeinen Vorbereitung einzusetzen.
dünnes Filament – ein Myofilament aus Aktin.
dynamische Muskelarbeit – Muskelverlängerung oder -verkürzung unter Spannung, siehe konzentrische, exzentrische und reversible Muskelarbeit.
Dysmenorrhoe – schmerzvolle Regelblutungen.

E

Effektgröße – Ergebnisgewinn, der folgendermaßen berechnet wird: (Nachtrainingsmittelwert – Vortrainingsmittelwert) / Vortrainingsstandardabweichung.
Effektivitätskoeffizient (bei der Trainingsperiodisierung) – der prozentuale Anteil der Sportler, die ihre Bestleistung beim Wettkampfhöhepunkt erbracht haben.
Ein-Faktoren-Theorie – eine Theorie, die davon ausgeht, dass die unmittelbare Trainingswirkung einer Trainingseinheit durch den Mangel an bestimmten biochemischen Substanzen hervorgerufen wird und dass sich nach einer Wiederherstellungszeit das Niveau dieser Substanzen über dem Ausgangsniveau befindet (Superkompensation).
elastisch – federnd, dehnbar, biegsam.
Elastizität – der Widerstand, den ein verformter Körper (z. B. Gummiband, Feder) entwickelt.
Elektromyografie (EMG) – Registrierung der elektrischen Aktivität innerhalb oder an der Oberfläche eines Muskels.
efferent – die Übertragung von Impulsen aus dem Zentralnervensystem.
Energie – die Fähigkeit, Arbeit zu verrichten.
erhaltende Belastung – eine Belastung in der neutralen Zone, in der das Leistungsniveau erhalten bleibt.
essenzielle Aminosäuren – unentbehrliche Aminosäuren, die durch die Nahrung aufgenommen werden müssen.
Explosivkraft – die Fähigkeit, eine maximale Kraft in minimaler Zeit zu entwickeln.
Explosivkraftdefizit (ESD) – die relative Differenz zwischen der Maximum-maximorum-Kraft F_{mm} und der Maximalkraft (F_m), wenn die Zeit zur Kraftentwicklung kurz ist. Das ESD kennzeichnet den Anteil des Kraftpotenzials eines Sportlers, das nicht genutzt wird.
Explosivkraftindex (IES) – das Verhältnis von Kraftmaximum zur Zeit, die zum Erreichen des Kraftmaximums benötigt wird.
Extensor – ein Muskel, der ein Körperglied streckt oder den Gelenkwinkel vergrößert.
exzentrische (oder piometrische) Muskelarbeit – Muskelverlängerung unter Spannung, wobei die äußere Kraft in Bewegungsrichtung wirkt.

F

Fast-twitch-Fasern (Typ II) – schnelle Muskelfasern, die hohe Kräfte entwickeln und einen steilen Kraftanstieg bei geringer Ausdauer aufweisen.
Faszie – Muskelbinde, eine sehnenartige Hülle um die Muskeln und um deren sehnenartige Fortsätze.
Feedback – Rückkopplung.
Filamentbereichdichte – das Verhältnis der Filamentquerschnittsfläche zur Muskelfaserquerschnittsfläche.

Filamente – fadenähnliche Strukturen in den Muskelsarkomeren. Es gibt dicke Filamente, die aus Protein-Myosin bestehen, und dünne Filamente, die hauptsächlich aus Protein-Aktin bestehen.
Fitness (körperliche Fitness) – sich langsam ändernde Komponenten der Leistungsfähigkeit eines Sportlers.
Flexor – ein Muskel, der ein Körperglied beugt oder den Gelenkwinkel verringert.

G
Gewicht – der durch die Schwerkraft bedingte Widerstand.
Gewichtheben, olympischer Stil – eine olympische Sportart, die aus den Disziplinen Reißen und Stoßen besteht.
Golgi-Sehnen-Organ – eine spannungsempfindliche Nervenendung, die sich in Serie mit dem Muskel befindet.
Golgi-Sehnen-Reflex – die Hemmung einer Muskelaktion, die durch das plötzliche Ansteigen der Zugkraft am Muskel hervorgerufen wird.
Größenprinzip (der Rekrutierung motorischer Einheiten) – um die Krafterzeugung eines Muskels zu kontrollieren, aktiviert das Zentralnervensystem motorische Neuronen entsprechend der Größe, von kleinen Motoneuronen bei geringen Kräften bis hin zu großen Motoneuronen bei hohen Kräften. Weil kleine Motoneuronen langsam zuckende Fasern innervieren, während große Motoneuronen schnell zuckende Fasern innervieren, impliziert das Größenprinzip, dass bei geringen Kräften nur die langsamen Muskelfasern aktiv sind.

H
Hernia abdominalis – Bruch, Durchbruch eines Teils eines inneren Organs durch die Bauchdecke.
Hormon – chemische Substanz, die in das Blut abgegeben und zu einem anderen Organ transportiert wird, wo sie eine spezifische Aufgabe erfüllt.
hydrodynamischer Widerstand – der durch das Wasser hervorgerufene Widerstand.
Hyperdasie – die Zunahme der Zellenanzahl.
Hypermenorrhoe – übermäßige oder verlängerte Regelblutung, die in regelmäßigen Abständen auftritt.
Hypertrophie – die Vergrößerung einer Zelle oder eines Organs.

I
Individualisierung – die Trainingsmaßnahmen entsprechend der individuellen Zielstellungen, Fähigkeiten und anderer individuellen Merkmale.
Iliopsoas-Muskel – der Verbund von M. iliacus und M. psoas magnus.
innere Kräfte – Kräfte, die zwischen den Körpergliedern wirken.
Intensitätskoeffizient (IC) – Das Verhältnis: durchschnittliches gehobenes Gewicht/sportliche Leistung; IC = 0 mittleres Hantelgewicht/Wettkampfleistung (Reißen + Stoßen) 100.
isokinetisch – mit konstanter Winkelgeschwindigkeit oder Lineargeschwindigkeit ausgeführte Bewegung.
isokinetische Muskelarbeit – Muskelarbeit mit konstanter Winkelgeschwindigkeit der Gelenkbewegung oder konstanter Lineargeschwindigkeit einer gehobenen Last.

isometrisch (statisch) – ohne Veränderung der Muskellänge (oder der Länge von Muskel und Sehne).
isometrische Muskelarbeit – siehe statische Muskelarbeit.
isotonisch – mit konstanter Kraft, mit Bezug zur Muskelarbeit eine Bewegung mit konstantem äußeren Widerstand oder mit konstantem Gelenkmoment.

K

Kalorie (cal) – Energieeinheit, insbesondere für Wärmeenergie.
Katabolismus – die Zerlegung komplexer Substanzen in einfachere, das Gegenteil von Anabolismus.
Kernstabilität – Stabilisation des Rumpfs und des Beckens, die notwendig ist, um Extremitätenbewegungen durchzuführen.
Kraft – ein Momentanmaß für die Wechselwirkung zwischen zwei Körpern; eine Kraft ist durch Größe, Richtung und Angriffspunkt gekennzeichnet.
Kraftanstiegsrate – auf Grund der Muskelaktion zu unterschiedlichen Zeiten erzeugte Kraft.
Kraftfeedback – siehe Golgi-Sehnen-Reflex.
Kraftgradient (S-Gradient) – ein Parameter, um die Kraftentwicklung zu Beginn des Muskeleinsatzes zu kennzeichnen, S-Gradient = $F_{0,5}/t_{0,5}$, wobei $F_{0,5}$ die Hälfte der Maximalkraft darstellt, und $T_{0,5}$ die dafür erforderliche Zeit.
Kraft-Geschwindigkeits-Beziehung (Kurve) – die parametrische Beziehung zwischen Maximalkraft- und Geschwindigkeitswerten, wenn ein leistungsbestimmender Parameter bei der Bewegungshandlung (z. B. die Größe des äußeren Widerstands) systematisch variiert wird, die Bewegungsgeschwindigkeit verringert sich mit Zunahme der Last.
Kraftkurve (des Menschen) – die grafische Darstellung der in bestimmten Körperstellungen oder Gelenkwinkeln aufgebrachten Kräfte oder Kraftmomente.
Krafttopografie – der Vergleich der Muskelkraft verschiedener Muskelgruppen.
Kontralateral – sich auf die Körpergegenseite beziehend.
konzentrische (oder myometrische) Muskeltätigkeit – Muskelverkürzung unter Spannung, bei der der äußere Widerstand entgegen der Bewegungsrichtung wirkt.
Korridor (der motorischen Einheiten) – die Gruppen motorischer Einheiten, die bei einer bestimmten Bewegung einbezogen sind und trainiert werden.
Kraftmoment – das von einem Muskel entwickelte Drehmoment wird durch das Produkt aus entwickelter Kraft und dem Abstand zur Drehachse (dem Kraftarm) gebildet.
Kreuzbrückenverbindung – die Verbindung zwischen den Köpfen der Myosin-Kreuzbrücken und den Aktin-Filamenten während der Muskeltätigkeit.
kumulative (oder akkumulative) Trainingswirkungen – das Ergebnis der Aufeinanderfolge mehrerer Trainingseinheiten oder auch mehrerer Trainingsjahre.
Kurzzeitplanung (des Trainings) – die Planung von Trainingseinheiten, Mikrozyklen und Mesozyklen.

L

Längenrückkopplung – siehe Dehnungsreflex.
Langzeitplanung (des Trainings) – Planung des Mehrjahresaufbaus.
Langzeittraining – die Trainingszeit, die die gesamte Karriere eines Sportlers umfasst, vom Beginn bis zum Ende.
Last – das gehobene Gewicht, siehe auch Trainingsbelastung.

Leistung – die pro Zeiteinheit verrichtete Arbeit.
Leistungsfähigkeits-Ermüdungs-Theorie – siehe Zwei-Faktoren-Theorie.
Lerneffekte – Veränderungen einer Funktion, die auf Übung und besserer neuraler Funktion basieren.
lineare Periodisierung – das sequenzielle Training aller Ziele in einer Saison, ein Ziel nach dem anderen.
lokale Muskelausdauer – die Fähigkeit eines bestimmten Muskels oder einer bestimmten Muskelgruppe zur Absolvierung wiederholter Kontraktionen gegen einen submaximalen Widerstand. Beispiele sind das Absolvieren einer maximalen Anzahl von Wiederholungen an Klimmzügen, Dips am Barren oder Liegestützen oder eine Krafttrainingsübung mit festgelegter Belastung.
Lumbarlordose – Krümmung der Lendenwirbelsäule nach vorn (konvexe Form).

M

Makrozyklus – eine Wettkampfsaison, die die Vorbereitungs-, Wettkampf- und Übergangsperiode umfasst.
maximale muskuläre Leistung – die Bestleistungen einer bestimmten Bewegung, wenn die Größe eines der leistungsbestimmenden Bewegungsparameter festgelegt ist (z. B. das Gerätegewicht oder die Laufstrecke), in diesem Buch wird dafür durchgängig das Symbol P_m (oder V_m für die maximale Geschwindigkeit, F_m für die maximale Kraft usw.) genutzt.
maximale nichtparametrische Beziehung – siehe nichtparametrische Beziehung.
maximum-maximorum-Leistung (Kraft, Geschwindigkeit usw.) – die höchste Leistung unter Maximalwerten, ausgedrückt durch die Symbole P_{mm}, F_{mm}, V_{mm}, z. B. stellen V_{mm} und F_{mm} die höchsten Geschwindigkeits- und Kraftwerte dar, die unter den günstigsten Bedingungen erreicht werden können.
maximale Trainingslast TF_{mm} – das größte Gewicht, das ein Sportler ohne übermäßigen emotionalen Stress 1 x heben kann.
maximale Wettkampflast F_{mm} – die sportliche Leistung bei einem offiziellen Wettkampf.
mechanische Rückkopplung – die Kraftantwort eines Sportlers auf das Einwirken einer äußeren Kraft, bei der Ausführung einer Bewegung oder infolge der äußeren Krafteinwirkung und der Bewegungsausführung.
medizinisch-mechanische Gymnastik – Übungen an Krafttrainingsgeräten mit sich anpassenden Widerständen (ein alter Begriff, der hauptsächlich zur Beschreibung der von Zander 1879 entworfenen Übungen und Geräte verwandt wird).
mehrjähriges Training – siehe lang dauerndes Training.
Mehrjahresaufbau – das Training eines Sportlers vom Anfänger bis zum Ende der sportlichen Laufbahn.
Menopause – dauerndes Aussetzen der Regelblutung.
Menstruationszyklus – monatlicher Zyklus des Blut- und Gewebeausstoßes aus dem Uterus während der gebärfähigen Jahre einer Frau (Regelblutung).
Mesozyklus – ein System von mehreren Mikrozyklen.
Mikrozyklus – die Gruppierung von mehreren Trainingstagen.
miometrische Muskelarbeit – siehe konzentrische Muskelarbeit.
Mischwiderstand – Widerstand, der durch eine Kombination von zwei oder mehr Teilwiderständen erzeugt wird, z. B. das Heben einer Hantel, die mittels eines Gummibandes am Boden befestigt ist.

mittelfristige Planung (des Trainings) – Planung von Makrozyklen.
Motoneuron – eine Nervenzelle, die Muskelzellen innerviert.
motorische Einheit (mE) – ein Motoneuron und die von ihm innervierten Muskelfasern.
Muskelarbeit – die Entwicklung von Muskelspannung.
Muskelfaser – eine Zelle der Skelettmuskulatur.
Muskelkater – die Muskelschmerzen und -beschwerden, die 24-48 h nach Trainingsbelastungen entstehen.
Muskelkorsett – die Muskulatur des Lumbarbereichs.
Muskelkraft – die Fähigkeit, durch Muskelkräfte einen äußeren Widerstand zu überwinden oder gegen ihn zu wirken; die Fähigkeit, die Maximum-maximorum-Kraft F_{mm} zu entwickeln, siehe auch Kraft.
Muskelkraftarm – der kürzeste Abstand zwischen der Drehachse des Gelenks und der Wirkungsrichtung der Muskelarbeit.
Muskelkraftdefizit (MSD) – das prozentuale Verhältnis zwischen der bei Elektromyostimulation entwickelten Kraft und der maximalen Willkürkraft.
Muskelspindel (Dehnungsrezeptor) – ein im Muskel befindlicher, längenempfindlicher Rezeptor.
muskuläre Ausdauer – die Ausdauer, die sich beim Trainieren mit hohen äußeren Widerständen zeigt, ohne dass eine nennenswerte Aktivierung des kardiovaskulären und respiratorischen Systems erfolgt.
Myofibrille – Bestandteil einer Muskelfaser, der aus dicken und dünnen kontraktilen Filamenten besteht.
Myosin – kontraktiles Protein in den dickeren Filamenten einer Myofibrille.
myotatischer Reflex – siehe Dehnungsreflex.

N

Neuron – eine Nervenzelle.
nichtparametrische Beziehung – die Beziehung zwischen der Maximum-maximorum-Leistung (P_{mm}, V_{mm}, F_{mm}) und der maximalen Leistung (P_m, V_m, F_m, t_m). Nichtparametrische Beziehungen sind im Gegensatz zu parametrischen Beziehungen charakteristischerweise positiv.
Nucleus pulposus – gallertartiger Kern der Zwischenwirbelscheiben.

O

Oligomenorrhoe – unregelmäßige oder leichte Regelblutungen.
Olympiazyklus (des Trainings) – der vierjährige Zeitraum zwischen zwei aufeinanderfolgenden Olympischen Spielen.
Ossifikation – Verhärtung der Knochen durch Ablagerung von Kalzium.
Osteoporose – Reduzierung der Knochenmasse und der Knochendichte, die zu einem erhöhten Frakturrisiko gehört.

P

Parameter – eine Variable, wie beispielsweise die Masse oder die Strecke, die das Ergebnis einer Bewegungshandlung bestimmt.
parametrische Beziehung – die Beziehung zwischen der maximalen Kraft (F_m) und der maximalen Geschwindigkeit V_m, wenn die Werte eines der Bewegungsparameter (z. B. die Kugelmasse) bei Wiederholungen derselben Bewegung (z. B. beim Kugelstoßen) systematisch vari-

iert werden. Die parametrische Beziehung zwischen F_m und V_m ist charakteristischerweise negativ: je größer die Last (F_m), desto geringer die Geschwindigkeit V_m.

Pasquals Gesetz (des hydrodynamischen Drucks) – ein Gesetz, das besagt, dass der Druck in einem Gefäß nach allen Seiten hin gleich groß ist Messungen des Drucks in den Zwischenwirbelscheiben basieren auf diesem Gesetz.

Peak-Kontraktions-Prinzip – Vergrößerung der Muskelkraft vorrangig an den schwachen Stellen einer Gelenkbewegung.

Peaking – siehe Tapering.

Periodisierung – die Unterteilung des Wettkampf- und Trainingsjahres in kleinere und besser handhabbare Zeitabschnitte (Trainingsperioden, Mesozyklen, Mikrozyklen) mit dem letzlichen Ziel, bei den wichtigsten Wettkämpfen die besten Leistungen zu erbringen.

periphere Faktoren (der Kraftentwicklung) – die äußeren Faktoren, die Einfluss auf die Entwicklung der Maximalkraft haben.

plyometrische Muskelarbeit – siehe exzentrische Muskelarbeit.

pneumatisch – mithilfe komprimierter Luft funktionierend.

powerlifting – Sportart, bestehend aus dem Bankdrücken, der Kniebeuge und dem Kreuzheben mit maximalen Lasten.

Prinzip des abnehmenden Ertrags – mit Zunahme des Trainingsumfangs oder der Trainingsdauer nimmt die Größe der Anpassungen ab.

Prinzip progressiver Widerstandsübungen – die progressive Zunahme des Widerstands mit den sich einstellenden Leistungsfortschritten.

Pubertät – Lebensabschnitt, in dem die Geschlechtsreife eintritt (gewöhnlich im Alter zwischen 13 und 15 Jahren bei den Jungen und zwischen 10 und 16 Jahren bei den Mädchen).

Pyramidentraining (Pyramiden-Trainingsprogramm) – zunehmende und wieder abfallende graduelle Abstufung der Last in den aufeinanderfolgenden Serien.

Q

Querschnittsfläche (eines Muskels) – die Fläche der Muskelfasern in einer senkrecht zu ihrer Längsachse stehenden Ebene.

Quick-Release-Technik – eine Person baut unter isometrischen Bedingungen Kraft auf, indem sie ein Körpersegment mechanisch in einer Stellung arretiert; dann wird der arretierende Block gelöst, wodurch eine Bewegung ausgelöst wird.

R

Reaktivitäts-Koeffizient (RC) – $RC = F_{max} / (T_{max} W)$, mit F_{max} – Kraftmaximum, T_{max} – die dafür erforderliche Zeit und W – Körpergewicht des Sportlers.

realisierender Mesozyklus (Mesozyklus unmittelbar vor der Wettkampfperiode) – ein Trainingsabschnitt, um die beste Wettkampfleistung auf Grundlage der erreichten Leistungsfähigkeit auszuprägen.

relative Ausdauerkennziffer – Bestimmung der Ausdauer, indem die Sportler eine Last bewältigen, die einen bestimmten prozentualen Anteil ihrer Maximalkraft beträgt (z. B. Heben einer Hantel mit 50 % von F_{mm}).

60 %-Regel – eine empirisch begründete Regel, derzufolge der minimale Trainingsumfang eines Tages oder Mikrozyklus ungefähr 60 % der geplanten Maximalbelastung für einen Tag oder Mikrozyklus betragen sollte.

Reißen – eine der beiden olympischen Wettkampfübungen des Gewichthebens, bei der die Hantel in einer ununterbrochenen Bewegung vom Boden bis über den Kopf gehoben wird.
ruheintervall – der Zeitabschnitt zwischen Serien einer Trainingseinheit oder zwischen Trainingseinheiten.
reversible Muskelarbeit – Muskelarbeit, die aus einem exzentrischen (dehnenden) und einem konzentrischen (verkürzenden) Anteil besteht.
Rhabdomyolyse – Abbau von Muskelfasern, der dazu führt, dass der Inhalt von Muskelfasern in den Blutkreislauf freigesetzt wird; verursacht durch Überanstrengung.

S

Sarkomer – die kontraktile Einheit einer Myofibrille.
Sarkopenie – Verlust der Muskelfasergröße und der gesamten Muskelmasse, die zu einer Kraftminderung führt.
Schnellkraft – Arbeit pro Zeiteinheit.
Schwachpunkt – die Körper- oder Gelenkstellung, in der der geringste Kraftwert aufgebracht wird.
S-Gradient – siehe Kraftgradient.
simultanes Training – das Training unterschiedlicher motorischer Fähigkeiten, z. B. Muskelkraft und -schnelligkeit, während derselben Zeitabschnitte, z. B. während eines Trainingstages.
Slow-twitch-Fasern (Typ I) – Muskelfasern, die für geringe Krafterzeugung, eine geringe Kraftanstiegsrate und große Ausdauer prädestiniert sind.
spezielle Übungen – Trainingsübungen mit Bezug zu den spezifischen Anforderungen der Wettkampfübung.
Spezifik – Übereinstimmung zwischen der Anpassung bei einer Trainingsübung und der bei der Wettkampfübung erforderlichen Anpassung.
Splittraining – das Training verschiedener Körperteile an verschiedenen Trainingstagen.
Sportlerinnentriade – Essstörungen, Amenorrhoe und Osteoporose.
statische (oder isometrische) Muskelarbeit – Muskelarbeit mit konstanter Muskellänge ohne äußere Bewegung.
stimulierende Belastung – eine Trainingsbelastung, deren Höhe über dem neutralen Bereich liegt und die erwünschten Anpassungen hervorruft.
Stoffwechselmsatz – Schnelligkeit, mit der der Körper Energie verbraucht. Der Ruhestoffwechsel ist der Energieumsatz im Ruhezustand.
Stoßen – eine der beiden Wettkampfübungen im Gewichtheben, die Bestandteil des olympischen Programms sind, bei der die Hantel zunächst bis auf Schulterhöhe gehoben wird (Umsetzen), um dann über den Kopf gestoßen zu werden.
Stress- (oder Stoß-)Mikrozyklus – ein Mikrozyklus mit hohen Trainingsbelastungen und kurzen Ruheintervallen, die für die Wiederherstellung nicht ausreichen, die Ermüdung häuft sich von Tag zu Tag an.
Superkompensation – die Zunahme biochemischer Substanzen über das Ausgangsniveau hinaus nach einem Wiederherstellungsabschnitt im Anschluss an eine oder mehrere Trainingseinheiten.
Superkompensationsphase – der Zeitraum, während dem nach einer Trainingseinheit die Erhöhung des Niveaus biochemischer Substanzen erfolgt.
Superkompensationstheorie – siehe Ein-Faktor-Theorie.

T

Tapering (Peaking) – Trainingsphase, die zeitlich unmittelbar vor einem wichtigen Wettkampf durchgeführt wird. Enthält Elemente aus transmutativen und realisierenden Mesozyklen.
Testosteron – männliches Geschlechtshormon, das in den Hoden produziert wird.
Timing (des Trainings) – die Verteilung von Übungen und Trainingsbelastungen über einen bestimmten Zeitabschnitt.
torque – siehe Kraftmoment.
Trainingsbelastung – ein integratives Merkmal zur Beurteilung der Größe der während des Trainings verrichteten Arbeit.
Trainingseinheit – eine Einheit von Belastung und Erholung.
Trainingsnachwirkung – das Zurückbleiben von Veränderungen nach Trainingsende, wenn die möglichen Adaptationen abgeschlossen sind.
Trainingsperiode – ein System von mehreren Mesozyklen.
Trainingswirkung – die Veränderungen, die im Körper infolge des absolvierten Trainings eintreten.
Trägheit – der Widerstand eines Körpers infolge seiner Masse, demzufolge der Körper bestrebt ist, in Ruhe zu verharren oder die Bewegung fortzusetzen. Es sind Kräfte erforderlich, die Trägheit zu überwinden und den Körper zu beschleunigen.
Trägheitsdynamograf – eine Vorrichtung zur Untersuchung von Bewegungen gegen den Trägheitswiderstand, wobei die potenzielle Energie des Systems konstant ist und die mechanische Arbeit (von geringen Reibungsverlusten abgesehen) in kinetische Energie umgewandelt wird.
Transformation (von Trainingsarbeit) – der Leistungsfortschritt als Ergebnis der Anpassung an die absolvierte Trainingsbelastung.
Transmutation (eines motorischen Potenzials) – die Überführung eines unspezifischen motorischen Potenzials in spezielle sportliche Leistung.
Transmutations-Mesozyklus – ein Mesozyklus, um die verbesserte unspezifische Leistungsfähigkeit in spezielles Leistungsvermögen zu überführen.

U

Überbelastung – die Trainingsbelastung (Intensität, Umfang) überschreitet das normale Maß.
Übergangsperiode (des Trainings) – der Trainingsabschnitt, der sich unmittelbar an die Wettkampfperiode anschließt.
Überlagerung (vorn Trainingswirkungen) – gleichzeitiges oder aufeinanderfolgendes Zusammenwirken der einzelnen unmittelbaren und verzögerten Trainingswirkungen.
Übertragung von Trainingsleistungen – die Leistungsübertragung auf eine nichttrainierte Übung.
unmittelbare Trainingswirkung – Wirkungen, die im Ergebnis einer einzelnen Trainingseinheit eintreten.

V

Valsalva-Atemtechnik – die Ausatmung bei geschlossener Stimmritze.
verallgemeinerte Trainingstheorien – einfache Modelle, in denen nur die wichtigsten Merkmale des sportlichen Trainings berücksichtigt sind.
verzögerte Trainingswirkungen – die Veränderungen, die sich nach einer bestimmten Zeitdauer nach einer Trainingsbelastung einstellen.

verzögerte Transformation (einer Trainingsbelastung) – die Verzögerung der Leistungsentwicklung infolge der absolvierten Trainingsbelastung.
verzögerte Transmutation (eines unspezifischen motorischen Potenzials in spezielle sportliche Leistung) – die erforderliche Zeitdauer, um das antrainierte motorische Potenzial in spezielle Leistung zu überführen.
Viskosität – eine Eigenschaft zähflüssiger Stoffe (wie z. B. Öl), durch die die aufzubringende Kraft von der Strömungsgeschwindigkeit abhängt.
Vorbereitungsperiode (des Trainings) – das Training vor der Wettkampfsaison.
Vorbereitungszustand (eines Sportlers, AP) – das potenzielle Leistungsvermögen eines Sportlers für einen Wettkampf.
vorderes Kreuzband (ACL) – eines der beiden zentralen Bänder im Knie, es verläuft von der Unterseite des Hüftknochens zur Oberseite des Schienbeins. Die Kreuzbänder werden deshalb so bezeichnet, weil sie sich vor dem Knie kreuzen.

W

Wachstumshormon (GH), Somatotropin – Hormon der Hypophyse, das das Körperwachstum kontrolliert.
Wettkampfperiode (des Trainings) – Trainingsabschnitt.
Wiederholung – Anzahl der Bewegungen, die in einer Serie hintereinander ausgeführt werden.
Widerstand (im Krafttraining) – siehe Elastizität, Trägheit, Gewicht, Hydrodynamik, Viskosität.
Wiederholungsmaximum (RM) – die maximale Last, die mit einer vorgegebenen Wiederholungsanzahl bewältigt werden kann, beispielsweise bedeutet 3 RM, dass dieses Gewicht 3 x hintereinander gehoben werden kann.
Workout – siehe Trainingseinheit.

Z

Zeitdefizitzone – der Zeitabschnitt, der zu kurz ist, um die Maximum-maximorum-Kraft zu entwickeln.
Zeitraum der verzögerten Transformation (einer Trainingsbelastung in eine erhöhte spezielle Leistungsfähigkeit) – der Zeitabschnitt zwischen einer Spitzenbelastung im Training und der maximalen Leistungsausprägung.
zentrale Faktoren (der Kraftentwicklung) – die Koordination der Muskelaktivität durch das Zentralnervensystem, einschließlich der intra- und intermuskulären Koordination.
Zirkeltraining – eine Trainingsform, die an verschiedenen Stationen absolviert wird, an denen jeweils ein Übungskomplex durchgeführt wird.
Zwei-Faktoren-Theorie – eine Theorie, derzufolge die unmittelbare Trainingswirkung nach einer Trainingseinheit als Überlagerung von zwei Prozessen angesehen wird: die unmittelbare Verbesserung der Leistungsfähigkeit und die Ermüdung.
Zwischenwirbelscheibe – eine faserknorpelige Scheibe zwischen den Wirbeln.
Zugtisch – eine Vorrichtung zur Rückenstreckung.

Empfohlene Literatur

Kapitel 1

Baechle, T. R & Earle, R. W. (2000). *Essentials of strength training and conditioning* (2. Aufl.). National Strength and Conditioning Assiciation. Champaign, Il.: Human Kinetics.

Bompa, T. O. (1998). *Theory and methodology of training: The key to athlete performance* (3. Aufl.). Dubuque, Iowa: Kendall Hunt.

Fitz-Clarke, J. R., Morton, R. H. & Banister, E. W. (1991). Optimizing athletic performance by influence curves. *Journal of Applied Physiology*, 71 (3), 1151-1158.

Fleck, S. J. & Kraemer, W. J. (2003). *Designing resistance training programs* (3. Aufl.). Champaign, Il.: Human Kinetics

Hopkins, W. G. (1991). Quantification of training in competition sports: Methods and applications. *Sports Medicine, 12*, 161-183.

Siff, M. C. & Verkoshansky, Y. V. (1993). *Supertraining*. Johannesburg, South Africa: University of Witwaterstrand.

Smith, D. J. (2003). A framework for understanding the trainng process leading to elite performance. *Sports Medicine, 33*, 1103-1126.

Kapitel 2

Fitts, R. H. & Widrick, J. J. (1996). Muscle mechanics: Adaptations with exercise training. *Exercise and Sport Sciences Reviews, 26*, 427-474.

Komi, P. V. & Nicol, C. (2000). Stretch-shortening cycle of muscle function. In V. M. Zatsiorsky (Hrsg.), *Biomechanics in Sport: Performance enhancement and injury prevention* (S. 87-102). Oxford: IOC Medical Commission/Blackwell Science.

Kulig, A., Andrews, J. & Hay, J. G. (1984). Human strength curves. *Exercise and Sports Science Reviews, 12*, 417-466.

Pandy, M. C. (1999). Moment arm of a muscle force. *Exercise and Sport Science Reviews, 27*, 79-118.

Prilutsky, B. I. (2000). Eccentric muscle action in sport and exercise. In V. M. Zatsiorsky (Hrsg.), *Biomechanics in sport: Performance enhancement and injury prevention* (S. 56-86). Oxford: IOC Medical Commission/Blackwell Science.

Wilkie, D. R. (1950). The relation between force and velocity in human muscle. *Journal of Physiology, 110*, 249-280.

Zatsiorsky, V. M. (2003). Biomechanics of strength and strength training. In P. V. Komi (Hrsg.), *Strength and power in sport* (S. 439-487). Oxford: IOC Medical Commission/Blackwell Science.

Kapitel 3

Billeter, R. & Hoppeler, H. (2003). Muscular basis of strength. In P. V. Komi (Hrsg.), *Strength and power in sport* (S. 50-72). Oxford: IOC Medical Commission/Blackwell Science.

Fogelholm, M. (1994). Effects of bodyweight reduction on sports performance. *Sports Medicine, 18,* 249-267.

Jaric, S. (2003). Role of body size in the relation between muscle strength and movement performance. *Exercise and Sport Science Reviews, 31*, 8-12.

Kraemer, W. J., Fleck, S. J. & Evans, W. J. (1996). Strength and power training: Phsyiological mechanisms of adaptation. *Exercise and Science Sports Reviews, 24*, 363-398.

Semmler, J. G. & Enoka, R. M. (2000). Neural contribution to changes in muscle strength. In V. M. Zatsiorsky (Hrsg.), *Biomechanics in sport: Performance enhancement and injury prevention* (S. 3-20). Oxford: IOC Medical Commission/Blackwell Science.

Kapitel 4

Atha, J. (1981). Strengthening muscle. *Exercise and Sport Science Reviews, 9*, 1-73.

Kraemer, W. J., Adams, K., Cafarelli, E., Dudley, G. A., Dooly, C., Feigenbaum, M. S., Fleck, S. J., Franklin, B., Fry, A. C., Hoffmann, J. R., Newton, R. U., Potteiger, J., Stone, M. H., Ratamess, N. A: & Triplett-McBride, T. (2002). American College of Sports Medicine position stand: Progression models in resistance training for healthy adults. *Medicine and Science in Sports and Exercise, 34*, 364-380.

Kraemer, W. J. & Ratamness, N. A. (2004). Fundamentals of resistance training: Progression and exercise prescription. *Medicine and Science in Sports and Exercise, 36*, 674-688.

Rhea, M. R., Alvar, B. A., Burkett, L. N. & Ball, S. D. (2003). A meta-analysis to determine the dose response for strength development. *Medicine and Science in Sports and Exercise, 35*, 456-464.

Tan, B. (1999). Manipulating resistance training program variables to optimize maximum strength in men: A review. *Journal of Strength and Conditioning Research, 13*(1), 289-304.

Zatsiorsky, V. M. (1992). Intensity of strength training. *National Strength and Conditioning Association Journal, 14*(5), 46-57.

Kapitel 5

Baker, D., Wilson, G. & Carlyon, R. (1994). Periodization: The effect on strength of manipulating volume amd intensity. *Journal of Strength and Conditioning Research, 8*, 235-242.

Fleck, S. J. (1999). Periodized strength training: A critical review. *Journal of Strength and Conditioning Research, 13*(1), 82-89.

Fleck, S. J. & Kraemer, W. J. (1996). *Periodisation breakthrough! The ultimate training system.* New York: Advanced Research Press.

Stone, M. H. & O'Bryant, H. S. (1987). *Weight training: A scientific approach.* Minneapolis: Burgess.

Kapitel 6

Albert, M. (1995). *Eccentric muscle training in sports and orthopaedics.* New York: Churchill Livingstone.

Bobbert, M. F. (1990). Drop jumping as a training method for jumping ability. *Sports Medicine, 9*, 7-22.

Enoka, R. M. (2002). *Neuromechanics of human movement.* Champaign, Il.: Human Kinetics.

Hettinger, T. (1983). *Isometrisches Muskeltraining*. Stuttgart: Thieme Verlag.

Komi, P. V. (2003). Strength-shortening cycle. In P. V. Komi (Hrsg.), *Strength and power in sport* (S. 184-202). Oxford: IOC Medical Commission/Blackwell Science.

Mester, J., Spitzenpfeil, P. & Yue, Z. (2003). Vibration loads potential for strength and power development. In In P. V. Komi (Hrsg.), *Strength and power in sport* (S. 488-501). Oxford: IOC Medical Commission/Blackwell Science.

Sekowitz, D. M. (1990). High frequency electrical stimulation in muscle strengthening: A review and discussion. *American Journal of Sports Medicine, 17*, 101-111.

Kapitel 7

Anderson, M. K. & Hall, S. J. (!997). *Fundamentals of sports injury management.* Baltimore: Williams & Wilkins.

Hrysomallis, C. & Goodman, C. (2001). A review of resistance exercise and posture realignment. *Journal of Strength and Conditionig Research, 15*(3), 385-390.

Kellis, E. & Baltzopoulos, V. (1995). Isokinetic eccentric exercise. *Sports Medicine, 19*, 202-222.

Mazur, L. J., Yetman, R. J. & Riser, W. L. (1993). Weight-training injuries and preventative methods. *Sports Medicine, 16*, 57-63.

McGill, S. (2004). *Ultimate back fitness and performance*. Waterloo, Canada: Wabuno.

Miles, M. P. & Clarkson, P. M. (1994): Exercise induced muscle pain, soreness, and cramps. *Journal and Sports Medicine and Physical Fitness, 34*, 203-216.

Plowman, S. A. (1992). Physical activity, physical fitness, and low back pain. *Exercise and Sport Science Reviews, 20*, 221-242.

Whiting, W. C. & Zernicke, R. F. (1998). *Biomechanics of musculoskeletal injury*. Champaign, Il.: Human Kunetics.

Kapitel 8

Hoff, J., & Helgerud, J. (2004). Endurance and strength training for soccer players: Physiological considerations. *Sports Medicine, 34*, 165-180.

Kraemer, W. J., Mazetti, S. A., Ratamess, N. A. & Fleck, S. J. (2000). Specifity of training modes. In L. E. Brown (Hrsg.), *Isokinetics in human performance* (S. 25-41). Champaign, Il.: Human Kinetics.

Leveritt, M. Abernethy, P. J., Barry, B. K. & Logan, P. A. (1999). Concurrent strength and endurance training: A review. *Sports Medicine, 28*, 413-427.

Sale, D. & MacDougall, D. (1981). Specificity in strength training: A review for the coach and athlete. *Canadian Journal of Applied Sports Science, 6*, 87-92.

Smidtbleicher, D. (1992). Training for power events. IN P. V: Komi (Hrsg.), *Strength and power in sport* (S. 381-395). Oxford: IOC Medical Commission/Blackwell Science.

Takana, H. & Swensen, T. (1998). Impact of resistance training on endurance performance: A new form of cross-training? *Sports Medicine, 25*, 191-200.

Viru, A. (1995). *Adaption in sports training*. Boca Raton, Fl.: CRC Press.

Widow, G. (1990). Aspects of strength training in athletics. *New Studies in Athletics, 5*(1), 93-110.

Kapitel 9

De Souza, M. J. (2003). Menstrual disturbances in athletes: A focus on luteal phase defects. *Medicine and Science in Sports and Exercise, 35*(9), 1553-1563.

Ebben, W. P. & Jensen R. L. (1998). Strength training for women: Debunking myths that block opportunity. *Physician and Sportsmedicine, 26*(5).

Fleck, S. J. & Kraemer, W. J. (2004). *Designing resistance training programs* (3. Aufl.). Champaign, Il.: Human Kinetics.

Kraemer, W. J. (2002). Development of the off-season resistance training programs for athletes. In M. B. Mellion, W. M. Walsh, C. Madden, M. Putukian & G. L. Shelton (Hrsg.), *The team physician's handbook* (S. 120-127). Philadelphia: Hanley & Belfus.

Kraemer, W. J. & Newton, R. U. (2000). Training for muscular power. In J. Young (Hrsg.), *Clinics in sports medicine* (S. 341-368). Philadelphia: W. B. Saunders.

Kraemer, W. J. & Ratamess, N. A. (2003). Endocrine responses and adaptations to strength and power training. In P. V. Komi (Hrsg.), *Strength and power in sport* (S. 361-386). Oxford: IOC Medical Commission/Blackwell Science.

Loucks, A. B. (2003). Introduction to menstrual disturbances in athletes. *Medicine and Science in Sports and Exercise, 35*(9), 1551-1552.

National Strength and Conditioning Association (NSCA). (1990). *National Strength and Conditioning Association position paper: Strength training for female athletes.* Colorado Springs: NSCA.

Peteren, C. (2005). Weightlifting during pregnancy. Retrieved November 6, 2005, from http://parenting.ivillage.com/pregnancy/pfitness/0,,dfexc_ncld,00.html.

Pettitt, R. W. & Bryson, E. R. (2002). Training for womens's basketball: A biomechanical emphasis for preventing anterior cruciate ligament injury. *Strength and Conditioning Journal, 24*(5), 20-29.

Wiliams, N. I. (2003): Lessons from experimental disruptions of the menstrual cycle in humans and monkeys. *Medicine and Science in Sports and Exercise, 35*(9), 1564-1572.

Kapitel 10

American College of Sports Medicine (ACSM). (1993). The prevention of sports injuries of children and adolescents. *Medicine and Science in Sports and Exercise, 25*(8), 1-7.

Amercian Orthopaedic Society for Sports Medicine (AOSSM). (1988). Proceedings of the conference on strength training and the prepubescent. Chicago: AOSSM.

Bar-Or, O. (1989). Trainability of the prebubescent child. *Physician and Sportsmedicine, 17*(5), 65-82.

Blimkie, C. J. R. (1993). Resistance training during preadolescence: Issues and controversies. *Sports Medicine, 15*(6), 389-407.

Committee on Sports Medicine and Fitness. (2001). American Academy of Pediatrics: Strength training by children and adolescents. *Pediatrics, 107*(6), 1470-1472.

Faigenbaum, A. D., Kraemer, W. J., Cahill, B., Chandler, J., Dziados, J., Elfrink, L. D. Forman, E. Gaudiose, M., Micheli, L., Nitka, M. & Roberts S. (1996). Youth resistance training: Position statement paper and literature review. *Strength and Conditioning, 18*(6), 62-76.

Faigenbaum, A. & Westcott, W. (2001). *Strength training and power training for young athletes.* Champaign, Il.: Human Kinetics.

Guy, J. A. & Micheli, L. J. (2001). Strength training for children and adolescents. *Journal of the American Academy of American Surgeons, 9*(1), 29-36.

Kraemer, W. J., Faigenbaum, A. D., Bush, J. A. & Nindl B. C. (1999). Resistance training and youth: Enhancing muscle fitness. In J. M. Rippe (Hrsg.) *Lifestyle medicine* (S. 626-637). Cambidge, Ma.: Blackwell Science.

Kraemer, W. J. & Fleck, S. J. (2005). *Strength training for young athletes* (2. Aufl.). Champaign, Il.: Human Kinetics.

Kraemer, W. J., Fry, A. C., Frykman, P. N., Conroy, B. & Hoffman J. (1989). Resistance training and youth. *Pediatric Exercise Science, 1*, 336-350.

Kraemer, W. J., Ratamess, N. A. & Rubin M. R. (2000). Basic principles of resistance training. In *Nutrition and the Strength Athlete*, 1-29. Boca Raton, Fl.: CRC Press.

Malina, R. M. & Bouchard, C. (1991). *Growth, maturation, and physical activity*. Champaign, Il.: Human Kinetics.

Payne, V. G., Morrow, J. R., Johnson, L. & Dalton S. N. (1997). Resistance training in children and youth. A meta-analysis. *Research Quarterly for Exercise and Sport, 68*(1), 80-88.

Kapitel 11

Anton, M. M., Spirduso, W. W. & Tanaka H. (2004). Age-realted declines in anaerobic muscular performance. Weightlifting and powerlifting. *Medicine and Science in Sports and Exercise, 36*(1), 143-147.

Campbell, W. W. & Geik, R. A. (2004). Nutritional considerations for the older athlete. *Nutrition, 20*(7-8), 603-608.

Fleck, S. J. & Kraemer, W. J. (2003). *Designing resistance training programs* (3. Aufl.). Champaign, Il.: Human Kinetics.

Häkkinen, K. (2003). Aging and neuromuscular adaptation to strength training. In P. V. Komi (Hrsg.), *Strength and power in Sport* (S. 409-425). Oxford: IOC Medical Commission/Blackwell Science.

Kraemer, W. J., Adams, K., Cafarelli, E., Dudley, G. A., Dooly, C., Feigenbaum, M. S., Fleck, S. J., Franklin, B., Fry, A. C., Hoffman, J. R., Newton, R. U., Potteiger, J., Stone, M. H., Ratamess, N. A. & Triplett-McBride T. (2002). American College of Sports Medicine (ACSM) position stand: Progression models in resistance training for healthy adults. *Medicine and Science in Sports and Exercise, 34*(2), 364-380.

Kramer, W. J., Ratamess, N. A., Anderson, J. M., Maresh, C. M., Tiberio, D. P., Joyce, M. E., Messinger, B. N., French, D. N., Rubin, M. R., Gomez, A. L., Volek, J. S. & Messlink, R. Jr. (2004). *Effect of a cetylated fatty acid topical cream on functional mobility and quality of life of patients with osteoarthritis.* Journal of Rheumatology, 31(4), 7679774.

Kraemer, W. J., Fleck, S. J. & Evans W. J. (1996). Strength and power training: Physiological mechanisms of adaptation. *Exercise and Sport Sciences Review, 24*, 363-397.

Roubenoff, R. (2000). Sarcopenia and its implications for the elderly. *European Journal of Clinical Nutrition, 54*(Suppl. 3), S40-S47.

Singh, M. A. (2004). Exercise and aging. *Clinical Geriatric Medicine, 20*(2), 201-221.

Trappe, S. (2001). Master athletes. *International Journal of Sport Nutrition and Exercise Metabolism, 11*(Suppl.), S196-S207.

Stichwortverzeichnis

Bildnachweis:

Covergestaltung: Jens Vogelsang
Coverfoto: dpa Picture-Alliance
Coverillustration: entnommen aus „Gewichtheben. Rahmentrainingskonzeption für Kinder und Jugendliche im Leistungssport", Jürgen Lippmann/Michael Pagels

Fotos im Innenteil:
getty-images: S. 3, 14, 31, 70, 94-95, 96, 120, 146, 184, 207, 229, 254, 287
Imago Sportfotodienst GmbH: S. 287
© University of Connecticut Office of Athletic Communications: S. 230
© Gerard Martin: S. 255, 281
© Carlos Ortiz: S. 259, 260, 261, 262
© Associated Press, AP.: S. 268
© Human Kinetics: S. 286, 288
R. U. Newton: S. 297